消化道病理
及活检诊断图谱

著 （日）中村恭一 （日）大仓康男 （日）齐藤 澄

主译 宫 健 刘 石 胡光荣

审校 金 珠 孙丽萍 陈振煜

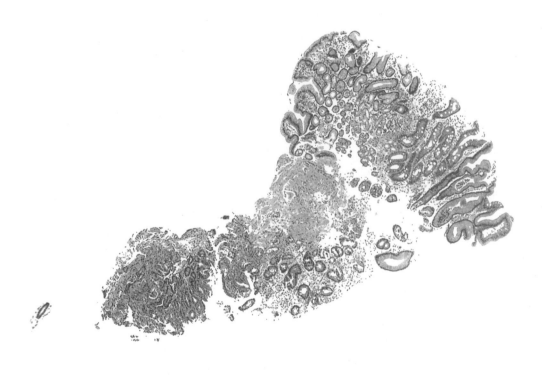

辽宁科学技术出版社

·沈阳·

译者名单

主译

宫　健　　大连医科大学附属第一医院
刘　石　　大连医科大学附属第一医院
胡光荣　　哈尔滨医科大学附属第二医院

副主译

祝建红　　苏州大学附属第二医院
刘　玺　　陆军军医大学第二附属医院
李红平　　遵义医科大学附属医院

审校

金　珠　　北京大学第三医院
孙丽萍　　中国医科大学附属一院
陈振煜　　南方医科大学附属南方医院

参译（排名不分先后）

杨喜洋　　周口人合医院
张海斌　　同济大学附属东方医院
刘国伟　　杏林医生集团
赵国刚　　天津市第五中心医院
李雪松　　齐齐哈尔医学院附属第三医院
陈　娟　　北京核工业医院
王维学　　大连市中心医院
李　鹏　　哈尔滨医科大学附属第一医院
石婷婷　　日本国立香川大学医学部附属
　　　　　医院消化神经内科
宫爱霞　　大连医科大学附属第一医院
郭世斌　　大连医科大学附属第一医院

梁莉莉　　大连医科大学附属第一医院
高　雪　　大连医科大学附属第一医院
王花丽　　大连医科大学附属第一医院
陈　丹　　大连医科大学附属第一医院
包海东　　大连医科大学附属第一医院
张经文　　大连医科大学附属第一医院
李宸宇　　大连医科大学附属第一医院
宫　颖　　大连医科大学附属第一医院
侯源源　　大连医科大学附属第一医院
沈　会　　大连医科大学附属第一医院
孙忠良　　大连医科大学附属第一医院
姚晨辉　　大连医科大学附属第一医院

译者序

一直以来，在内镜临床工作中都会遇到一些困扰，那就是病理诊断方面按日本标准提示早癌，而按欧美标准却提示非癌。相信同样的"剧情"也在国内各家医院上演。经过与病理医生的沟通，发现国内病理诊断的状况确实有些混乱，大部分坚持欧美标准，也有一小部分坚持日本标准，更有个别"超"日本标准的现象存在。如何让国内病理诊断的标准统一，成了目前迫切需要解决的问题。

中村恭一教授的这本书初版于十余年前。对于这样一本"巨著"，初翻译起来举步维艰：一方面因为我们并不是病理专业，很多知识都不懂，只能通过字面意思去理解；另一方面里面的内容也过于翔实，在国内的病理书中找不到可参考的东西。这样一点点地"啃"到途中，直接崩溃。连续几个月都不想再看这本书一眼……

经过相当长时间的养心静气，终于心境有所好转，于是继续。这次总算激起了兴致，一直持续不断地翻译到了最后，而原因就是理解了中村教授的良苦用心。

中村教授写这本书的目的并不仅仅是给医生们提供随时可查阅的图谱，而是在介绍消化道病理和活检组织学诊断整体面貌的同时，引导病理医生们如何真正地融入和服务于临床。这样的理念，也恰恰可能是解决我们目前国内消化道病理诊断乱象的希望。

本书的结构和内容不需多言，正如那句名言"一千个读者眼中就会有一千个哈姆雷特"，相信每位读者都可以从书中找到让自己激动之处，也期待各位读过此书后能分享喜悦和收获。

最后，感谢各位参译老师的指导和付出，感谢金珠老师和孙丽萍老师以及陈振煜老师百忙之中为本书审校，也感谢辽宁科学技术出版社一直以来的信任。期待本书的出版，能拉近病理医生与临床医生的距离，也期待中国病理医生和临床医生的协作研究成果有朝一日能屹立于世界之巅。

大连医科大学附属第一医院　宫健　刘石
2021 年 11 月 20 日于疫情中的大连

原书序
日本消化道活检诊断的短暂历史和本书概况

本书的目的是从实际出发直接或间接地对消化道活检诊断提供帮助。因此，本书先从各脏器简单的解剖组织学开始介绍，然后是与活检诊断相关的基础外科病理组织学知识，最后再正式进入活检诊断。

其实，现在外科病理学和消化道活检病理在日本变得非常普通，这倒不是因为我们颠覆了什么与以往不同的东西，而只是因为原本就没有什么消化道早期病变的诊断。近年来随着纤维内镜直视下进行活检技术的开发（1964 年），这种对胃活检组织诊断的需求也相应增加。于是在日本对胃的活检诊断才进步神速，该领域也变成了世界领先。下面我就简单讲讲这段从外科病理学和消化道活检病理开始到胃活检病理诊断的短暂历史。

1960 年以前的日本病理学，主要是针对病理解剖诊断的研究或者实验病理诊断。对于与生前疾病诊断密切相关的活检组织诊断，以及外科病理学的研究都没有开展。在这样的背景下，我的已故恩师太田邦夫教授于 1951 年继纽约纪念医院的外科病理学权威 Dr.Stewart 后积极地开展了外科病理学的研究，并且在日本做了外科病理学诊断的教育推广和普及。作为外科病理学诊断新生事物的消化道活检，尤其是胃活检的病理组织学诊断，当时也只是针对由直筒形的铁管状仅能有一两个关节弯曲的硬式内镜观察所取的组织。虽说这时已经开始尝试取得黏膜组织制成切片进行病理组织学诊断，但是实际操作时并不实用，这种检查方法也只是在试验阶段，实际应用并不多。

1958 年，Hirschowitz 等用玻璃纤维开发了软式胃镜，结合白壁、市川等发明的 X 线气钡造影，使得早期胃癌在术前被发现和诊断成为可能。但是，在相当长的一段时间内这样的检查还只能局限在一部分单位，诊断早期胃癌的病例也非常罕见。

在这样的时期，我从 1962 年开始一直在癌研究会癌研究所病理部从事活检组织和手术标本的病理组织学诊断工作。逐渐地，净是火柴头大小的胃黏膜组织切片占据了日常活检诊断工作的桌面。癌研究会附属医院外科的高木国夫医生，在纤维胃镜旁边用胶带固定一根细管，从这个细管中伸入钳子进行内镜直视下病变部位的活检，然后再通过显微镜诊断。这个操作就是世界上最先开始的"内镜直视下胃活检诊断"。随着胃活检病例的逐渐增多，高木等于 1964 年发表了"纤维内镜直视下胃活检法"。这也让我真正意义上接触到了胃活检组织，继而开始了胃活检组织学诊断。1965 年，我还以胃活检组织和切除胃组织之间的对比研究发表了论文（虽然病例数并不多）。当时还是没有什么消化道病变活检的时代，也没有比较好的参考资料和书籍，现在还会经常回想起诊断困难时抓狂的样子。

渐渐地随着纤维内镜直视下胃活检法的普及，活检组织诊断也出现了一些问题，比如本就是癌，但活检组织却不提示，或者反之本不像癌，活检却提示是癌。一时之间，胃活检组织学诊断呈现了混乱状态。当然外科病理在刚刚普及开的时候也存在这种状况，可能是因为很多病理医生对于小块组织的活检组织学诊断没什么经验，或者说还不习惯。于是，为了统一胃活检组织学诊断的标准，胃癌研究会于 1971 年发布了胃活检组织学诊断标准——Group 分类（当时主委是已故长与健夫教授）。到目前为止，这个诊断标准已经经过了数次修订。自 Group 分类发布之后，胃活检组织学诊断的混乱状态得到了控制，以前那种极端误诊的病例也逐渐减少了。

胃活检组织学诊断至今经历了以上的变革。而 1977 年，大肠癌研究会也发布了大肠癌活检组织学诊断标准。此外，西泽护大夫等在胃镜检查结束退出体外之前，还对食管进行了观察，针对一些小的发红病变和糜烂也进行了活检，还用卢戈氏碘染色，针对不染区活检，发现了很多食管上皮内癌并且发表了论文。其中做出这些活检组织学诊断的医生，就是本书作者之一的大仓康男老师。

消化道内镜直视下活检法真正开始普及是在 1980 年，我和太田教授门下已故的喜纳勇教授（滨松医科大学病理学教授）合著出版了本书的前身《消化道病理和活检组织学诊断》。

日本在早期胃癌诊断方面世界领先。这是因为在 X 线气钡双重造影检查、内镜检查、内镜直视下活检和切除标本等各个方面，都是由消化道疾病相关的内科医生、外科医生和病理医生等共同协作进行诊断；换句话说，这也是多学科合作的体制所带来的结果。

1972 年开始，已故村上忠重教授（东京医科齿科大学医学部外科）和已故白壁彦夫教授（顺天堂大学内科）在国际合作事业团体的帮助下，针对世界各国的临床医生举办了每年一次的"外国医生早期胃癌诊断"学习班。这个学习班用 3 个月的时间先让医生们学习早期胃癌诊断所需要掌握的 X 线气钡双重造影、内镜诊断、早期胃癌的病理等知识，然后再将他们分派到各个医院进行实习。学习班每年举办一次，如今已经坚持举办 31 届了。许多参加过这个学习班的外国医生现在在其本国也都成了指导更多人的专家。

然而，一些参加过学习班的医生回国后通过 X 线、内镜发现了早期癌，欢呼雀跃之余，还发现了有很多病例的活检或者切除标本被当地病理医生诊断为非癌。所以，举办针对消化道早癌尤其是早期胃癌的病理和活检组织学诊断的学习班也被提上了议事日程。

于是，1983 年在全日本消化道病理专业的各位医生的共同努力下，在国际合作事业团体的帮助下，历时 3 个月，在筑波大学举办了面向外国病理医生讲授消化道早癌和活检诊断的第一届"国际消化道癌病理学习班（International Advanced Course of Gastrointestinal Tumor Pathology）"。这个学习班请日本消化道病理学的专科医生进行讲授和实习带教，尤其针对活检诊断进行了悉心指导。此后该学习班每年举办一次，分别在筑波大学和东京医科齿科大学轮流进行，如今也已举办了 16 届。本书的合著者，国际医疗中心已故病理学博士齐藤澄和杏林医科大学病理学教授大仓康男，也都是当时举办这些学习班时的同人。通过这个学习班开展的对消化道早癌诊断和活检组织学诊断的讲座和实习带教，日本的消化道病理学被世界各国所周知。鹿鸣馆思想（19 世纪日本通过以鹿鸣馆为象征的欧化主义寻求被世界认可的思想）在日本并未完全消逝，在某些领域仍然留有痕迹。而消化道癌的早期诊断学在日本的确立，进而被世界各国接受，也恰好印证了这一点。

　　以上就是日本消化道早癌和活检组织学诊断从最初到现在的简要历史。而我从观察高木国夫博士的日本首例胃活检标本至今，见证了逐渐完善的日常诊疗流程，以及整个消化道活检组织学诊断的进步与发展。在这个过程中，还有胃微小癌、胃异型上皮巢以及大肠癌的组织学诊断标准等相关问题的产生，并且还有各种各样的讨论。本书将前辈医生们的工作成果整理到了一起，把消化道病理和活检组织学诊断的整体面貌呈现给了大家，如果能为各位读者的消化道疾病日常诊疗提供参考，我将不胜荣幸。

2010 年 6 月

中村恭一

参考文献

[1] Hirschowitz IB, Curtiss LE, Peters CW, et al：Demonstration of new gastroscope, the "Fiberscope". Gastroenterology 35：50-53, 1958.
[2] 三輪清三，白壁彦夫：胃ポリープのX線診断. 臨床消化器病学4：325, 335, 1956.
[3] 黒川利雄，淵上在弥，高木国夫，他：ファイバースコープによる直視下胃生検法. 消化器病の臨床6：927-934, 1964.
[4] 中村恭一：生検による胃癌の早期診断：直視下胃生検材料とその手術胃の病理組織学的比較. 癌の臨床別冊：癌・早期診断. pp153-159, 医歯薬出版, 1965.
[5] 胃癌研究会（編）：胃癌取扱い規約，改訂8版. 金原出版, 1971.
[6] 西沢　護，細井董三，牧野哲也：早期食道癌の診断. 医学書院, 1988.
[7] 中村恭一・喜納　勇：消化管の病理と生検組織診. 医学書院, 1980.
[8] 胃癌研究会（編）：日本の胃癌. 金原出版, 1996.
[9] 岡田節人：鹿鳴館時代が続いている. 産経新聞1996年5月12日付 第11面.

【国际研修会】
・1972—2000 年：第1～31回 外国人医師早期胃がん診断セミナー
・1981—1995 年：El Curso Internacional de Avances en Gastroenterología, en Santiago de Chile
・1983—1999 年：第1～16回 国際消化管病理学研修会　筑波大学, 東京医科歯科大学

目录

第**II**部 胃疾病的病理与活检诊断

第Ⅲ部　十二指肠·小肠·阑尾疾病的病理与活检诊断

本书参考文献请扫码查阅

食管疾病的病理与活检诊断

A 食管的正常组织结构

1 解剖学位置

食管起始于第 6 颈椎前、环状软骨下缘后，在第 11 胸椎左前侧与胃的贲门相连。食管全长平均 25cm。从中切牙至贲门的长度约 40cm。

食管贯穿颈部、胸部和腹部，分为三段。胸段和腹段以穿过的膈肌为分界，颈段和胸段之间因没有类似膈肌的结构，所以人为地进行划分。在解剖学上，颈部下端是以从胸骨上切迹，经锁骨上缘，从肩峰至第 7 颈椎棘突为假想线，因此把胸骨上切迹（相当于第 3 颈椎水平）作为分界的标准线。

根据《食管癌诊疗规范》（第 8 版），将食管分为 5 段，即颈段食管（Ce），胸上段食管（Iu），胸中段食管（Im），胸下段食管（Ei）和腹段食管（Ea）（**图 1-1** 所示为《食管癌诊疗规范》第 10 版）。而国际抗癌联盟 The International Union against Cancer（UICC）将食管分为 4 段，即颈段食管（距门齿 18cm），胸上段食管（距门齿 24cm），胸中段食管（距门齿 32cm）和胸下段食管（距门齿 40cm）。

颈段食管与前面的气管紧邻，下行过程中胸段食管开始偏左。胸段食管上部位于胸主动脉右侧，向下逐渐偏向左前方。胸上段食管的右侧有奇静脉，后面有胸导管。颈段食管两侧有左右迷走神经走行，到胸段后左迷走神经走行于食管的前面，右迷走神经走行于食管的后面。迷走神经分支喉返神经在胸段分出，从下向后绕右锁骨下动脉或主动脉弓返回，上行于气管与食管沟间。

2 正常组织结构

食管壁自管腔侧向外由黏膜层、黏膜下层、固有肌层和外膜构成（**图 1-2**）。黏膜层由黏膜上皮、黏膜固有层和黏膜肌层组成。黏膜厚度为 500 ~ 800μm。黏膜上皮为复层鳞状上皮，厚度为 220 ~ 300μm。

黏膜上皮由基底层、棘层、颗粒层和角质层构成（**图 1-3**）。基底层细胞的细胞核呈立方形，上方有旁基底层细胞。基底层细胞和旁基底层细胞的厚度占黏膜上皮全层的 15% 以内。棘层由大型的棘细胞组成，胞浆透亮，核增大呈圆形或椭圆形。胞浆内含糖原。颗粒层是位于棘层和角质层之间非常狭窄的区域，细胞内有微小颗粒。角

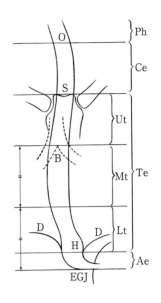

图 1-1 《食管癌诊疗规范》的食管分段

1. 颈段食管（Ce）：从食管入口到胸骨上切迹
2. 胸段食管（Te）：从胸骨上切迹到食管裂孔上缘
    i) 胸上段食管（Ut）：从胸骨上切迹到气管分叉下缘
    ii) 胸中段食管（Mt）：从气管分叉下缘到食管胃交界部进行二等分，上半部分
    iii) 胸下段食管（Lt）：从气管分叉下缘到食管胃交界部进行二等分，下半部分的胸腔内部分（气管分叉下缘到食管胃交界部的二等分中点到食管裂孔上缘）
3. 腹段食管（Ae）：腹腔内部分（从食管裂孔上缘到食管胃交界部）

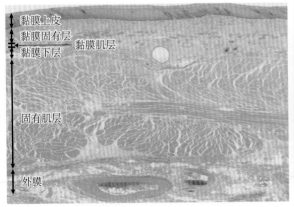

图 1-2 食管壁的结构。管腔面（上侧）向外由黏膜上皮、黏膜固有层、黏膜肌层、黏膜下层、固有肌层和外膜构成。在《食管癌诊疗规范》中，从食管黏膜上皮到黏膜肌层被统称为黏膜层

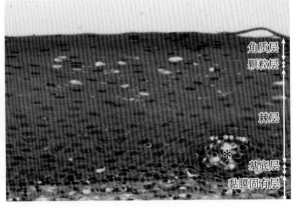

图 1-3 食管正常上皮。黏膜上皮自下而上由基底层、棘层、颗粒层和角质层构成（＊乳头）

质层由鳞状细胞组成，核小、浓缩。内有少量角蛋白颗粒，未见角化，构成不全角化层。

黏膜上皮的分裂细胞带位于基底层由下向上 2 ~ 3 层的位置（**图 1-4**）。细胞从基底层向棘层的移行中开始出现形态学分化，寿命为 5 ~ 10 天。

食管黏膜上皮直接连接咽喉部黏膜上皮，两者之间无差别。在食管胃交界部位，可见食管鳞状上皮移行为胃的贲门腺或胃体腺组织。在食管黏膜固有层内有时存在类

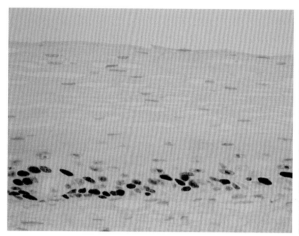

图1-4 食管正常上皮的细胞增殖带（MIB-1染色）。以细胞周期中的G1期细胞染色着色为主。在基底层由下向上2～3层的位置可见着色细胞，因此细胞增殖带位于该处

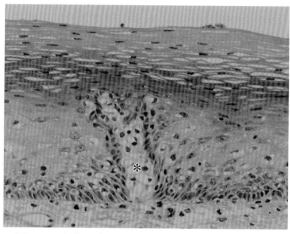

图1-5 食管正常上皮的乳头。将突向上皮基底层，内含微小血管的固有层疏松结缔组织称为乳头（*的部分）

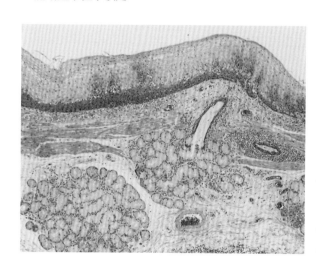

图1-6 食管腺。紧邻黏膜肌层下的黏膜下层内的腺体组织，以黏液腺为主的混合腺。食管腺通过腺导管与食管的管腔相通

似于贲门腺的柱状上皮向口侧延伸，称为食管贲门腺。

黏膜固有层由疏松结缔组织构成，内有动静脉和淋巴管。黏膜固有层突向基底膜形成乳头（**图1-5**）。乳头内有微小血管，为黏膜上皮提供营养。因组织标本的切取方向不同，有时表现为与黏膜固有层不连接，而被当作椭圆形或类圆形的上皮内结缔组织。井上等将乳头内的血管称为上皮乳头内毛细血管袢（intrapapillary capillary loop, IPCL），用于食管上皮性病变的性质诊断。另外，有马等根据与病理组织学的相互对应制订了微血管分型，对食管病变的良恶性鉴别和深度的诊断有意义。

黏膜肌层为菲薄的排列致密的平滑肌组织。沿食管长轴方向纵行。每个肌束的上

部被结缔组织分开，下部排列紧密无间隙，厚度为 200～400μm。内有血管、淋巴管和食管腺导管等。黏膜肌层在口侧移行为咽喉部的弹性纤维层，在肛侧与胃的黏膜肌层连接。

黏膜下层由结缔组织组成，较黏膜固有层粗大，厚度为 300～700μm。内有略粗的血管、淋巴管和神经纤维走行。神经随处形成黏膜下神经丛（Meissner 神经丛）。静脉丛也很发达，尤其在食管下端的黏膜固有层内。

紧邻黏膜肌层下的黏膜下层内有食管腺（**图 1-6**）。食管腺产生滋润食管管腔面的润滑液，通过腺导管排入食管的管腔内。多为黏液腺，也存在含部分浆液腺的混合腺。在腺体末端可见大嗜酸性细胞（oncocyte）和肌上皮细胞。腺导管由两层立方形上皮组成。管腔侧细胞的胞浆透亮，基底膜侧细胞的胞浆发暗。

固有肌层由内环肌和外纵肌两层结构组成。厚度为 0.5～2.2mm。内环肌有时呈斜行。在食管上部因移行至咽喉部，由横纹肌纤维组成，在下部移行至胃，由平滑肌纤维组成。中间部分为两种肌纤维的混合。在内环肌和外纵肌之间有肌间神经丛（Auerbach 神经丛）。

外膜是包绕食管的厚疏松结缔组织。构成纵隔的一部分，内含脉管和神经。

B 食管的活检标本

钳取的食管活检组织标本一般是在黏膜下层浅层以上。几乎都在黏膜肌层以上，很少钳取到黏膜下层及以下组织。而且，即使是在黏膜肌层以上钳取的活检组织，也主要是食管的黏膜上皮和黏膜肌层，很少见到黏膜固有层（**图 1-7**）。能保留食管黏膜分层结构的钳取组织，是因炎症性改变（**图 1-8**）、癌浸润（**图 1-9**）等导致黏膜固有层纤维增生。

也有钳取到食管腺（**图 1-10**、**图 1-11**）或食管腺导管（**图 1-10**、**图 1-12**）的情况，但比较少见。Takubo 等对诊断为 Barrett 食管的 49 例活检标本进行了观察，其中 5 例（10%）可见食管腺导管。可能因不同的人种、疾病状态以及取材方法等原因使结果差异很大。

活检标本的取材大小、钳取到哪一层，因取材者和病变性质而异。有仅钳取到黏膜上皮浅层部分的标本，也有钳取深达黏膜肌层的全层标本。此外，也有的是一块很长的黏膜上皮标本，如同被剥皮了一样。有的标本为了显示食管壁结构而进行垂直切，但大多数标本采用斜行切。也有接近于水平方向切的标本（**图 1-13**）。可以沿任意角度制作切片，因此要在大脑中将标本复杂的位置关系转换成垂直切的画面，来分析其组织学形态。不少标本中也可见到钳状样组织。在钳夹部位有组织的破坏、变性。

活检诊断就是必须通过对小块标本的观察，尽可能做出病变性质的诊断。从角质层、基底层和乳头等的形态学表现及伴挫伤的切面状态入手，用心去琢磨以什么方式取材、蜡块包埋，如何切取制作标本。而且，并非所有标本都钳取到全层组织，因此必须要考虑到标本的厚度、染色的着色差异等因素都会影响诊断。

从微小标本来捕捉食管的组织结构，以此为基础来观察与正常组织不同的组织学表现，从而做出诊断。我们要达到的目标是瞬间捕捉到各种形态学表现从而做出判断，包括是否保留上皮的分层结构，增厚还是萎缩，哪层有增生表现，乳头的形态学改变，细胞形态或核异型情况，炎症细胞的种类及其浸润程度，黏膜固有层所见等。

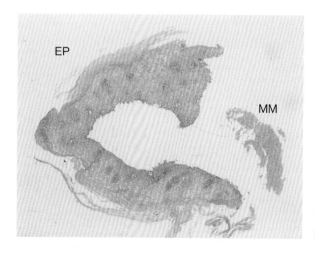

图 1-7 食管活检标本。食管鳞状上皮组织片（EP）和黏膜肌层组织片（MM）相分离。两部分之间未见黏膜固有层

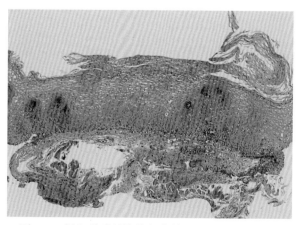

图 1-8 保留黏膜层结构的食管活检标本。固有层内有纤维增生，伴炎症性改变。因纤维化使上皮到黏膜肌层的组织融合，从而得以保留其分层结构

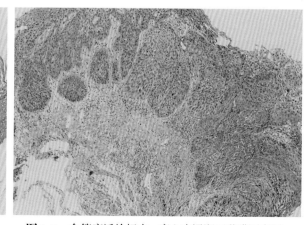

图 1-9 食管癌活检标本。癌上皮浸润至黏膜固有层，达黏膜肌层附近。伴癌浸润的黏膜固有层内有纤维增生，保留从上皮至黏膜肌层的组织分层结构

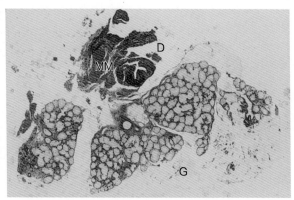

图1-10 取到食管腺及腺导管的活检标本。在黏膜肌层（MM）附近可见食管腺导管（D），也可见由浆液腺组成的食管腺（G）

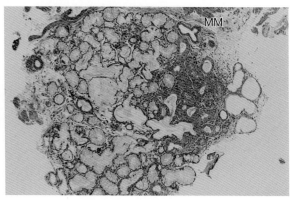

图1-11 食管腺的活检标本。在邻近黏膜肌层（MM）处可见食管腺。食管腺由浆液腺及其末端的腺导管构成

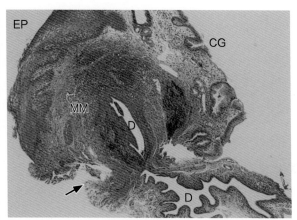

图1-12 食管腺导管的活检标本。取自食管胃交界部的标本。在紧邻食管鳞状上皮（EP）下的黏膜下层内可见轻度扩张的腺导管（D）。箭头处是钳取所致的损伤部分。CG：贲门腺黏膜；MM：黏膜肌层

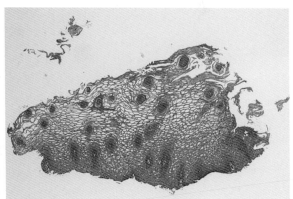

图1-13 接近水平方向切的活检标本。临床诊断为可疑乳头状瘤，因接近水平方向切，故不能充分显示其浅层部分的形态。下方为基底层，但标本大部分为棘层，可见很多乳头

C 发育异常

1 胃黏膜异位

胃黏膜异位（ectopic gastric mucosa）是指食管黏膜内孤立的类似于胃黏膜的组织暴露于黏膜表面。根据 Rector 等的论文，最初 Schmidt 在 1805 年记载了胃黏膜异位的存在。Johns 等认为在胎儿 5～6 周时食管的柱状上皮从食管中部开始逐渐被复层鳞状上皮所替代，在向下部及上部扩展的过程中出现柱状上皮的残留。胃黏膜异位可发生在食管的任何部位，以颈段食管多见。在食管胃交界部附近，有不少病变在组织学上很难与残留上皮鉴别，包括与 Barrett 上皮发生相关的食管贲门腺暴露于黏膜表面的后天性病变。

在儿童尸检中，上段食管的胃黏膜异位发生率为 4.5%～21.0%。在成人尸检中，发生率为 4.2%～12.0%。此外，在内镜检查中的发生率为 3.8%～10.0%。日本男性为4.0%，女性为 2.9%。常无症状，有时引起吞咽困难。

【肉眼表现】

与周围黏膜相比呈发红的带状斑，天鹅绒样改变。边界清楚。多为圆形或椭圆形、大小不一。呈孤立性或多发性。常发生在上段食管入口处附近。发生在上段食管的病变也被称为"入口斑块（inlet patch）"。

【组织学表现】

在颈段食管病变中常见到类似于胃体腺的腺体，而在食管胃交界部附近的下段食管病变中常见到类似于贲门腺的腺体。这种类似于贲门腺的腺体在组织学形态上与Barrett 上皮的柱状上皮相同。此外，有的也表现为假复层上皮或鳞状上皮化生样改变。

【活检标本】

活检诊断时其临床表现的记载是必不可少的，在临床信息的基础之上，如果见到食管鳞状上皮和腺上皮移行的组织学表现，就可以做出诊断。如果取材部位远离食管胃交界部，即使仅钳取到腺上皮也可做出诊断。在活检诊断中存在问题的是在食管胃交界部位附近取材时，需要与 Barrett 上皮或食管贲门腺进行鉴别。

图 1-14～图 1-16 为取自颈段食管碘不着色区域的标本，是固有腺体有萎缩倾向的胃体腺黏膜，仅见少量鳞状上皮组织。在紧邻鳞状上皮的下方可见柱状上皮。诊断为胃黏膜异位的标本由类似于胃体腺的组织构成时，多取自颈段食管。腺体轻度萎缩，常夹杂有柱状上皮。

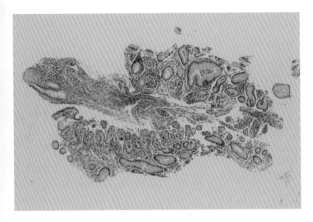

图 1-14　颈段食管胃黏膜异位的活检标本。可见食管鳞状上皮，同时存在腺体轻度萎缩的胃体腺黏膜

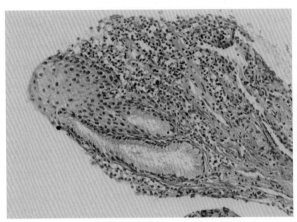

图 1-15　食管的胃黏膜异位（图 1-14 的放大）。仅有少量鳞状上皮，基底层接近于柱状上皮

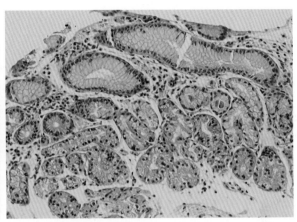

图 1-16　食管的胃黏膜异位（图 1-14 的放大）。腺体轻度萎缩的胃体腺黏膜。根据取材部位和肉眼表现诊断为胃黏膜异位

图 1-17、图 1-18 为发生在食管胃交界部附近的胃黏膜异位。可见鳞状上皮与类似于胃表面上皮的组织移行。

【癌变】

有很多报道提示，发生在颈段食管的胃黏膜异位是腺癌的发生背景病变之一。而发生自食管胃交界部附近的胃黏膜异位的腺癌，常与发生自 Barrett 黏膜、食管贲门腺等背景的腺癌鉴别困难，相关报道很少。癌变率仅为百分之几，与 Barrett 食管相比癌变倾向低。虽然罕见，也有关于发生腺瘤或增生性息肉的病例报道。在增生性息肉的病例中可见伴有炎症性改变。

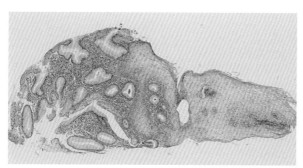

图1-17 食管胃交界部附近的胃黏膜异位活检标本。食管鳞状上皮与胃浅层上皮样黏膜移行

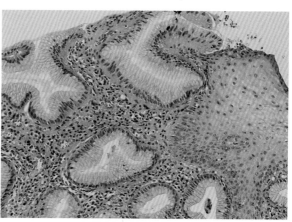

图1-18 食管的胃黏膜异位（图1-17的放大）。可见食管鳞状上皮与腺上皮的移行。腺体呈轻度反应性肿大。仅据组织学表现无法与从食管胃交界部钳取的标本区分，但结合取材部位和肉眼表现可以诊断胃黏膜异位

2 皮脂腺异位

皮脂腺异位[ectopic（heterotopic）sebaseous gland]常见于口唇、口腔、唾液腺、包皮和阴唇等来源于外胚层的脏器，而食管皮脂腺异位是来源于内胚层的，比较少见。1962年，De La Pava首次报道了食管皮脂腺异位。在200例成人尸检的食管中发现4例（2%）。1986年，藤木等在日本首次报道。平均年龄50岁，关于其发病机制，有胚胎期外胚层组织误入的假说和食管黏膜化生性改变的假说，尚无定论。

【肉眼表现】

根据报道，大小为1~20mm，多数为5mm以下黄白色的小的隆起性病变，表面光滑或呈细颗粒状。中央或顶端有白色小隆起。病变从单发到100个以上的多发，多种多样。

【组织学表现】

在组织学上，病变位于黏膜固有层，为含空泡状透明胞浆的细胞团块，细胞核小、圆形，位于细胞的中心部。有与食管上皮相连的导管，其开口部与病变顶端的白色小隆起对应。未见毛囊等皮脂腺以外的其他皮肤附属器。

图1-19、图1-20为食管皮脂腺异位的活检标本。可见与食管鳞状上皮相连的含空泡状透明胞浆的细胞巢。细胞膨大，核小且位于中心部。呈皮肤皮脂腺样表现。需要与巨噬细胞团鉴别。

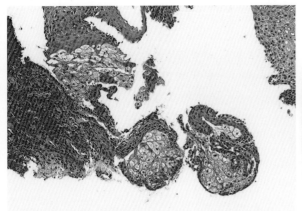

图1-19　食管皮脂腺异位的活检标本。在食管鳞状上皮内有皮脂腺样组织

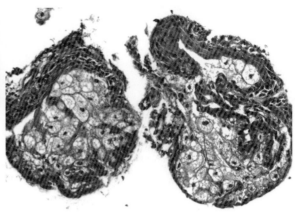

图1-20　食管皮脂腺异位（图1-19的放大）。在食管鳞状上皮内可见含空泡状透明胞浆的细胞团块

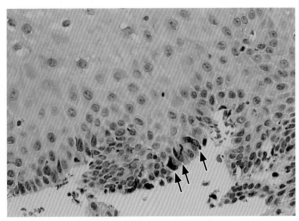

图1-21　食管黑变病的活检标本。基底层散在可见含棕黄色颗粒的细胞（箭头），是含黑色素的细胞，未见肿瘤性异型

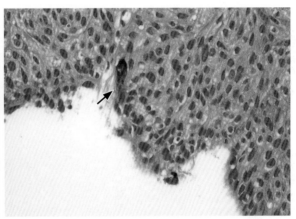

图1-22　上皮内癌的黑变病活检标本。在核大小不等、排列不规则、核质比增加的上皮基底层内，可见含棕黄色黑色素颗粒的细胞（箭头）

3 黑变病

黑变病（melanosis）是指黏膜上皮细胞内源自黑色素细胞的黑色素颗粒增多的疾病。食管黑变病可见上皮内黑色素细胞增多，因此又被称为黑色素细胞增多症（melanocytosis）。1963年由De La Pava首次报道。认为是在胚胎期黑色素细胞自神经嵴发生异位游走所致。黑变病的发生率为0.1% ~ 7.7%。多发生在胸中段食管。

【肉眼表现】

食管黑变病是肉眼上呈棕色至黑色色素斑的小病变。多表现为色调浓淡不均，形状不规则，边界不清。

【组织学表现】

食管上皮基底层内可见含棕黄色颗粒的细胞。黑色素颗粒增多，细胞核小且富含染色质。S-100、Melan-A、HMB-45 等染色阳性。黑色素颗粒为 Masson-Fontana 阳性。

如**图 1-21** 所示，在食管鳞状上皮的基底细胞间可见混杂有含黑色素颗粒的细胞，黑色素颗粒大小不等。有的颗粒呈梭形。含黑色素颗粒的细胞无异型。

如**图 1-22** 所示，在上皮内癌的基底层侧，散在可见含黑色素颗粒的细胞。其细胞异型为上皮内癌的表现，故不是恶性黑色素瘤。

【癌变】

Yokoyama 等发现黑变病好发于酒精依赖症患者的口腭、咽喉和食管部位，常与食管不典型增生或食管咽喉癌并存。这是因为 ALDH2 缺乏症、重度吸烟者及老年人是黑变病和肿瘤共同的发病因素。

D 失弛缓症

失弛缓症（achalasia）是以食管体部第一蠕动波消失、下段食管括约肌松弛障碍为特征的功能性疾病。拉丁语是"松弛缺如"的意思。1674 年 Sir Thomas Wills 首次报道了因食管括约肌收缩所致的贲门狭窄病例。在《食管失弛缓症诊疗规范》中，将其定义为"因下段食管贲门部的松弛不全所致的食物通过障碍或食管异常扩张等的功能性疾病"。进而将名称暂定为食管失弛缓症，又称贲门痉挛、特发性食管扩张、贲门失弛缓等。

【发病率】

每 10 万人中有 0.4～1.1 个人发病。年龄分布高峰在 30～39 岁，男女比为 1:1.2。

【成因】

其成因认为是因食管平滑肌壁内 Auerbach 神经丛的神经节细胞变性引起松弛不全，形成持续收缩状态。神经细胞变性的原因尚不明确。有报道与神经变性性疾病相关或与病毒等感染相关。

【组织学表现】

组织学上食管壁因括约肌肥大而增厚。有时也表现为食管壁变薄或重度纤维化。食管肌层内 Auerbach 神经丛的神经节细胞消失或壁内神经纤维变性。神经组织改变多见于扩张的食管壁。神经丛改变是病因还是继发的结果，尚不明确。黏膜或黏膜下层有淋巴细胞浸润，外膜纤维化明显。

在组织学上以固有肌层及以下的食管壁内改变为主，但活检标本不能确诊。Goldblum 等报道了在手术切除的食管上皮标本中有重度炎症性改变，而 Kjellin 等却报道了在非手术患者的活检标本中表现为基本正常的上皮多达 62%。

【癌变】

存在问题的是失弛缓症并发食管癌的情况。1872 年 Fagge 报道了伴食管失弛缓症的食管癌病例。尽管既往有多项相关研究，但病例报道的食管癌发病率为 2% ~ 17%。在第 34 届日本食管疾病研究会的调查中，1963—1982 年的 1388 例食管失弛缓症病例中有 49 例（3.5%）并发食管癌。平均年龄 55.3 岁，好发于较年轻的患者，男性占比为 62.2%。至发现食管癌的平均疾病困扰期为 18.5 年。此外，在 1992 年的第 46 届食管疾病研究会的调查中，田中等提出了食管癌的发病率为 1.9%。

癌的发生部位在扩张的中下段食管，组织类型几乎都是鳞状上皮癌。

E 食管炎和食管溃疡

1 食管炎

1879 年 Quincke 介绍了食管炎（esophagitis）的组织学表现。之后陆续开展了各种各样的研究，而在日本，木暮等在 1972 年提出了食管炎的病理组织学诊断标准，将其黏膜上皮改变进一步细化分类。1978 年日本食管疾病研究会提出了食管炎诊断标准，内镜分型包括①色调改变型（discoloring type），②糜烂溃疡型（erosive and/or ulcerative type），③增厚隆起型（uneven type），食管炎活检标本的组织学表现如**表 1-1**所示。1983 年矶野等基于反流性食管炎，对食管炎的病理组织学表现进行了说明。

表 1-1　食管疾病研究会关于食管炎活检标本的病理组织学表现

食管炎活检诊断病理组织学的必要表现如下：

1	急性炎症改变	acute inflammatory finding
	中性粒细胞浸润	neutrophil infiltration
2	糜烂性炎症改变	erosive inflammatory finding
	上皮缺损	epithelial defect
3	慢性炎症改变	chronic inflammatory finding
	间质纤维化	interstitial fibrosis

除上述表现以外，在活检标本中也常见到毛细血管增生或扩张、肉芽组织形成、乳头延长、上皮再生、基底细胞增生、黏膜肌层粗大增厚或消失、中性粒细胞以外的炎症细胞浸润、水肿等表现，在此不作为判断炎症的必要条件，但一定要列出必要条件以外的这些表现

a. 急性食管炎和慢性食管炎

食管在以食物通过的物理性刺激为首的多种因素作用下，发生不同程度的炎症性改变。如果在食管黏膜层发现炎症细胞浸润，按照病理总论上可称为食管炎。但是，关于炎症性改变的组织学判断标准模糊。有的病理医生认为炎症细胞浸润轻而不诊断为食管炎，也有的病理医生认为虽然缺乏明显炎症改变，但因没有表达这种病变状态的恰当词语而诊断为食管炎。在重度炎症细胞浸润时诊断食管炎毫无疑义，但在浸润不明显时，病理医生对食管炎的诊断存在差异。

引起炎症的病因多种多样。进行活检的病例，多是存在小的淡染或不染的炎症性病灶或有反流性食管炎的病例。也有因可疑真菌等感染性食管炎而进行的活检。一般在肉眼上可疑异常的部位取材，很少对在肉眼上判断正常的部位进行活检。也有的标本一眼看上去貌似正常，但仔细观察在上皮的基底层内有少量淋巴细胞浸润。

【组织学表现】

食管炎一般分为急性食管炎和慢性食管炎。

急性食管炎表现为以中性粒细胞为主的炎症细胞浸润，有水肿、充血和出血等。上皮因基底细胞反应性增生而增厚，乳头延长。向下延伸的表皮突起末端多较细。细胞间桥水肿、增宽。核反应性增大，核质比增加。炎症改变明显时有上皮变性，如果变性逐渐加重则表现为后面提到的糜烂溃疡。

肿瘤性病变常继发炎症性改变，此时良恶性鉴别困难。属于炎症性上皮时，向下延伸的上皮增生，不规则膨大或不规整形态少见。核增大，但核重叠少，排列较规整。此外，异型上皮和正常上皮之间无前锋形成，边界不清。

图 1-23 为急性食管炎的活检标本。表皮突起向下延伸，乳头延长。前端呈尖楔状或有轻度圆润感。细胞间桥增宽、水肿。浅层变薄，表面细胞脱落。核增大、形状规整、排列较规则。上皮内可见包括中性粒细胞在内的炎症细胞浸润。有黏膜固有层水肿和炎症细胞浸润。

图 1-24、图 1-25 为上皮内重度炎症细胞浸润的急性食管炎活检标本。以淋巴细胞和浆细胞为主，中性粒细胞散在可见。上皮增厚，核增大。

慢性食管炎可见不同程度的淋巴细胞、浆细胞和组织细胞等浸润。上皮反应性增厚，常见乳头延长。另外，也有的表现为上皮萎缩、平坦化。黏膜固有层内有不同程度的纤维化。当上皮反应性增厚时有核增大，需要与上皮内的肿瘤性病变相鉴别。在炎症性病变中，增大的细胞核大小基本一致，无核重叠。基底层侧的细胞核无明显大小不一、排列规则。另外，与正常上皮之间无前锋形成。核分裂像的有无也可作为参考。当病变的良恶性鉴别困难时，p53 染色也是有意义的辅助手段。

图 1-26、图 1-27 为慢性食管炎的活检标本。上皮增厚，乳头延长。表皮突起略增厚，向下延伸。末端逐渐变细。核呈轻度反应性增大。核轻度大小不一，无核重叠。

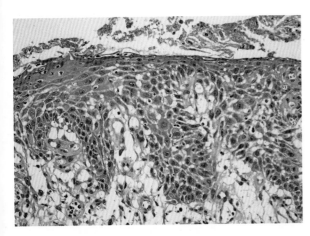

图 1-23　急性食管炎的活检标本。表皮突起向下延伸，乳头延长，上皮内有包括中性粒细胞在内的炎症细胞的轻度浸润。水肿细胞间桥增宽。核反应性增大，未见核重叠。上皮表面细胞脱落，黏膜固有层水肿，伴轻度炎症细胞浸润

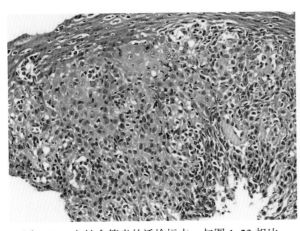

图 1-24　急性食管炎的活检标本。与图 1-23 相比，上皮内有大量炎症细胞浸润。上皮增厚，核反应性增大

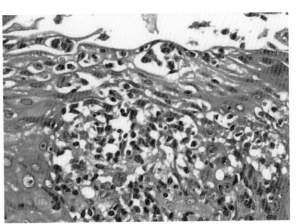

图 1-25　图 1-24 的放大。浅层部位的放大。上皮内水肿，有淋巴细胞为主的炎症细胞浸润。也可见浆细胞或中性粒细胞浸润

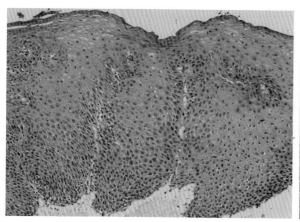

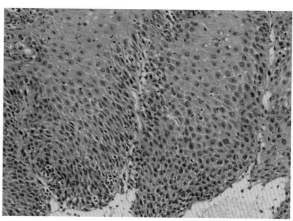

图 1-26 慢性食管炎的活检标本。上皮增厚，乳头延长。表皮突起呈轻度膨大并向下延伸，末端逐渐变细。核呈轻度反应性增大

图 1-27 图 1-26 的放大。基底层细胞的细胞核轻度反应性增大，少部分大小不一。细胞间桥清晰，无核重叠，排列规整。上皮内轻度淋巴细胞浸润

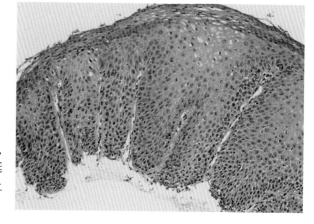

图 1-28 慢性食管炎的活检标本。与图 1-26 一样，上皮增厚，乳头延长。表皮突起无明显膨大，向下延伸，末端变细。核呈轻度反应性增大，排列规整。上皮内轻度淋巴细胞浸润

基本呈均匀排列。上皮内有轻度淋巴细胞浸润。

　　图 1-28 为慢性食管炎的活检标本。上皮增厚，乳头延长。表皮突起末端逐渐变细并向下延伸。核轻度增大，大小基本一致，无核重叠。上皮内散在可见淋巴细胞。

　　虽然分为急性食管炎和慢性食管炎，但实际上两者的界定并不是很明确。因为存在慢性食管炎基础之上发生急性食管炎改变的情况，以及急性炎症随着治疗出现两者混合存在的状态。同样，有时轻度食管炎也很难与正常食管区分。这些是基于镜下检查者的主观判断。

b. 反流性食管炎

反流性食管炎（reflux esophagitis）是因胃酸或胆汁反流入食管而引起的炎症性改变。有时仅有症状而无炎症性改变，因此提出了胃食管反流病（gastroesophageal reflux disease，GERD）的概念。1978 年 Savary& Miller 根据其不同严重程度提出了内镜分型，1994 年提出了新的反流性食管炎内镜分型即洛杉矶分型。日本采用的是对其进行部分修订的星原分型（**表 1-2**）。另外，作为对治疗过程的判断，还采用了幕内等的食管炎、食管溃疡的病期分型（**表 1-3**）。

活检标本中，仅可见炎症性改变的组织学表现，并没有针对反流性食管炎的特征

表 1-2　洛杉矶分型修订版

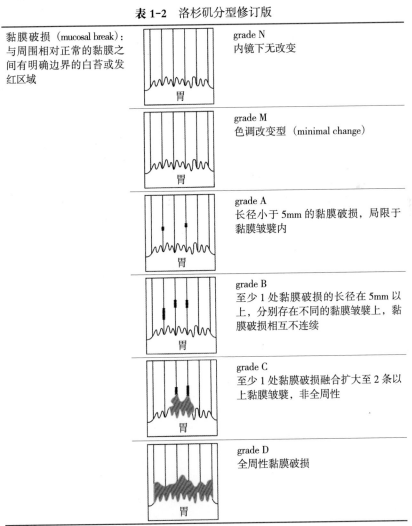

黏膜破损（mucosal break）：与周围相对正常的黏膜之间有明确边界的白苔或发红区域

grade N
内镜下无改变

grade M
色调改变型（minimal change）

grade A
长径小于 5mm 的黏膜破损，局限于黏膜皱襞内

grade B
至少 1 处黏膜破损的长径在 5mm 以上，分别存在不同的黏膜皱襞上，黏膜破损相互不连续

grade C
至少 1 处黏膜破损融合扩大至 2 条以上黏膜皱襞，非全周性

grade D
全周性黏膜破损

（附加项目：有无食管狭窄、食管溃疡、Barrett 食管。）

表 1-3　食管炎、食管溃疡的病期分型

病期		内镜表现	染色表现
活动期	A₁	有厚白苔 周围水肿 边缘锐利	碘染达溃疡边缘 周围染色乱 糜烂面甲苯胺蓝染色呈紫红色 无毛刷样深染像
	A₂	有白苔 水肿消失 少量再生上皮	碘染达溃疡边缘 少量毛刷样深染像 糜烂面甲苯胺蓝染色呈紫红色
愈合期	H₁	白苔缩小 再生上皮增加 边缘模糊	白苔的甲苯胺蓝染色呈蓝色 再生上皮不染 边缘有毛刷样深染像
	H₂	白苔进一步缩小 溃疡面几乎被再生上皮 覆盖	边缘的毛刷样深染像增加
瘢痕期	S₁	溃疡消失 伴发红略突起的牵拉	有毛刷样深染像的牵拉
	S₂	残留牵拉但无色调改变	深染像消失 几乎均匀染色 部分残留染色乱

性表现。如基底层增生或乳头延长、上皮内嗜酸性细胞浸润等，并不具有特异性。仅仅是根据临床诊断，判断与其组织学表现是否一致或是否矛盾。另外，炎症的组织学形态根据病期的不同也表现各异。

反流性食管炎长期持续存在可能会发生 Barrett 上皮。关于 Barrett 上皮、Barrett 食管将在后面进行介绍。

典型的反流性食管炎是糜烂·溃疡型，描述为"糜烂性食管炎"。另外也存在食管黏膜发白增厚或呈边界不清的发红改变型或隆起增厚型反流性食管炎，或经碘染才发现的线状不染区等"非糜烂性食管炎"表现。"非糜烂性食管炎"在欧美被称为非糜烂性反流病（non-erosive reflux disease，NERD），而不用食管炎这一术语。NERD

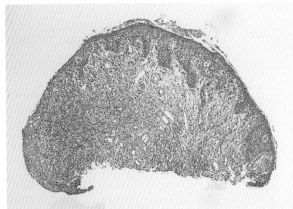

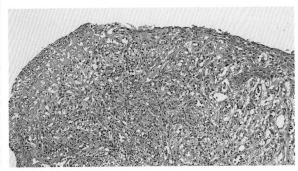

图 1-29 食管糜烂的活检标本。标本左侧有上皮缺损，黏膜固有层内有炎症细胞浸润。属于糜烂，周围的表皮突起向下不规则延伸，伴炎症性改变

图 1-30 图 1-29 的放大。上皮缺损，肉芽组织形成，纤维蛋白附着。均有炎症细胞浸润

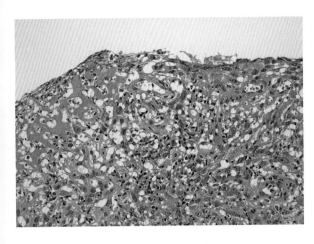

图 1-31 图 1-30 的放大。糜烂部位可见肉芽组织和纤维蛋白。肉芽组织内纤维蛋白和毛细血管增多。均有中性粒细胞、淋巴细胞、浆细胞的浸润

是在内镜下虽无异常改变，但因有 GERD 症状而定义的，其中也包含组织学正常的病例。

2 食管糜烂·溃疡

所谓溃疡（ulcer）是指食管壁破坏缺损的状态。关于溃疡深度的描述通常基于胃溃疡分型。因结构相同，可直接使用 Ul-Ⅱ~Ⅳ，而食管的黏膜固有层存在分层结构，故 Ul-Ⅰ（糜烂，erosion）很难适用于食管。那么正如喜纳所指出的问题，是同胃一样

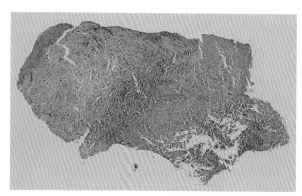

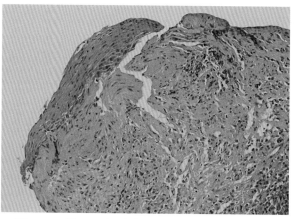

图1-32 放射治疗后食管溃疡的活检标本。左上方为上皮组织，上皮下有纤维增生。右下方附着伴炎症细胞浸润的坏死物。判断为糜烂或溃疡

图1-33 图1-32的放大。黏膜肌层紧邻上皮下，周围纤维增生明显。黏膜肌层同上皮一起发生断裂，诊断为溃疡

将黏膜肌层定义为边界，还是以复层鳞状上皮的部分缺损为边界呢？如果以黏膜肌层为标准的话，那么深达黏膜固有层的组织缺损为糜烂。而如果以黏膜上皮的部分缺损为标准的话，那么鳞状上皮的部分缺损即为糜烂。也就是说，问题是当组织缺损深达黏膜固有层时，究竟是糜烂，还是溃疡呢？在这一点上尚不明确。此外，活检标本也未必能充分取到黏膜肌层，这也使判断更为困难。大概是这个缘故，在反流性食管炎的诊断标准中将其归为糜烂·溃疡型这一分类中。本书分型是参照的胃溃疡分型。

【组织学表现】

糜烂·溃疡在组织学上表现为上皮缺损，而且是必须进一步见到深层组织的缺损。有伴以中性粒细胞为首的炎症细胞浸润的纤维坏死物、成纤维细胞或毛细血管增生性肉芽组织。周围上皮多表现为基底层乳头状增生的再生性改变，上皮及间质内有不同程度的炎症细胞浸润。

溃疡修复时呈瘢痕改变。在组织学上，再生上皮和黏膜固有层以下组织内有胶原纤维或成纤维细胞增生性纤维化。可见不同程度的淋巴细胞、浆细胞等炎症细胞。

图1-29 ~ 图1-31 为食管糜烂的活检标本。鳞状上皮部分缺损，黏膜固有层内有纤维增生和毛细血管增加的肉芽组织形成，表面附着伴炎症细胞浸润的纤维蛋白。肉芽组织中也有炎症细胞浸润。周围上皮可见伴炎症性改变的表皮突起不规则地向下延伸，上皮内有炎症细胞浸润。另外，上皮及黏膜下层水肿。未见黏膜肌层，因未见到黏膜肌层断裂而诊断为糜烂。

图1-32、图1-33 为在食管癌放射治疗后在食管溃疡处钳取的活检标本。上皮缺损，有肉芽组织或坏死物。紧邻上皮下的黏膜肌层呈瘢痕改变。因有黏膜肌层缺损而判断为溃疡。

3 感染性食管炎

因细菌、真菌、病毒等感染引起的食管炎。比较常见的包括真菌中的念珠菌感染，病毒中的疱疹性病毒、巨细胞病毒感染。感染性食管炎常为机会性感染。根据病原菌鉴定或其特征性表现，容易做出诊断。

a. 念珠菌性食管炎

念珠菌是口腔、咽喉、消化道、皮肤和阴道的常驻菌。通常无致病性，而当机体免疫力低下时发生机会性感染。在消化道中以食管的发生率最高。从 20 世纪 50 年代开始有关于本病的报道，以前也被称为念珠菌病。

【致病菌】

90% 以上是白色念珠菌（*Candida albicans*）。

【病因】

多是在细胞免疫功能低下时发生的机会性感染。其他还包括硬皮病或失弛缓症等蠕动功能减弱导致食物滞留，或反流性食管炎等导致食管黏膜损害等的局部因素。也有因长期使用 H2 受体阻滞剂、PPI 导致胃内 pH 降低的报道。

【概率】

在日本，报道多为食管内镜检查病例的 0.9% 左右，在欧美为 4% ~ 8%。

【内镜表现】

白色的厚白斑，有白苔。

【组织学表现】

证实有卵圆形的念珠菌芽孢或假菌丝。PAS 染色和 Grocott 染色对菌丝的检出有意义。感染多引起糜烂、溃疡。

图 1-34、**图 1-35** 为因可疑念珠菌病而进行活检的标本。脱落的不全角化层上皮内有 PAS 阳性的菌丝。

b. 疱疹病毒性食管炎

是由疱疹病毒引起的消化道感染性疾病，多发生在食管。Pearce 等于 1943 年报道了疱疹病毒感染引起的溃疡性食管炎的尸检病例。

【致病菌】

多为单纯疱疹病毒，1 型（HSV-1）。

【好发部位】

胸部中段食管和胸部下段食管。

【内镜表现】

早期可见中间有脐凹的小水疱，继而水疱破裂出现多发浅小溃疡，溃疡愈合时形成地图样溃疡。

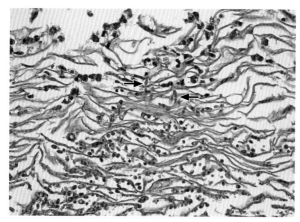 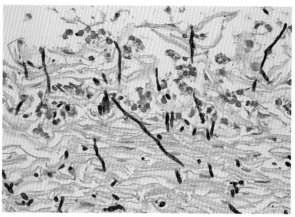

图 1-34　念珠菌性食管炎的活检标本。在失去相互
黏附性的不全角化层内有念珠菌菌丝（箭头）和孢
子。尽管颜色呈略深的紫色，但有时容易被漏掉

图 1-35　念珠菌性食管炎的活检标本（PAS 染色）。
图 1-34 同一活检标本的 PAS 染色。念珠菌菌丝和
孢子被染成紫色

【组织学表现】

　　可见核增大的细胞或多核细胞，嗜酸性均染，多数可见周围有透明带（hallow）
的包涵体（Cowdry A 型），或毛玻璃样包涵体占据整个核（full 型）的核内包涵体。
通过免疫染色（抗 HSV 抗体）确认。

　　图 1-36 为从食管溃疡处钳取的活检标本。坏死物中有巨细胞或多核细胞聚集，
诊断为疱疹病毒性食管炎。

c. 巨细胞病毒性食管炎

　　是由巨细胞病毒感染引起的食管炎。Wong 等在 1962 年发表了相关报道。

【致病菌】

　　巨细胞病毒（cytomegalovirus，CMV）。

【内镜表现】

　　糜烂，多发浅小溃疡。

【组织学表现】

　　在内皮细胞或成纤维细胞中可见有猫头鹰眼（owl's eye）样核内包涵体的巨细胞。
鳞状上皮内未见。通过免疫染色（抗 CMV 抗体）确认。

　　图 1-37、图 1-38 为从食管溃疡处钳取的活检标本。临床诊断为可疑巨细胞病毒
性食管炎。在有纤维增生、炎症细胞浸润的溃疡部位散在含巨核的细胞。经免疫染色
确认为巨细胞病毒（图 1-39）。

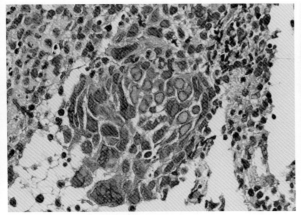

图1-36　疱疹病毒性食管炎的活检标本。核增大的细胞或多核细胞密集分布。有核内包涵体的细胞核呈毛玻璃样。需要通过免疫染色来确诊，但通过特征性改变也可能做出诊断

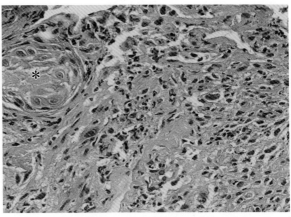

图1-37　巨细胞病毒性食管炎的活检标本。在上皮（*）下黏膜固有层内有纤维增生及以淋巴细胞、浆细胞为主的炎症细胞浸润。其中散在含巨核的细胞

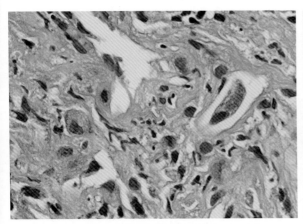

图1-38　巨细胞病毒性食管炎的活检标本。图1-37同一活检标本的放大。含巨核的细胞散在可见。核内有略透亮的部位，可疑存在核内包涵体

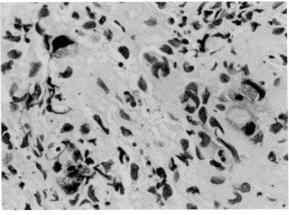

图1-39　巨细胞病毒性食管炎的活检标本。巨细胞病毒抗体的免疫染色。染成褐色的细胞代表被感染的细胞

F Barrett 食管

1 食管胃交界部的定义

食管胃交界部（esophagogastric junction，EGJ），因无括约肌而仅是纵行肌从食管延续到胃，所以很难进行准确的判断。在组织学上将食管鳞状上皮与胃腺上皮之间的交界部位称为鳞柱交界（squamocolumnar junction，SCJ）。这个界线很明显。SCJ 呈锯齿状，因此被称为 Z 线（Z-line）。SCJ 未必都与 EGJ 一致，比如在食管上皮胃黏膜化生显著的 Barrett 食管中，SCJ 的位置较 EGJ 更靠近口侧。

在 2007 年修订的《食管癌诊疗规范》中，关于 EGJ 的判断，列举了如内镜下食管下段栅栏样血管末梢、上消化道造影检查中 His 角的水平延长线、内镜以及上消化道造影检查中胃大弯纵行皱襞的口侧终末端、肉眼观察切除标本周径发生改变的部位。所有这些方法都很难明确交界线，也无组织学上的鉴定方法。

作为内镜下 EGJ 的判断方法，欧美主流是将胃大弯纵行黏膜皱襞收缩的位置判断为食管胃交界部。但由于胃黏膜萎缩的有无或者送气量的多少容易引起形状上的改变，有时很难对皱襞进行判断。而在日本以食管下段的栅栏样血管末梢作为标准是很有意义的。星原等证实了约 80% 的病例，其栅栏样血管末梢与食管裂孔或食管胃交界部的部位一致。虽然是有意义的表现，但问题是在合并炎症时很难识别血管网。此外，在欧美长段 Barrett 食管（long-segment Barrett esophagus，LSBE）占多数，很多病例的栅栏样血管并不明显。

通过肉眼观察切除标本大致能够确定 EGJ，但是很难确定明确的交界线。佐藤等尝试在组织学上对栅栏样血管末梢进行判定，一般在常规切除的标本上，某种程度上可以观察到栅栏样血管末梢，结合这种表现则可能做出更为正确的 EGJ 组织学判定。但活检标本中很少能见到黏膜肌层以下的血管结构，因此通过活检组织很难判定 EGJ。

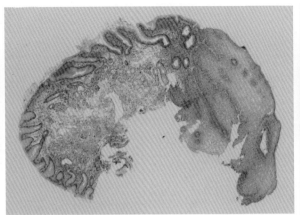

图 1-40　食管胃交界部的活检标本。食管鳞状上皮与胃黏膜呈连续性移行

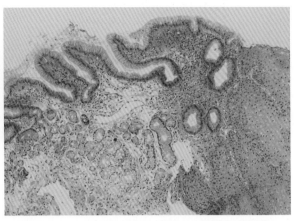

图 1-41　图 1-40 的放大。鳞状上皮与贲门腺移行，而且可见到萎缩的胃体腺。食管上皮乳头延长，呈增生性表现，伴炎症性改变。贲门腺黏膜的小凹上皮呈轻度反应性水肿，黏膜固有层内有小圆形细胞浸润

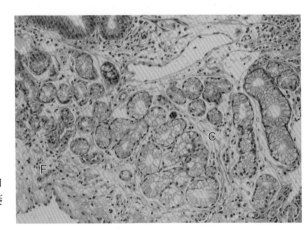

图 1-42　图 1-41 中腺上皮的放大。胃黏膜内可见由黏液分泌细胞组成的贲门腺（C）与固有腺体重度萎缩的胃体腺（F）的移行

2 食管胃交界部的组织学表现

食管鳞状上皮和胃腺上皮的移行部位 SCJ 的组织学诊断很容易，但该部位并不与 EGJ 一致。当胃黏膜重度萎缩或者存在 Barrett 食管时，多数很难正确判定 EGJ 的位置。田久保报道了在食管胃交界部，有鳞状上皮和柱状上皮突然移行、柱状上皮和鳞状上皮重叠，以及存在 Barrett 上皮的情况，最常见的是胃贲门腺延续至复层鳞状上皮下的黏膜固有层内，占 74%。

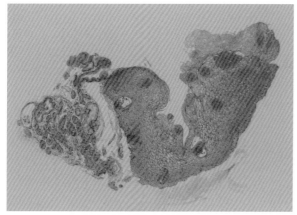

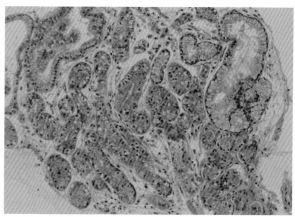

图 1-43 食管胃交界部的活检标本。可见食管鳞状上皮与胃黏膜呈连续性移行

图 1-44 图 1-43 腺上皮的放大。胃黏膜为无明显萎缩的胃体腺黏膜。有少量贲门腺

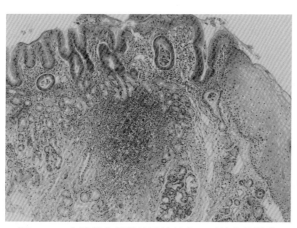

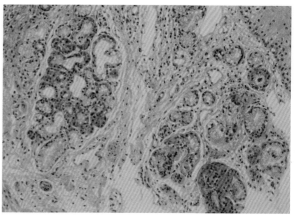

图 1-45 食管胃交界部的活检标本。可见食管鳞状上皮与胃黏膜呈连续性移行

图 1-46 图 1-45 腺上皮的放大。胃黏膜是萎缩的胃体腺黏膜。有少量贲门腺样腺体组织

  图 1-40 ~ 图 1-42 为取自食管胃交界部的活检标本。由类似于幽门腺的黏液分泌细胞组成的贲门腺与食管鳞状上皮连接。散在可见含嗜酸性胞浆的细胞，考虑为重度萎缩的胃体腺。

  图 1-43、**图 1-44** 为取自食管胃交界部的活检标本。无明显萎缩的胃体腺黏膜与食管鳞状上皮移行，有少量贲门腺。无萎缩的胃体腺黏膜与食管鳞状上皮接续的病例不多，但也不罕见。这种情况一般无贲门腺，就是有也极少。

  图 1-45、**图 1-46** 为从食管胃交界部钳取的活检标本。逐渐萎缩的胃体腺黏膜与食管鳞状上皮移行，胃体腺黏膜的萎缩程度介于**图 1-40** 和**图 1-43** 之间。

【贲门腺和柱状上皮化生】

  贲门腺是见于贲门部的黏液腺。在解剖组织学上，是比幽门腺小的腺体，分布区域限于食管和胃上皮交界线上下 1cm 左右的范围。

关于贲门腺的存在，至今仍有争议。Hayward 将从食管胃交界部上下两侧约 2cm 范围内的黏液腺定义为贲门腺，但并无数据支持。Kilgore 等通过尸检分析，认为该狭窄区域是出生时就存在的固有黏膜。更多研究者认同这一观点。

另外，Chandrasoma 等将食管胃交界部的黏膜分为复层鳞状上皮 (stratified squamous epithelium)、纯泌酸黏膜 (pure oxyntic mucosa, OM)、纯贲门型黏膜 (pure cardiacmucosa, CM)、泌酸贲门腺黏膜 (oxyntocardiac gland mucosa, OCM) 和肠上皮化生黏膜 (intestinal metaplastic mucosa, IM)，CM 和 OCM 是伴反流性食管炎的鳞状上皮向腺上皮转化的结果。但从认可贲门腺存在的立场出发，CM 中可能也有作为固有腺体的贲门腺和腺上皮化腺体混合存在。与既往定义的贲门腺的含义不同，因此导致研究者之间的混乱。

笔者通过对食管胃交界部的检索，也基本认同 Chandrasoma 等的观点。贲门腺与胃体腺的假幽门腺化生类似，也与 Barrett 食管的柱状上皮化生类似。如图 1-44 所示，萎缩不明显的胃体腺黏膜向食管鳞状上皮移行的发生率很少。从以上来看，贲门腺黏膜与胃固有腺组织相比，更倾向于是化生黏膜。这一点有必要将来进一步深入探讨。

食管的复层鳞状上皮被柱状上皮取代称为柱状上皮化生。柱状上皮是由高的柱状细胞组成的，在胃或肠表现为细胞排列成一层的单层柱状上皮。化生是指后天发生的细胞分化表型异常，即分化成熟的细胞，向其他分化成熟细胞发生的形态学改变，属于可逆性改变。柱状上皮化生的主要原因是反流性食管炎。长期暴露于胃酸或胆汁等环境中，易发生糜烂、溃疡的复层鳞状上皮被耐酸性的腺上皮所取代，属于生物适应现象。Barrett 食管中的组织也是如此。

柱状上皮化生是见到类似于胃幽门腺的腺体组织，胞浆淡染透亮。在黏膜下层可见到食管固有腺体或导管，黏膜内存在鳞状上皮岛，鳞状上皮逐渐被柱状上皮取代，此时能发现柱状上皮化生。但在与鳞状上皮移行的部位很难与贲门腺鉴别。

图 1-47、图 1-48 为有食管上皮柱状上皮化生的食管胃交界部活检标本。鳞状上皮被腺上皮取代，深部有类似于贲门腺的腺体组织。虽然是柱状上皮，但与贲门腺鉴别困难。

图 1-49、图 1-50 为有食管固有腺体导管的食管胃交界部活检标本。在导管周围可见重度萎缩的胃体腺和类似于贲门腺的腺体混合存在。由于导管的存在可以确认是在食管黏膜部位钳取的标本，类似于贲门腺的腺体为柱状上皮化生。如果见到这种萎缩的胃体腺黏膜，则与胃体腺黏膜的边界判断困难。

食管上皮下的黏膜固有层内也有类似于贲门腺的腺体，称为食管贲门腺。如果是胃贲门腺延续至食管侧的腺体，称为食管贲门腺没有问题。但如果将出现在远离食管胃交界部的孤立性腺体称为贲门腺，则不得不让人质疑。即便是存在于食管胃交界部附近的食管贲门腺，如果是表面被覆鳞状上皮，那么还好，如果是露出于黏膜表面，黏膜全层被腺体组织取代并孤立存在，则很难与异位性胃黏膜鉴别。此外，如果食管贲门腺连接胃黏膜，且为全层性，而将其称为 Barrett 食管也是不合理的。综上所述，

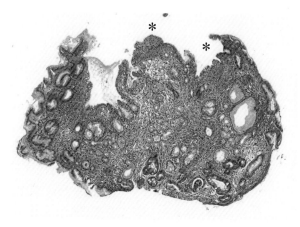

图 1-47 有柱状上皮化生的食管胃交界部的活检标本。黏膜内有贲门腺样腺体组织，伴肠上皮化生。在中心部位的浅层可见少量鳞状上皮（＊）。有鳞状上皮的部位判断为食管黏膜

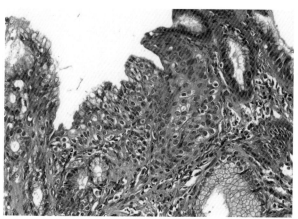

图 1-48 图 1-47 的放大。鳞状上皮部位的放大。鳞状上皮逐渐被细胞内含黏液的腺上皮取代。为食管鳞状上皮的柱状上皮化生表现。周围可见成熟的腺体组织

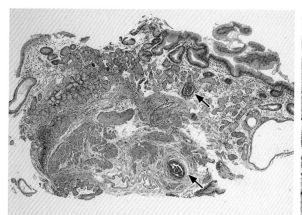

图 1-49 有食管固有腺体腺导管的食管胃交界部的活检标本。为重度萎缩的胃体腺和贲门腺样腺体混合存在的黏膜，黏膜肌层内有食管固有腺的腺导管（箭头）

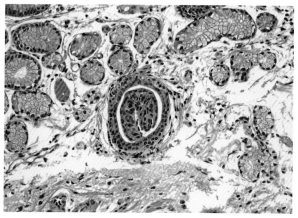

图 1-50 图 1-49 的放大。食管固有层内固有腺体腺导管部位的放大。由于腺导管的存在，判断其周围的食管鳞状上皮为呈柱状上皮化生的黏膜

　　关于食管贲门腺存在不少问题。

　　如上所述，对贲门腺和柱状上皮化生很难进行形态学上的区分。由于食管胃交界部容易发生炎症而引起上皮的化生性改变，黏膜易发生萎缩，因此称为贲门腺的情况中，很可能多数都是化生黏膜。而如果将食管贲门腺认定为胃化生黏膜的话，则 Barrett 食管的成立就很容易理解了。因此，认为不应该使用食管贲门腺这一术语。

3 食管胃交界部区域

　　食管胃交界部有的存在柱状上皮化生，因此常很难在组织学上明确其边界线。在食管区域内见到类似于贲门腺的腺体时可明确为柱状上皮化生，但当胃黏膜重度萎缩，胃体腺发生假幽门腺化生时，则很难确定与柱状上皮化生之间的边界。Chandrasoma 等说明了依据 gastric OM（与胃体腺相同）近端能够做出食管胃交界部的正确组织学判定。如**图 1-43**（第 26 页）所示，胃黏膜萎缩不明显时能够做出判定，但萎缩的胃体腺与 OCM 和 CM，或假幽门腺化生与 CM 在形态学上很难区分，在重度萎缩时，胃的存在位置较 gastric OM 近端更靠近口侧。另外，下田等认为将贲门腺所在区域作为交界部更恰当。大多数情况下是没问题的，但在胃黏膜重度萎缩的病例、食管贲门腺不规则扩展延伸的病例以及 Barrett 食管中找不到该区域，因而无法做出判定。

　　因为很难准确判定食管胃交界部，所以采用区域来进行描述。在《食管癌诊疗规范》中，采用西方分型方法来定义食管胃交界部癌，"与病理组织学分型无关，将病变中心位于食管胃交界部上下 2cm 范围内的癌定义为食管胃交界部癌"。但食管胃交界部区域范围狭窄，因此有人建议将食管胃交界部定义为食管胃交界线上下 1cm 以内的范围更恰当。尽管食管胃交界部癌是依据《食管癌诊疗规范》来进行判定的，但结果还是支持食管胃交界部区域为该狭窄范围。

4 Barrett 食管

　　1950 年 Barrett 报道了被柱状上皮包绕的慢性食管溃疡。在此之前，也有类似的关于食管溃疡的报道，Allison 等建议称为 Barrett 溃疡（Barrett ulcer）。Barrett 在 1957 年报道了 Barrett 食管表现为下段食管被柱状上皮覆盖。之后被命名为 Barrett 食管（Barrett`s esophagus）。

　　Allison 等将 Barrett 食管定义为：①柱状上皮覆盖食管固有肌层，②固有肌层无浆膜覆盖，③柱状上皮下的黏膜下层存在食管腺体，④柱状上皮内残留鳞状上皮。Savary 等补充了柱状上皮超过下段食管括约肌的上端，柱状上皮为全周性的。当时，将被覆柱状上皮超过食管胃交界部 3cm 范围的食管称为 Barrett 食管，3cm 以下的称为柱状上皮食管（columnar lined esophagus）。此外，Takubo 等报道了柱状上皮下有黏膜肌层双层结构。

　　在《食管癌诊疗规范》中，Barrett 黏膜是指从胃连续性延伸至食管的柱状上皮，而不论有无肠上皮化生。进而将 Barrett 食管定义为有 Barrett 黏膜的食管，有如下表现，①柱状上皮黏膜区域（注：本书提到的"黏膜区域"概念包含黏膜层和黏膜下层）内的食管固有腺体，②柱状上皮内的鳞状上皮岛，③黏膜肌层的双层结构。

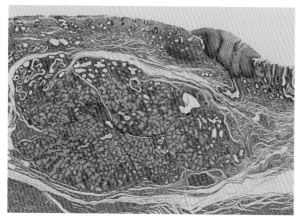

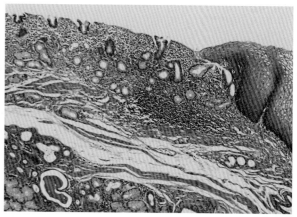

图 1-51 Barrett 食管的组织标本。在柱状上皮延伸中有食管鳞状上皮岛的少量残留，其正下方有食管固有腺体。此外，在肛门侧的黏膜下层内有食管固有腺体。因含有食管固有组织，食管鳞状上皮呈柱状上皮化生，故可诊断为 Barrett 食管

图 1-52 图 1-51 的放大。黏膜内可见食管鳞状上皮，贲门腺样柱状上皮向肛门侧延伸。柱状上皮部分的黏膜下层内有食管固有腺体。黏膜肌层轻度增厚

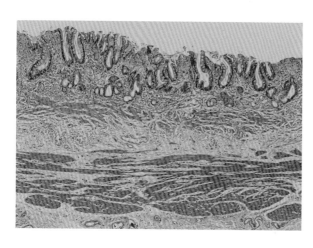

图 1-53 有黏膜肌层双层结构的 Barrett 食管。紧邻伴肠上皮化生的柱状上皮（特殊柱状上皮）下存在平滑肌肌束，但与原有的黏膜肌层分隔开

  Barrett 食管根据 Barrett 黏膜长度分为亚型，Barrett 黏膜长度超过 3cm 全周性改变的称为长节段 Barrett 食管（long-segment Barrett esophagus，LSBE），部分 Barrett 黏膜长度不足 3cm 或非全周性改变的称为短节段 Barrett 食管（short-segment Barrett esophagus，SSBE）。在欧美 LSBE 多见，在日本 SSBE 多见。

  在欧美更倾向于将有肠上皮化生的特殊柱状上皮（specialized columnar epithelium，SCE）定义为 Barrett 上皮。把有肠上皮化生的柱状上皮称为 Barrett 上皮，而把未见肠上皮化生的柱状上皮称为柱状黏膜（columnar-liner mucosa，CLM）。但在 SSBE 中常无肠上皮化生，因此在《食管癌诊疗规范》中所称的 Barrett 上皮与肠上皮化生无关。

  图 1-51 ~ 图 1-53 为 Barrett 腺癌术后组织标本。**图 1-51、图 1-52** 中在柱状上皮

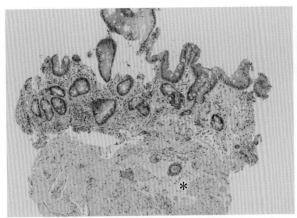

图 1-54 取自 LSBE 的活检标本。黏膜内有重度肠上皮化生，黏膜肌层内可见食管固有腺体腺导管（*）。黏膜固有层内可见纤维增生，呈再生性改变。因腺导管的存在诊断为 Barrett 食管

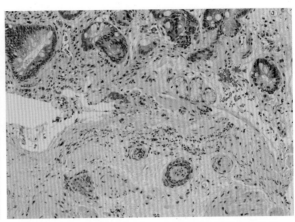

图 1-55 图 1-54 的放大。食管固有腺体腺导管部位的放大。不仅可见肠上皮化生腺管，还有少量柱状上皮

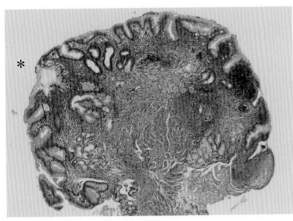

图 1-56 取自 SSBE 的活检标本。在柱状上皮延伸的黏膜内，左侧有胃体腺，右侧有鳞状上皮。在柱状上皮内有少量食管鳞状上皮的柱状上皮化生（*）。食管侧有黏膜肌层的双层结构

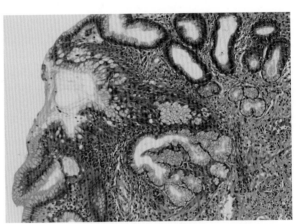

图 1-57 图 1-56 的放大。食管鳞状上皮的柱状上皮化生部位的放大。周围可见贲门腺样柱状上皮

黏膜区域内有食管固有腺体，柱状上皮内有鳞状上皮岛。**图 1-53** 中可见黏膜肌层的双层结构，黏膜内有特殊柱状上皮。

在《食管癌诊疗规范》中所提及的 Barrett 食管相关组织学表现的发现率均不高。在手术切除标本中未发现上述表现时，只能通过假定 EGJ 来进行判断。伊藤等介绍了诊断 Barrett 食管的决定性表现，包括柱状上皮区域的黏膜、黏膜下层内有食管腺导管或食管腺等。对于钳取量少的活检标本，Barrett 食管的组织学改变发现率更低。根据食管疾病研究会 Barrett 委员会的报告，对在内镜下诊断为 Barrett 黏膜的部位进行活

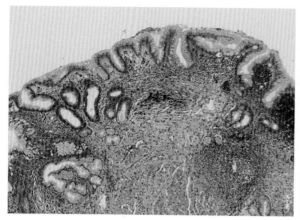

图 1-58 图 1-56 的放大。黏膜肌层双层结构的放大

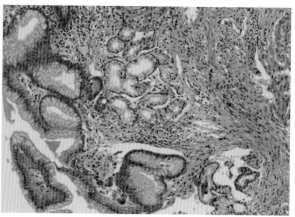

图 1-59 图 1-56 的放大。左侧边缘胃体腺重度萎缩部位的放大

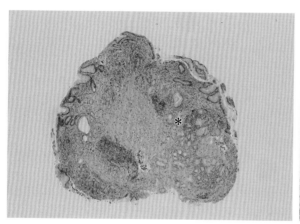

图 1-60 取自 SSBE 的活检标本。柱状上皮延伸的黏膜，但未找到提示食管的组织学形态。可见胰腺腺泡样细胞（*），可疑取自 Barrett 上皮

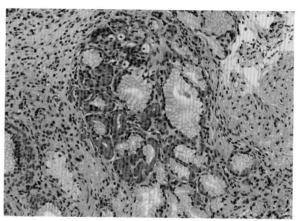

图 1-61 图 1-60 的放大。胰腺腺泡样细胞的放大。为含嗜酸胞浆的小型腺体组织。有类似胰腺腺泡细胞的地方。伴有柱状上皮

检，病理学上为柱状上皮。

　　图 1-54、**图 1-55** 为临床上诊断为 LSBE 的活检标本。黏膜为重度肠上皮化生的柱状上皮，黏膜下层有食管固有腺体腺导管。

　　图 1-56 ~ 图 1-59 为临床上诊断为 SSBE 的活检标本。柱状上皮延伸，其左侧可见重度萎缩的胃体腺，右侧有鳞状上皮。在柱状上皮内可见少量食管鳞状上皮的柱状上皮化生。与正常食管相比，其黏膜固有层内有黏膜肌层的双层结构。诊断为 SSBE。

　　图 1-60、**图 1-61** 为临床上诊断为 SSBE 的活检标本。可见柱状上皮及胰腺腺泡样细胞。虽不是特异性的，但在 Barrett 食管中是比较常见的组织学形态。Doglioni 等认为这属于化生性改变。

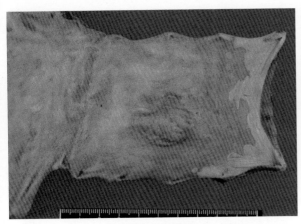

图 1-62　Barrett 腺癌手术切除的标本。可见长 9.0cm 的 Barrett 食管，其中心部可见 3.2cm×2.5cm 大小的 0-Is 型癌

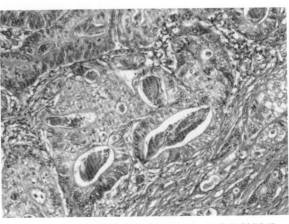

图 1-63　Barrett 腺癌的组织学表现。肿大的椭圆形核有核重叠、不规则排列的异型管状腺体呈不规则分支增生。腺管大小不一，间质内纤维增生

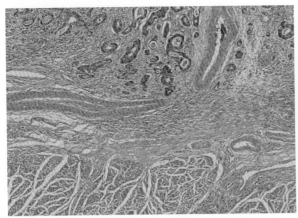

图 1-64　Barrett 腺癌浸润部位的组织学表现。形状不规则的管状腺癌浸润达黏膜下层 2/3 以上

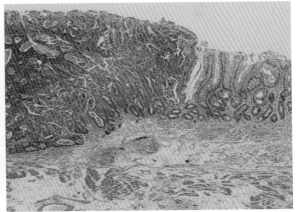

图 1-65　Barrett 腺癌边缘部位的组织学形态。管状腺癌的腺体密集分布，呈局限性隆起。背景黏膜可见重度肠上皮化生。有黏膜肌层的双层结构

5 ｜ Barrett 腺癌

　　众所周知，Barrett 食管易引发腺癌。发生率为 0~46%，差异很大，但多数报道为 8% 左右。在欧美，源自 Barrett 食管的腺癌发生率为每年 0.5%。近 40 年，美国的发生率增加了 3~5 倍。以白人男性高发，约占食管癌整体的半数以上。

　　在日本发生率较低，但也同欧美国家一样呈逐年增加的趋势。日本的一项 455 个病灶的统计数据分析显示，平均年龄为 63.5 岁（19~95 岁），男女比例为 5:1，多为浅表癌，占 76%。

加藤介绍了该病特点，包括多为分化型癌，周围常伴异型增生（dysplasia）或SCE，癌发生在 Barrett 上皮的口侧端或以口侧居多。

图1-62～图1-65是 Barrett 腺癌的手术病例。可见 9.0cm 长的 Barrett 食管，其中心部为 3.2cm×2.5cm 的 0-Is 型癌。组织学分型为中分化型管状腺癌，背景为伴重度肠上皮化生的特殊柱状上皮。浸润深度为 pSM3。

G 良性上皮性病变

良性上皮性病变（benign epithelial lesion）包括正常上皮增生的增生性病变和良性肿瘤性病变。增生性病变中糖原棘皮症常见，乳头状瘤的发生率也很高。良性肿瘤性病变有鳞状上皮来源的病变和腺上皮来源的腺瘤，鳞状上皮来源的病变统称为异型增生（dysplasia）或上皮内瘤变，但对其病变性质至今仍有很多争议，对此将在其他章节介绍。

1 糖原棘皮症

糖原棘皮症（glycogenic acanthosis）是比较常见的疾病，病因不清。既往也被称为白斑病（leukoplasia）或角化过度（hyperkeratiosis）。1970 年 Rywlin 等否定了 leukoplasia 的叫法。是胞浆内充满大量糖原、表皮增厚的良性病变。

【肉眼表现】

白色扁平隆起性病变，碘染色为深染。

【组织学表现】

棘细胞增大，胞浆透亮，形成肿瘤层，内含丰富的糖原，因而得名。PAS 染色证实糖原的存在，通常无上皮过度角化，也未见细胞异型。

图1-66、图1-67为糖原棘皮症的活检标本。图1-66可见棘细胞增大、簇状聚集。胞浆透亮，呈淡粉色。核位于中央，但有时在增大的细胞中见不到核。图1-67是同部位组织的 PAS 染色，呈紫色。提示细胞内糖原阳性。

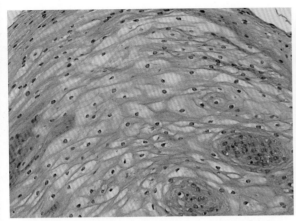
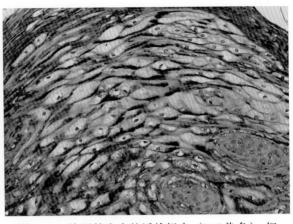

图 1-66　糖原棘皮症的活检标本。上方可见扁平化的角质层，右下有 2 个乳头。内有肿大的棘细胞，聚集成簇。胞浆透亮

图 1-67　糖原棘皮症的活检标本（PAS 染色）。细胞内的糖原 PAS 染色呈紫色

年轻人且为多发性病变时，可疑与 Cowden 病相关。Cowden 病是累及全身多脏器的错构瘤，属于常染色体显性遗传病。Weinstock 等报道了内镜下多发糖原棘皮症是可疑 Cowden 病的线索。另外，Ortonne 等对其活检标本的组织学表现进行了介绍。

尽管很少见，有时需要与白斑病鉴别。白斑病是因角化过度而导致表皮增厚，可见颗粒层。与糖原棘皮症表皮细胞增生形成的增厚不同。

2 乳头状瘤

乳头状瘤（papilloma）是在病理组织学上呈角化异常的疾病。为伴角化症的黏膜增生性良性疾病。1959 年 Adler 等首次报道了组织学上确诊的病例。但在此以前也有相关报道。

发生率在 0.1% 以下，在意大利发生率较高，为 0.12% ~ 0.45%。在日本为 0.05% ~ 0.31%。男女发病无差异，年龄范围较广，18 ~ 82 岁（平均 47.8 岁）。在胸部下段食管略多见，也见于中段或上段食管。单发病例占 90%。

多归类为良性上皮性肿瘤，但其肿瘤性质尚不确定。仅几例报道合并癌。

【病因】

多因食管炎的慢性刺激所致。例如反流性食管炎或食管裂孔疝等，但也有持否定意见的。也有人提出类似于子宫颈乳头状瘤的 HPV 感染，但多数报道称，HPV 的 DNA 检出率很低。Takeshita 等报道的 HPV 阳性率为 10.5%。

【肉眼表现】

为半球状或亚蒂隆起性病变，表面多呈桑葚样或半球状。大小常在 5mm 以内。

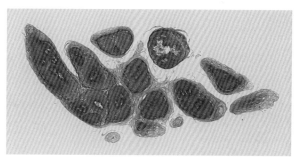

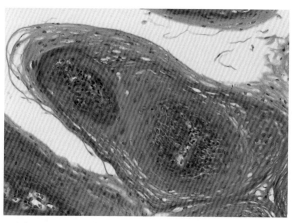

图 1-68 乳头状瘤的活检标本。多数鳞状上皮的末端呈尖刺状增厚，内有很多乳头。接近水平方向切取的标本为孤立性的上皮片

图 1-69 图 1-68 的放大。角质层增生导致表皮增厚，末端呈尖刺状。延伸的上皮内有很多乳头。未见角化过度

表面光滑，质软，隆起。呈白色或浅粉色。小隆起内可观察到细血管。

Odze 等将其分为①外生型（exophytic type），②内生型（endophytic type），③尖刺型（spike type），多数为外生型，呈结节状小隆起性聚集。内生型少见，与鼻黏膜等的内翻性乳头状瘤（inverted papilloma）类似。尖刺型呈海葵状，末端为尖刺状分支密集分布。

【组织学表现】

鳞状上皮呈乳头状增生，内含源自黏膜固有层的血管结缔组织。鳞状上皮表面呈尖刺状，表皮增厚。接近浅层部位的细胞胞浆较透亮，胞体增大。常无角化过度，即使有也极少。核周可见空泡样改变即所谓的挖空细胞（koilocytosis）。未见核异型。

图 1-68、图 1-69 为乳头状瘤的活检标本。图 1-68 为整个活检标本的组织图。与肉眼上所谓的乳头样外观一致。多数末端的鳞状上皮呈尖刺状突出。图 1-69 为放大图。可见角质层增生所致的表皮增厚，末端呈尖刺状。在突出的上皮内有很多乳头。

虽然很少见，但有时很难与疣状癌（verrucous carcinoma）鉴别。

3 腺瘤

腺瘤（adenoma）是有管状结构的异型柱状上皮构成的良性肿瘤。1879 年 Weigert 在尸检报告中首次报道。但按照目前日本的组织学诊断标准，不少病例应当判定为上皮内癌。而在以浸润表现诊断癌的欧美国家，其中很多应当判定为异型增生（dysplasia）或上皮内瘤变（intraepithelial neoplasia）。发生背景为异位性胃黏膜、固有食管腺、Barrett 上皮等。其中多数发生于 Barrett 上皮，其他情况很少见。

H 食管癌

《食管癌诊疗规范》初版是在 1969 年出版的，其中组织学基本分型方案为①表皮样癌，②腺癌，③单纯癌，④腺样癌，⑤混合癌。之后制定了如**表 1-4** 所示的组织学分型。在 1992 年发表的第 8 版中，对癌组织学分型进行了修订，如**表 1-5** 所示，也纳入了癌以外的肿瘤性病变。进一步，在 2007 年的第 10 版中记载了临床中见到的所有食管肿瘤、肿瘤样病变，与良恶性无关，如**表 1-6** 所示，对癌组织学分型进一步做了修订。

WHO 规范目前采用**表 1-7** 的组织学分型。

表 1-4 初版《食管癌诊疗规范》的组织学分型（1969 年）

鳞状上皮癌	其他癌
高分化型	a）"癌肉瘤"
中分化型	b）基底细胞癌
低分化型	c）腺样囊性癌
腺癌	d）表皮样癌
腺表皮癌	e）其他
未分化癌	无法分类的癌

表 1-5 《食管癌诊疗规范》第 8 版的恶性肿瘤组织学分型（1992 年）

Ⅰ. 上皮性恶性肿瘤
  1. 鳞状上皮癌
  2. 腺癌
  3. 腺鳞状上皮癌
    a. 腺癌、鳞状细胞癌共存型
    b. 黏液表皮癌
  4. 腺样囊性癌
  5. 基底细胞（鳞状上皮）样癌
  6. 未分化癌
    a. 小细胞型
    b. 非小细胞型
  7. 其他癌

Ⅱ. 非上皮性恶性肿瘤
Ⅲ. 其他恶性肿瘤
  1. "癌肉瘤"
    a. 所谓的癌肉瘤
    b. 假肉瘤
    c. 真性癌肉瘤
  2. 恶性黑色素瘤
  3. 其他

表 1-6 《食管癌诊疗规范》第 10 版的上皮性恶性肿瘤组织学分型（2007 年）

1. 鳞状细胞癌
  a. 高分化型
  b. 中分化型
  c. 低分化型
2. 基底细胞（鳞状上皮）样癌
3. 癌肉瘤
4. 腺癌
  a. 高分化型
  b. 中分化型
  c. 低分化型
5. 腺鳞状细胞癌
6. 黏液表皮癌
7. 腺样囊性癌
8. 内分泌细胞肿瘤
  a. 类癌
  b. 内分泌细胞癌
9. 未分化癌
10. 其他无法分类的癌瘤

表 1-7 WHO 分型的上皮性恶性肿瘤组织学分型（2000 年）

上皮性肿瘤（epithelial tumours）
  癌（carcinoma）
    鳞状细胞癌（squamous cell carcinoma）
    疣状（鳞状）癌［verrucous (squamous) carcinoma］
    基底鳞状细胞癌（basaloid squamous cell carcinoma）
    梭形细胞（鳞状）癌［spindle cell (squamous) carcinoma］
    腺癌（adenocarcinoma）
    腺鳞癌（adenosquamous carcinoma）
    黏液表皮样癌（mucoepidermoid carcinoma）
    腺样囊性癌（adenoid cystic carcinoma）
    小细胞癌（small cell carcnoma）
    未分化癌（undifferentiated carcinoma）
    其他（others）

本书依据现行的《食管癌诊疗规范》。另外，大部分食管癌为鳞状上皮癌，故本书主要对其活检诊断进行介绍。

1 鳞状细胞癌

在日本，大部分食管癌为鳞状细胞癌（squamous cell carcinoma）。在其他组织学分型中也有不少混有鳞状细胞癌的成分。因此，在食管癌诊断上，要熟知鳞状细胞癌。

在《食管癌诊疗规范》中记载了"形成实性细胞巢、向复层鳞状上皮分化的癌，有角化或层状分化趋势，多数可见细胞间桥"。

a. 进展期癌的活检诊断

在早期食管癌诊断学确立以前，所发现的食管癌几乎都是进展期癌。其中大部分为鳞状细胞癌，组织学诊断采用与皮肤、头颈部区域、子宫颈部等浸润性鳞状细胞癌相同的标准。由此，喜纳（1980）提出了"对于食管癌的活检组织，有不少诊断困难的情况"。

在绪芳・三田村的病理学总论中记载了"所谓鳞状细胞癌就是指在其实质结构中找到类似于鳞状上皮的恶性肿瘤。……鳞状细胞癌癌灶的典型组织学表现是从边缘部位，即连接基质的部位，相当于所谓的基底细胞层，逐渐向中心部可见到相当于鳞状上皮层结构的各细胞层。相当于基底细胞的部分，基本上由单层柱状或梭形细胞组成，其内侧相当于胚层的部分有多角形特异性棘细胞，细胞通过棘突相互连接，是鳞状细胞癌的特征性表现。多数情况下该层占癌灶的大部分。此处一般可见到核分裂像。再向内侧有内含透明角质颗粒（keratohyalin granule）的扁平梭形细胞，此部位相当于鳞状上皮的颗粒层。另外，在癌灶中心可见呈同心圆、层状排列的角化物，该部位相当于表皮角化层。该角化物的断面如同洋葱横截面一样，极具特异性，因此很早就受到关注，也称为角化珠。具备全部如上述相当于鳞状上皮各层的癌灶当然很少见，组成上也存在着量的差别。"以上是截至目前最为详细的记载。

图 1-70、图 1-71 为进展期癌的活检标本。可见不规整的鳞状上皮细胞巢，细胞核增大、排列不规则。为鳞状细胞癌，有细胞内角化的嗜酸性粒细胞。周围间质内纤维增生。这种间质反应被称为纤维成形性反应（desmoplastic reaction），见于浸润癌。

图 1-72、图 1-73 为进展期癌的活检标本。为浸润性鳞状细胞癌。与图 1-70、图 1-71 相比，角化趋势明显。重度角化时核异型程度低，因此通过活检标本很难诊断为癌。

图 1-74、图 1-75 为进展期癌的活检标本。可见不规整的小型肿瘤细胞巢，核增大、不规则排列。周围间质纤维增生。为浸润性鳞状细胞癌，未见角化倾向。

图 1-76、图 1-77 为进展期癌的活检标本。核增大、不规则排列的肿瘤细胞巢密集分布。也可见到大型的、形状不规整的核。为鳞状细胞癌，未见角化倾向。

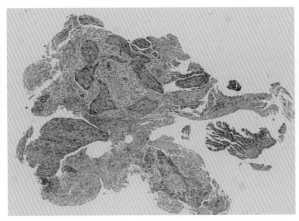

图1-70　进展期癌的活检标本。可见大小不一的异型鳞状上皮细胞巢，伴间质纤维增生

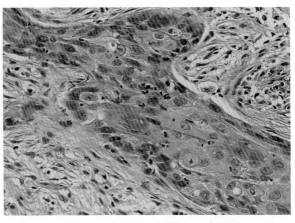

图1-71　图1-70的放大。核增大、大小不一，为核质比增加、形态不规整的鳞状细胞癌细胞巢。可见细胞质角化的嗜酸性肿瘤细胞。周围间质纤维增生

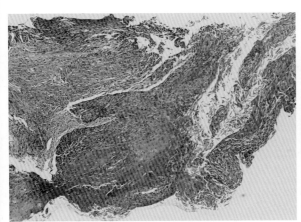

图1-72　进展期癌的活检标本。为形态不规整的大型异型鳞状上皮，可见角化的嗜酸性细胞。间质纤维增生

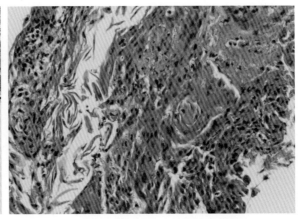

图1-73　图1-72的放大。为有核的鳞状细胞癌癌灶，核呈轻度到中度增大，密集分布。可见大量细胞质角化的嗜酸性肿瘤细胞，也可见角化细胞呈同心圆状的癌珠。为重度角化倾向的鳞状细胞癌

图1-78、图1-79为进展期癌的活检标本。核增大的细胞弥漫性增生。结合性弱，细胞呈巢状或小梁状排列。也可见核分裂像。为鳞状细胞癌，未见角化倾向。

b. 分化程度

　　鳞状细胞癌的分化程度以角化灶为标志，分为高、中、低分化三个亚型。在以往的《食管癌诊疗规范》中，高分化型癌是指大范围（如肿瘤面积的3/4以上）角化的

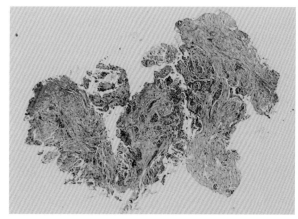

图 1-74 进展期癌的活检标本。纤维增生的间质内有小型的、形状不规整的肿瘤细胞巢浸润

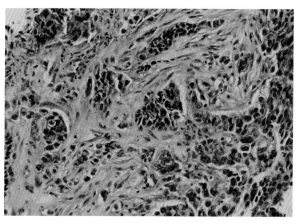

图 1-75 图 1-74 的放大。富含染色质的异型核密集分布，可见小型的、形状不规整的肿瘤细胞巢。核大小不一。胞浆少，核质比显著增大。也可见孤立性浸润的癌细胞。未见角化倾向

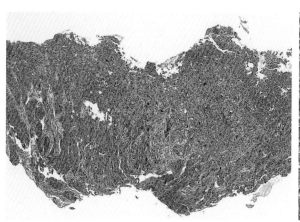

图 1-76 进展期癌的活检标本。不规整的肿瘤细胞巢增生、密集分布

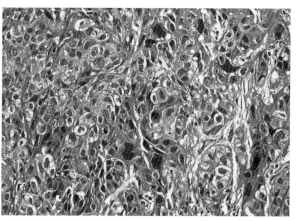

图 1-77 图 1-76 的放大。核增大的肿瘤细胞巢大小不一、密集分布。细胞核大小不一，其中有大型的、不规整的核。增大的核的核染色质粗糙，有核仁。也可见核分裂像。虽然胞浆水肿，但核质比仍显著增加。未见角化倾向

癌；低分化型癌是指仅部分（如 1/4 以下）角化的癌；中分化型癌是指介于两者之间的癌。与其他脏器的鳞状细胞癌分化程度亚型的定义相同。

在 2007 年的《食管癌诊疗规范》中对此进行了修改，高分化型癌是明确有大范围的层状分化和角化的癌，低分化型癌是未见明确的层状分化和角化的癌，中分化型癌是介于两者之间的癌。没有说明角化的具体量值，关于高分化型癌的标准给人感觉

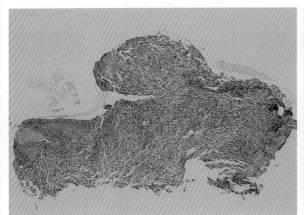

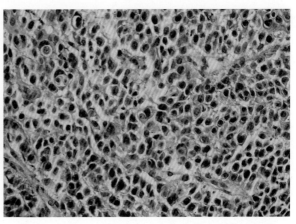

图 1-78　进展期癌的活检标本。结合性弱的肿瘤细胞弥漫性增生。无类似鳞状上皮的表现

图 1-79　图 1-78 的放大。有富含染色质的异型核的肿瘤细胞增生，细胞不形成巢状。核较小，形状不规整，大小不一。为缺乏胞浆的肿瘤细胞，核质比显著增加。未见角化倾向

很模糊。另外，因为低分化型癌仅指无角化的癌，所以中分化型癌的范围就较前增大了。

　　癌的组织学分型是根据优势量的组织类型进行定义的，因此通过只钳取小部分组织的活检标本，很难明确肿瘤整体的分化程度。对于活检标本，可以根据标准进行亚型描述，但不能代表肿瘤整体。因为很难通过活检标本对角化量做出正确的判断，如果硬要分型的话，结合组织异型程度多为中分化型。

　　关于上皮内癌的分化程度，在以前诊断很少的时期，不与浸润癌区分对待。上皮内癌中几乎见不到角化，不少病理医生将其诊断为低分化型癌。因为在食管鳞状细胞癌的浸润癌中常见到角化，所以似乎出现了上皮内癌的分化程度差，而随着癌的进展，分化程度反而变好了这一与病理总论相矛盾的现象。由于这种现象的存在，在1992 年修订的《食管癌诊疗规范》第 8 版中，有文章提出上皮内癌可不做分化程度的记载。此外，在 2007 年修订的《食管癌诊疗规范》第 10 版中，上皮内癌被归入后面介绍的高级别上皮内瘤变中，而没有关于其分化程度的文章。但是，针对微小浸润癌的处理存在问题。

　　鳞状细胞癌的角化，是提示癌组织分化趋势的指标之一。虽然既往有因角化量不同而疗效不同的观点，但因角化量不同所致的预后差异尚不明确。一般常根据组织的异型程度来区分肿瘤的分化程度。对于食管鳞状细胞癌也根据细胞异型及结构异型的表现来判断其分化程度，而将角化量作为附录是不是更好呢？

c. "早癌定义"的变迁

　　《食管癌诊疗规范》中关于早癌的定义，随着时代发展而发生变迁。这是因为随着病例发现数的增加，也逐渐明确了其疾病的状态。初版是根据早期胃癌的标准，定

义为"癌浸润至黏膜下层以内的癌",而不论是否有淋巴结转移;但后来经过讨论,在第3版中定义为"癌浸润至黏膜下层以内的癌,且没有淋巴结转移",而将不论有无淋巴结转移的情况统称为浅表癌。

随着食管早癌病例发现数量的增加,明确了浸润至黏膜下层的癌,其淋巴结转移率高,5年生存率不如胃癌。由此,在1999年修订的第9版中,针对早癌的定义进行了很大的改动,认为是"原发癌灶的壁浸润深度达黏膜层,未见淋巴结转移的食管癌"。进一步,在2007年修订的第10版中,定义为"原发癌灶的壁浸润深度达黏膜层的食管癌,不论有无淋巴结转移"。此外,没有对浅表癌的定义进行修改。

d. 早癌的活检诊断

在临床医生的积极努力下,从20世纪80年代开始食管早癌逐渐被人们发现。但是,因为主要是依据食管癌几乎都是进展期癌时期所制定的鳞状细胞癌组织学诊断标准,所以对于病理医生来说,针对诊断经验很少的早癌,尤其是上皮内癌,诊断是很难的。因为切除方法只有手术可选择,而又必须通过少量的活检标本来决定是否实施这种对身体造成很大伤害的侵袭性治疗方法,所以也是癌的诊断谨慎的重要原因之一。

对食管早癌的诊断标准进行很大改动的是中村。1985年对浅表癌17例,以及组织学上浸润至固有肌层,但癌的大部分为浅表癌的3例进行了分析,确定其组织学诊断标准。该诊断学基于肿瘤总论,堪称精华之作。作为发现癌的方法,"细胞水平的异型程度,即核大小不一和核质比增加越明显,我们就越容易做出恶性的判断,但如果其程度介于良性和恶性交界时,就必须关注其他的表现。那是什么呢? 就是组织学水平的结构异型"。由此,作为癌诊断的必要条件包括核大小不一、核质比增加及前锋形成或侧向侵袭(oblique line or lateral invasion),附加条件包括细胞形态的多样化、基底细胞排列紊乱、上皮乳头状突起及上皮内角化。

表1-8 食管癌的组织学表现

核增大
核大小不一
核质比增加
基底细胞排列紊乱
分化梯度紊乱、消失
巨大异型核的出现(核的多形性)
梭形细胞组成的梭形细胞型(fusocellular pattern)的出现
癌上皮增厚
癌上皮呈乳头状向下延伸
癌上皮呈水滴样向下延伸
前锋形成(oblique line)

食管癌的组织学表现如**表 1-8** 所示。但在实际的诊断中，如何捕捉到这些组织学表现，如何量化各种表现，如何处理各种表现的权重，是因病理医生不同而异的。即便是同样的表现，良恶性的判断也会有所差异。交界区域的范围判断也因病理医生不同而不同，这也是导致诊断不一致的原因。此外，癌的组织学诊断标准也是主观的，基于经验的，即便是病理医生自身也会发生改变的。认可食管鳞状上皮"异型增生 (dysplasia)"的渡边，在1991年提出了可以将食管异型鳞状上皮分为反应性幼稚上皮、低度异型癌和高度异型癌，如果不再采用"异型增生 (dysplasia)"这一术语，组织学诊断标准就会发生很大的改变。

作者在 1991 年通过 40 例浅表癌切除标本及 205 个活检标本，对早癌的组织学表现进行了研究。在活检标本中，如果见到浸润像或者类似于进展期癌的高异型度组织学表现，则诊断癌毫无疑问。但如果上皮内癌呈低异型度，有时则苦于良恶性的鉴别。需要关注诊断癌的组织学表现，包括核大小不一、核质比增加、以基底细胞为主的核排列紊乱及前锋形成 (oblique line)。如果核异型程度较浸润癌低，则有必要对其异型度判定标准进行修改。另外，也必须熟知梭形细胞等低异型度的表现。

早期鳞状细胞癌的组织学形态要比一般概念上更多样化。必须熟知这种多样性，除了经验的积累无其他捷径可言。经常需要重新看已做出诊断的标本，将切除标本和活检标本进行对比观察。在判断困难的时候要请教专门的消化道病理医生，与经验丰富而且诊断准确率高的临床医生交流意见也是很重要的。

图 1-80、**图 1-81** 为早癌的活检标本。核增大、大小不一、核质比增加、排列紊乱的鳞状细胞癌，肿瘤细胞巢浸润至黏膜固有层。有的癌组织接近于黏膜肌层，浸润深度可疑 M3。

图 1-82、**图 1-83** 为早癌的活检标本。核增大、大小不一、核质比增加、排列紊乱的鳞状细胞癌，肿瘤细胞巢浸润至黏膜固有层。未取到黏膜肌层，浸润深度可疑 M2。

图 1-84 ~ 图 1-87 为无黏膜固有层浸润的鳞状细胞癌的活检标本。与浸润癌相比，核异型度低。

图 1-88、**图 1-89** 均为可见梭形细胞的鳞状细胞癌的活检标本。可见核大小不一、排列紊乱。未见浸润像。

图 1-90 ~ 图 1-93 为鳞状细胞癌达到黏膜上皮下半层的活检标本。虽然组织异型度低，但因有前锋形成和细胞异型表现诊断为癌，根据 WHO 分型诊断为低级别上皮内瘤变。根据《食管癌诊疗规范》诊断为癌，但没有提出具体的记载方法。

因为组织学诊断具有主观性，所以病理医生之间的诊断标准有差异也是必然存在的。消化道专科病理医生通过病例调查研究发现，与 1996 年相比，2007 年的调查研究显示病理医生之间的差异逐渐减少。而且将曾经当作异型增生 (dysplasia) 的病变诊断出癌，其前提是基于内镜或 X 线诊断精度的提高。此外，能够选择对身体侵袭性较小的内镜下治疗也对其产生了很大影响。

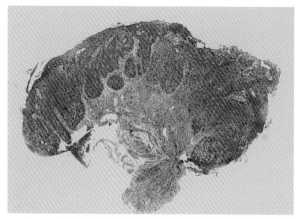

图 1-80 食管早癌的活检标本。核增大的异型鳞状上皮增厚，呈乳头状向下延伸。肿瘤上皮延伸至黏膜肌层附近。也可见与浅层上皮不连续的肿瘤细胞巢

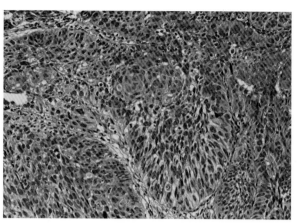

图 1-81 图 1-80 的放大。核大小不一、排列紊乱、核质比增加的异型鳞状上皮。为鳞状细胞癌的表现。未见角化倾向

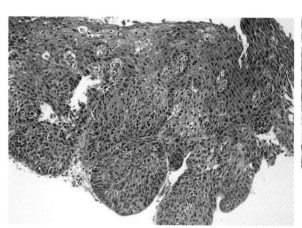

图 1-82 食管早癌的活检标本。与图 1-80 一样，核增大的异型鳞状上皮增厚，向下呈乳头状延伸。多数与浅层上皮有连续性。未见黏膜肌层

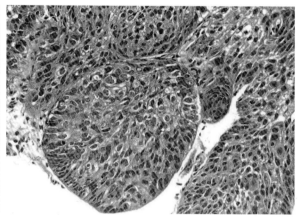

图 1-83 图 1-82 的放大。核大小不一、排列紊乱、核质比增加的异型鳞状上皮。为鳞状细胞癌的表现。未见角化倾向

e. 活检的钳取部位和标本的切割方法

　　与全身其他脏器的癌一样，食管癌的组织异型度也是在病变中心部比边缘部高。在边缘部常可见到前锋（oblique line）。局限于黏膜上皮内的癌少见，异型度低。**表 1-9** 列出了食管浅表癌活检标本的钳取部位与诊断的关系。与中心部相比，从边缘部钳取的标本癌的诊断率低。因此最好是从病变的中心部位钳取标本，但食管黏膜癌有时因钳取而引起肉眼上的形态破坏，或者形成多个病灶，所以在专门的食管癌诊疗机构中，

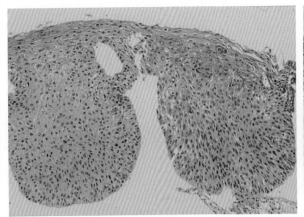

图 1-84　未见浸润像的黏膜癌的活检标本。核轻度肿大增生，不规则排列的异型鳞状上皮增厚，向下呈乳头状延伸。与浅层上皮相连，肿瘤细胞巢未见浸润。向下延伸明显时，在切除标本中常见向黏膜固有层的少量浸润

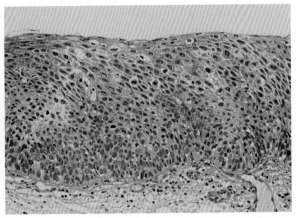

图 1-85　未见浸润像的黏膜癌的活检标本。含轻度增大核的异型鳞状上皮增生，几乎占上皮全层。核大小不一、轻度排列紊乱，核质比增加。少量向下呈乳头状延伸。为上皮内癌的表现

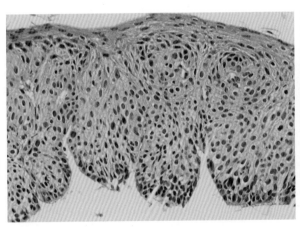

图 1-86　未见浸润像的黏膜癌的活检标本。含轻度增大核的异型鳞状上皮增生，几乎占上皮全层。核大小不一、轻度排列紊乱，核质比增加但比图 1-85 程度低。少数呈乳头状向下延伸，但无浸润像。核大小不一、排列紊乱及核质比的增加是诊断上的重要表现

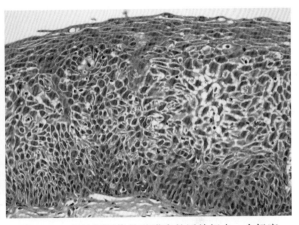

图 1-87　未见浸润像的黏膜癌的活检标本。含轻度增大核的异型鳞状上皮增生，几乎占上皮全层。核大小不一、轻度排列紊乱，核质比增加但比图 1-85 程度低。可见逐渐变成梭形的异型细胞，该部位细胞间桥增宽、水肿。极少数向下呈乳头状延伸，未见浸润像。核大小不一、排列紊乱及核质比增加是诊断上的重要表现

　　通常的惯例是只从病变边缘部钳取 1~2 块活检标本。此时有无前锋（oblique line）是很重要的表现。另外，也要知道因钳取的部位不同组织的异型度也不一样。

　　如果垂直切割活检标本的话，与手术切除标本一样，容易观察到组织的壁结构。

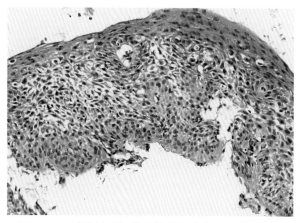

图 1-88 可见梭形细胞的鳞状细胞癌的活检标本。与图 1-87 部分一样的异型鳞状上皮，有逐渐变成梭形的异型细胞或梭形细胞。核大小不一，轻度排列紊乱。呈水肿状态，看起来似乎核质比降低了，但实际是增加的。未见浸润像

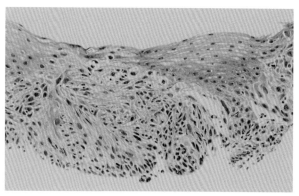

图 1-89 可见梭形细胞的鳞状细胞癌的活检标本。有梭形细胞的异型鳞状上皮。浅层可见正常上皮，有前锋形成。未见浸润像。核小，大小不一，轻度排列紊乱。核质比也是看起来似乎降低的，但实际是增加的。需要关注其特征性的细胞形态

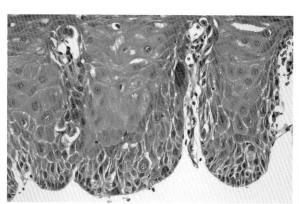

图 1-90 达黏膜下半层的鳞状细胞癌的活检标本。异型鳞状上皮达黏膜的下 1/4 ~ 1/3 层，核轻度增大，大小不一。也可见大的不规整核。异型上皮和浅层的正常上皮之间有前锋形成

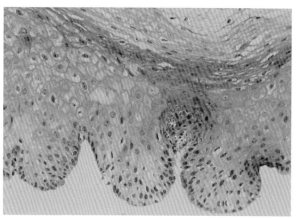

图 1-91 达黏膜下半层的鳞状细胞癌的活检标本。异型鳞状上皮达黏膜的下 1/3 层，核轻度增大，大小不一，不规则排列。异型上皮呈乳头状向下轻度延伸。前锋形成不明显。因有核异型表现诊断为鳞状细胞癌

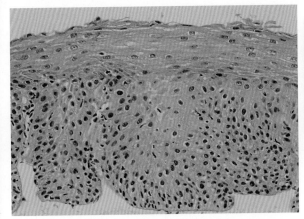 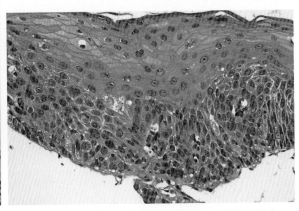

图 1-92 达黏膜下半层的鳞状细胞癌的活检标本。异型鳞状上皮达黏膜的下 1/3 层，核轻度增大，大小不一，不规则排列。核质比增加。可见异型上皮呈乳头状向下轻度延伸。前锋形成不明显。因有核异型表现诊断为鳞状细胞癌

图 1-93 以黏膜下半层为主的鳞状细胞癌的活检标本。异型鳞状上皮达黏膜的下 1/2 层，核轻度增大、大小不一、密集分布。从核异型表现上诊断为鳞状细胞癌。在接近浅层附近可见异型核，该病例很难判断肿瘤细胞是否超过 1/2 层

但对于一些很小的标本，很难进行垂直切，有时会采取斜切或者根据情况采取接近水平方向的切割。**表 1-10** 列出了食管浅表癌活检标本切割方向与诊断的关系。与垂直切相比，水平切标本癌的诊断率低。尽量制作能够显示垂直面的标本是很重要的，当显示为水平面时也应尝试改变方向重新切割。当癌的诊断遇到困惑时，不要被迫降低诊断，而应进行再次活检。

图 1-94、**图 1-95** 为接近水平面制作的活检标本。从异型表现上能够诊断癌，但如果经验不足，则有时诊断困难。必须潜心研究如何钳取活检标本，怎样进行切割，以求发现病变。

由于制作的活检标本未能充分显示异型上皮，导致良恶性的诊断困难。此时应当追加深切，有时随着信息量的增加、切面的改变而容易做出良恶性的判断。

图 1-96 ~ 图 1-99 为经追加深切而诊断癌的标本。原标本仅可见到极少的有核异型的上皮片，但在深切标本中可见黏膜固有层内有癌组织的浸润。

f. 疣状癌

呈乳头状生长的极高分化的鳞状细胞癌，也称疣状癌（verrucous carcinoma）。1984 年 Ackerman 首次报道了口腔内疣状癌。在食管中，1967 年 Minielly 等报道了 5 例。是极为罕见的癌，共有 20 例左右的报道。因为缺乏细胞异型，浸润倾向少，所以癌的诊断困难。

图 1-100、**图 1-101** 为从浸润深度 M 的疣状癌钳取的活检标本。可见类似于乳头状瘤的鳞状上皮增生，基底层侧轻度增大的核密集分布。未见核大小不一，活检诊断为低级别上皮内瘤变。

表 1-9　食管浅表癌活检标本的钳取部位与组织学诊断

	癌	组织学诊断 中度异型	重度异型
钳取部位			
中心部位	86%	14%	0%
中间部位	63%	32%	5%
边缘部位	35%	47%	18%

表 1-10　食管浅表癌活检标本的切割方向与组织学诊断

	癌	组织学诊断 重度异型	中度异型
钳取部位			
垂直方向	60%	32%	8%
斜行方向	75%	22%	3%
水平方向	38%	50%	12%

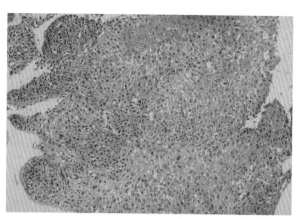

图 1-94　接近水平面切的鳞状细胞癌的活检标本。标本是沿接近水平方向切取的，因此很难识别鳞状上皮的层结构。与正常上皮的边界也不清楚。核轻度增大、密集分布，但细胞异型度为轻度。如果熟悉上皮内癌的诊断，那么见到核大小不一、不规则排列、向下呈乳头状轻度延伸等表现便能做出癌的诊断

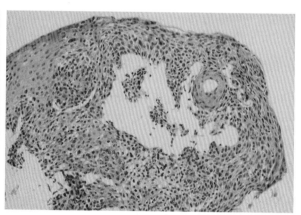

图 1-95　接近水平面切的鳞状细胞癌的活检标本。与图 1-94 一样的接近水平方向切的标本。基底层侧的异型表现不明显，但见到与正常上皮之间有前锋、核异型时，诊断为鳞状细胞癌

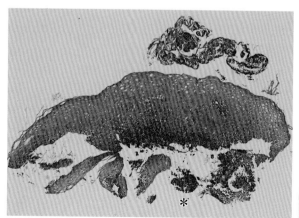

图 1-96　有异型鳞状上皮的微小组织片活检标本。在大块组织片的鳞状上皮内未见异型，但可见有异型鳞状上皮的微小组织片（*）

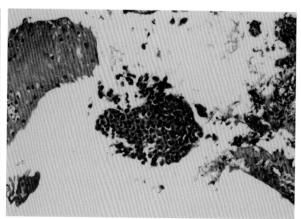

图 1-97　图 1-96 的放大。为异型鳞状上皮，核轻度增大、密集分布。良恶性判断困难

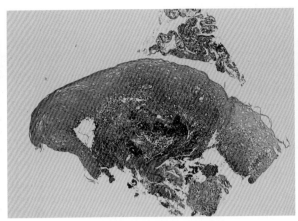

图 1-98 图 1-96 的深切标本。追加制作的深切活检标本。可见与图 1-96 的异型上皮类似的癌组织浸润至黏膜固有层内

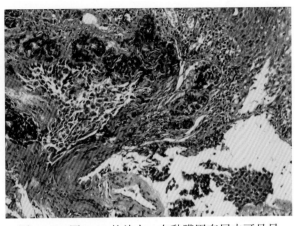

图 1-99 图 1-98 的放大。在黏膜固有层内可见异型鳞状上皮，轻度增大的核密集分布、不规则排列。为鳞状细胞癌。癌组织有部分破损

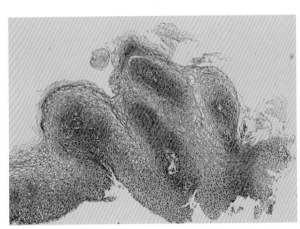

图 1-100 疣状癌的活检标本。有类似于乳头状瘤增生的鳞状上皮，基底层侧的细胞核轻度肿大、增生

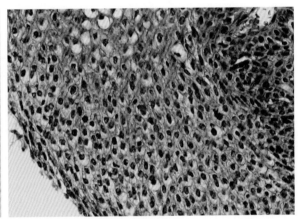

图 1-101 图 1-100 基底层的放大。轻度增大的核排列略不规则、密集分布。活检诊断为低级别上皮内瘤变，但与 ESD 切除标本对比后，改为疣状癌

2 基底细胞样（鳞状细胞）癌

　　基底细胞样（鳞状细胞）癌［basaloid（-squamous）carcinoma］是 1986 年由 Wain 等报道的少见的进展性肿瘤，以下咽部、舌和喉头为主。Tsang 等报道了发生在食管的病例，但既往诊断为腺样囊性癌。以往报道的发生率仅为食管癌的 1%，但随着疾病概念和诊断标准的确立后近年来的报道为 3.2%。

　　多数为隆起性病变，呈较平滑的突起，也有不少表现为黏膜下肿瘤样外观。

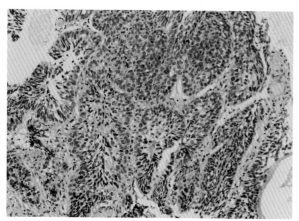 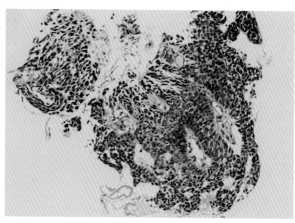

图 1-102 基底细胞样（鳞状细胞）癌的活检标本。小型基底细胞样肿瘤细胞浸润，形成实性细胞巢。核深染，染色质增加，核质比增加

图 1-103 基底细胞样（鳞状细胞）癌的活检标本。与图 1-102 一样的肿瘤细胞呈小梁状增殖

组织学上，基底细胞样小型肿瘤细胞形成大小不一的实性细胞巢或呈小梁状增生。肿瘤细胞的胞浆少，核质比增加。核深染，染色质增加，核仁不明显。细胞巢内外的间质中有玻璃样（基底膜样）物质沉积。肿瘤组织增生接近于上皮，常与基底层连接。肿瘤表面被覆正常上皮或上皮内癌。有时在浸润部位也混有鳞状细胞癌。基底细胞样癌的组织学改变呈多样性，推测是向鳞状上皮、基底细胞、食管腺体导管和食管腺分化的缘故。

在细胞巢内及之间常见玻璃样嗜酸性沉积物。PAS 染色、Ⅳ型胶原蛋白、层粘连蛋白免疫染色呈阳性。认为来源于基底膜。

浸润部位的癌细胞巢内可见不规则腺样或囊性结构，需要与腺样囊性癌鉴别。腺样结构的腔内有 PAS 或 alcian blue 染色的黏液样嗜碱性物质。未见腺样囊性癌细胞的双层性。此外，在肌上皮细胞中呈阳性的 S-100、SMA 等免疫染色为阴性。有玻璃样物质时，Ⅳ型胶原蛋白、层粘连蛋白的免疫染色对诊断有意义。

也需要与低分化鳞状细胞癌鉴别，癌细胞巢内如果有梭形肿瘤细胞、伴角化的细胞，或见到少量癌细胞分化倾向，则是鳞状细胞癌。而如果见到基底细胞样多角形肿瘤细胞的均质增生、筛状结构和玻璃样物质沉着等，则容易诊断基底细胞样癌。鳞状细胞癌中阳性的 CK5、CK6、CK10、CK13、CK14、CK18、CK19 中，基底细胞样癌中 CK14、CK19 阳性，CK5、CK6、CK8、CK10、CK13 阴性，有时也可以作为诊断的参考。

呈黏膜下肿瘤形态的病变，表面覆盖正常的鳞状上皮，有时通过活检很难找到肿瘤组织。

图 1-102 ~ 图 1-105 为基底细胞样（鳞状细胞）癌的活检标本。如**图 1-102** 所示，基底细胞样小肿瘤细胞浸润，形成大小不一的实性细胞巢。如**图 1-103** 所示，肿瘤细胞呈小梁状排列。如**图 1-104** 所示，食管上皮的基底层可见少量肿瘤细胞，向黏膜固有层

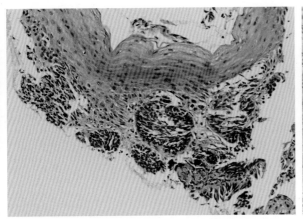
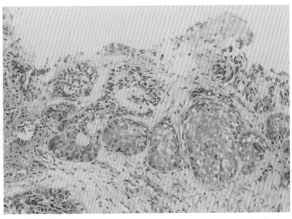

图 1-104　基底细胞样（鳞状细胞）癌的活检标本。在食管上皮的基底层可见少量与图 1-102 一样的肿瘤细胞，向黏膜固有层内浸润、增生。有的肿瘤细胞巢与食管上皮基底层不连续

图 1-105　基底细胞样（鳞状细胞）癌的活检标本。与图 1-102 一样的肿瘤细胞形成实性细胞巢，同时可见腺样或小囊性结构。囊性结构明显时，需要与腺样囊性癌鉴别

内浸润、增生。如**图 1-105** 所示，肿瘤细胞形成实性细胞巢，并有腺样或小囊性结构。

3　癌肉瘤

　　癌肉瘤是由上皮性癌瘤和提示为肿瘤性或肿瘤样改变的间叶成分两种成分组成的肿瘤。1865 年 Virchow 做了相关记载。关于食管的癌肉瘤（carcinosarcoma）1904 年由 Hausemann 首次记载，由 Stout 等首次报道。但是关于癌肉瘤的术语混乱，有假肉瘤（pseudosarcoma）、息肉样鳞癌（polypoid squamous carcinoma）、梭形细胞鳞癌（spindle cell squamous carcinoma）、有假肉瘤特征的息肉样癌（polypoid carcinoma with pseudosarcomatous features）、梭形细胞癌（spindle cell carcinoma）、有显著梭形细胞的癌（carcinoma with prominent spindle cells）、伴肉瘤样改变的癌（carcinoma with sarcomatoid changes）、息肉样癌（polypoid carcinoma）、化生性癌肉瘤（metaplastic carcinosarcoma）、息肉样梭形细胞癌（polypoid spindle cell carcinoma）等。

　　在《食管癌诊疗规范》中，截至目前"癌肉瘤"分为所谓的癌肉瘤（so-called carcinosarcoma），假肉瘤（pseudosarcoma）和真性癌肉瘤（true carcinosarcoma）。所谓的癌肉瘤中见到的看似"间叶系"成分的梭形细胞，认为是癌细胞的"梭形化"，是向上皮性部分和间叶系部分的移行性改变。假肉瘤中，间叶成分是成纤维细胞等间质细胞的异常反应性增生，上皮性成分多见于上皮内癌或微小浸润癌，即便两种成分混合存在，也没有移行性改变。真性癌肉瘤中，间叶成分是真的间叶组织肿瘤，未见

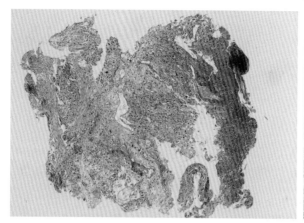

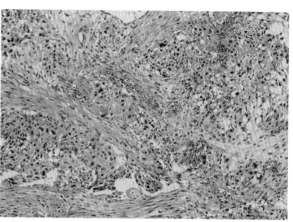

图1-106　癌肉瘤的活检标本。鳞状细胞癌和有核异型的间质细胞增生

图1-107　图1-106的放大。鳞状细胞癌浸润，在肿瘤细胞巢边缘可见失去结合性的孤立的癌细胞。有的呈梭形。另外，在间质内有异型核的肿大梭形细胞增生。也可见不规整的大型核。有可疑低分化的鳞状细胞

与癌瘤成分之间的移行。在间叶成分中，如果见到向骨、软骨和肌肉等的分化，则容易诊断。但板桥认为癌肉瘤的组织学发生为上皮一元论，对假肉瘤或真性癌肉瘤的存在持否定意见。癌瘤和间叶组织肿瘤之间的移行存在问题，在所谓的癌肉瘤中也有因上皮的广泛缺失而未找到移行改变，实际中有不少病例很难判断间叶成分究竟是肿瘤性还是反应性。认为癌肉瘤的组织学发生为上皮一元论的病理医生逐渐增多，在2007年修订的《食管癌诊疗规范》中，由于判断间叶成分是否为肿瘤性因病理医生不同而不同，以及真性癌肉瘤极罕见等原因，统一归为癌肉瘤。

在WHO规范中，将鳞状细胞癌向梭形细胞转变，记载为梭形细胞（鳞）癌[spindle cell（squamous）carcinoma]，只有见到软骨、骨和横纹肌等异位性成分存在时才看作是癌肉瘤。此外，在AFIP（美军病理研究所）中，认为梭形细胞是鳞状细胞癌发生化生（metaplasia），失去了上皮细胞的特性。如果形成了骨、软骨和骨骼肌等特殊的成熟间叶细胞，则组织学分型为假肉瘤性鳞癌（pseudosarcomatous squamous carcinoma）。

从发生率来看，在日本为0.2%~2.8%，多在1%以下。多见于50~60岁男性，好发部位为胸部中段食管。肉眼形态上具有特征性改变，90%以上呈有蒂或亚蒂型息肉样外观。

组织学上，具有鳞状细胞癌和间叶组织特性的梭形或多形性肿瘤细胞的移行。上皮系及间叶系的标志物染色常用来辅助诊断。上皮标志物EMA、CAM5.2和AE1/AE3，间叶标志物vimentin多呈阳性。Vimentin虽然是有意义的标志物，但在未分化癌或低分化鳞状细胞癌中有时也呈阳性，常难以用来进行评价。

图1-106、图1-107为癌肉瘤的活检标本。可见重度核异型的鳞状细胞癌细胞巢，周围有核异型的梭形细胞增生。

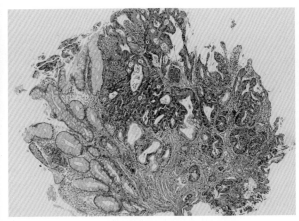 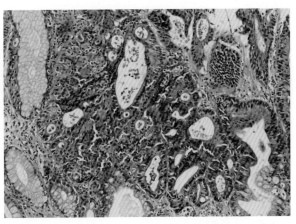

图 1-108　Barrett 腺癌的活检标本。腺管大小不一，呈不规则分支、融合的异型管状腺管增生。周围可见伴肠上皮化生的柱状上皮（特殊柱状上皮）

图 1-109　图 1-108 的放大。呈不规则分支、融合的异型管状腺管密集存在。肿大的核重叠，排列紊乱。为中分化型腺癌。周围可见不完全型肠上皮化生

4 腺癌

在传统教科书中也有关于腺癌（adenocarcinoma）的记载。其发生率很低。

其发生背景有食管固有腺体，食管贲门腺，异位性胃黏膜，胎儿初期未分化柱状上皮的残留，Barrett 上皮等。发生于 Barrett 上皮的腺癌较多，其他少见。而在 Barrett 上皮中有不完全型肠上皮化生的情况发生腺癌的风险高。近年来在欧美随着 Barrett 食管的增加，腺癌的发生率逐渐超过了鳞状细胞癌。

组织学形态上与胃腺癌相同。多数呈管状结构，也有报道呈乳头状结构的癌或印戒细胞癌等。在《食管癌诊疗规范》中，将腺管或乳头状结构作为标志，来标注高、中、低分化癌。

图 1-108、图 1-109 为 LSBE 中 Barrett 腺癌的活检标本。呈椭圆形增大、核重叠的异型管状腺体有不规则分支、融合。是中分化型腺癌。背景黏膜为有肠上皮化生的 SCE。未见食管黏膜，若非注明了钳取部位，会判断为胃的管状腺癌。

5 腺鳞癌

腺鳞癌（adenosquamous carcinoma）是由腺癌和鳞状细胞癌两种成分组成的肿瘤。属于少见的肿瘤，发生率只有食管癌的百分之几。1947 年最初由 McPeak 等做了相关记载。

Takubo 等对 178 例食管癌进行了分析，其中 5 例（2.8%）为含黏液表皮癌的腺鳞癌。

在腺鳞癌中，鳞状细胞癌的上皮内癌多见于浅层，从基底层发生腺癌，浸润或取代鳞状上皮。在《食管癌诊疗规范》中，仅限于每种成分都能被轻易识别的癌。若一种成分很少（约 20% 以下），则以占大范围的形态学类型作为主要诊断，对占小范围的形态学类型加以附注来进行定义。

由于腺鳞癌的腺体结构判断标准不明确，因此很难与黏液表皮癌鉴别。在以前的《食管癌诊疗规范》中，将腺癌·鳞状细胞癌共存型（包含冲突癌）和黏液表皮样癌统称为腺鳞癌。但在 2007 年修订的《食管癌诊疗规范》中，按照 WHO 分型标准，将黏液表皮样癌单独分出来。

在活检标本中，有时不能明确是否取到腺癌成分。Yachida 等报道了在 18 例病例中，有 11 例（61%）为鳞状细胞癌，7 例（39%）诊断为腺鳞癌。

6 黏液表皮样癌

黏液表皮样癌（mucoepidermoid carcinoma）是指部分鳞状细胞癌中有含黏液的腺癌细胞成分的肿瘤，通常见不到明显的腺体结构。在 2007 年修订的《食管癌诊疗规范》中根据 WHO 分型标准，从腺鳞癌中独立出来。1961 年由 Dodge 首次报道，1968 年 Kay 将其作为黏液表皮样癌（mucoepidermoid carcinoma）做了报道。在日本最初是由 Osamura 等在 1978 年报道的。

组织学形态类似于唾液腺的黏液表皮样癌，但腺癌细胞的形态不同。发生率低，为食管癌的 0.6% ~ 3.1%。推测其来源于食管腺的固有腺体或导管、Barrett 食管的柱状上皮、复层鳞状上皮等。

在组织学上，腺癌细胞呈印戒细胞型或细胞内含小囊泡的印戒细胞型，为由 2 层到数层上皮细胞组成的导管样结构。导管样结构的最外层多为含黏液的立方形或柱状细胞，扩张的管腔内可见黏液或坏死组织。但与腺鳞癌的活检标本一样，很少能够取到含腺癌细胞的部分。

图 1-110、图 1-111 为黏液表皮样癌的活检标本。在鳞状细胞癌的部分区域可见到腺体样结构，形态类似于导管。

7 腺样囊性癌

腺样囊性癌（adenoid cystic carcinoma）是组织学形态改变与唾液腺同名肿瘤表现相同的癌。1954 年在美国海军医学院（United States Naval Medical School）的病理图谱（Atlas

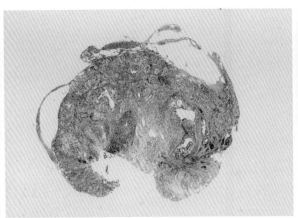

图1-110　黏液表皮样癌的活检标本。有管腔样结构的鳞状细胞癌浸润至黏膜固有层

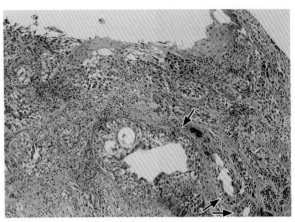

图1-111　图1-110的放大。可见核增大、不规则排列的鳞状细胞癌浸润，在肿瘤细胞巢内有管腔样结构，部分可见类似于扩张导管的形态（箭头）

of Pathology）中有记载，但首次病例报道是在1958年Bergmann等的论文中。发生率很低。

　　组织学上为胞浆极少的小细胞增生形成筛状结构、实性细胞巢或小梁状结构。由导管细胞样细胞和肌上皮细胞组成，呈双层结构。导管样结构的管腔内含黏蛋白卡红染色阳性或alcian blue-PAS染色呈淡蓝色的上皮性黏液。组织学诊断上需要与基底细胞样（鳞状细胞）癌鉴别。

　　对于食管腺样囊性癌仍存有争议。Epstein等认为由于具有不同于唾液腺原发病变的病理组织学表现，因此称为腺样囊性分化癌（carcinoma with adenoid cystic differentiation）。Tsang等提出了食管腺样囊性癌是否与发生在上呼吸道的基底细胞样癌一样的质疑。Rosai建议对诊断为食管腺样囊性癌中预后极差的一类癌，采用基底细胞样癌这一称呼。在AFIP的教科书中基底细胞样癌的章节中辅助说明中误称为腺样囊性癌（misnamed adenoid cystic carcinoma），食管的腺样囊性癌包括与唾液腺原发病变相类似的和生物学状态各异且进展迅速的病变。而且，后者的组织异型度高，上皮内有异型鳞状上皮，因此认为可能是鳞状细胞癌的特殊类型。小林等对基底细胞样癌的各种组织学形态进行了分析，其中提出了腺样囊性癌是向食管腺分化的基底细胞样癌的部分区域的组织学形态。

8 | 内分泌细胞癌

　　在以往诊断的小细胞型未分化癌中有很多含内分泌颗粒，也被称为小细胞癌。在2007年修订的《食管癌诊疗规范》中，将其划分为内分泌细胞癌（endocrine cell carcinoma）。1952年由Mckeown将其作为燕麦细胞癌（oat cell carcinoma）首次报道，在日本

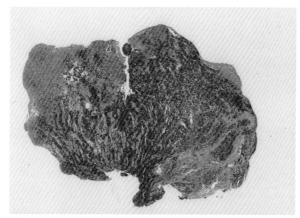

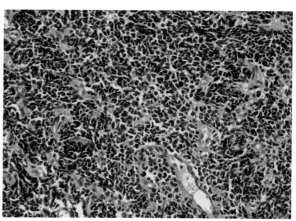

图 1-112 内分泌细胞癌（小细胞型）的活检标本。富含染色质的肿瘤细胞呈弥漫性浸润。表面附有坏死物

图 1-113 图 1-112 的放大。肿瘤细胞是小型的、胞浆少，有富含染色质的椭圆形核，浸润形成大小不一的细胞巢。肿瘤细胞类似于肺小细胞癌。本病例通过免疫染色确认为内分泌肿瘤

1973 年由谷口等报道，是产生 ACTH 的肿瘤。属于罕见肿瘤，发生率为 0.05% ~ 4%。在日本的食管癌全国登记中不足 2%。多为进展期癌，食管浅表癌为 0.2%。肉眼多呈黏膜下肿瘤样外观，如果癌灶表面破损的话，表现为 0-Ⅲ型或 2 型。

组织学上，肿瘤细胞形成大小不一的细胞巢，有时呈不规则小梁状、带状或莲座形排列等形态。根据肿瘤细胞的大小，分为小细胞型和非小细胞型，后者少见。小细胞型肿瘤细胞是小型的细胞，胞浆少，核呈圆形或类圆形，富含核染色质，核仁不明显。在钳取标本时很容易被破坏，因此活检诊断困难。

有必要通过 Grimelius 染色证实嗜银颗粒的存在来进行确诊，或者通过免疫染色确认 chromogranin A、synaptophysin、CD56（N-CAM）等内分泌肿瘤标志物阳性。Synaptophysin 的阳性率高，chromogranin A 为 70% ~ 80%，CD56 阳性率因研究者而异，也有均为阴性的报道。

形态学上，需要与低分化鳞状细胞癌、恶性黑色素瘤、恶性淋巴瘤及基底细胞样癌等鉴别。

图 1-112、图 1-113 为内分泌细胞癌（小细胞型）的活检标本。形成大小不一的细胞巢，核富含染色质、呈圆形至椭圆形，有浸润。

9 未分化癌

未分化癌（undifferentiated carcinoma）在《食管癌诊疗规范》中属于分化方向难以判断的癌。以往将其分为类似于肺小细胞癌的小细胞型和不能划分到此型的非小细

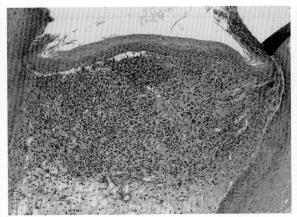

图 1-114 恶性黑色素瘤的活检标本。肿瘤细胞核大且形状不规整，在黏膜固有层内呈弥漫性浸润

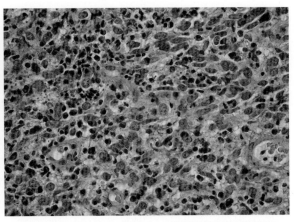

图 1-115 图 1-114 的放大。肿瘤细胞呈弥漫性浸润，细胞核大且染色质粗糙、形状不规整。未见黑色素颗粒。HMB-45 染色阳性，诊断为无色素性黑色素瘤（amelanotic melanoma）

胞型，有记载表明小细胞型中有的含有神经内分泌颗粒。但如果把小细胞型未分化癌归类到内分泌细胞癌，则更狭义了。虽然是极罕见的组织类型，但如果结合其他脏器进行综合考虑的话，作为新的组织学分型更适合。

组织学上，小或大型的肿瘤细胞未显示特定的结构或细胞分化，属于实性的增生性肿瘤，利用包括免疫染色在内的各种检测手段都很难确定其细胞分化方向。

10 恶性黑色素瘤

食管恶性黑色素瘤（malignant melanoma）在 1906 年由 Baur 首次报道。组织学病例是 1952 年由 Garfinkle 等首次报道的。属于罕见疾病，在日本约 40 例，在全世界约有 140 例。好发于中下段食管，男女比例为 2:1，平均年龄 60 岁。

多表现为广基型息肉，切面多可见黑色成分，肿瘤边缘有黑色渗出。

组织学上肿瘤细胞呈多菱形或梭形，核大，核仁明显。相互融合，有时胞浆向核内凹陷（核内假包涵体）。胞浆内有黑色素颗粒，但在无色素性黑色素瘤（amelanotic melanoma）中没有。肿瘤细胞浸润至黏膜上皮内的基底层，像这种表现称为 junctional activity（交界活性）。区别于继发性病变，如果有这种表现则为原发性病变。

S-100、NSE、HMB-45、Melan-A 等免疫染色阳性。对于 DAB 染色发红的情况，可使用作为后染色的姬姆萨染色，很容易与黑色素鉴别。

黑素细胞增多症属于癌前病变的一种。

图 1-114、**图 1-115** 为恶性黑色素瘤的活检标本。核大的肿瘤细胞在黏膜固有层

内呈弥漫性浸润。未见黑色素颗粒，是无色素性黑色素瘤（amelanotic melanoma）。

I 长期随访的食管黏膜癌活检诊断

随着内镜诊断和治疗方法的进步，针对黏膜内病变，进入了不经活检检查而采用诊断和治疗兼顾的内镜治疗的内镜医生时代。但对于一般病变的确诊还是要进行活检诊断的。活检诊断高度怀疑癌时，立即再次活检，或者进行以确诊为目的的内镜下切除。另外，虽然有肿瘤性异型，但高度怀疑不为癌时，进行随访，几个月后再行活检。此外，更倾向于炎症性异型时也要进行随访，但可进行更长期的随访而不用立即再活检，可在半年或者 1 年以后再活检。现在内镜诊断更加精准，病理医生也对上皮内癌的诊断更加熟练，但在上皮内癌诊断经验少的机构内，也有确诊困难或肿瘤性病变漏诊的情况。同样，也处于食管浅表癌的发现和诊断困惑的时代。

对于因不能确诊进行随访而最终切除的癌病例，通过随访而了解了其发生发展过程中的肉眼类型、大小等形态学，或组织学表现的变化，这些是非常珍贵的资料。其中包括尽管诊断癌，但拒绝手术切除的病例，或者因其他脏器疾病而不能进行治疗的病例，此外也有活检诊断不能确诊癌而进行随访的病例，甚至包括短时间内发生形态学变化的病例，也有既往检查时未发现而进行复查的病例（retospective）。从病理诊断的角度来看，对于活检诊断不能确诊癌而进行随访的病例，可以将随访中的活检标本与手术切除标本的组织学形态进行重新对比观察，对了解其组织异型变化，以及癌组织学诊断标准的建立具有重要意义。

笔者在东京都癌检诊中心从事活检检查的工作中，也经历了有 3 年以上随访而最终手术切除的黏膜癌 6 例（**表 1-11**）。均是 20 世纪 80—90 年代随访的病例，当时处于上皮内癌活检诊断困难的时期。现在重新观察当时的活检标本，几乎都诊断为癌（**图 1-116**）。由于当时处于即便是上皮内癌在治疗上也只能选择手术的时代，因此对癌的谨慎诊断也是进行随访的原因之一。

图 1-117 ~ 图 1-119 为随访 4 年零 10 个月病例的首次检查后 3 个月、1 年零 2 个月和末次检查的内镜碘染色图。以斑驳黏膜为背景，可见边界略不清楚的不染带。不染带有细微扩张及染色性状的改变。**图 1-120 ~ 图 1-122** 为随访中活检标本的组织图。**图 1-120** 为首次活检 2 个月后再行活检的标本。**图 1-121** 为 1 年零 2 个月后的活检标

表 1-11　长期随访观察的病例

	年龄	肉眼类型	深度	最大直径	随访时间
YY	65 岁	0-Ⅱa+Ⅱb	M1	1.5cm	10 年零 6 个月
HY	77 岁	0-Ⅱc	M2	3.0cm	6 年零 11 个月
IK	77 岁	0-Ⅱc	M3	2.5cm	5 年零 6 个月
SK	69 岁	0-Ⅱc	M1	1.0cm	5 年零 5 个月
IH	69 岁	0-Ⅱc+Ⅱb	M1	3.0cm	4 年零 10 个月
TT	72 岁	0-Ⅱc	M1	5.7cm	4 年零 5 个月

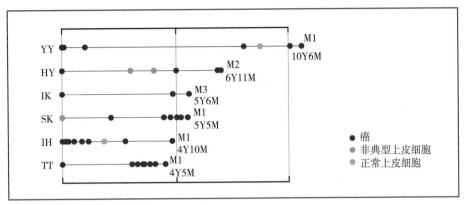

图 1-116　对长期随访的食管黏膜癌病例进行重新观察的活检诊断

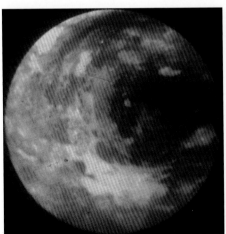

图 1-117　首次检查 3 个月后内镜检查的碘染色图。从食管左侧至后壁可见边界不清且不均匀的碘不染色带

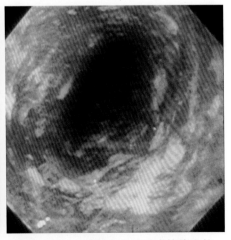

图 1-118　1 年零 2 个月后内镜检查的碘染色图。与图 1-117 差不多一样，可见边界不清且不均匀的碘不染色带

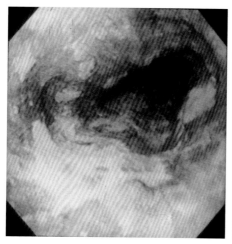

图 1-119 4 年零 10 个月后内镜检查的碘染色图。可见与图 1-117 差不多一样的不染带。表现为不染色带的细微扩张和染色性状的改变

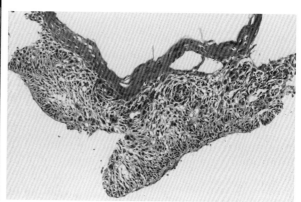

图 1-120 复查时的活检标本。可见轻度至中度肿大的核增生，呈不规则排列的异型上皮。核大小不一，核质比增加。与浅层正常上皮之间有前锋形成，是上皮内癌的表现

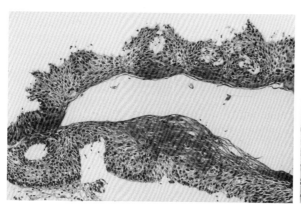

图 1-121 1 年零 2 个月后检查的活检标本。可见与图 1-120 基本一样的异型表现

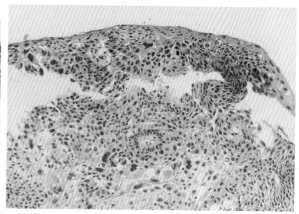

图 1-122 末次检查时的活检标本。核大小不一，不规则排列。核质比增加，可见大型且不规整的核

本，**图 1-122** 为最终诊断时的活检标本。如**图 1-120** 所示，可见轻度到中度核增大、增生，排列不规则的异型上皮。核大小不一，核质比增加。与浅层正常上皮之间有前锋形成。**图 1-121** 与**图 1-120** 的异型表现基本相同。如**图 1-122** 所示，可见核大小不一，排列不规则，核质比增加，有大的不规则核。诊断为鳞状细胞癌。**图 1-123** 为手术标本的碘染色图，大小为 3.0cm×3.0cm，浓淡不均，不染带的部分区域边界不清。为 0-Ⅱc+Ⅱb 型、浸润深度 pT1a-EP（Tis）的鳞状细胞癌（**图 1-124**）。重新观察当时的活检标本，属于首次活检就诊断为癌的病例。

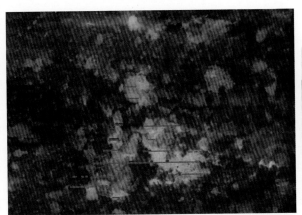

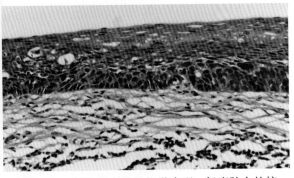

图 1-123　切除标本的碘染色图像。与内镜下表现一样，为边界不清且不均匀的碘不染色带。组织学分型为 3.0cm×2.5cm 的 0-Ⅱc+Ⅱb 型病变 0.5cm×0.3cm 大小的 0-Ⅱb 型病变

图 1-124　切除标本的组织学表现。轻度肿大的核增生、密集分布的异型上皮见于黏膜的下 1/2 层。与浅层正常上皮之间有前锋形成。核轻度大小不一，也可见核排列紊乱。是上皮内癌的表现

　　图 1-125 ~ 图 1-128 为经过 10 年零 6 个月长期随访的内镜图。图 1-125 为首次检查的内镜图，图 1-126 为 1 年零 1 个月后的内镜图，图 1-127 为 8 年零 1 个月后的内镜图，图 1-128 为末次检查时的内镜图。从最初发现的小的不染带病灶逐渐增大，直至最终发展为边界清楚、不规整的 1.0cm 大小的不染带。每次检查的活检标本见图 1-129 ~ 图 1-132。图 1-129 显示上皮基底侧细胞的细胞核轻度增大，大小不一，核质比增加。图 1-130 为钳取不充分的活检标本，可见轻度增大的异型核。图 1-131 的异型核与图 1-129 类似，分布比其更密集。图 1-132 与图 1-131 的异型核类似、排列略不规则，异型上皮向下呈乳头状延伸。与浅层正常上皮间形成前锋。最终诊断为上皮内癌，行内镜下黏膜切除。图 1-133 为切除标本的碘染色图。行分片切除，为 1.0cm 大小的 0-Ⅱc 型病变。组织学上，核轻度增大，排列不规则，密集分布（图 1-134）。可见核轻度大小不一，核质比增加。是深度为 pT1a-EP（Tis）的鳞状细胞癌。重新观察当时的活检标本，从图 1-129 的核异型就应该诊断癌，是首次活检诊断癌的病例。

　　包括这两个病例在内，所有的标本都是首次活检时就是上皮内癌或可疑上皮内癌的活检标本。另外，随诊的活检标本也几乎都是上皮内癌或可疑上皮内癌。作为组织异型的表现，有轻度核增大，大小不一，核质比增加。而且如果见到核排列紊乱、前锋形成、向下呈乳头状延伸等，就更容易诊断癌了。当核异型度低时很难诊断癌，此时应当与呈同样核异型表现的已确诊癌的标本进行对比，通过重新读片来做出癌的诊断。对所有标本进行重新读片时均进行了 p53 染色，结果显示大部分为阳性。通过对长期随访的黏膜癌进行分析，发现 dysplasia 癌变的病例很少。石黑等开展的多中心研究也得出了相同的结论。

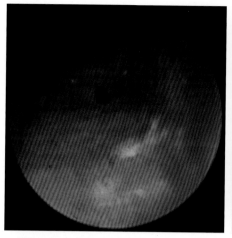

图 1-125　首次内镜检查表现。为边界不清的小不染色带

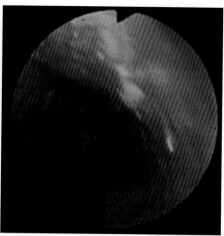

图 1-126　1 年零 1 个月后的内镜检查表现。与首次检查几乎一样，为边界不清的小不染色带

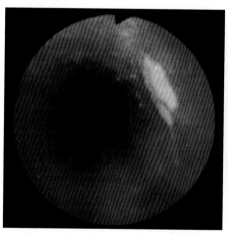

图 1-127　8 年零 1 个月后的内镜检查表现。不染色带略增大，边界清。边缘欠规整

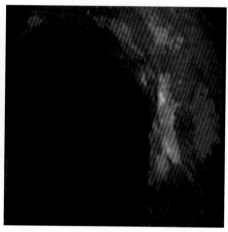

图 1-128　10 年零 6 个月后的内镜检查表现。不染色带进一步增大，边界清，边缘不规整更加明显

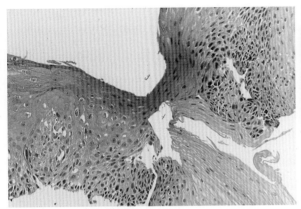

图 1-129　首次检查时的活检标本。在上皮的基底侧可见核轻度增大，大小不一，核质比增加。从核异型的表现来看可疑癌

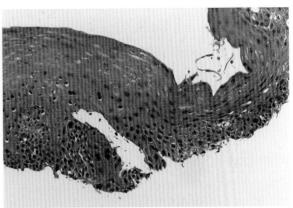

图 1-130　1 年零 1 个月后检查的活检标本。可见轻度增大的异型核。为钳取不充分的标本

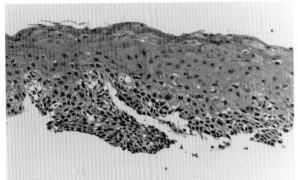

图 1-131　8 年零 1 个月后检查的活检标本。异型核与首次检查时的活检标本类似，在基底侧的分布更加密集

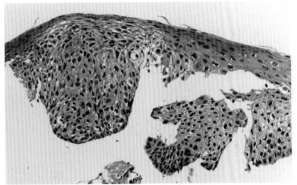

图 1-132　10 年零 6 个月后检查的活检标本。与首次检查时活检标本类似的异型核呈略不规则排列，异型上皮向下呈乳头状延伸。与浅层正常上皮间有前锋形成。诊断为上皮内癌

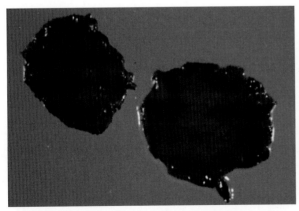

图 1-133　内镜下黏膜切除标本的碘染色图。是分片切除的标本，可见 1.0cm 大小的 0-Ⅱc 型病变的不染色带

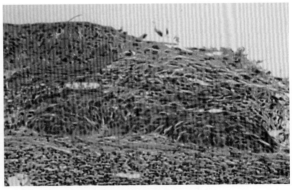

图 1-134　内镜下黏膜切除标本的组织学表现。轻度增大的核不规则排列，密集分布。核轻度大小不一，核质比增加。为上皮内癌的表现

J 上皮内瘤变

1 由异型增生向上皮内瘤变的转变

异型增生（dysplasia），在 1977 年发布的 WHO 分型初版中记载为异型上皮，分轻度（mild）、中度（moderate）和重度（severe）三类。而且提出 dysplasia 必须区别于上皮内癌。之后在 1990 年发布的 WHO 分型第 2 版的上皮异常 [Epithelial Abnormalities（癌前病变 Precancerous）] 章节中，记载为与宫颈异型增生类似。

另外，在《食管癌诊疗规范》第 7 版以前没有关于 dysplasia 的介绍，从 1992 年出版的第 8 版开始有了相关记载。异型增生（dysplasia）作为肿瘤样病变，记载为"呈细胞异型及结构异型的上皮内病变，其异型程度不够诊断为上皮内癌。其中大部分为复层鳞状上皮的病变，也有腺上皮的异型增生。根据异型的程度可分为轻度、中度、重度异型增生。重度异型增生有时很难与上皮内癌相鉴别"。根据当时的组织学图像，有的异型增生（重度）现在应诊断为上皮内癌。之后，在 1999 年出版的《食管癌诊疗规范》第 9 版中将图删掉了。这是因为认识到存在黏膜全层未见异型细胞，或向黏膜深层扩展的广范围上皮内癌，而且进一步明确了根据分层结构无法做出异型度的判断。

异型增生（dysplasia）是国际上广泛使用的术语，包括再生性，反应性异型等非肿瘤性异型上皮，良恶性鉴别困难的异型上皮，不能诊断癌的肿瘤性异型上皮，上皮内癌等，该用语的描述范围因病理医生而异。甚至也用来描述大肠的异型程度。此外，不仅仅作为疾病名称而使用，也有癌前病变的含义，因用语不统一而产生了各种混乱。

由此，在 2000 年修订的 WHO 规范中，将判断为肿瘤的病变重新定义为上皮内瘤变（intraepithelial neoplasia）。日本在 2007 年参照 WHO 标准对《食管癌诊疗规范》进行了修订。即描述为"从上皮的结构和细胞学异常判断为肿瘤的病变中，局限于上皮内的（指非浸润性的上皮内瘤变）病变"。

上皮内瘤变分为低级别上皮内瘤变（low grade intraepithelial neoplasia）和高级别上皮内瘤变（high grade intraepithelial neoplasia）。低级别上皮内瘤变为基底层或旁基底层细胞样肿瘤细胞达上皮深层 1/2 以内。高级别上皮内瘤变为肿瘤细胞占上皮深层 1/2 以上，包含上皮内癌。

《食管癌诊疗规范》第 10 版的定义基本与 WHO 规范相同。但在根据组织异型度定义上皮内癌的日本，存在问题的是如何对待癌细胞在上皮深层 1/2 以内的上皮内癌。WHO 规范中的低级别上皮内瘤变，在日本诊断为上皮内癌，在诊断上有很大的差异。《食管癌诊疗规范》的上皮内瘤变的说明 3 中记载了"要特别关注存在与低级别上皮瘤变类似的上皮内癌"，但并未对其进行详细描述。

2 组织标本的上皮内瘤变实态

　　针对重新定义的上皮内瘤变，我们对切除标本及活检标本进行了重新观察，结果切除标本中诊断为上皮内瘤变的极少，仅有数例。这些并不都是胃或大肠的良性腺瘤样病变，也有可疑癌但确诊困难的病变。2007 年对食管鳞状上皮异型增生（dysplia-sia）的组织学诊断开展了病例研究，半数以上的病理医生诊断为 dyspliasa 的病例 6 例，其中也包括很难判断是否为肿瘤性病变的情况。由此可见，上皮内瘤变这一病变很少见，也不能定义为一种疾病。

　　此外，活检标本因采集量或者标本切面等问题，有不少是由于不能确定为癌而诊断为上皮内瘤变的。对杏林大学医学部附属医院（以下简称杏林大）在 2004—2008 年 5 年内钳取的 856 例 1680 份活检组织标本和早期胃癌检诊协会（以下简称早胃检）在 1998—2008 年 10 年内钳取的 1110 例 1374 份活检组织标本进行了重新观察研究，如**表 1-12** 所示。组织学诊断分为正常及非肿瘤性病变，不确定肿瘤的病变（indefinite for neoplasia，IFN），低级别上皮内瘤变，高级别上皮内瘤变，上皮内癌，鳞状细胞癌。在《食管癌诊疗规范》中将上皮内癌归到高级别上皮内瘤变内，在此以明确狭义上皮内瘤变为目的而被单独划分出来。对于因样本本身问题导致不能确诊癌的标本，因可疑癌而归为高级别上皮内瘤变。此外，对于未找到基底层侧异常表现的标本，根据组织异型度判断为癌时，不作为上皮内癌而诊断为鳞状细胞癌。

　　因为杏林大进展期癌的发现率高，所以其鳞状细胞癌的比例高。此外，放疗或化疗的随诊病例较多，为 312 份标本（18.6%）。不确定肿瘤的病变的发现率略高，因放疗或化疗导致异型增多也是其中原因之一。低级别上皮内瘤变的发现率，杏林大为 14 份标本（0.8%），早胃检为 5 份标本（0.4%）。高级别上皮内瘤变的发现率，杏林大为 10 份标本（0.6%），早胃检为 2 份标本（0.1%）。上皮内瘤变很少，约 1%。上皮内癌的发现率，杏林大为 70 份标本（4.2%），早胃检为 46 份标本（3.3%）。如果按照《食管癌诊疗规范》第 10 版的定义，加上上皮内癌的话，上皮内瘤变的发现率可达 4% ~ 6%。而按照 WHO 分型诊断为低级别上皮内瘤变的上皮内癌的发现率则降低了。

　　针对活检标本，上皮内瘤变不是拟诊断为良性肿瘤的病变，而均为可疑癌的病变。**图 1-135** 为诊断为高级别上皮内瘤变的标本。可见核呈轻度至中度增大，轻度大小不一，在上皮的下 2/3 层增生。基底细胞的核轻度排列紊乱，核重叠不明显。与正常上皮边界不清，但仍可辨认。但在高级别上皮内瘤变中呈上述表现的病例很少，大部分由于病变的钳取量或者标本制作方面等标本本身问题而无法确诊为癌。**图 1-136** 为诊断为低级别上皮内瘤变的病例。轻度至中度增大的核在上皮的下 1/2 层轻度增生。核轻度大小不一，排列紊乱。核质比增加不太明显。可疑癌，但不如高级别上皮内瘤变的异型度高。像这样，不仅要注意高级别上皮内瘤变和低级别上皮内瘤变的异型上皮层的厚度，还需要结合其组织异型度来进行判断。

表 1-12　鳞状上皮组成的食管活检标本的组织学诊断和发生率

	杏林大 （2004—2008 年）	早胃检 （1999—2008 年）
正常及非肿瘤性病变	1083（64.5%）	1211（88.1%）
indefinite for neoplasia（IFN）	45（2.7%）	19（1.4%）
低级别上皮内瘤变（L-IN）	14（0.8%）	5（0.4%）
高级别上皮内瘤变（H-IN）	10（0.6%）	2（0.1%）
上皮内癌	70（4.2%）	46（3.3%）
鳞状细胞癌	458（27.3%）	91（6.6%）
合计	1680 份标本	1374 份标本

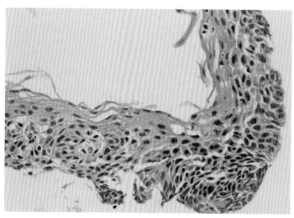

图 1-135　诊断为高级别上皮内瘤变的活检标本。轻度至中度增大的核呈轻度大小不一，在上皮的下 2/3 层增生。基底细胞核轻度排列紊乱，核重叠不明显。与正常上皮之间边界不清，但仍可辨认

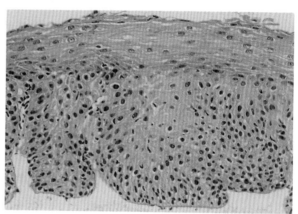

图 1-136　诊断为低级别上皮内瘤变的活检标本。轻度至中度增大的核在上皮的下 1/2 层呈轻度增生。可见轻度核大小不一，排列紊乱。核质比增加不太明显。与缺乏异型的浅层上皮之间无边界

3　上皮内瘤变的问题点

a. 根据形态学诊断进行肿瘤的判断

　　上皮内瘤变是通过组织学异型表现来进行肿瘤的判断。在《食管癌诊疗规范》第 10 版中记载了"结构异常是从细胞密度、细胞分化、细胞极性方面来进行判断的，细胞异型是从核的大小及不规整程度、核染色质的量、极性、核分裂数、核仁、核质比等来进行判断的"。但食管鳞状上皮的肿瘤性病变几乎都是癌，没有像胃或大肠腺瘤这样的良性肿瘤的病变。诊断为上皮内瘤变的病变也都是可疑癌的病变。在《食管癌诊疗规范》第 10 版中关于上皮内瘤变的说明 1 中记载"以前，本病变被称为异型增

生 dysplasia"。虽然采用了新的术语，但本质上似乎并没有改变。因此，形态学上判定的上皮内瘤变，并不是诊断肿瘤，而是指可疑癌的病变。

b. 根据异型上皮的厚度进行亚分型

上皮内瘤变根据异型细胞占黏膜层的厚度分为低级别上皮内瘤变和高级别上皮内瘤变。**图 1-136** 的低级别上皮内瘤变，在上皮下方可见增大的异型核密集分布，与诊断为上皮内癌的标本相比，与正常上皮的边界不清。仔细观察的话，在近浅层处也可见增大的核。异型细胞所达部位的判断因病理医生不同而不同。另外，有核异型的上皮为呈乳头状向下延伸，此部分很难做出 1/2 层的判断。由于这些原因，能否根据通用的组织学进行判定成为疑问。

此外，癌细胞在上皮深层 1/2 层以内的上皮内癌，在《食管癌诊疗规范》第 10 版补充说明不属于低级别上皮内瘤变，但具体怎么处理并未做出具体描述。如果是上皮内癌的话，应该包含在高级别上皮内瘤变范畴内，但如果诊断为高级别上皮内瘤变，又与根据层结构进行分型的定义之间存在矛盾。再加上病理医生未能识别癌而诊断为低级别上皮内瘤变，从而病理医生之间在诊断上有很大的差异，导致临床医生在处理上也很混乱。同样，尽管从组织异型度来看可疑癌，但异型上皮层的厚度在深层 1/2 以内的病变，诊断为低级别上皮内瘤变，而不诊断为高级别上皮内瘤变。因此，对于上皮内瘤变的诊断，应当结合组织异型度来进行综合判定，不得不说只凭借异型上皮的厚度来判断异型度是不行的。

c. 高级别上皮内瘤变中包含上皮内癌的问题

如果细究上皮内瘤变的定义，是指可疑癌的病变。高级别上皮内瘤变中包含上皮内癌就相当于把癌纳入可疑癌的病变中，使癌的概念模糊。此外，如果将是否为癌作为诊断上皮内瘤变和上皮内癌的标准的话，高级别上皮内瘤变中包含上皮内癌就无法进行两者的正确判定，使癌的组织学诊断标准变得模糊。

诊断为鳞状细胞癌的活检标本，如果未见到基底层，则很难判断究竟是上皮内癌还是浸润癌。因未见到浸润像而诊断为上皮内癌，导致将应当诊断为鳞状细胞癌的病变诊断成了高级别上皮内瘤变。而且，当从同一个病变部位钳取的癌活检标本中包含上皮内癌成分时，如果记载为高级别上皮内瘤变，则恐怕会误导是上皮内瘤变来源的癌这种组织学发生上的错误判断。

4 上皮内瘤变的处理方法

目前很难将食管上皮内瘤变与胃肠腺瘤同等看待。实际上是将其定义为可疑癌病变。这与异型增生类似。但重新定义其肿瘤性，也可以说是解决了异型增生所出现的部分问题。

如果将上皮内瘤变归为可疑癌，在诊断上就需要有明确的上皮内癌组织学诊断标准。标准模糊的话，就不能做出上皮内瘤变的诊断。一般的病理医生认为将高级别上皮内瘤变和上皮内癌合并诊断会更容易，但如果将两者归纳到一起，作为判断要点的癌组织学诊断标准就模糊了。如果上皮内癌诊断不明确，就会出现将上皮深层 1/2 以内的上皮内癌诊断为低级别上皮内瘤变的问题。

达黏膜下深层 1/2 的上皮内癌，在 WHO 分型中诊断为低级别上皮内瘤变，但在《食管癌诊疗规范》中诊断为高级别上皮内瘤变。尽管在日本和欧美关于癌的组织学诊断标准不同，但这种情况却是因为采用相同的分型方法而出现的问题。基于认可上皮内癌的存在这种日本独特的癌组织学诊断标准来构建上皮内瘤变的分型，应该不包括上皮内癌。

此外，尽管上皮内癌是恶性肿瘤，但没有纳入鳞状细胞癌，而属于高级别上皮内瘤变，因此癌的概念模糊。在浸润深度方面按照癌对待，在组织学分型上属于上皮内瘤变，因此在规约的处理中比较混乱。上皮内癌应与上皮内瘤变区别对待。

为了解决上述问题，最主要的是建立上皮内癌的组织学诊断标准。而且，上皮内瘤变应根据可疑癌的程度进行分型。不仅仅根据异型细胞在上皮内所占的比例，还应当结合组织学异型度来进行诊断。另外，从治疗的角度，将高级别上皮内瘤变和上皮内癌等同处理是没有问题的。但对高级别上皮内瘤变和上皮内癌的等同不应记载在癌诊疗规范中，而应记载在治疗指南中。

K 良恶性的鉴别诊断

食管活检标本的异型基本上分为炎症性异型和肿瘤性异型。肿瘤性异型多数为癌。可疑癌但不确定的肿瘤性异型诊断为上皮内瘤变。作为良性病变的上皮内瘤变极其罕见。其他诊断有异型上皮病灶［不典型上皮（atypical epithelium）或不确定肿瘤的病变（indefinite for neoplasia）］。活检标本中的异型组织多为炎症性异型或肿瘤性异型，因此建立各自的判定标准对病理诊断是非常重要的。

伴炎症性改变的食管鳞状上皮，可见上皮增厚、延长，基底层侧的核呈轻度到中度增大。这些异型需要与肿瘤性病变鉴别，炎症性改变所致的延长上皮前端多为尖形。核大小均一，核重叠少，细胞间桥多清晰。另外，基底层侧的核很少有排列紊乱。

另外，上皮内的肿瘤性病变多伴有不同程度的炎症性改变，因此与炎症性异型很难鉴别。对于肿瘤性的判断需要注意前锋的有无。如果见到前锋，则可判断为肿瘤性病变。同时，也需要注意观察基底层侧的核大小不一、重叠和排列紊乱的情况。

图 1-137、图 1-138 都为可见伴炎症性改变有核异型的鳞状上皮和鳞状细胞癌的活检标本。呈肿瘤性异型的上皮和呈炎症性异型的上皮之间有边界。核几乎同等程度增大，但肿瘤性上皮内核大小不一，有核重叠，核质比增加。也可见核排列紊乱。炎症性异型上皮内细胞间桥容易识别，核重叠少见。而且上皮内有异型核的区域肿瘤性上皮范围更大。异型上皮向下呈乳头状延伸，与炎症性异型的尖形前端相比，肿瘤性上皮的前端多表现为所谓 bulky 样肿大形状。

多数可以通过形态学进行良恶性的判断，当鉴别困难时，Ki-67 和 p53 染色可作为参考。即使很难做出性质诊断，告知临床医生为可疑炎症性异型或可疑肿瘤性异型也是很重要的。

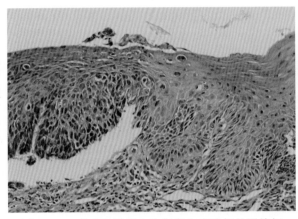

图 1-137　炎症性异型上皮与癌上皮移行的活检标本。左侧为增大异型核密集分布的癌上皮，向下呈乳头状延伸。右侧为伴炎症性改变的增生性上皮。基底层侧细胞核轻度增大，表皮突起延长。均有相似的上皮向下延伸，但除核异型表现不同之外，两种上皮之间有前锋形成

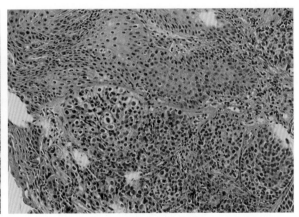

图 1-138　可见炎症性异型上皮和癌上皮的活检标本。上方可见核轻度增大的上皮，下方为轻度至中度增大的核密集分布的癌细胞巢。核增大、大小不一程度及核质比不同

L 非上皮性肿瘤

非上皮性肿瘤具有黏膜下肿瘤的形态，因表面覆盖正常上皮导致不少病例通过活检不能做出诊断。在此对发生率相对较高的病变进行介绍。此外，对活检诊断常见的病变进行讲解。

1 平滑肌瘤

食管平滑肌瘤（leiomyoma）是良性黏膜下肿瘤中发生率最高的，在尸检中检出率为0.006%～0.1%。男女比为2:1，男性居多。大部分发生在食管中下段，下段食管为60%、中段食管为30%。发生于黏膜肌层或固有肌层，较少发生于血管平滑肌。74%来源于固有肌层的内环肌，18%来源于黏膜肌层，8%来源于固有肌层的外纵行肌。多呈壁内性生长，也有壁外性生长的。前者多为黏膜肌层来源，后者多为固有肌层来源。多为单发病变，也有不少为多发。弥漫性病变称为血管平滑肌瘤病（leiomyomatosis），属于罕见病变。

【肉眼表现】

结节状黏膜下肿瘤。大部分病变较小，也少见有大的病变。大小在10cm以上的称为巨大平滑肌瘤。

【组织学表现】

梭形肿瘤细胞呈束状，相互交错。有两端呈钝形的棍棒状或两端呈切面的烟状核和嗜酸性细纤维状胞体。也有胞体呈嗜酸性或透亮的类圆形细胞排列成巢状的类上皮型。

免疫染色α-SMA和desmin阳性，KIT阴性。根据细胞密度、核异型及核分裂像的有无来鉴别良恶性。

图1-139、图1-140为食管黏膜下肿瘤的活检标本。可见食管鳞状上皮及嗜酸性梭形细胞密集增生的结节。无核异型或核分裂像，诊断为平滑肌瘤。

2 颗粒细胞瘤

颗粒细胞瘤（granular cell tumor）可发生于全身任何部位，食管颗粒细胞瘤在

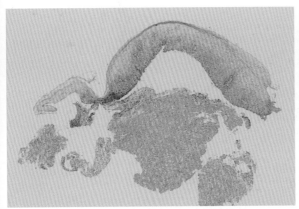

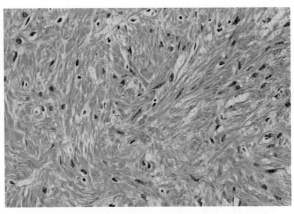

图 1-139 平滑肌瘤的活检标本。因诊断食管黏膜下肿瘤而进行活检的标本。在食管鳞状上皮下可见由嗜酸性细胞组成的结节

图 1-140 图 1-139 的放大。嗜酸性梭形细胞密集分布，相互交错。未见核异型、核分裂像

1931 年由 Abrikossoff 首次报道。发生率约为 1.2%。男性多见，以 40 多岁为主。多发生于胸部下段食管，其次为胸部中段食管。

【肉眼表现】

呈黏膜下肿瘤形态的隆起性病变，顶端平坦或呈臼齿状略凹陷样外观。黄白色，大小常为 1cm 左右。

【组织学表现】

在鳞状上皮下，大的类圆形细胞增生形成实性细胞巢或小细胞巢。因此如果活检能钳取到细胞巢就能确诊。细胞的胞浆丰富，含嗜酸性颗粒，核小。细胞内颗粒 PAS 染色阳性。此外，胞浆 S-100 染色阳性，认为可能源自施万细胞。

图 1-141、图 1-142 为食管黏膜下肿瘤的活检标本。紧邻菲薄的食管鳞状上皮下方，有含嗜酸性颗粒的大细胞聚集成簇，有的区域形成细胞巢。诊断为颗粒细胞瘤。图 1-143、图 1-144 为从同一病变的边缘部钳取的标本。嗜酸性肿瘤细胞呈小梁状排列。

③ 其他非上皮性肿瘤

除了平滑肌瘤和颗粒细胞瘤以外，非上皮性肿瘤还包括脂肪瘤、血管瘤、淋巴管瘤、胃肠道间质瘤（gastrointestinal stromal tumor，GIST）、神经鞘瘤等，此外，作为恶性疾病，还包括平滑肌肉瘤等，都是罕见病。组织学表现与发生在其他脏器的病变没有区别。

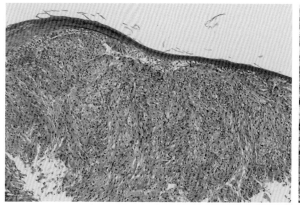

图 1-141 颗粒细胞瘤的活检标本。因诊断食管黏膜下肿瘤而进行活检的标本。在平坦化食管鳞状上皮的正下方，嗜酸性粒细胞聚集成簇

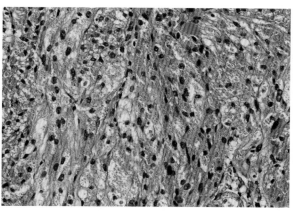

图 1-142 图 1-141 中心部位的放大。增大透亮的细胞密集分布，胞浆内有嗜酸性颗粒。核小、富含染色质，呈类圆形或短椭圆形

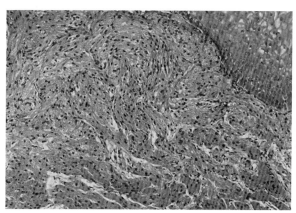

图 1-143 图 1-141 边缘部的低倍放大。嗜酸性肿瘤细胞呈小梁状结构，类似于神经束样形态

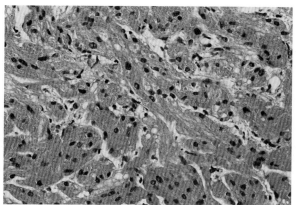

图 1-144 图 1-143 的放大。嗜酸性肿瘤细胞增生，呈小梁状结构。比图 1-142 的细胞略小，胞浆嗜酸性强

M　全身性疾病的食管病变

存在全身性疾病伴发的食管病变。食管病变发生率较高的全身性疾病包括全身性硬皮病、天疱疮及类天疱疮、Cowden 病和 Crohn 病等。

【**全身性硬皮病**】是以皮肤或内脏硬化为特征的慢性疾病。在日本患者数估计达 6000 人以上。男女比例为 1:9，30～50 岁女性好发。全消化道可受累，食管病变的发生率最高。消化道病变的病理改变包括固有肌层的结缔组织及胶原纤维增生，肌肉组织萎缩、变性导致消化道扩张和蠕动功能低下。出现胃食管反流病或反流性食管炎，其中 40% 合并食管狭窄。在欧美，也有 Barrett 食管或腺癌发生的报道。

【**天疱疮**】是有皮肤、黏膜病变的自身免疫性水疱性疾病，其定义是根据病理组织学上因表皮细胞之间连接障碍导致棘层松解，从而形成表皮内水疱，免疫病理学上以针对表皮细胞膜表面的自身抗体沉积于皮肤组织或血循环中为特征。在日本患者数估计达 3500～4000 人，男:女 =1:1.36，女性略多。40 多岁是发病高峰，其次在 50 多岁发病较多。类天疱疮也称为水疱性类天疱疮。通常 60～70 岁以上的老年人高发。由于某种原因产生自身抗体（抗表皮基底膜抗体），导致表皮和真皮脱落，引起表皮下水充盈状态。两者也统称为水疱病。

水疱病相关消化道病变，主要见于食管。1967 年 Foroozan 等报道了水疱性类天疱疮患者吐出食管黏膜的病例。1970 年 Raque 等报道了寻常型天疱疮的食管病变。

【**Cowden 病**】是临床表现多样的常染色体显性遗传病，包括面部丘疹、口腔内乳头状瘤和四肢角化性丘疹等皮肤黏膜病变以及全身各脏器的错构瘤或肿瘤性病变。1963 年由 Lloid 和 Dennis 首次报道。1996 年提出 International Cowden Consortium 诊断标准，2000 年由 Eng 等进行了追加修订。1997 年 PTEN 基因被认定为致病基因。

Cowden 病可在全消化道发生息肉，以食管多发。常呈白色、1～3mm 大小的扁平小隆起样改变，弥漫分布于整个食管。组织学上可见糖原棘皮症（glycogenic acanthosis）表现。

【**Crohn 病**】主要见于年轻人，由伴溃疡或纤维化的肉芽肿性炎症性病变构成，是可发生于消化道任何部位的病因不明的疾病。也发生于消化道以外（尤其是皮肤）。在消化道多发生在小肠或大肠，也可见于上消化道。活检中非干酪样上皮样肉芽肿细胞的发现率约为 20%，滨田等报道为 5%。

第 **II** 部

胃疾病的病理
与活检诊断

A 胃的正常组织结构

从胃黏膜表面观察，胃窦部黏膜平坦，胃体部黏膜表面有很多黏膜皱襞（gastric fold，gastric rugae）（**图 2-1**）。进一步仔细观察黏膜表面，黏膜被细沟纹分割成直径为数毫米的胃小区（areae gastricae）。尤其在胃窦部的胃小区清晰可见。

胃壁由黏膜（mucosa）、黏膜肌层（muscularis mucosae）、黏膜下层（submucosa）、固有肌层（muscularis propria）、浆膜下层（subserosa）及浆膜层（serosa）6 层组成（**图 2-2**，**图 2-3**）。另外，有时将黏膜固有层（lamina propria mucosae）、黏膜肌层及黏膜下层合并视为黏膜区域（注：本书将黏膜固有层、黏膜肌层和黏膜下层统一看作黏膜区域），因此在判断癌的浸润深度时需要注意。由平滑肌层构成的固有肌层在幽门部位增厚，形成幽门环（pyloric ring），使内腔形成环状狭窄。幽门环又称为幽门括约肌（pyloric sphincter），调控食物从胃进入到十二指肠。

1 胃的组织学形态

a. 黏膜

胃黏膜是由上皮和黏膜固有层间质组成的。黏膜表面被覆柱状黏液上皮（mucous epithelium），表面上皮向黏膜固有层深部凹陷，形成管状的胃小凹（gastric foveolae or pits）。胃小凹在贲门部及胃窦部约占黏膜固有层的浅层 1/2，在胃体部占浅层的 1/3，深部有发达的胃固有腺体。胃固有腺体因部位不同而不同，分为贲门部的贲门腺（cardiac gland），胃体和胃底部的胃体腺（fundic gland），胃窦部的幽门腺（pyloric gland）。胃黏膜根据固有腺体的不同而分别称为贲门腺黏膜（cardiac gland mucosa）、胃体腺黏膜（fundic gland mucosa）、幽门腺黏膜（pyloric gland mucosa）。这些不同固有腺体的黏膜连接处称为腺体分界线（boundary），或移行部（transitional zone）（**图 2-4**）。腺体分界线的位置和形状不是固定不变的，会随着肠上皮化生而发生改变。

1）表面上皮和小凹

表面上皮（surface epithelium）是由单层柱状细胞所组成的，核沿基底膜排列，胞浆内含黏液。表面上皮向深部凹陷移行为小凹上皮（**图 2-5**）。表面上皮或小凹上皮有分泌黏液和吸收功能，核的上方胞浆内储存有中性黏液，PAS 染色呈紫红色（**图 2-6**）。随着小凹上皮向深部延伸，细胞变矮，小凹的内腔也变窄，与位于深部的胃固有腺体相

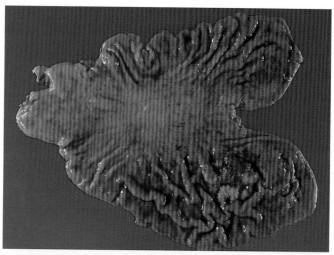

图 2-1　胃黏膜肉眼图。沿胃大弯侧切开的全胃切除标本照片。左侧为肛门侧连接于十二指肠，右侧为口侧连接于食管。左侧 1/3 的狭窄部分是胃窦部，右侧 2/3 的宽阔部分是胃体部。胃窦部黏膜平坦，体部黏膜厚，可见很多波浪状黏膜皱襞。该图是胃癌的肉眼图，在中下部可见边界不清的 Borrmann 3 型肿瘤

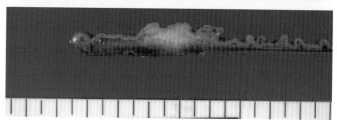

图 2-2　胃窦部胃壁的切面。胃壁由黏膜、肌层、浆膜 3 层组成。该 3 层结构在小肠或大肠也通用。幽门部的固有肌层明显肥厚，作为幽门括约肌（pyloric sphincter, ps）使内腔狭窄，调控食物从胃到十二指肠的流出。图为胃窦部胃癌的切面图像，中间白色部分为癌灶

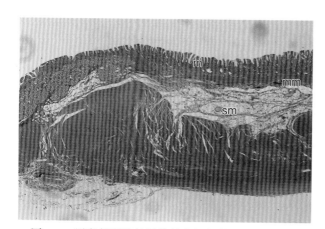

图 2-3　胃窦部胃壁的低倍放大组织学图。胃的黏膜区域分为黏膜固有层（mucosa, m）、黏膜肌层（muscularis mucosae, mm）和黏膜下层（submucosa, sm）（注：本书将黏膜固有层、黏膜肌层和黏膜下层统一看作黏膜区域）。黏膜固有层中可见由上皮细胞组成的表面上皮、小凹以及胃固有腺体。黏膜肌层是位于胃固有腺体正下方薄的平滑肌层，黏膜下层为疏松的结缔组织

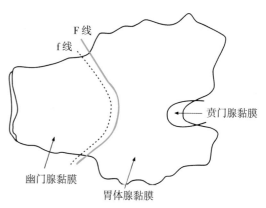

图 2-4　固有胃腺体的分布和腺体界线。胃窦部被覆幽门腺黏膜、胃体部被覆胃体腺黏膜、贲门部被覆贲门腺黏膜。不同黏膜之间的分界称为移行带或 F 线（参考第 89 页）

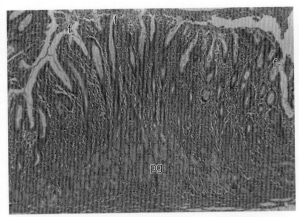

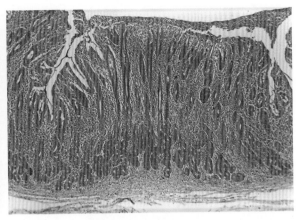

图 2-5　胃窦部黏膜的低倍放大图。胃窦部黏膜固有层的浅层 1/2 为表面上皮和向深部延伸的管腔状的小凹（foveolae, f）。深层 1/2 为形成腺泡的幽门腺（pyloric gland, pg）。表面上皮和小凹上皮为单层高柱状细胞，幽门腺为胞浆透亮的黏液细胞

图 2-6　小凹上皮的 PAS（periodic acid Schiff）染色。小凹上皮胞浆内的中性黏液 PAS 染色呈紫红色。位于黏膜深部的幽门腺黏液细胞因含中性黏蛋白，整个胞浆呈紫红色

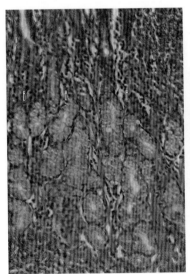

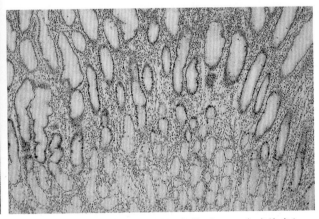

图 2-7　腺体峡部的高倍放大图。小凹上皮由高柱状细胞组成，在深部小凹移行为幽门腺的部位管腔变窄，上皮高度也变矮，称为腺体峡部（isthmus, i）。峡部的细胞为具有分裂能力的干细胞

图 2-8　幽门腺黏膜的分裂细胞带（Ki-67 免疫染色）。小凹向深部幽门腺移行的腺体峡部称为细胞增殖带或分裂细胞带，由具有增殖能力的干细胞组成。染色呈黑褐色

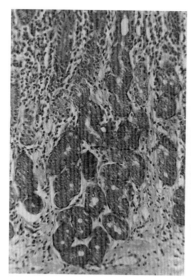

图2-9　幽门腺的高倍放大（PAS染色）。胞浆染色呈红色

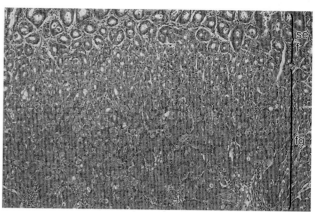

图2-10　胃体部黏膜的低倍放大图。胃体部黏膜固有层的浅层1/3由表面上皮（surface epithelium，se）和小凹（foveolae，f）组成，深层2/3由胃体腺（fundic gland，fg）组成。表面上皮和小凹与胃窦部相同，但深部的胃体腺数量较幽门腺多，因此胃体部黏膜较胃窦部厚

移行，其狭窄部位称为腺体峡部（isthmus）（图2-7）。构成腺体峡部的细胞矮小且核深染，因其具有细胞分裂能力，称为分裂细胞带（mitotic cell zone）。

使用增殖细胞核抗原（proliferative cell nuclear antigan，PCNA）或Ki-67等增殖细胞标志物的抗体，通过免疫组织化学方法可以对增殖细胞进行观察（图2-8）。腺体峡部具有增殖能力的干细胞（stem cell）分裂活跃，分裂后的细胞向上方边移行边逐步分化为小凹或表面的柱状上皮细胞，不久以后死亡从黏膜表面脱落（凋亡）。小凹上皮细胞的寿命为3~5天。

2）幽门腺、胃体腺及贲门腺

胃窦部的幽门腺（pyloric gland）属于黏液腺（mucus gland），胞浆透亮的立方形细胞形成腺泡。幽门腺的腺泡细胞产生中性黏液（neutral mucin），PAS染色呈强阳性（图2-6，图2-9）。胃体部黏膜的浅层1/3与幽门腺区域相同，由表面上皮和小凹上皮组成，深部约2/3由胃体腺（fundic gland）组成（图2-10）。胃体腺由主细胞（chief cell）、壁细胞（parietal cell）和颈黏液细胞（mucous neck cell）3种细胞组成（图2-11）。与胃体腺腺峡部相连的浅层部位的腺体为腺颈部（neck），中间为腺体部（body），接近黏膜肌层的深部称为腺底部（fundus），腺颈部以颈黏液细胞、体部以壁细胞、底部以主细胞居多。数量最多的主细胞为胃蛋白酶（原）的分泌细胞，胞浆内富含粗面内质网，hematoxylin-eosin（HE）染色呈紫红色。

另外，壁细胞的位置较主细胞更靠近基底膜侧，胞浆为鲜明的嗜酸性，所以HE染

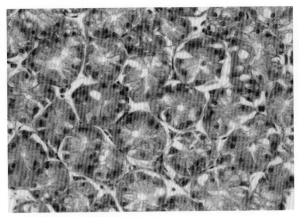

图 2-11 胃体腺的高倍放大图。胃体腺由主细胞、壁细胞和颈黏液细胞 3 种细胞组成。与腺体峡部连接的胃体腺的腺颈部以颈黏液细胞分布为主，中间的体部以壁细胞，深部的腺底部以主细胞为主。颈黏液细胞为胞浆透亮的黏液细胞。壁细胞位于腺泡的基底侧，胞浆 HE 染色呈粉色。主细胞的胞浆 HE 染色呈紫红色

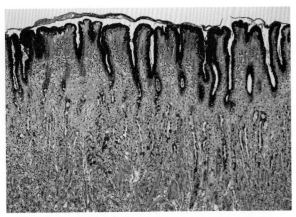

图 2-12 胃体腺的黏液。胃体腺的颈黏液细胞产生中性黏液，PAS 染色呈紫红色。浅层小凹上皮的细胞浆也着色

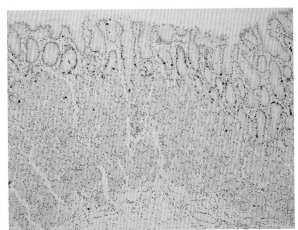

图 2-13 胃体腺腺体的分裂细胞带（Ki-67 免疫染色）

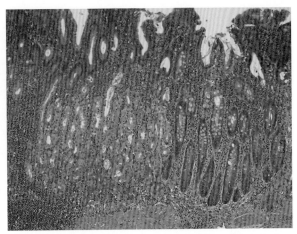

图 2-14 腺体分界部。从幽门腺黏膜向胃体腺黏膜的移行带处可见混有肠上皮化生上皮和胃体腺

色呈粉红色。壁细胞分泌盐酸和维生素 B_{12} 的内因子（intrinsic factor）。有时在幽门腺也有少量壁细胞。颈黏液细胞虽然与幽门腺同为产生黏液的细胞，但其除了产生中性黏液外（**图 2-12**），同时还产生酸性唾液酸（sialomucin），pH2.5 的阿辛蓝（alcian blue，AB）染色

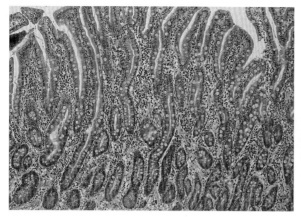

图 2-15　肠上皮化生的放大图。肠上皮化生上皮由表面有纹状缘的高柱状细胞组成，其中夹杂有较多的黏液蓄积于胞浆而透亮的杯状细胞（goblet cell）

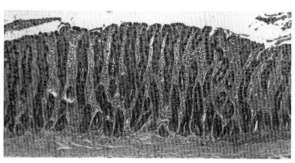

图 2-16　肠上皮化生黏膜的 PAS 染色。HE 染色呈空泡状的杯状细胞，胞浆 PAS 染色呈深紫红色

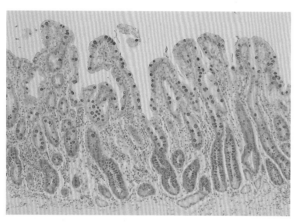

图 2-17　肠上皮化生黏膜的黏液染色。肠上皮化生中的杯状细胞分泌 PAS 染色阳性的中性黏液，同时也分泌酸性黏液。因此 pH2.5 的阿辛蓝（alcian blue）染色呈蓝色

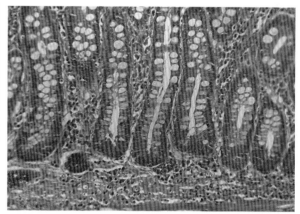

图 2-18　见见于完全型肠上皮化生的 Paneth 细胞。与正常小肠黏膜相同，在腺体深部部分细胞的胞浆内可见红色颗粒

呈蓝色。胃体腺腺体细胞新生的分裂细胞带与幽门腺腺体一样位于腺颈部（**图 2-13**）。

　　位于腺体峡部分裂细胞带的新生细胞在分化为幽门腺或胃体腺细胞的同时，向腺体的深部移行。这些细胞的寿命分别是，幽门腺的黏液细胞为 10~15 天，壁细胞和主细胞为 200~250 天。贲门腺（cardiac gland）与幽门腺同为黏液腺，但数量较少。表面上皮或小凹上皮、幽门腺、贲门腺以及胃体腺颈黏液细胞分泌的黏液，具有保护胃壁不被盐酸或胃蛋白酶腐蚀的作用。

　　在腺体交界部（移行带）可以观察到幽门腺黏膜和胃体腺黏膜，或胃体腺黏膜和贲门腺黏膜混合存在，逐渐转变成一种腺体（**图 2-14**）。

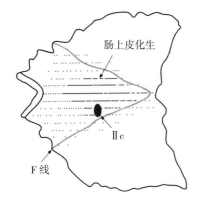

图 2-19 肠上皮化生的分布图。因胃窦部早癌（Ⅱc）行胃部分切除。制作全切标本分析肠上皮化生的分布。肠上皮化生以胃窦小弯为中心已发展到相当的程度。线状或点状部分可见肠上皮化生的黏膜。绿线为腺体分界（F线），红色为Ⅱc型早期胃癌

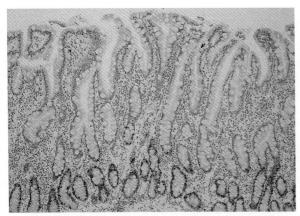

图 2-20 肠上皮化生上皮的分裂细胞带（Ki-67 免疫染色）。肠上皮化生上皮的分裂细胞带位于黏膜肌层附近的腺底部。分裂细胞带中杯状细胞数量少，细胞低矮，核深染

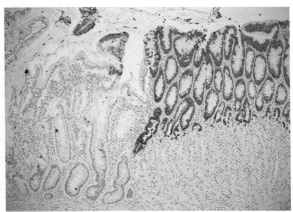

图 2-21 MUC5AC 染色。小凹上皮细胞浆内的黏液着色鲜明

3) 肠上皮化生上皮

年轻人的胃黏膜由小凹上皮和幽门腺，或胃体腺的细胞组成，随着年龄增长，逐渐被肠上皮样上皮所取代，这种现象称为肠上皮化生（intestinal metaplasia）(**图 2-15**)。肠上皮化生细胞由类似于小肠吸收细胞的柱状上皮细胞和杯状细胞（goblet cell）组成，前者在细胞的游离面有纹状缘（brush border），后者胞浆内含有阿辛蓝（alcian blue，AB）染色呈蓝色的唾液酸黏蛋白和硫酸黏蛋白（sulphomucin）等酸性黏液（**图 2-15 ~ 图 2-18**）。

肠上皮化生上皮（metaplastic epithelium of intestinal type）分为完全型和不完全型。完全型上皮无论是从形态上还是从生化方面都几乎与小肠上皮相同，纹状缘清晰，

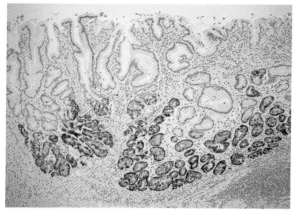

图 2-22　MUC6 染色。幽门腺的黏液细胞的胞浆内
黏液着色

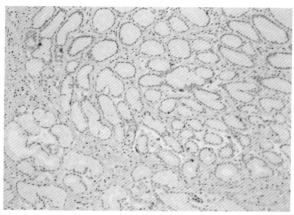

图 2-23　MUC1 染色。幽门腺中极少数黏液细胞
着色

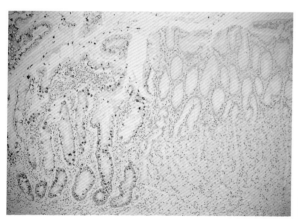

图 2-24　MUC2 染色。左半部分为肠上皮化生。右
半部分为小凹上皮，肠上皮化生中杯状细胞的黏液
呈特异性染色

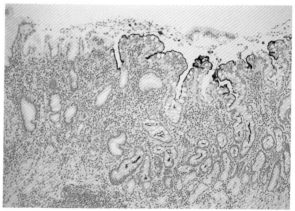

图 2-25　CD10 染色。肠上皮化生上皮的纹状缘呈
线状染色

有很多杯状细胞，同时还有潘氏（Paneth）细胞。与之相对，不完全型以柱状黏液细胞为主，纹状缘不明显，杯状细胞的数量也少。

肠上皮化生是从 30 多岁开始发生，以胃窦小弯侧为中心逐渐向体部扩展（**图 2-19**）。有人认为肠上皮化生作为慢性胃炎的结果，是损伤的胃型小凹上皮细胞被肠型上皮细胞所取代的现象。随着肠上皮化生的扩展，幽门腺或胃体腺逐渐萎缩消失。肠上皮化生腺体的分裂细胞带位于靠近黏膜肌层的腺底部（**图 2-20**，另可参考第 88 页）。

4）黏液性状的差异

构成胃黏膜的小凹上皮、幽门腺、胃体腺和肠上皮化生所产生的黏液性状，因细胞不同而不同。可以利用针对 MUC1、MUC5AC、MUC6、MUC2 等黏液的特异性抗体

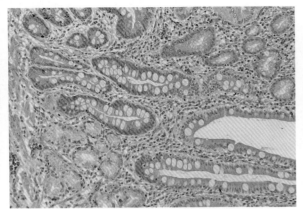

图 2-26 幽门腺黏膜的内分泌细胞分布。在小凹上皮和肠上皮化生上皮，或幽门腺和胃体腺的腺泡细胞内夹杂有少量的内分泌细胞。内分泌细胞位于腺体或腺泡基底细胞侧，为小型细胞，嗜银染色呈黑色

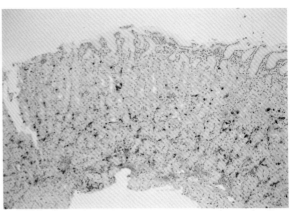

图 2-27 嗜铬素 A 染色。用嗜铬素 A 抗体进行免疫染色，内分泌细胞呈阳性

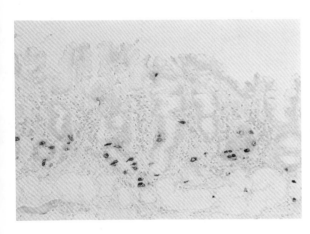

图 2-28 胃泌素分泌细胞。分布于胃窦部的内分泌细胞多数为胃泌素分泌细胞（G cell），用抗胃泌素抗体的免疫染色清晰可辨。腺体峡部附近被染成棕褐色的细胞为阳性细胞

进行这些细胞的鉴别。MUC5AC 在小凹上皮中呈阳性（**图 2-21**），MUC6（**图 2-22**）和 MUC1（**图 2-23**）在黏液细胞中呈阳性，MUC2 在肠上皮化生的杯状细胞中呈阳性（**图 2-24**）。此外，众所周知，淋巴细胞标志物 CD10 在肠上皮化生细胞的纹状缘中呈特异性染色（**图 2-25**）。

　　5）内分泌细胞

　　内分泌细胞掺杂于小凹上皮、肠上皮化生或幽门腺和胃体腺的腺泡细胞之间，用嗜银染色的一种 Grimelius 染色或 Masson-Fontana 染色，或嗜铬素染色可见散在、呈黑褐色的小型内分泌细胞（endocrine cell）（**图 2-26**，**图 2-27**）。这些细胞犹如被排挤一般通常位于上皮细胞或腺泡细胞的基底膜侧。胃窦部的内分泌细胞约 50% 分泌胃泌素（gastrin）（G cell）（**图 2-28**），30% 分泌 5- 羟色胺（serotonin）（enterochromaffin

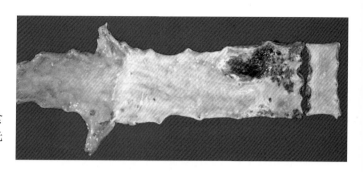

图2-29 食管·胃交界部的肉眼照片。因食管癌切除的标本，食管黏膜呈白色、有光泽，与之相比胃黏膜呈褐色。两者界限清楚

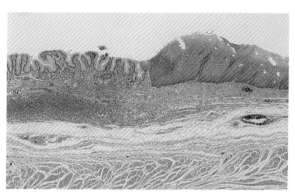

图2-30 食管胃交界部的组织学图像。图的左半部分为贲门腺黏膜，右半部分可见食管的复层鳞状上皮

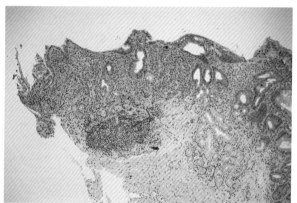

图2-31 在黏膜固有层间质内可见以淋巴细胞为主的炎症细胞浸润，常形成淋巴滤泡

cell，EC cell），10%分泌生长抑素（somatostatin）（D cell）。此外，胃体部内分泌细胞主要分泌组胺（histamine）（enterochromaffin-like cell，ECL cell）。因为内分泌细胞位于基底膜侧而非管腔侧，所以这些内分泌物质被分泌至黏膜间质，发挥调节内环境的重要作用（paracrine effect）。

6）食管胃交界和胃十二指肠交界

在食管胃交界部（esophage-gastric junction），胃黏膜与食管鳞状上皮连接，该处胃黏膜呈褐色，与之相比，食管鳞状上皮呈白色，肉眼上清晰可辨（**图2-29**，**图2-30**）。而从幽门到十二指肠的交界部位（gastroduodenal junction），虽然有幽门腺黏膜向十二指肠黏膜的转变，但此处肉眼无法区分。

7）黏膜固有层间质

黏膜固有层间质（lamina propria mucosae）由疏松结缔组织组成，内有血管、淋巴管及自主神经末梢。间质的量在浅层小凹周围较多，经常有淋巴细胞或浆细胞为主的炎症细胞浸润，随处形成孤立的淋巴小结。胃黏膜中常见的炎症细胞，推测通常是针对幽门螺杆菌（Helicobacter pylori，*H.pylori*）感染、食物中各种抗原刺激或物理化

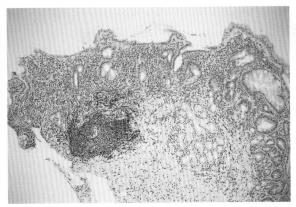

图 2-32 T 细胞，CD45 RO 免疫染色。胃黏膜间质内弥漫性浸润的小淋巴细胞主要由 T 细胞组成

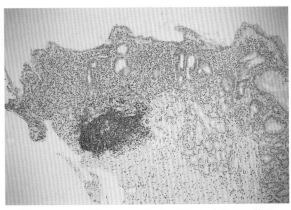

图 2-33 B 细胞，CD20 染色（CD4）。孤立性淋巴小结以 B 细胞为主，但在其外侧可见很多 T 细胞。多数 T 细胞为 CD4 阳性的辅助性 T-cell，认为其所分泌的细胞因子（cytokine）可诱导 B 细胞分化

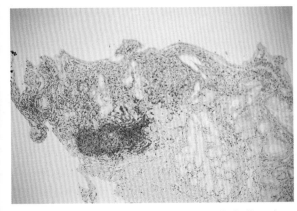

图 2-34 CD4 阳性的辅助性 T-cell 包绕在淋巴滤泡周围

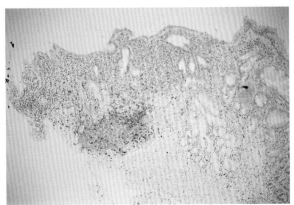

图 2-35 少数 CD8 阳性的杀伤性 T-cell

学性刺激的反应。间质中弥漫性浸润的淋巴细胞多为 T 细胞，形成淋巴小结的细胞多为 B 细胞（**图 2-31 ~ 图 2-35**）。此外 T 细胞多为 CD4 阳性的辅助性 T 细胞（helper T-cell），也有散在 CD8 阳性的杀伤性 T 细胞（killer T-cell）浸润。多数浆细胞分泌 IgA。另外，在胃窦部幽门腺周围的黏膜固有层内，常可观察到从黏膜肌层延伸过来的平滑肌细胞。

b. 黏膜以外的胃壁各层（黏膜肌层，黏膜下组织，固有肌层，浆膜下层，浆膜）

分隔黏膜固有层和黏膜下组织的黏膜肌层，是厚度为 $30 \sim 210\mu m$ 的菲薄的平滑肌层，有血管和淋巴管贯穿其中。黏膜下层由疏松结缔组织构成，内有动静脉及黏膜下神经丛（Meisner's plexus）。黏膜下组织中也常见脂肪细胞（**图 2-36**）。

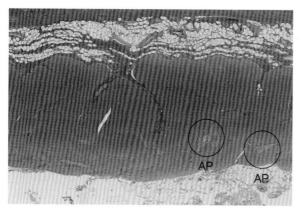

图 2-36 固有肌层内的 Auerbach 神经丛。在厚的内环行肌与薄的外纵行肌之间可见若干个 Auerbach 神经丛（AP）。黏膜下组织内可见脂肪细胞

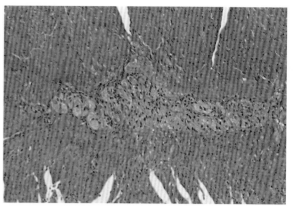

图 2-37 Auerbach 神经丛的放大。神经丛是由神经纤维和少量大的神经节细胞构成的

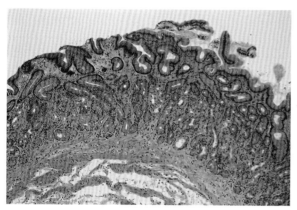

图 2-38 取自幽门腺黏膜的活检黏膜组织。由浅层的小凹上皮和深部的幽门腺构成。小凹上皮是由高柱状上皮组成，呈管状排列。幽门腺是由胞浆内含黏液的透亮细胞组成，形成腺泡。小凹上皮或幽门腺萎缩，以及间质内几乎无炎症细胞浸润，为正常范围内的幽门腺黏膜

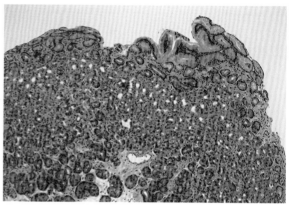

图 2-39 取自胃体腺黏膜的活检黏膜组织。由浅层的小凹上皮和深部的胃体腺构成。胃体腺从浅层到中层多为胞浆鲜明的壁细胞，而深层以胞浆呈嗜碱性的发暗的主细胞为主。小凹上皮虽然有轻度萎缩，但胃体腺保留完好，并且几乎无炎症细胞浸润，为正常范围内的胃体腺黏膜

　　固有肌层为数毫米厚的平滑肌层，胃的大部位是由内环行肌和外纵行肌的双层结构组成的，仅在贲门部内环行肌的内侧还有 1 层斜行走向的平滑肌层而呈 3 层结构。内环行肌在幽门部明显增厚形成幽门括约肌（pyloric sphincter）。在内环行肌和外纵行肌之间多数可观察到由神经纤维和大的神经节细胞（ganglion cell）组成的肌间神经丛（Auerbach's plexus）（**图 2-37**）。通过针对 S-100 或神经元特异性烯醇化酶（neuron specific enolase）的抗体进行免疫染色，可见除了神经丛以外，在平滑肌层内有很多神经纤维。这些自主神经末梢分泌儿茶酚胺（catecholamines）、蛙皮素（bombesin）、P

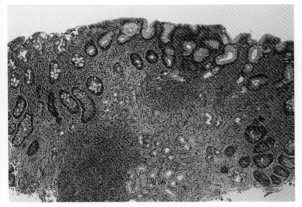

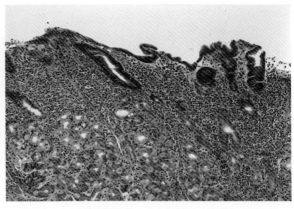

图 2-40　幽门腺黏膜。小凹和幽门腺减少，左侧和右端可见肠上皮化生。间质内有淋巴细胞浸润，有两处形成淋巴滤泡。为慢性胃炎表现

图 2-41　胃体腺黏膜。小凹减少，黏膜浅层间质内淋巴细胞浸润显著。胃体腺保留较好

物质（substance P）、脑啡肽（enkephalins）等，推测是调节平滑肌运动的物质。

浆膜是由疏松结缔组织的浆膜下层和覆盖腹腔表面的单层间皮细胞（mesothelial cell）构成的。在小网膜和大网膜附着部位的浆膜下层比较厚，富含脂肪组织。因为间皮细胞容易脱落，所以手术标本除了凹陷部位以外通常见不到间皮细胞，炎症时有时增生。腹膜炎或者癌浸润时，浆膜下层呈纤维性增厚。

2　活检胃黏膜组织的观察

活检钳取的胃黏膜为直径 1～2mm 的小组织片，并且由于钳取时破碎或者挤压，未必一定能观察到胃黏膜全层。因此，要结合病理申请单上记载的临床事项，即钳取部位、病变的内镜下表现、大小、色调及有无合并的病变来进行观察。

在显微镜下观察时必须确认是幽门腺黏膜还是胃体腺黏膜，黏膜萎缩或肠上皮化生的程度，淋巴细胞及中性粒细胞的浸润程度，相当于糜烂的黏膜浅层变性脱落，提示溃疡的炎性渗出物和坏死组织或纤维化，尤其要注意有无异型细胞或癌细胞。

活检黏膜组织钳取到近黏膜肌层或者包含部分黏膜肌层时，容易做出幽门腺黏膜、胃体腺黏膜、肠上皮化生黏膜或幽门腺·胃体腺黏膜中混有肠上皮化生黏膜这种黏膜性质的诊断（图 2-38～图 2-41）。但是，对于从幽门腺黏膜钳取的组织和从贲门腺黏膜钳取的组织，如果不知道钳取的部位就无法进行鉴别。钳取的黏膜组织判断为正常范围内的情况是指小凹上皮、幽门腺或胃体腺密度没有减少，即非萎缩状态，黏膜固有组织内有轻度圆形炎症细胞聚集，但很难判断为"正常胃黏膜"。

B 肠上皮化生

化生（metaplasia）是指同一胚层来源的组织之间的形态转变。是组织对刺激的一种适应现象，是指组织偏离原有的分化方向转为其他分化方向。其原因为慢性刺激，如炎症、物理·化学刺激或者适应功能需求上的变化等。组织通过化生发生针对原因的适应性细胞形态学转变。在消化道上皮可见肠上皮化生和鳞状上皮化生。由于某种原因，有时胃的固有黏膜被肠上皮所取代。这种取代被称为肠上皮化生（intestinal metaplasia），被取代的上皮为肠上皮化生上皮（metaplastic epithelium of intestinal type），由该上皮构成的黏膜为肠上皮化生黏膜（metaplastic mucosa of intestinal）。

1 肠上皮化生黏膜的组织学表现

肠上皮化生黏膜根据形态学及酶学划分为两个类型，即小肠型和大肠型（安部，1968，1981），或者分为完全型和不完全型（松仓·河内，1978）。其形态学上的区分是依据腺体中潘氏细胞（Paneth cell）的有无。

肠上皮化生的趋势是，首先出现在小弯侧的幽门腺黏膜和贲门腺黏膜，逐渐波及胃体腺黏膜及幽门腺黏膜前后壁。肠上皮化生的扩展方式并不是连续地取代现有的腺上皮，而是在胃固有黏膜上以腺体为单位的方式形成灶状的肠上皮化生腺体，之后这些腺体融合扩大形成肠上皮化生黏膜面。在同一个胃内，肠上皮化生的分布不是均匀一致的，肠上皮化生的程度在小弯侧较大弯侧显著。

在组织学上，幽门腺腺体和胃体腺腺体是分为多个分支的多分支管状腺体，与之相对，肠上皮化生腺体为单管状腺体或二分支管状腺体。因此，幽门腺腺体或胃体腺腺体在向肠上皮化生腺体转变的过程中，幽门腺细胞、壁细胞·主细胞萎缩·消失的同时发生腺体结构的重建（中村等，1981）。

肠上皮化生上皮主要由吸收细胞（absorptive cell）和杯状细胞两种细胞组成。在由这些细胞构成的腺体底部有含有潘氏细胞和无潘氏细胞的腺体，前者称为小肠型或完全型，后者为大肠型或不完全型。但是，在大肠上皮中也可见潘氏细胞。吸收细胞管腔侧的游离面有纹状缘（brush border），PAS 染色在细胞表面形成红色线条（**图 2-42**）。杯状细胞的核上方胞浆内含有黏液，该黏液的 PAS 染色和阿辛蓝（alcian blue）染色呈强阳性（参考第 80 页**图 2-16**）。潘氏细胞局限在腺底部，胞浆内富含嗜酸性颗粒（参考第 80 页**图 2-18**）。

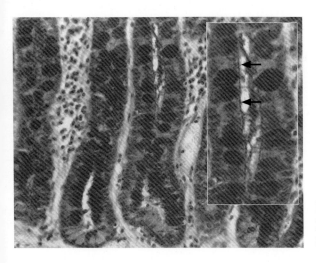

图 2-42 肠上皮化生上皮中可见纹状缘。在插入的放大图中可见在腺体表面有红色线条（箭头），为纹状缘

② F 线的定义和分型

　　为了解肠上皮化生的扩展方式，对切除的胃全部制成切片（参考第 81 页**图 2-19**），在显微镜下将无肠上皮化生的胃体腺黏膜边缘连接成线，将此线定义为 F 线（F boundary line）。观察 F 线在胃中的形状，实质上大致可将其分为两种类型（**图 2-43**）。一种类型是由 2 条 F 线组成，1 条位于伴或不伴肠上皮化生的幽门腺黏膜面与无肠上皮化生的胃体腺黏膜面的连接处，另外 1 条位于伴或不伴肠上皮化生的贲门腺黏膜与无肠上皮化生的胃体腺黏膜的连接处。这 2 条 F 线是分别环绕胃壁的单纯闭合曲线（**图 2-44**）。另外一种类型是由 1 条 F 线形成，位于无肠上皮化生的胃体腺黏膜面与伴肠上皮化生的黏膜连接处，这 1 条线在胃壁上是单纯闭合曲线（**图 2-44**）。

　　F 线的 2 种类型，如**表 2-1** 所示，本质上是不同的。无肠上皮化生的固有腺体黏膜构成的胃存在 2 条 F 线，因为这是胃原本的黏膜形态，因此称为普通型（ordinary pattern）。与此相对只有 1 条 F 线的类型，无肠上皮化生的胃体腺黏膜区域的范围较普通型狭窄，即缩小了，因而称为萎缩型（atrophic pattern）。萎缩型的无肠上皮化生胃体腺黏膜范围大小不一，大者可见 F 线夹着胃体小弯。小者则在胃体大弯侧形成小的闭合曲线，即无肠上皮化生的胃体腺黏膜以斑片状形式存在。根据该面积大小可以很容易将萎缩程度划分为轻度、中度和重度 3 个阶段。

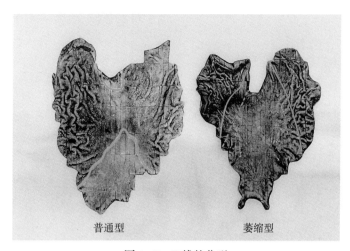

图 2-43　F 线的分型

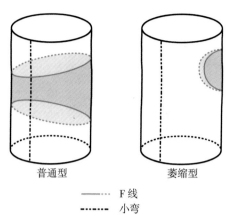

普通型　　　　　　　萎缩型

——·—— F 线
----- 小弯

图 2-44　将胃壁简化为一个圆筒面后，相对应的 F 线位相

表 2-1　F 线普通型和萎缩型的区别

F 线	普通型	萎缩型
数量	2 条	1 条
位置	环绕胃壁的单纯闭合曲线	在胃壁面上绘制的单纯闭合曲线

3　随年龄增长 F 线的移行

　　F 线并不是生来就固定不变的，而是随着年龄增长而发生改变。F 线在各年龄组中普通型和萎缩型的比值（普通型 / 萎缩型）如**图 2-45** 所示，随着年龄的增长比值越来越小，即随着年龄的增长，普通型的比率减少，萎缩型逐渐增加。从 F 线的定义来看，F 线的类型与肠上皮化生的程度相关。也就是说，肠上皮化生程度为无～轻度时 F 线为普通型，中度～重度时 F 线为萎缩型（表 2-2）。

　　中度～重度肠上皮化生的病例中 F 线为萎缩型病例的发生率随着年龄增长逐渐增高，其普通型 / 萎缩型比值越来越小。由此，随着年龄的增长 F 线的移行如**图 2-46**所示，得出的结论是"随着年龄增长，普通型向萎缩型转变，进而其萎缩程度由轻度萎缩型向重度萎缩型转变，而且这一系列伴随年龄增长的 F 线的变化是不可逆的"。所谓的不可逆，是指这种伴随年龄增长的普通型 / 萎缩型比值变化不是起伏不平的，而是呈持续变小。如果将这种变化用无肠上皮化生的胃体腺黏膜面范围的大小和相位来描述的话，普通型 F 线所界定的区域，最初为包绕胃壁的带状面。该带状面随着肠上皮化生的进展，持续发展变为在胃壁面上以大弯为对称轴的广泛的斑状面（**图 2-46**）。随着肠上皮化生的程度进一步进展，该斑状面逐步向胃体上部大弯侧缩小。

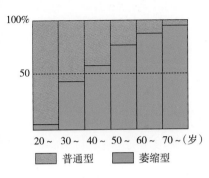

图 2-45 不同年龄段 F 线的分型比值

普通型 萎缩型

表 2-2　肠上皮化生程度与 F 线分型的关系

肠上皮化生程度	F 线分型		合计
	普通型	萎缩型	
无 ~ 轻度	175 (75.9)	75 (174.1)	250
中度 ~ 重度	57 (156.1)	457 (357.9)	514
合计	232	532	764

（ ）：理论预期值　　$x^2 = 276.2$

$x^2 (1, 0.01) = 6.635$

$P < 0.01$

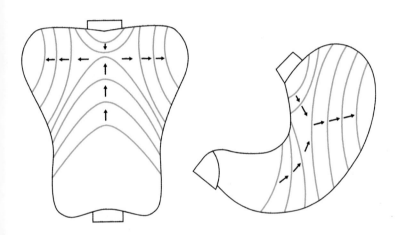

图 2-46　随着年龄增长 F 线的移行

让我们关注一下这种随着年龄增长 F 线的移行在性别上的特点。首先，从不同年龄段 F 线分型比值来看男女性别之差，如**图 2-47** 所示，当普通型 / 萎缩型比值为 1 时，男性为 30 ~ 40 岁，女性为 40 ~ 50 岁。同样，关于肠上皮化生的程度比值，如**图 2-48** 所示，与 F 线分型比值具有相同的趋势。由此可以看出，通常肠上皮化生的发生男性比女性约早 10 年，同年龄段比较肠上皮化生的程度男性比女性重。

4 从 F 线来看肠上皮化生的原因

关于肠上皮化生的原因有两种观点。一种观点认为正如所谓的化生性胃炎（metaplastic gastritis），本身就是慢性胃炎或者是慢性胃炎的转归。另外一种观点认为是一种

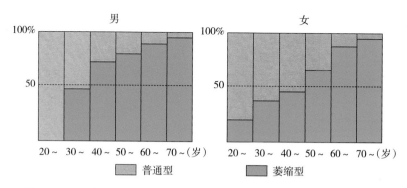

图2-47 不同性别·年龄段 F 线分型的比值

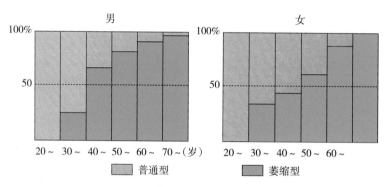

图2-48 不同性别·年龄段肠上皮化生程度的比值

年龄增长的适应现象，也就是脏器老化现象的一种。以往认为肠上皮化生是慢性胃炎的一种表现，但从这两种观点来看，F 线随年龄增长的移行，与肠上皮化生是慢性胃炎或其转归的观点相比，认为是对生活习惯的慢性持续性刺激和老化的适应现象更为合适。

即，肠上皮化生腺体早期出现在幽门腺黏膜的小弯侧和贲门腺黏膜区域，在胃体腺黏膜出现的概率很低。从化生的原因角度分析这种倾向，是因为胃小弯侧是食物频繁通过的区域，经常暴露于物理性·化学性刺激。针对这些刺激，黏膜固有层会发生圆形炎症细胞浸润。这种内环境属于胃的正常状态，不是病理状态，可以称为生理性胃炎状态。所谓病理状态，是指有自觉症状，日常生活存在不适的不愉快状态，如果置之不理的话，就会出现不利于维持生命的状态。如果肠上皮化生定义为病理性慢性胃炎或其转归的话，多数老年人理论上就应该是胃炎的反复发作了。为什么这么说呢？因为随着年龄增长肠上皮化生的程度越来越严重。但实际上多数人并没有自觉症状，而是安然无恙地度过每一天。

肠上皮化生黏膜未必都可见到明显的圆形炎症细胞浸润。此外，由于化生是"适应环境变化的组织学形态改变"，因此，如果是对引起肠上皮化生原因的持续性炎症刺激的适应，那么慢性胃溃疡边缘的上皮再生多应当属于肠上皮化生性上皮，但大部分却是由黏液细胞组成的小凹上皮的再生。

另外，肠上皮化生的发生率和程度随着年龄增长而增加，年龄与肠上皮化生呈正相关（**图2-48**）。从不同性别·年龄段观察肠上皮化生的发生及其程度的趋势，为男性比女性约提前10年发生肠上皮化生、同一年龄段男性比女性的程度重。结合这些现象，从女性比男性长寿的角度来看，肠上皮化生可能是老化现象的一种，也就是一种功能适应或环境适应。当然，80岁以上的老年人也有无胃体腺黏膜萎缩、F线为普通型的情况。像这样的老年人，一般全身脏器萎缩倾向微弱。也可认为其脏器·组织老化的倾向微弱。

综上所述，从化生的定义和人体的各种化生原因、胃的生理环境以及胃的肠上皮化生随年龄变化来看，与仅将肠上皮化生的原因归为慢性胃炎的观点相比，是对持续性慢性刺激的人体适应现象和老化的观点更切合实际。

黏膜固有层的圆形炎症细胞浸润虽然是组织学上的炎症表现，如果作为病理性胃炎的话，在炎症细胞浸润程度和范围，以及自觉症状的有无方面存在问题，即在胃炎的组织学定义上存在问题。有必要将胃炎分为生理性胃炎和病理性胃炎进行定义，并基于此进一步进行胃炎的组织学分型。通常将有肠上皮化生者诊断为化生性胃炎（metaplastic gastritis），而太田（邦夫）对伴肠上皮化生的胃黏膜使用肠上皮化生性胃病（metaplastic gastropathy）这一术语。

5 肠上皮化生黏膜的活检诊断

识别活检组织的肠上皮化生很容易。从活检组织切片观察肠上皮化生腺体数量，从仅有1个腺体到布满整个活检组织切片，多种多样。取自胃体部的活检组织为伴肠上皮化生的胃体腺黏膜时，可知F线的分型为萎缩型。肠上皮化生腺体需要与轻度异型的肠型异型上皮病灶（肠型腺瘤）相鉴别，肠上皮化生中无腺管大小不一，如果从有轻度异型的上皮到黏膜表面的上皮进行连续观察的话，可见逐渐向表面无异型的肠上皮化生上皮移行。

虽然很少见，但从肉眼上隆起型或凹陷型病变处钳取的组织中，细胞异型性轻，有杯状细胞及潘氏细胞，一眼看上去，似乎为肠上皮化生黏膜的分化型癌。对于这种情况在观察时要牢记肠上皮化生黏膜的腺管无大小不一、腺体分布也是规则的。也就是说，要关注其结构异型。所谓的结构异型就是指不规则形腺管、腺体间距的不规则性、腺管异常吻合、腺体密度异常增加或减少（**图2-49～图2-52**）。

有时在幽门腺或贲门腺黏膜组织的小凹上皮内可见杯状细胞。喜纳（1980）将之称为杯状细胞化生（goblet cell metaplasia）（**图2-53a，b**）。因此，不能因为上皮内出现杯状细胞就认为是肠上皮化生。判定为肠上皮化生，必须有不产生黏液而有纹状缘的吸收细胞构成的上皮，及介于上皮之间的杯状细胞（参考第89页的**图2-42**）。

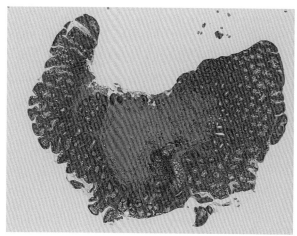

图 2-49 肠上皮化生黏膜的活检组织。可见腺管大小和分布规整有序

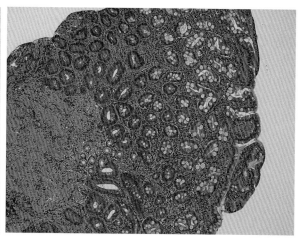

图 2-50 图 2-49 的放大。有杯状细胞的腺管无大小不一、腺体的分布规整

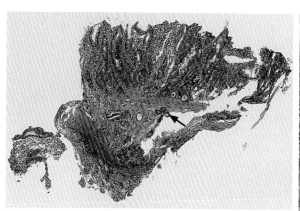

图 2-51 取自Ⅰ型癌的活检组织。黏膜下组织内有癌性腺体的浸润（箭头）。黏膜内腺体分布虽然不规整，但未见癌性的明显细胞异型

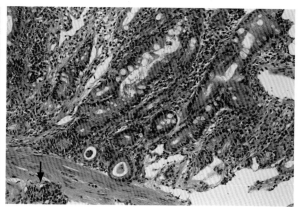

图 2-52 图 2-51 黏膜部位的放大。可见不规则形腺管和腺管大小不一的结构异型，但细胞异型为中度，如果仅根据细胞异型是不能诊断癌的。箭头处为黏膜下组织浸润

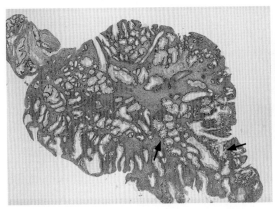

图 2-53a 杯状细胞化生的贲门腺黏膜组织。表面小凹上皮增生。部分腺上皮内夹杂有杯状细胞（箭头）

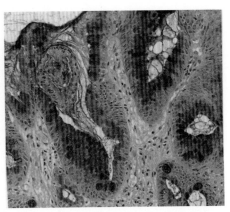

图 2-53b 小凹上皮的 PAS- 阿辛蓝（alcian blue）染色。小凹上皮的黏液 PAS 染色呈红色。上皮之间蓝染的细胞为杯状细胞

C 胃溃疡

　　胃溃疡是胃壁部分缺损病变的总称，其缺损组织从黏膜下组织到浆膜多种多样。多数为单发，5% ~ 20% 为多发。此外，从组织学的炎症表现分为急性溃疡和慢性溃疡。在病理组织学检索中出现的溃疡多为单发的慢性溃疡，也称为消化性溃疡（peptic ulcer）。如**表 2-3** 所示，急性溃疡和消化性溃疡在临床病理学上有很多不同。

　　急性溃疡（acute ulceration）在临床上包含在急性胃黏膜病变（acute gastric mucosal lesion，AGML）的概念中。因细菌感染、机械性损伤、药物刺激或食物过敏而急速发生的溃疡，精神压力也是诱因之一。发生后可迅速治愈，组织缺损多局限在黏膜下组织，胃壁纤维化·瘢痕的程度轻（**图 2-54**，**图 2-55**）。脑肿瘤或出血伴发的胃溃疡（Cushing's unlcer）、大面积烧伤合并的胃十二指肠溃疡（Curling's ulcer）都属于急性溃疡。

　　多数胃溃疡是慢性溃疡或消化性溃疡。各种原因、诱因为导火索，使胃壁在胃液的作用下被消化而形成溃疡。消化性溃疡很难愈合，可迁延数月以上或多年，或者反复再燃（五の井等，1978）。病程长，因反复再发、再燃导致胃壁高度纤维化，多伴有胃变形（**图 2-56**）。好发年龄段在 40 ~ 60 岁，好发部位在胃角、胃窦小弯侧及 F 线（腺体分界）幽门侧黏膜的前后壁（**图 2-57**）。约 90% 的胃溃疡患者有幽门螺杆菌（*H. pylori*）感染，由此推测幽门螺杆菌性胃炎（helicobacter gastritis）是溃疡的诱因。

表 2-3　急性胃溃疡和消化性胃溃疡的比较

	急性胃溃疡	消化性胃溃疡
病因	机械性损伤，药物刺激，细菌感染，压力等	消化性
症状	急性剧痛，呕血	进食后或空腹时的钝痛
好发部位	好发于胃体部，而对吻性溃疡发生在胃幽门窦部的前后壁	幽门窦小弯侧，尤其是 F 线的幽门侧（胃角部）
溃疡形态		
数量	一般为多发	单发
大小	多样	2cm 以下
形态	不规则形，地图样	圆形及椭圆形
深度	浅，一般为 Ul-Ⅱ	各种（Ul-Ⅱ，Ul-Ⅲ，Ul-Ⅳ）
经过	去除病因后治愈	呈慢性经过。有大出血，穿孔性腹膜炎风险。易复发

1 胃溃疡病理

　　单发性消化性胃溃疡通常为直径 1～2cm 的圆形或椭圆形，与周边界线清楚的组织缺损。组织缺损处黏膜脱落的部分称为溃疡底，黏膜缺损的边缘称为溃疡边缘。溃疡边缘的组织缺损横向延伸，黏膜似乎要将缺损处覆盖的溃疡，统称为穿掘性溃疡（**图 2-58**）。组织学上，黏膜或固有肌层因变性坏死而出现缺损，溃疡底从表面向深层依次为炎性渗出层（fibrinopurulent exudate）、纤维素样坏死层（fibrinoid necrosis）、肉芽组织层（granulation tissue）、瘢痕层（scar or fibrosis）（**图 2-59**）。炎性渗出层主要由纤维素和中性粒细胞为主的炎症细胞组成，坏死层由黏膜及渗出物的凝固性坏死物质组成，肉芽组织层由幼稚的血管结缔组织和淋巴细胞或巨噬细胞等炎症细胞组成，瘢痕层由成熟的胶原纤维组成。

　　村上（1959）根据胃溃疡的组织缺损深度将溃疡分成 4 型。这种分型与溃疡的愈合状态之间一一对应，具有临床意义（**图 2-60**）。即，溃疡底限于黏膜固有层者为 Ul-Ⅰ溃疡，深达黏膜下层为 Ul-Ⅱ溃疡，组织缺损达到固有肌层浅层、固有肌层和黏膜肌层在溃疡边缘融合者为 Ul-Ⅲ溃疡，以及固有肌层断裂、呈"八"字形向上吊起的固有肌层断端与黏膜肌层融合者为 Ul-Ⅳ溃疡（**图 2-61**）。Ul-Ⅰ溃疡相当于糜烂（**图 2-55**）。Ul-Ⅳ溃疡的固有肌层断裂消失，被瘢痕组织取代（**图 2-62**）。

　　除了 Ul-Ⅰ型，即糜烂以外，随着溃疡的愈合残留有多种组织学特征的瘢痕愈合形态。即，Ul-Ⅱs 中有黏膜下组织的小纤维化灶，Ul-Ⅲs 中可见黏膜下组织纤维化灶中有黏膜肌层与固有肌层的融合，Ul-Ⅳs 中可见表面被再生黏膜覆盖的纤维化灶中有固有肌层的"八"字形断裂形态（**图 2-62**）。针对溃疡的愈合状态，分别在溃疡深度的符号后

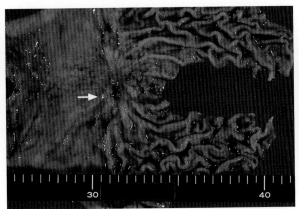

图 2-54 急性溃疡的肉眼图。在胃角部小弯侧可见边界不清的浅溃疡（箭头）

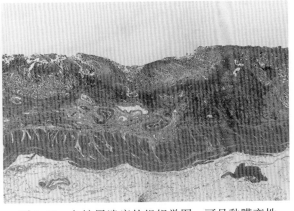

图 2-55 急性胃溃疡的组织学图。可见黏膜变性坏死和黏膜下层出血。肉芽或纤维组织轻度增生，提示在时间上较短。组织的坏死和缺损，及炎症反应限于黏膜固有层内，未波及黏膜下层（Ul-I 溃疡）

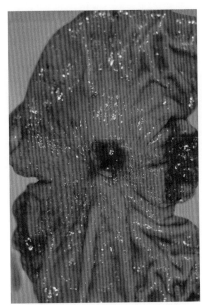

图 2-56 慢性胃溃疡的肉眼图。胃窦部 2cm×3cm 大小的开放性溃疡。在窦部因溃疡纤维化灶的收缩引起小弯短缩

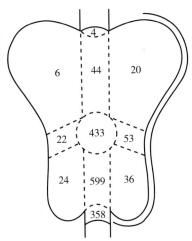

图 2-57 胃内不同部位的溃疡发生概率（太田）。多数胃溃疡发生在胃角和胃窦的小弯线上

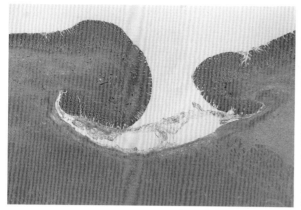

图 2-58 胃溃疡的低倍放大组织学图。黏膜固有层和黏膜下层的深缺失，溃疡底为固有肌层（Ul-Ⅲ）。似乎要被残存的周边黏膜所覆盖（穿掘性溃疡）

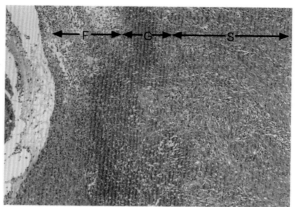

图 2-59 胃溃疡的高倍放大组织学图。溃疡底从浅向深层依次由炎性渗出层、纤维素样坏死层（F）、肉芽组织层（G）及瘢痕层（S）构成

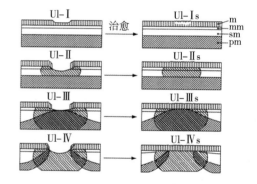

图 2-60 胃溃疡深度分型（村上）。为了便于理解，根据其深度进行胃溃疡分型。将组织缺损仅在黏膜固有层内、达黏膜下层、达固有肌层，进一步达浆膜的情况分别记载为 Ul-Ⅰ，Ul-Ⅱ，Ul-Ⅲ，Ul-Ⅳ。另外，根据各自的深度，将愈合后表面被覆再生黏膜的溃疡瘢痕分别记载为 Ul-Ⅰs，Ul-Ⅱs，Ul-Ⅲs，Ul-Ⅳs

加 s（瘢痕 scar）表示。

一直以来认为 Ul-Ⅱ溃疡是容易瘢痕愈合的（五の井，1978，1982），而 Ul-Ⅳ或 Ul-Ⅲ溃疡通常难以治愈（村上等，1959）。治疗方法在进步的现今依然如此。也就是说，因早期胃癌等进行胃切除的全切组织学检查中，很少见到 Ul-Ⅳs 或 Ul-Ⅲs 溃疡，而更多的是 Ul-Ⅱs 溃疡。不能抛开溃疡的深度来谈论溃疡的疗效。

在溃疡的进程中，溃疡边缘上皮因变性或再生机制，常常出现排列紊乱，细胞大小不一、核增大，或胞浆深染，呈肿瘤细胞样的异型性表现。这种改变被称为再生性异型/非典型（regenerative atypia），容易与癌混淆，在活检诊断时要特别注意。

在溃疡底的坏死层或渗出层中常见到白色念珠菌（candida albicans）或细菌菌团，这些不是致病菌而是继发感染（**图 2-63**）。在溃疡底的肉芽组织或者是瘢痕组织中可见闭塞或狭窄的粗血管闭塞性动脉内膜炎（endoarteritis obliterans），有时裸露于溃疡底，

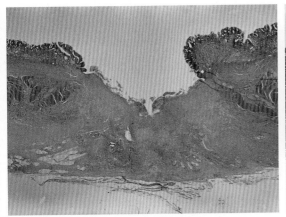

图 2-61 八字形溃疡。固有肌层被切断呈"八"字形。红染的为固有肌层，蓝染的为纤维组织（Masson trichrome 染色）

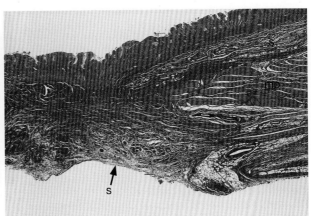

图 2-62 U1-Ⅳs 深溃疡的特殊染色图像。通过平滑肌或上皮细胞红染，纤维组织蓝染的 Masson trichrome 染色，可清楚地观察到固有肌层（mp）断裂和纤维化（s）的程度或范围。mp: muscularis propria；s: scar

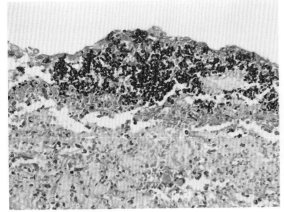

图 2-63 溃疡底的白色念珠菌。在溃疡底的坏死组织或炎性渗出物中可见白色念珠菌孢子

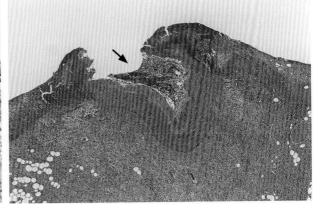

图 2-64 溃疡底部破裂动脉的组织学图。溃疡底露出的破裂动脉（箭头），是大量呕血的原因

是导致大出血的原因（**图 2-64**）。尽管是浅小溃疡但引发大出血者被称为 Dieulafoy 溃疡（**图 2-65 ~ 图 2-67**）。溃疡底的瘢痕层形成不良时常发生穿孔，并发化脓性腹膜炎。在幽门环附近胃窦部的溃疡因愈合时瘢痕过度形成可发生幽门狭窄。这些都是胃溃疡的重要并发症，需要外科手术。

横跨胃小弯累及前后壁的细长溃疡称为线性溃疡（linear ulcer），此外发生在前后壁相对应位置上的溃疡称为对吻性溃疡（kissing ulcer）。对吻性溃疡常见于急性溃疡（高木等，1969）。

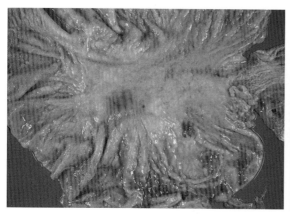

图 2-65　Dieulafoy 溃疡的肉眼图。死亡前 2 天开始因大出血，紧急送至医院。行急诊上消化道内镜检查见胃出血，尝试止血治疗未成功而死亡。尸检见胃体后壁伴出血的小糜烂样病变

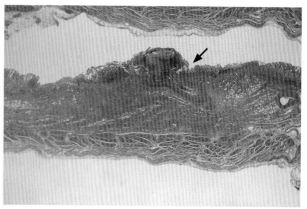

图 2-66　Dieulafoy 溃疡的组织学图。可见从黏膜下层贯穿至黏膜浅层的粗动脉有破裂（箭头）。周围黏膜保留完整，基本上无溃疡所致的可能

2 胃溃疡的愈合

随着时间的推移进入愈合阶段，炎性渗出层和坏死层消失，肉芽组织、血管成分及炎症细胞减少，溃疡底主要由瘢痕组织构成。与此同时，再生上皮从溃疡边缘向溃疡底表面延伸，最终溃疡底被再生上皮完全覆盖。如果溃疡底仍残留有坏死组织或炎性渗出层，则呈持续性活动性炎症状态，称为开放性溃疡（open ulcer）。完全被再生上皮覆盖者称为愈合性溃疡（healing ulcer）。此外，随着时间推移达到完全愈合的状态称为瘢痕性溃疡（scarred ulcer）或溃疡瘢痕（ulcer scar）（**图 2-68**）。瘢痕性溃疡根据原溃疡的深度，记录为 Ul-Ⅰs、Ul-Ⅱs、Ul-Ⅲs 和 Ul-Ⅳs（参考第 98 页的**图 2-60**）。溃疡瘢痕表面的再生黏膜可见小凹，同时也有再生的幽门腺。此外，溃疡瘢痕也常被肠上皮化生上皮所覆盖。

不同深度胃溃疡的愈合倾向如**表 2-4** 所示，Ul-Ⅳ溃疡的愈合率低，Ul-Ⅱ溃疡的愈合率非常高（村上等，1959）。

3 胃溃疡的发生机制

推测胃溃疡的发生最终是因胃液的消化作用所致，但其发生机制尚不明确。认为大致上是在感染性疾病或机械性损伤、药物或过敏等外来的攻击因子（offensive factor）超出胃黏膜的防御因子（defensive mechanism）之时，产生黏膜损伤，在胃液的

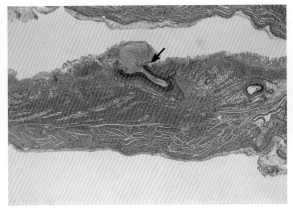 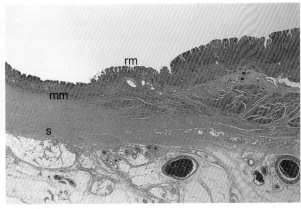

图 2-67 Dieulafoy 溃疡的组织学图。经 Elastica van Gieson 染色，清晰可见从黏膜下贯穿至黏膜浅层的动脉有破裂（箭头）

图 2-68 溃疡瘢痕（Ul-Ⅳs）的组织学图。固有肌层断裂消失，黏膜下层至浆膜有瘢痕组织增生。瘢痕组织（s）表面由再生黏膜（rm）覆盖。推测黏膜肌层（mm）也有再生。mm:muscularis mucosae；rm:regenerated mucosa；s:scar

表 2-4 胃溃疡根据组织缺损深度的分型和愈合率

	溃疡期	瘢痕期
Ⅰ型（Ul-Ⅰ）	——	——
Ⅱ型（Ul-Ⅱ）	7（14%）	40（86%）
Ⅲ型（Ul-Ⅲ）	25（16%）	132（84%）
Ⅳ型（Ul-Ⅳ）	153（68%）	72（32%）

（村上忠重，松井 勉，小出 仁，等．胃溃疡的手术适应证。从病理学角度出发，最新医学 14:107-111，1959.）

消化作用下形成深溃疡。众所周知，精神压力或中枢系统疾病也可作为诱因，或因大面积烧伤或过敏而形成溃疡。有人提出的血管闭塞或痉挛导致的循环障碍可能并不是直接病因。此外，近年来 *H.pylori* 感染形成的溃疡受到了人们的关注（**表 2-5**）。

4 胃溃疡的活检诊断

　　胃溃疡的活检常常是为了排除癌。在活检组织中根据观察到的溃疡组织学特征，即炎性渗出物、坏死组织、肉芽组织或纤维组织及溃疡边缘的串状再生黏膜便可诊断为溃疡（**图 2-69～图 2-71**）。尽管临床上诊断为胃溃疡，但有很多时候组织标本仅观察到炎症性改变，而没有溃疡的组织学特征性表现。这是因为没有钳取到溃疡底或溃疡边缘的黏膜组织。此外，在溃疡瘢痕处钳取的组织可见黏膜固有层内的纤维化。

表 2-5　胃溃疡的致病因子

急性胃溃疡	精神压力
	机械损伤
	药物
	胃炎（*H.pylori*）
	变态反应
	脑部疾病（脑肿瘤、脑出血）Cushing's ulcer（1930）
	大面积烧伤 Curling`s ulcer（1930）
慢性胃溃疡	胃酸过度分泌（副交感神经兴奋）（Gunsburg，1023）
	循环障碍（胃壁内动脉硬化、栓塞）（Virchow，Hauser，1860）
	血管挛缩学说（交感神经兴奋）（Rossle，Berkmann，Cushing，Rokitansky）
	病原微生物（念珠菌、*H.pylori*）
促进因子	部位（胃角，胃窦小弯）
	腺边界部（大井的双重规制学说）

在溃疡边缘，常因变性或再生而发生腺管变形或上皮细胞核增大和深染，这种情况为再生性异型，通常细胞异型程度低，很容易与癌细胞鉴别。但也有与癌细胞鉴别困难的情况，因此被诊断为癌的情况并不少见。对于考虑为再生性异型，但无法完全排除癌的病例，记录为"Group Ⅱ or Ⅳ"，建议一段时间后复查是很重要的（**图 2-72，图 2-73**）。所谓的"Group Ⅱ or Ⅳ"为不同于一般的表现，因为 Group Ⅲ 一般用于表示良性腺瘤性疾病，Group Ⅳ 用于表示良恶交界性病变的重度异型的腺瘤或异型程度轻的癌（低异型度癌）。

在溃疡的活检诊断时必须注意的是，尽管是胃癌，但有未钳取到癌细胞的情况。癌组织易发生溃疡性变化，而溃疡又可导致癌组织的部分消失。在这种部位钳取活检组织的话，尽管是癌病灶但是见不到癌细胞。因此，当内镜下提示恶性病变时，不要仅通过一次活检就断定为良性溃疡，建议复查很重要。

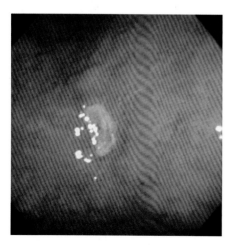

图 2-69　胃溃疡的内镜图。胃体下部小弯的开放性溃疡。椭圆形深溃疡，溃疡底附白苔

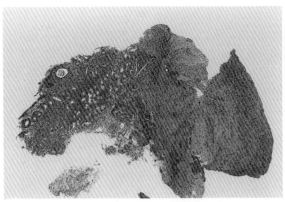

图 2-70 取自胃溃疡边缘的活检组织。照片的左半部分为胃黏膜，右半部分为可见溃疡底的坏死组织和肉芽组织

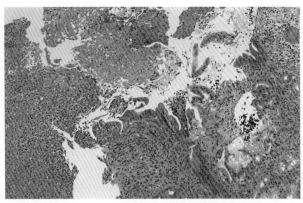

图 2-71 胃溃疡的放大图。在溃疡底的坏死组织和纤维组织之间，残留有少量小凹上皮和幽门腺

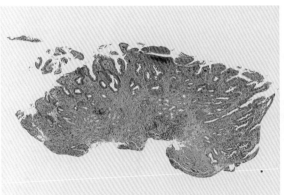

图 2-72 取自溃疡边缘部的黏膜组织。可见黏膜固有组织内中度炎症细胞浸润。由立方形细胞构成的腺体排列较均匀，腺体密度不大

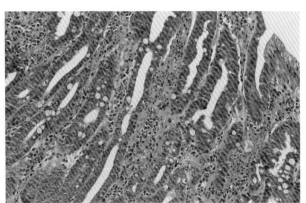

图 2-73 图 2-72 的放大。腺上皮细胞为立方形，N/C比略增大，轻度大小不一。为 Group Ⅱ

D 胃的上皮性隆起型病变
增生性息肉，腺瘤，癌及异型上皮病灶

　　从黏膜面观察，通常将肉眼可见的局限性隆起称为息肉（polyp）。而且，息肉的肉眼形态与其组织成分无关，根据蒂的有无分为带蒂息肉（pedunculated polyp）和无蒂息

肉（sessile polyp）。发生在胃肠的息肉在组织学上分为上皮性和非上皮性两种，大部分为上皮性息肉，非上皮性息肉少见（**表 2-6**）。因此，通常胃或肠息肉多指上皮性息肉。

关于胃的上皮性息肉，按照肿瘤病理学总论的肿瘤分型，根据增生的息肉上皮异型程度，在组织学上分 3 型：①增生性（再生性）［hyperplastic（regenerative）］，②腺瘤性（腺瘤）［adenomatous（adenoma）］，③癌（carcinoma）。而息肉中腺瘤性息肉发生癌变的概率较高。

1964 年，高木等在纤维镜直视下活检进行胃病变的活检组织学诊断，从小的隆起性病变部位钳取米粒大小的活检组织。其中存在与分化型腺癌鉴别困难的异型上皮构成的活检组织，自此这种异型上皮的活检组织学诊断出现很大问题。为什么呢？现在胃的活检组织学诊断为常规检查，其中诊断微小胃癌的也并不少见，但在 1960 年以前，所谓的胃癌大部分都是进展期胃癌，黏膜内癌罕见，在组织学上根据黏膜下层及以下的组织有浸润而容易做出癌的诊断，不用考虑异型程度。因此，针对腺瘤与分化型腺癌的上皮异型程度的鉴别，仅仅表现为"细胞异型重，所以是癌"。所以异型性作为一个抽象的概念而脍炙人口。

上皮内有异型性的非恶性局限性上皮性隆起性病变，从实际情况来看这种病灶属于上皮的增生，为上皮具有轻度~中度异型的良性病变，现在归为腺瘤。

如上所述，在肿瘤病理学总论中，根据其异型性将胃的上皮性局限性隆起性病变分为 3 型，而胃活检的开展不是根据浸润情况来诊断，因此异型度的诊断也再次成为关注点。于是，根据异型度诊断上皮增生、腺瘤、腺癌的诊断标准逐渐明确起来，关于其短暂历史将在其他篇章中进行介绍（参考第 122 页）。

1 上皮性息肉的组织学分型

由于肿瘤病理组织学的大前提是"肿瘤或多或少模仿其来源脏器·组织的结构及功能"，因此，息肉在组织学上也与胃固有黏膜上皮及肠上皮化生上皮有所类似。在肿瘤病理学总论中，局限性上皮增生性病变根据上皮的异型度分为 3 型，即增生（hyperplasia）和肿瘤（neoplasia）两大类，肿瘤又进一步分为良性的腺瘤（adenoma）和恶性的癌（carcinoma）。

对于胃的局限性上皮性隆起型病变，以肿瘤病理学大前提和肿瘤定义两个方面作为前提，即结合上皮相似性（胃固有黏膜上皮，肠上皮化生黏膜上皮）和根据异型度定义的病变性质（增生、腺瘤、癌），在组织学上分为 6 类（**表 2-7**）。即，因为胃黏膜本质上可分为胃固有黏膜和胃肠上皮化生黏膜，所以局限性上皮性隆起型病变从上皮的性质角度分为胃固有上皮和肠上皮化生上皮 2 个系列（中村，1972）。

每个系列，又根据上皮的异型度将隆起型病变分为增生、腺瘤和癌 3 型（**图 2-74**）。而每个病变又有不同的异型度（轻度、中度、重度），在腺瘤中分为轻度异型腺瘤（adeno-

表 2-6　不同胃息肉组织成分的分型

上皮性：	异型上皮灶，Ⅱa-subtype
增生性息肉	
腺瘤性息肉，腺瘤	
Ⅰ型癌，Ⅱa 型癌	
异位胰腺（heterotopic pancreas）	
非上皮性：	
平滑肌瘤·肉瘤	GIST（gastrointestinal stromal tumor）
神经鞘瘤·恶性神经鞘瘤	
炎性纤维性息肉（inflammatory fibroid polyp）	

ma with mild atypia)、中度异型腺瘤（adenoma with moderate atypia）以及重度异型腺瘤（adenoma with severe atypia)。在癌中用分化程度取代异型度，分为高分化型（well differentiated）、中分化型（moderately differentiated）和低分化型（poorly differentiated）（表 2-7，图 2-74）。

　　在胃固有上皮系列的隆起型病变中，形成腺管的上皮细胞主要为类似于小凹上皮的黏液细胞，另可见幽门腺细胞样细胞。极少数情况下也有壁细胞的存在。另外，在肠上皮化生系列的隆起型病变中，构成腺管的细胞主要为类似于具有纹状缘的吸收细胞，在这些细胞中混有杯状细胞及潘氏细胞（表 2-7）。

2　局限性上皮性隆起型病变的组织学表现与概率

a. 增生性息肉

　　增生性息肉（hyperplastic polyp）多是因胃固有黏膜上皮系列的小凹上皮增生所致（图 2-75，图 2-76），在肠上皮化生黏膜上皮系列中少见（图 2-77）。小凹上皮性增生性息肉的上皮内有时夹杂有杯状细胞，这并不意味着是肠上皮化生上皮系列，而是小凹上皮的杯状细胞化生（喜纳）所致（图 2-78）。小凹上皮性增生性息肉（hyperplastic polyp of foveolar epithelium type）是在糜烂修复过程中形成的，从米粒~小豆大小的小凹上皮性增生，到 1~2cm 大小的伴幽门腺增生的无蒂型·有蒂型息肉，在隆起性病变中发生率最高。在糜烂修复过程中，中心部伴小糜烂的小凹上皮增生形成大小为 5~10mm 的无蒂型隆起，通常被称为"章鱼吸盘"。在胃窦幽门前区或 F 线的幽门腺黏膜侧多发（图 2-79，图 2-80）。

　　可见大小在 2cm 左右或以上具有轻度异型的小凹上皮型增生性息肉，它们是增生性的还是腺瘤性的是个问题。增生定义为"在组织修复过程中一过性过度增生的组织"。从

表 2-7　异型度与异型上皮性病变的分型和名称

异型程度	胃固有黏膜上皮系列 （小凹上皮型）	肠上皮化生黏膜上皮系列 （肠上皮化生上皮型）
轻度	增生性息肉，小凹上皮型	增生性息肉，肠上皮化生上皮型
中度	腺瘤（异型上皮灶），小凹上皮型	腺瘤（异型上皮巢），肠上皮化生上皮型
重度	未分化型癌	分化型癌
类似的正常 细胞	小凹上皮的黏液细胞	吸收细胞，杯状细胞
	幽门腺细胞	潘氏细胞

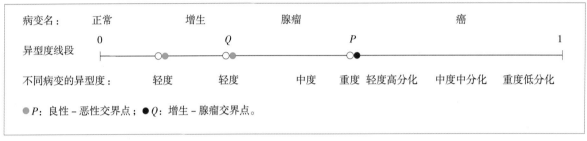

图 2-74　根据异型度的增生、腺瘤和癌的分型及异型度表现

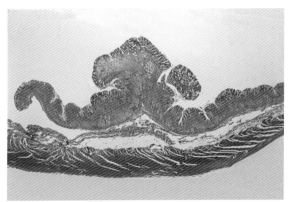

图 2-75　8mm 大小的小凹上皮性增生性息肉

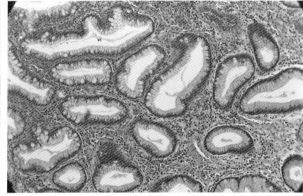

图 2-76　图 2-75 的放大。腺上皮由柱状细胞组成，HE 染色胞浆透亮。是小凹上皮的增生。腺管的大小和分布规整

这个定义来看，小的增生性息肉应当逐渐消失，约 2cm 大小的增生性息肉如果是因组织修复而形成的则理应消失。但我们认为，具有轻度异型的 2cm 大小的息肉不会消失。即对于约 2cm 大小的轻度异型的息肉，有时很难判断是增生性的还是腺瘤性的（**图 2-81**，**图 2-82**）。

增生性和腺瘤性是根据上皮的异型度来进行判断的，但有时根据异型度也很难区

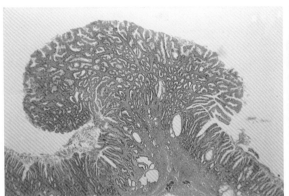

图 2-77 肠上皮化生性增生性息肉。腺体分布规整。腺上皮中有较多的杯状细胞

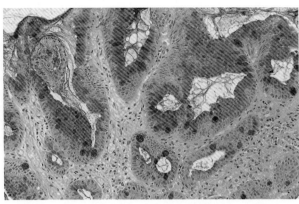

图 2-78 增生性小凹上皮中的杯状细胞化生。小凹上皮的胞浆黏液 alcian blue·PAS 染色呈红色，而杯状细胞的黏液呈紫色

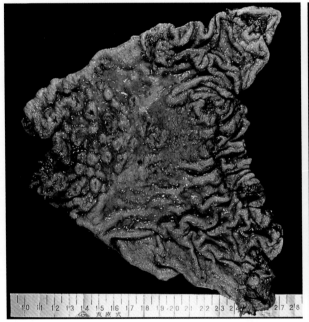

图 2-79 胃窦部多发的伴有糜烂的增生性息肉，通常被称为"章鱼吸盘糜烂"

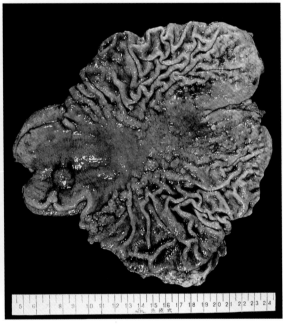

图 2-80 在沿 F 线的幽门腺黏膜侧，多发伴有糜烂的增生性息肉

分，此时用病变大小来进行简单·姑息性地判断也是可考虑的方法之一。即将大小约 2cm 的轻度异型的增生性息肉归为轻度异型的小凹上皮型腺瘤。为什么呢？因为增生的定义为"组织修复过程中的一过性过度增生"，这种过度增生是有限度的。而且，小凹上皮性息肉在组织学上为再生性或增生性时，腺管分布通常稀疏。而为腺瘤性时，腺管分布略微密集。是糜烂修复形成的再生性或增生性小凹上皮性息肉，还是轻度异型的小

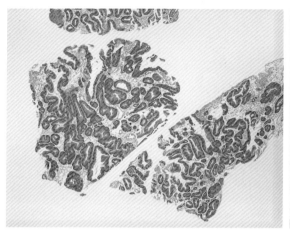
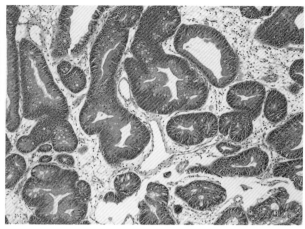

图 2-81　由轻度异型增生的小凹上皮构成的息肉　　图 2-82　图 2-81 的放大。是呈轻度异型的增生还是
　　　　　　　　　　　　　　　　　　　　　　　腺瘤鉴别困难。为所谓的增生 – 腺瘤交界性息肉

凹上皮性腺瘤的鉴别，存在着对增生 – 腺瘤交界性病变的组织学形态的认识问题（参考第 106 页**图 2-74** 的 Q 点旁的异型度）。但是，这种交界性病变极少发生癌变，因此并没有实际意义。另外，为了进行腺瘤癌变率的推测，有必要制定腺瘤 – 癌交界的异型度定义，而针对增生 – 腺瘤交界的异型度定义也有必要预先制定，但目前还没有相关定义。

b. 腺瘤

从不同系列的腺瘤（adenoma）发生率来看，与胃固有黏膜上皮系列的小凹上皮型腺瘤（adenoma of foveolar epithelium type）相比，肠上皮化生黏膜系列的肠型腺瘤（adenoma of intestinal type）的发生率更高（**表 2-8**）。真正的问题在于肠型腺瘤需要与分化型癌中的高分化型管状腺癌（well differentiated tubular adenocarcinoma）之间的鉴别（参考第 106 页**表 2-7**），尤其是活检组织学诊断（参考第 106 页）。

1）肠型腺瘤

这种肠型腺瘤或与其相似的病变，如**表 2-9** 所示曾有很多称呼。从对典型的肠型腺瘤即狭义的"异型上皮病灶 / 非典型上皮病变（atypical epithelium lesion）"的形态描述来看，大部分位于胃窦幽门前区，肉眼上大小在 2cm 以内，高于黏膜表面 1 ~ 3mm，为表面、边缘光滑的圆形 ~ 椭圆形扁平隆起（无蒂型息肉）（**图 2-83**，**表 2-10 ~ 表 2-12**）。在组织学上，隆起浅层的 1/2 为异型上皮，深层 1/2 为固有的幽门腺，由此构成双层结构，其下层的固有腺管或异型上皮腺管部分呈囊性扩张（**图 2-84**，**图 2-85**）。异型上皮在 HE 染色时可见深染的柱状细胞形成较大的腺体，核呈短梭形排列在基底侧。腺体分布均匀规整，无腺管大小不一，即使存在也仅为轻度不同（**图 2-86**）。尽管这种病变是胃癌切除胃的伴随病变，但在软式内镜出现前并没有受到关注。1964 年以后开展了直视下内镜活检，随着微小的分化型癌的发现逐渐增

表 2-8　不同上皮系列中局限性隆起型病变的相对发生率

病变的名称	局限性上皮性病变	
	胃固有黏膜上皮系列 （小凹上皮型）	肠上皮化生黏膜上皮系列 （肠上皮化生上皮型）
增生性息肉	多	少
腺瘤（异型上皮灶）	少	多
癌	少	多

表 2-9　胃的异型上皮增生性病变的名称

发表年份	作者	名称
1962	松本	平板样隆起
1962	中村（卓）	Ⅲ型息肉
1965	长与	异型增殖
1965	中村（恭），菅野，高木，熊仓	异型上皮巢
1966	山田，福富	Ⅲ型
1968	佐野	扁平息肉
1972	望月，福地	Ⅱa–subtype

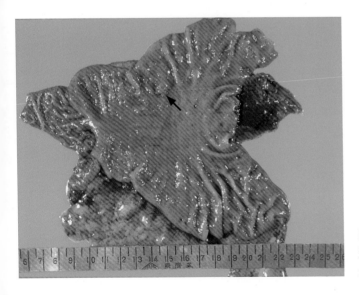

图 2-83　位于胃窦前壁的 18mm 大小的椭圆形扁平隆起（箭头）。隆起的表面及边缘光滑

加，对于从异型上皮病灶钳取的活检组织进行病理组织学诊断也同时具有了一席之位。当时将这种病变按照良恶交界性病变来处理（参考第 178 页）。

关于这种肠型异型上皮病灶或肠型腺瘤的组织学发生，中村（恭）等（1965，1966，1969）从如下表现报道了肠型异型上皮病灶（肠型腺瘤）的组织学发生："肠型异型上皮病灶是在肠上皮化生黏膜或幽门腺黏膜的肠上皮化生过程中发生的"。这

表 2-10 Ⅱa 型分化型癌和肠型异型上皮灶（肠型腺瘤）的比较：Ⅰ. 大小

病变	最大直径（cm）			合计
	~ 1.0	1.1 ~ 2.0	2.1 ~ 4.0	
黏膜内癌，分化型	127（51%）	99（76%）	141（95%）	367
管状腺瘤，肠型	124（49%）	31（24%）	8（5%）	163
合计	251（100%）	130（100%）	149（100%）	530

表 2-11 Ⅱa 型分化型癌和肠型异型上皮灶（肠型腺瘤）的比较：Ⅱ. 隆起表面的形态

病变	表面形态		合计
	结节状	光滑	
黏膜内癌，分化型	116（72%）	13（17%）	129
管状腺瘤，肠型	46（28%）	62（83%）	108
合计	162（100%）	75（100%）	237

表 2-12 Ⅱa 型分化型癌和肠型异型上皮灶（肠型腺瘤）的比较：Ⅲ. 隆起边缘的形态

病变	边缘形态		合计
	不规则	光滑	
黏膜内癌，分化型管	95（73%）	34（32%）	129
状腺瘤，肠型	36（27%）	72（68%）	108
合计	131（100%）	106（100%）	237

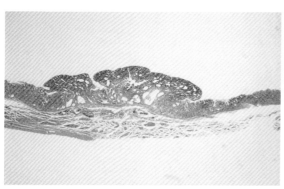

图 2-84 图 2-83 的切面（HE 染色）。浅层 1/2 为异型上皮，深部主要为固有的幽门腺。隆起的深部 1/2 可见散在的扩张性腺管

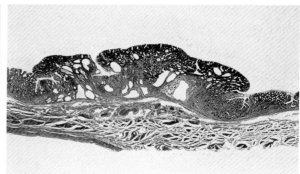

图 2-85 图 2-83 的切面（masson trichrome 染色）

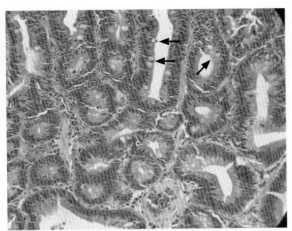

图 2-86 图 2-84 异型上皮腺体的放大。HE 染色深染的较大型的腺体分布比较均匀，腺管无大小不一。腺体由柱状上皮构成，核呈短梭形排列在细胞基底侧，无排列紊乱，轻度大小不一。是中度异型的肠型腺瘤。可见杯状细胞（箭头）

表 2-13 直径 5mm 以下的微小异型上皮灶的邻近黏膜形态

邻近黏膜的肠上皮化生程度	微小异型上皮灶的数量
重度（肠上皮化生黏膜）	15
中度	2
轻度	13
合计	30

（癌研病理，1969）

是从如下 3 个表现得出的结论。即，①观察 5mm 以下的微小异型上皮病灶的邻近黏膜，如**表 2-13** 所示，肠上皮化生黏膜和幽门腺黏膜均约占 1/2。②含有最大直径 6mm 以上异型上皮病灶的切除胃中大部分肠上皮化生程度都非常重，另外③异型上皮在光学·电子显微镜下类似于肠上皮化生上皮的吸收细胞（**图 2-86**，**图 2-87**），而且异型上皮内夹杂着杯状细胞·Paneth 细胞。

关于肠型腺瘤的癌变，可以对腺瘤癌变病例的组织学表现进行如下定义。即，腺瘤癌变的组织学标准是"异型上皮病灶内存在微小癌，微小癌与异型上皮的异型程度具有明显差异，癌和腺瘤的界线清楚"（**图 2-88 ~ 图 2-92**）。在这个定义中"界线清楚"的表现是非常重要的。因为如果边界不清而呈异型程度逐渐转变时，就很难区分整体上为分化良好的癌，还是良性异型上皮病灶的一部分因炎症导致变性使部分上皮异型度被修饰的病变。

从微小癌的发生背景病变来看，腺瘤的癌变率为 1.4%（2 例）（参考第 134 页），另外，除良恶性交界性异型上皮以外的 170 例肠型腺瘤中合并癌的病例数为 7 例（4%），大小都在 2cm 以上。福地等（1975）报道的Ⅱa-subtype 43 例中内镜下未见 1 例癌变病例。另外，菅野（1980）、高木等（1980）报道了行活检的肠型腺瘤内镜下随诊观察的情况，大部分肠型腺瘤达 2cm 后就停止了生长，未见癌变病例（**表 2-14**）。即，肠型腺瘤的癌变很少见，与癌变相比更值得关注的问题是其良恶性的鉴别诊断。

Ⅱa 型分化型癌与肠型腺瘤的鉴别诊断，当然要依据其组织学上的异型程度来进行判断，但处于良恶性交界区域的病变其良恶性的组织学鉴别是困难的。根据异型程度进行良恶性区分时，必然产生良恶性交界区域的病变（参考第 126 页）。因此，针对这种交界性病变的良恶性鉴别，有必要考虑异型度以外的其他表现。

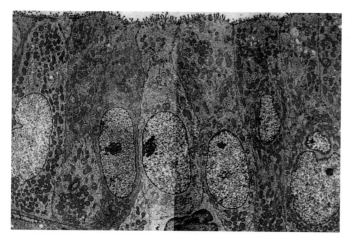

图 2-87 肠型腺瘤的电子显微镜图。细胞呈柱状，核位于基底侧。胞浆内含很多椭圆形高电子密度的线粒体。在细胞游离面有密集的呈细丝的绒毛。这些表现与肠上皮化生的吸收细胞类似

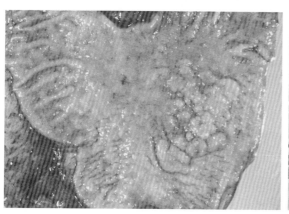

图 2-88 胃窦部 4cm 大小的扁平隆起型病变

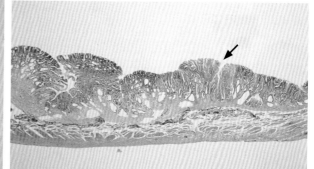

图 2-89 图 2-88 的一个切面。隆起型病变的黏膜浅层由异型上皮构成，深层 1/2 可见固有的幽门腺和囊性扩张的腺管。在异型上皮灶内的局部，可见与周围异型上皮腺体边界清楚的 3mm 大小的微小癌（箭头）

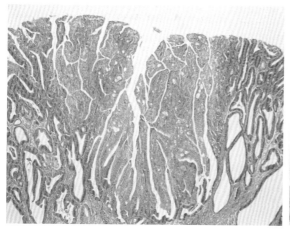

图 2-90 图 2-89 微小癌的放大。微小癌与周围异型上皮的腺体边界清楚

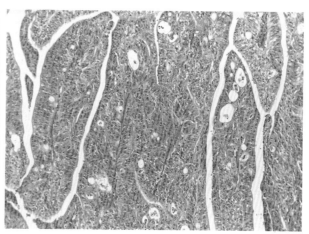

图 2-91 图 2-89 微小癌的放大。高分化型管状腺癌

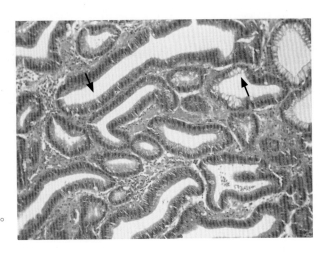

图 2-92 图 2-89 异型上皮灶的放大。肠型腺瘤。箭头为杯状细胞

在组织学上，异型上皮构成的腺体占黏膜全层还是黏膜浅层 1/2 可作为参考。这是因为多数Ⅱa 样肠型腺瘤表现为腺瘤性腺体占黏膜浅层 1/2 的双层结构，而大部分分化型黏膜内癌倾向于占黏膜全层（**表 2-15**）。

两者的肉眼表现比较，其大小如**表 2-10**（参考第 110 页）所示，越大分化型癌发生率就越高。另外，大部分肠型腺瘤的大小在 2cm 以内。由此认为 2cm 以上的肠型异型上皮病灶是高分化型腺癌或者可能是包含微小癌的病变。2 例肠型腺瘤癌变病例的腺瘤直径为 4cm。还有，存在呈良恶交界性异型度的大型扁平隆起型病变（**图 2-93 ~ 图 2-95**）。因此，针对 2cm 以上的异型上皮构成的扁平隆起型病变，因其含微小癌或整体上为分化良好的腺癌概率很高，所以认为即使活检为 Group Ⅲ或 Group Ⅳ也适宜切除。

表 2-11（参考第 110 页）显示了肠型腺瘤和Ⅱa 型分化型癌的隆起表面的形态，约 70%Ⅱa 型分化型癌为颗粒状·结节状，而与之相对约 70% 的肠型腺瘤表面是光滑的。同样，**表 2-12**（参考第 110 页）显示了隆起的边缘形态，约 70% 的Ⅱa 型分化型癌不规则，呈菊花状，而与之相对约 70% 的肠型腺瘤光滑，呈圆形 ~ 椭圆形。也就是说，肉眼表现的扁平隆起型病变，如果病变在 2cm 以上，边缘呈不规则的菊花状，而且表面呈结节状·颗粒状，则癌的概率相对较高（**图 2-96 ~ 图 2-102**）。这些形态可以作为良恶性鉴别诊断的参考。

对于肠型扁平腺瘤或异型上皮病灶与Ⅱa 型分化型癌的鉴别诊断，除了细胞·结构异型程度以外应当考虑的因素总结如下 4 点。即，①隆起的大小是否在 2cm 以上，②隆起的表面是光滑还是颗粒状，③隆起的边缘是光滑还是不规则，以及④异型上皮占黏膜的全层还是呈双层结构。Paneth 细胞·杯状细胞的有无不是良恶性鉴别的绝对指标。从肿瘤病理组织学的大前提出发，癌也有向 Paneth 细胞·杯状细胞分化的情况（**图 2-103**，也可参考第 195 页**图 2-268**）。分化型癌中常见有杯状细胞的分化。

2）小凹上皮型腺瘤

小凹上皮型腺瘤也称为胃型腺瘤（adenoma of gastric type）。组织学上由异型的小

表 2-14　异型上皮灶的随访结果

随访时间（年）	病灶数	异型上皮灶的变化		
		无变化	增大	缩小·消失
0.5～1	17	15	0	2
～2	12	12	0	0
～3	6	5	1	0
～4	7	6	1	0
～5	2	1	0	1
5.1～	6	5	1	0
合计	50	44	3	3

表 2-15　直径 5mm 以内的分化型癌和异型上皮灶的黏膜内深度

病变	黏膜内深度		合计	全层比例
	全层	浅层		
分化型癌	19	4	23	83%
异型上皮灶	13	22	35	37%
合计	32	26	58	

（癌研病理，1969）

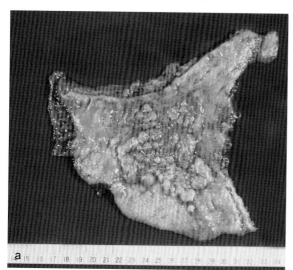

图 2-93a　胃窦部直径 10cm 的隆起型病变。隆起表面呈颗粒·结节状，边缘不规整

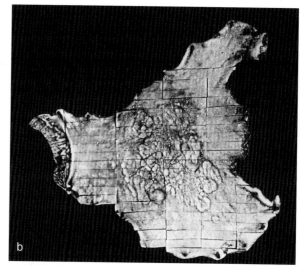

图 2-93b　图 2-93a 的福尔马林固定标本。如图所示，进行全切组织学检查

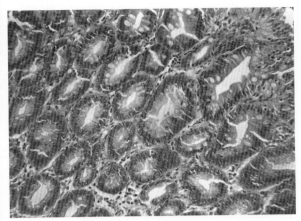

图 2-94 图 2-93 隆起型病变的组织。柱状细胞形成较大的腺管，腺体密度高。细胞核变圆，N/C 比略增大。是高分化型管状腺癌。切除胃的全切（图 2-93b）病理组织学检查，癌局限在黏膜内，但一个所属淋巴结可见癌转移

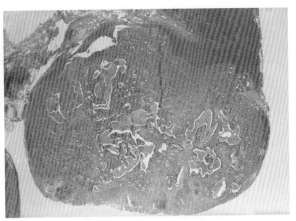

图 2-95 图 2-93 的所属淋巴结转移。虽然是黏膜内癌，但有所属淋巴结转移，难道是黏膜内癌罕见的淋巴结转移？对标本进一步制片观察，或许有可能观察到向黏膜下组织浸润的表现

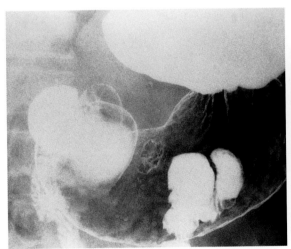

图 2-96 胃角小弯侧约 2cm 的扁平隆起型病变的双重造影 X 线片。表面呈结节状，边缘不规整

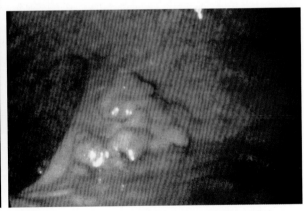

图 2-97 图 2-96 的色素内镜照片。表现同 X 线片

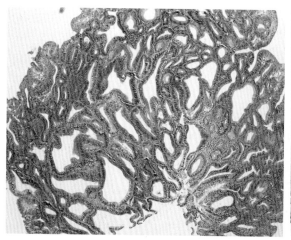

图2-98 图2-97病变处的活检组织。HE染色深染、大小不一的腺体密集分布，可见不规则形腺管

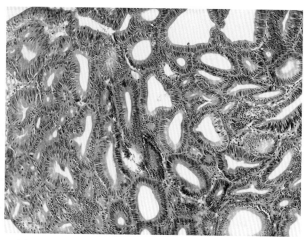

图2-99 图2-98的放大。异型腺体由柱状细胞组成，核呈短棒样排列在细胞基底侧，但排列紊乱。N/C比略增大。Group Ⅳ或高分化型管状腺癌

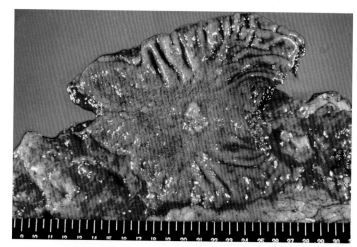

图2-100 图2-96的切除胃。大小约2cm，边缘不规整，表面呈大小不一结节状的扁平隆起型病变

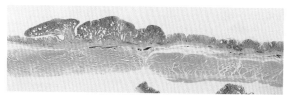

图2-101 图2-100的切面。癌性腺体占黏膜全层

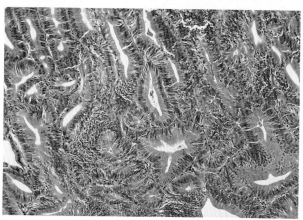

图2-102 图2-101的放大。大小不一的癌性腺体密集分布。是高分化管状腺癌

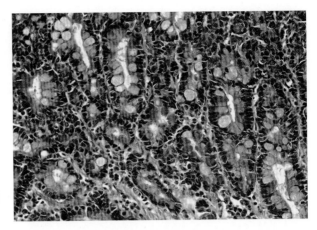

图 2-103 向 Paneth 细胞及杯状细胞分化的分化型腺癌

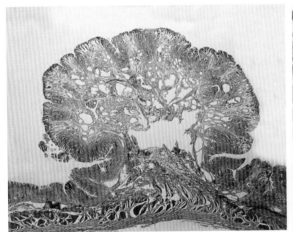

图 2-104 小凹上皮型腺瘤的切面

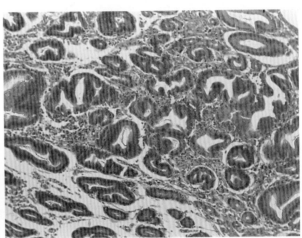

图 2-105 图 2-104 的放大

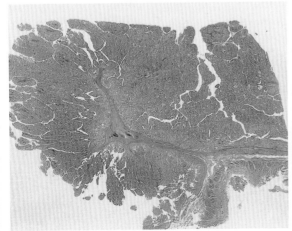

图 2-106 胃体上部大弯侧 8cm×6cm×3.5cm 有蒂息肉的切面

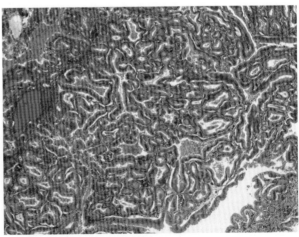

图 2-107 图 2-106 的放大。大型腺管密集分布，可见不规则形腺管

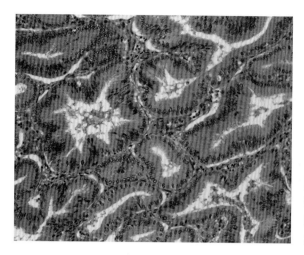

图2-108　图2-107的放大。形成腺管的细胞呈高柱状，核圆形排列在基底侧，中度的核排列紊乱和大小不一，胞浆透亮，为中度异型的小凹上皮样肿瘤。从肿瘤的大小及重度结构异型来看，是小凹上皮型腺癌

表2-16　早期胃癌的肉眼形态

组织学分型	肉眼形态		合计
	隆起型 （I，IIa，IIa+IIc）	凹陷型 （IIc，IIc+III）	
分化型癌	46（94%）	59（27%）	105（39%）
未分化型癌	3（6%）	161（73%）	164（61%）
合计	49（100%）	220（100%）	269（100%）

凹上皮增生而成，有时在黏膜肌层侧伴有幽门腺的增生。类似于小凹上皮的较大型腺管密集分布，构成腺体的细胞为柱状，HE下深染。核比增生性小凹上皮稍大、圆形。腺管大小不一，也可见不规则形腺管（**图2-104，图2-105**）。肉眼上多为2cm以上的大型有蒂~亚蒂息肉状。也有的呈小息肉样，但如前所述，目前一般不诊断为腺瘤而诊断为增生性息肉。如果细胞·结构的异型程度明显，则需要与小凹上皮型管状腺癌（tubular adenocarcinoma of foveolar epithelium type）鉴别（**图2-106~图2-108**）。2cm以上的病变，组织学上呈中度异型时，与肠型腺瘤一样，高分化型腺癌的可能性大，切除时要注意有无残留。

c. 隆起型（IIa型，I型）癌

早癌主要分为隆起型和凹陷型，从癌的组织学发生角度来看其组织学分型，如**表2-16**所示，隆起型癌的组织学类型大部分为分化型癌，而表现为黏液细胞性腺癌、小梁状腺癌或小管状腺癌的未分化型癌仅有3例，约占早癌的1%。

虽然发生率很低，但从癌的组织学发生角度来看，发生于胃固有黏膜的癌中，有形成大型腺管的小凹上皮型管状腺癌，其肉眼上以IIa型·I型癌多见（**图2-109，图**

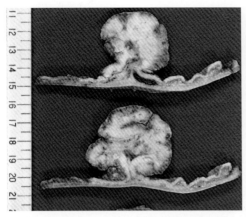

图2-109 约4cm大小的有蒂息肉样黏膜
内癌的切面

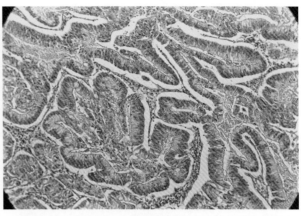

图2-110 由小凹上皮样的胞浆透亮的高柱状细胞构
成，异型上皮呈乳头状管状增生。核大小不一和排列
紊乱明显。为小凹上皮型乳头状管状腺癌

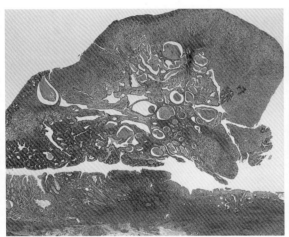

图2-111 有蒂息肉样癌的切面。在组织学上由
具有异型性的大型腺管和黏液细胞性腺癌构成的
息肉

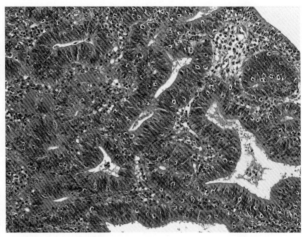

图2-112 图2-111大型腺管的放大。高柱状的异型
细胞形成大型的不规则腺管。核大小不一及排列紊乱
明显。腺管表面未见纹状缘。是小凹上皮型管状腺癌

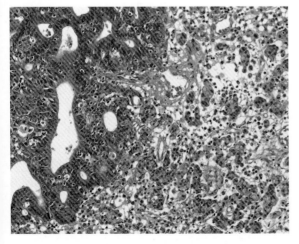

图2-113 图2-111的小凹上皮型管状腺癌与小梁状及
黏液细胞性腺癌移行部位的放大

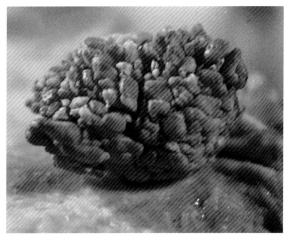

图 2-114　胃中部前壁 7cm 大小的"松果样"息肉

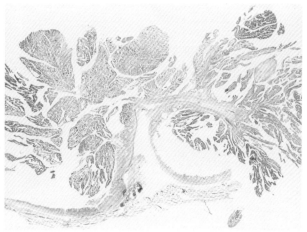

图 2-115　图 2-114 的切面。异型上皮立于黏膜肌层，呈绒毛状生长

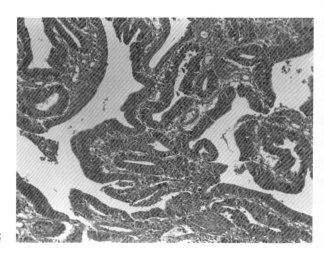

图 2-116　图 2-115 的放大。高分化型腺癌

2-110）。在小凹上皮型管状腺癌中，黏膜内有时部分呈黏液细胞性腺癌（**图 2-111 ~ 图 2-113**）。当癌细胞浸润至黏膜下层及以下组织时，则表现为伴有纤维组织增生（desmoplasia）的小管状腺癌，呈弥漫性浸润。

　　胃固有黏膜系列的隆起型小凹上皮型管状腺癌与小凹上皮型腺瘤的鉴别是个问题，这正如在小凹上皮型腺瘤章节中所叙述的那样（参考**图 2-106 ~ 图 2-108**）。

d. 其他上皮性隆起型病变

1）绒毛状肿瘤

　　胃中少见，是组织学上呈绒毛状的上皮性肿瘤［绒毛状肿瘤（villous tumor）］。绒毛状结构是在正常胃黏膜中见不到的组织结构，与正常结构的形态相差悬殊。肿瘤的良

表 2-17　异型上皮灶的肉眼形态和大小

肉眼形态	最大直径（cm）			合计
	~ 1.0	1.1 ~ 2.0	2.1 ~ 4.0	
隆起型	87	28	8	123（75%）
平坦型	19	0	0	19（12%）
凹陷型	18	3	0	21（13%）
合计	124	31	8	163（100%）

（癌研病理，1974）

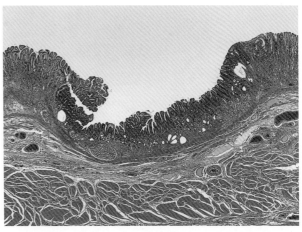

图 2-117　约 6mm 大小的凹陷型病变的切面。病变的边缘轻度隆起（Ⅱc+Ⅱa 型）

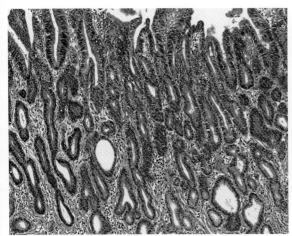

图 2-118　图 2-117 的放大。在凹陷部位由异型上皮构成的腺体占据黏膜全层。腺体密度高、分布不规整、可见异常分支。腺管大小略不等。根据结构异型度可疑高分化型癌

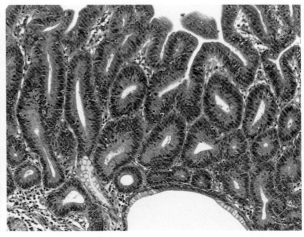

图 2-119　图 2-117 的放大。异型上皮的核排列轻度紊乱。核变圆及轻度 N/C 比增大。可见很多核分裂像。为高分化型管状腺癌

恶性组织学鉴别诊断是以细胞异型和结构异型的程度为原则的，那么绒毛状结构一定是重度结构异型。因此，即使根据绒毛状肿瘤的细胞异型程度不能确诊癌，或者是考虑为中度 ~ 重度异型的腺瘤，而从结构异型的程度来看则应当诊断为分化良好的癌（**图 2-114 ~ 图 2-116**）。

2）凹陷型腺瘤

异型上皮病灶或腺瘤大部分为隆起型，凹陷型少见。凹陷型病变虽然发生率低，但存在肉眼上的Ⅱc 型或Ⅱc+Ⅱa 型肠型腺瘤（**表 2-17**）。这种凹陷型肠型腺瘤较小，大

部分在 1cm 以内（**图 2-117 ~ 图 2-119**）。虽然少见，但有从 2cm 以上的凹陷型病变钳取的活检组织诊断为 Group Ⅲ，而胃切除后诊断为高分化型管状腺癌的病例（天野等，1971）。也就是说，即使从凹陷型病变钳取的活检组织诊断为 Group Ⅲ，对于大小超过 2cm 的凹陷型异型上皮病灶，要高度怀疑高分化型管状腺癌的可能，应加以处理。而且，凹陷型腺瘤都是肠型，几乎没有小凹上皮型。这可以成为凹陷型的肠型腺瘤病变是高分化型腺癌的旁证。为什么呢？因为腺瘤这类病变中只有肠型可呈凹陷型，而小凹上皮型不会有此表现。

3 关于胃广义上的异型上皮病灶的历史及观念的变迁

在本章节中为了进一步加深对"胃的上皮性息肉"的理解，针对现行概念提出前的短暂历史变迁以及实际中在组织学上用于划分良性和恶性的异型性的性质进行阐述。

a. 关于异型上皮病灶的短暂历史

在胃里存在由异型上皮构成的局限性隆起性病变，但从异型性上还不能诊断为管状腺癌。针对这类病变 Konjetzny（1928）报道为"见于慢性胃炎的腺瘤样病变"。松本等（1962）的报道将这类息肉作为胃的癌前病变。中村（卓）（1964）将胃息肉分为 4 型，其中Ⅲ型息肉需要与腺癌相鉴别。Ming 和 Goldman（1965）将胃息肉分为再生性 regenerative 和腺瘤性 adenomatous，记载了腺瘤性息肉的癌变。如上人们认可异型性，文献中记载了存在从异型性的程度上无法诊断为癌的上皮性隆起型病变，被视为腺瘤或腺瘤性的。但并未对这类病变与分化型腺癌在异型程度上的鉴别诊断做出具体的描述。为什么呢？纳入病理组织学分析的胃癌大部分为进展期癌而黏膜内癌少见，而且当时处于对 2cm 以内的小病变几乎不做临床诊断的年代，这种隆起型病变与癌的组织学鉴别诊断几乎还没当作问题。异型性的概念虽然存在但缺乏具体性，通常将异型性仅作为一种抽象的概念而已。

从 1960 年左右开始，通过使用纤维胃镜进行检查，小的隆起型病变得以被发现。高木等（1964）在这种纤维胃镜的侧面安装了活检钳，从小病变处钳取米粒大小的组织进行病理组织学检查，开展了直视下胃镜活检，目前已成为胃病变诊断不可或缺的检查方法。大部分活检组织是从黏膜部位钳取的，从癌灶钳取的活检组织大部分看不到深达黏膜下组织的浸润。如前所述，必须根据除了黏膜下组织浸润以外的表现，即黏膜内异型上皮的细胞·结构异型，做出异型上皮构成的隆起型病变与管状腺癌的组织学鉴别诊断，至此，黏膜内异型腺体的良恶性组织学诊断便成了问题。针对这个问题中村（恭）（1965）对直视下胃活检组织和术后胃组织进行了病理组织学的比较研究，对异型腺体的良恶性鉴别诊断做了报道。

在这个时期，长与（1966）将切除胃中具有异型性的上述病变作为胃黏膜的"异型增生"，报道了异型程度分类。同一时期，中村（恭）·菅野等（1965，1966）将小的高分化型管状腺癌和与其存在组织学鉴别困难的具有异型性的局限性上皮性病变整合在一起定义为广义的"异型上皮病灶"，并报道了区分良性和恶性的良恶性鉴别诊断。从广义的异型上皮病灶中去除分化良好的管状腺癌后的病变整合在一起，即为狭义的"异型上皮病灶"，也是通常所称的异型上皮病灶。

与小的隆起型分化型腺癌存在鉴别困难的病变大部分在肉眼上是扁平隆起的。山田·福富（1966）从 X 线·内镜角度将息肉分为 4 型，根据这个分型，山田·福富Ⅲ型息肉是在内镜下与分化型癌鉴别困难的病变。另外，高木等（1967）报道了这种异型上皮病灶与分化型癌的内镜下鉴别诊断。此外，福地·望月（1967）从临床角度将这种病变归为Ⅱa-subtype。

中村（恭）（1969）以微小异型上皮病灶作为对象，针对狭义的异型上皮病灶的组织学发生做了报道："异型上皮病灶发生在肠上皮化生的过程中，或发生于肠上皮化生黏膜，其癌变率低"。福地等（1969）报道了直视下胃活检对于胃隆起型病变诊断的意义。

随着直视下胃活检的普及，很多诊疗机构开展了胃活检组织的钳取，从而出现了活检组织诊断的偏差，即将癌诊断为异型上皮病灶或相反的情况增多，组织学的鉴别诊断出现了问题。于是，1969 年胃癌研究会（现在的胃癌学会）为了统一组织学诊断，提出了"以癌诊断为目的的活检 Group 分类"。在这个分类制定过程中，针对分为 5 型还是 3 型进行了讨论，最终基于细胞诊断的巴氏涂片 Papanicolaou 分型分为了5 类，为了区分于 Papanicolaou 分型而命名为 Group 分类。这个 Group 分类之后又做了多次小的修订直至现在的版本。

所谓的异型上皮病灶，一般是指狭义的异型上皮病灶，这类病变与早期胃癌的Ⅱa型类似，因此福地·望月（1972，1975）将其称为Ⅱa-subtype。像这样，通常根据组织学或者肉眼形态进行命名。大部分异型上皮病灶肉眼形态为隆起型，也有发生率较低的凹陷型。关于这种凹陷型异型上皮病灶的良恶性诊断，天野等（1971）认为大部分凹陷型异型上皮病灶为分化型腺癌，因此，如果从凹陷型病变钳取的活检组织介于良恶性交界区域时，必须按照分化良好的腺癌进行处理。

针对局限性上皮性增生病灶，根据异型程度分为"增生，腺瘤和癌三大类"，如果基于这一肿瘤病理学总论，则广义异型上皮病灶为腺瘤和癌，那么狭义者则为异型上皮病灶。但在针对由异型上皮构成的扁平隆起型病变的良恶性组织学诊断存在问题的时代，对于"这是不是分化良好的癌呢？"以及"其本质是？"这样的问题当然尚无定论。并非是称为腺瘤还是异型增生（dysplasia）的问题，而是小的黏膜内癌在 X线·内镜，以及病理组织学上开始出现在眼前的时代，实际面临的问题是异型上皮构成的小局限性隆起型病变（分化型管状腺癌和异型上皮病灶或Ⅱa-subtype）的良恶性组织学鉴别诊断和癌变率的问题。

福地·望月（1972，1975）开展了Ⅱa-subtype 病例的内镜随访观察，未发现恶变。远藤等（1975）针对狭义的异型上皮病灶和隆起型分化型管状腺癌的肉眼鉴别做了报道，异型上皮病灶的癌变率在 5% 以下。此外，菅野等（1980）根据异型上皮病灶的随访观察，报道其癌变率低。而长与（1975）报道了异型增生病灶的癌变率高。其癌变率结果自然受癌变的组织学定义和对异型程度的认识所左右。

关于这种异型上皮病灶的本质，在肿瘤病理学总论中将组织学上具有异型性的上皮过度增生者定义为腺瘤（参考第 102 页**表 2-5**），菅野（1972）认为是类脏器性增生 organoid hyperplasia。长与（1975，1976）认为是异型增生（dysplasia），远城寺·渡边（1975），谷口等（1975），石馆（1975），广田等（1987），喜纳等（1976，1987）认为是腺瘤。此外喜纳·加藤等（1976）在组织学上根据其肉眼特征称为扁平腺瘤（flat adenoma）。

"异型上皮病灶"的概念与病变性质无关，是包括轻度～中度异型的异型上皮病灶，以及与分化良好的管状腺癌难以鉴别的良恶性交界区域病变在内的局限性上皮性病变的总称。因此，也包含了分化极好的癌或异型性轻的癌。换言之，必须是由异型上皮构成的局限性病变为附加条件的所有病变的总称。而且，狭义的异型上皮病灶是异型上皮的局限性隆起，随访观察其大部分在 2cm 以内即停止生长，还有异型程度为中等的非癌性良性肿瘤，所以在肿瘤病理学总论中是属于腺瘤的范畴。而且病变上皮与肠上皮化生上皮类似，即为肠型腺瘤。

以上是从开展活检组织学诊断以来所有关于所谓的胃的异型上皮病灶的组织学诊断、称呼、癌变率及对其本质看法的短暂历史。无论称呼是什么，问题是根据组织学上的异型性程度如何进行良性和恶性的区分。

b. 异型上皮病灶的概念和腺瘤

历史上，将由异型上皮构成的局限性隆起型病变归为肿瘤的范畴，其中异型程度较癌轻的病变定为良性肿瘤，即腺瘤。但是异型上皮构成的活检组织，在内镜下既有取自隆起型病变的，还有取自凹陷型病变的，问题是"如何从信息量很小的活检组织中的异型程度来进行良恶性的组织学诊断？"为了解决这个问题，有必要在与肉眼形态无关的由异型上皮构成的局限性病变集合中，找出区分良性和恶性（管状腺癌）的组织学表现。组成该集合的要素包括因炎症等引起的轻度异型的再生性或者是增生性腺体、腺瘤性腺体及管状腺癌。这些病变的整合是因"具有异型性的局限性上皮性病变"这一附加条件而集合的。即所谓的广义异型上皮病灶。实际中重要的是如何进行良恶性的组织学鉴别，即区分究竟是腺瘤性还是癌，因此实际上存在问题的是从广义的异型上皮病灶中除去再生性或者是增生性腺体后剩下的亚集合，即狭义异型上皮病灶（**图 2-120**）。

人们可能会有这样的疑问，为什么将腺瘤性病变和管状腺癌都归为异型上皮病灶，有这个必要吗？在很少有术前做出早癌诊断而行手术切除病例的年代，胃癌切除标本大部分都是进展期癌，根据胃壁浸润的表现能够果断地做出癌的组织学诊断。但在通常还没有黏膜内癌诊断的 20 世纪 60 年代，局限于黏膜内的黏液细胞性腺癌不少被诊断为黄色瘤（xanthoma）。由此我们也可以了解，当时作为良恶性鉴别的组织学诊断表现异型性·异型度很少被提及。也就是说，既往虽然有异型性的概念，但由于进展期

有异型性的局限性上皮性病变：H，B，M
  还有，增生性，炎症性 H
  良性肿瘤性（＝腺瘤） B
  恶性肿瘤性（＝癌） M
  正常黏膜（含，肠上皮化生黏膜 N）
存在于胃黏膜的异型上皮的种类，其所有的集合（E）：
  E（$H \cup B \cup M$）
广义异型上皮灶：$H \cup B \cup M$
狭义异型上皮灶：$E-(H+M)=B-(H \cap B)$
增生性肿瘤性交界区域病变：$(H \cap M)$
肿瘤的良恶性交界区域病变：$(B \cap M)$

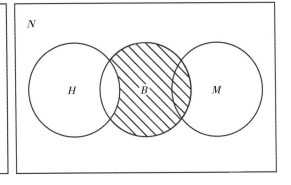

图 2-120 有异型性的局限性上皮性病变的表现

  癌在肉眼表现上根据胃壁浸润表现很容易做出癌的诊断，因此用于作为癌组织学诊断本质性表现的异型性·异型度仅仅作为了一种伴随表现。也就是说是因为明显浸润而诊断癌，尽管其异型度很重，但不是根据异型程度来诊断癌的。因此，对于局限于黏膜内的隆起型病变，虽然现在诊断为分化良好的管状腺癌，但当时因没有胃壁浸润且其异型度较进展期癌轻，所以通常看作腺瘤性息肉，针对异型程度并没有太多的讨论。

  但是，随着胃癌的 X 线·内镜诊断学的进步，很多局限在黏膜内的小的良性病变或癌在术前就被发现了，因而就必须根据其异型度来进行良恶性的组织学诊断。在此，有必要在前述的异型上皮病灶集合中找出区分良恶性的组织学异型表现。现在所谓的异型上皮病灶，如**图 2-120** 的斜线部分所示，从狭义的异型上皮病灶中除外明确的管状腺癌，余下者即包括良性异型上皮病灶和良恶性交界区域病变在内的异型上皮病灶或腺瘤。

  为了避免异型上皮病灶和腺瘤的用语混淆，在此做以总结。肿瘤中如果放任不管会导致宿主死亡的恶性肿瘤，也就是癌，与之相对，"腺瘤"的生物学行为不会出现上述情况，命名为良性肿瘤。从组织学上来看，腺瘤的上皮可见异型性，但其程度较癌轻。即，腺瘤和癌是根据生物学行为而进行定义的肿瘤名称，从组织学角度，腺瘤的异型程度通常较癌轻。

  随着胃的 X 线·内镜诊断学的进步，微小癌逐渐被发现，随之在异型程度上与分化良好、小的管状腺癌相混淆的异型上皮病灶的发现也逐渐增加。因为这些病变没有向黏膜下组织浸润的表现，所以必须通过异型程度来进行组织学鉴别诊断。由此，包含分化良好的管状腺癌在内的异型上皮病灶，其肿瘤的良恶性鉴别有必要根据其异型程度的定义来进行鉴别。这样的集合称为异型上皮病灶，该集合根据异型程度由良性异型上皮病灶、良恶性交界区域病变和恶性异型上皮病灶 3 个亚集合组成。根据生物学行为的不同，腺瘤和癌分别对应良性异型上皮病灶和恶性异型上皮病灶。

c. 异型性的性质：连续体

  在此，让我们了解一下异型／非典型（atypia）的性质。所谓组织学异型是指"不

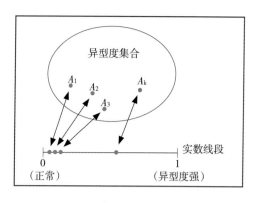

图 2-121　异型度线段和异型度集合在实数线段上一一对应图

同于正常的形态"。组织结构和细胞形态上与正常不同时，分别称为结构异型（structural atypia）和细胞异型（cellular atypia）。其异型的程度，即与正常形态"偏离"的程度是各种各样的，该"偏离"的程度称为"异型度（grade of atypicality）"。因此，异型度包含结构水平和细胞水平的异型度，但通常所称的异型度是两种异型度的总和。

异型度的判断，一般是在显微镜下对复杂的组织形态进行观察。在显微镜下被截取的 1 个视野组织图像有该视野固有异型度。将视野稍微移动后就得到了另外的组织形态，其视野也变成了与移动前不同的固有异型度。如此反复操作，我们从 1 枚组织标本中可以得到无数互不相同的组织形态，也就是能得到无数个异型度。这些无数个异型度无一相同，我们想象将这些异型度按照与正常偏离的大小顺序进行排列。于是，将正常组织设为异型度 0，所谓异型度实线段上的各点能够分别与无数的异型度进行一一对应（图 2-121）。因为不存在相同的组织形态，因此就没有对应点的重叠，这些点是致密的。即，所谓的异型性是一个连续体（图 2-121，可参考第 106 页图 2-74）。

组织学上区分良恶性的病理组织学诊断，就是通过观察复杂的组织形态来进行异型度判断的所谓图像识别。由于异型度具有连续性，因此在组织学上必然存在良恶性区分困难的区域，即存在良恶性交界区域病变。为什么呢？这是因为人类的图像识别能力是有限度的。例如，在图 2-121 的异型度线段上定义区分良性和恶性异型度的点为 P，这样在邻近点 P 处有无数个无限接近于 P 的点，即它们是有异型度的，在理论上可以区分这些点，但实际上我们是无法进行区分的。也就是说，关于良恶性的组织学诊断，因为异型的性质是连续的，所以可分为良性组（腺瘤）、恶性组（癌）以及介于两组之间的良恶性交界区域 3 组，没必要进行 3 组以上的分组。另外，关于"异型性"后面有详细记载（参考第 154 页）。

d. 异型上皮病灶的临床病理

异型上皮病灶多发生于幽门前区，胃体部少见。40 岁以上男性多见。肉眼上多为局限性的扁平隆起（参考第 109 页图 2-83），也存在伴中心凹陷的扁平隆起或凹陷型病变。异型上皮病灶的大小多在 2cm 以内，组织学上黏膜多有中度~重度肠上皮化生。

如**表 2-8**（第 109 页）所示，异型上皮病灶在组织学上分为小凹上皮样胃型异型上皮病灶 atypical epithelium lesion，gastric type（小凹上皮型）和肠上皮化生上皮样肠型异型上皮病灶 atypical epithelium lesion，intestinal type，肠型较胃型的发生率高。

关于其组织学发生，肠型异型上皮病灶发生在肠上皮化生黏膜或胃固有黏膜的肠上皮化生的过程中。因此，从 F 线随着年龄增加而发生变化中就可以理解，其发生部位多位于幽门前区。另外，胃型异型上皮病灶发生在胃固有黏膜。因此，胃型异型上皮病灶可发生在胃体腺黏膜区域。

多数肠型异型上皮病灶的大小在 2cm 以内，为表面平滑的圆形～椭圆形扁平隆起，组织学上病灶的浅层 1/2 为异型上皮，其深部 1/2 由群集的固有幽门腺构成（参考第 109～112 页**图 2-83～图 2-87**）。在幽门腺内有时可见囊性扩张的腺管。异型上皮的游离面可见具有纹状缘的吸收细胞样细胞，HE 染色呈深染。通常细胞之间有杯状细胞（参考第 111 页**图 2-86**，第 113 页**图 2-92**）。此外，有时混有 Paneth 细胞。在细胞水平上，异型上皮细胞呈高柱状，核呈梭形排列在细胞基底侧。在结构水平上，与肠上皮化生黏膜比较，由异型上皮构成的腺管较大，但大小不一不明显，腺体密度高。

这种典型的肠型异型上皮病灶通常为中度异型的良性病变，随访观察也显示在 2cm 以内便停止生长，癌变率也低于 5%。对于大小在 2cm 左右的肠型异型上皮病灶，有 N/C 比增大、核变圆、核排列紊乱的细胞异型表现，以及腺体密度增加、腺管小型化和大小不一、不规则形腺管出现的结构异型表现时，需要与分化好的管状腺癌相鉴别，即为良恶性交界区域病变（参考第 106 页**图 2-74** 的 *P* 点附近）。此时，针对良恶性的鉴别进行细胞·结构水平的异型度判断当然是非常重要的，但很难对其进行具体的详细描述。不，倒不如说是不可能的。因为异型性是一个连续体，良恶性的诊断是用某 1 点将异型度线段划分为良性组和恶性组。那我们到底应该怎么办呢？异型上皮构成的腺体是取代了黏膜的部分还是全部的全层？大小是否在 2cm 以上？这些是区分良恶性的一个指标。

关于胃型异型上皮病灶，在胃息肉的小凹上皮型腺瘤的章节中有详细的描述以供参考（参考第 113 页）。

e. 异型上皮病灶的活检诊断与 Group 分类

随着胃镜下活检组织钳取的普及，必须通过米粒大小的组织来进行良恶性的组织学诊断，在这些组织学诊断中，存在不少明确是癌却诊断为良性腺瘤而进行随访观察，或将良性腺瘤诊断为癌而行手术切除的病例。在这样的时期，根据活检组织进行良恶性组织学诊断的组织学表现或异型度表现存在着问题，为了统一活检组织学诊断标准，1969 年，胃癌研究所提出了"以胃癌诊断为目的的胃活检组织学分类——Group 分类"。

在前面已经介绍了，这种分类仿照了细胞诊断学分型的巴氏涂片（Papanicolaou）分级。现在已被广泛使用。Group 分类根据异型度和病变的性质分为 5 类，各个分类的定义见**表 2-18**。用照片展示了异型度，表现包括轻度异型、良性病变和高度可疑癌，但在描述上不甚具体。

表2-18　以胃癌诊断为目的的胃活检组织学分类——Group分类

Group Ⅰ：
　正常及无异型的良性病变

Group Ⅱ：
　轻度异型的良性病变

Group Ⅲ：
　良恶性交界区域病变

Group Ⅳ：
　高度可疑癌的病变

Group Ⅴ：
　癌

表2-19　病变性质与异型度的对应

病变性质	异型度						
	无	→	轻度	→	中度	→	重度
正常	◎	—	—	—	—	—	—
增生	—	○	◎	○	—	—	—
增生–腺瘤交界	—	—	○	—	◎	○	—
腺瘤	—	—	—	○	◎	○	—
腺瘤–癌交界	—	—	—	—	○	◎	—
癌	—	—	—	—	—	○	◎

表2-20　活检组织的异型表现及其异型度

异型表现	异型度						
	无	→	轻度	→	中度	→	重度
细胞水平：							
核浆比（N/C）增大	无						50%以上
核大小不一	无						有
核增大及变圆	无						有
核排列紊乱	规整且排列在基底侧						紊乱
结构水平：							
腺体密度增加	无						增加
腺体分布的规则性	均一						紊乱
腺管的大小不一	无						大小不一
不规则形腺管出现	无						出现

　　从活检组织切片获得的异型度（轻度、中度、重度）与其病变的性质（增生、腺瘤、癌）的对应，如**表2-19**所示。作为判断异型度的细胞·组织学表现，如**表2-20**所示。通过各种表现进行异型度的判断的，如果是正常和明确癌的情况容易做出判断，但在轻度、中度异型或良恶性交界的情况有时很难做出判断。但轻度、中度异型是良性病变，在实际中并不重要，因此问题是良恶性交界病变。即，实际上进行活检组织学诊断时有必要将病变分为良性、良恶性交界及恶性3类。

　　在组织学上，明确为良性或明确为恶性的诊断，依靠一定程度的经验积累很容易做出判断。通常是根据细胞异型度来进行判断的。当遇到根据细胞异型度难以区分良恶性的良恶性交界性病变时，可通过结构异型度来进行良恶性区分。此时，胃活检组织应当考虑的结构异型表现有，例如腺体密度增加、腺体分布不规则、腺管大小不一以及不规则形腺体的出现。

E 胃癌的组织学发生及由此来看胃癌的临床病理

20世纪70年代以前胃癌被看作是"不治之病"，但随着日本胃的X线双重造影技术和附带活检的内镜检查技术的显著进步和普及，早期胃癌在日常诊疗工作中变得很容易被发现，现已成为通过外科手术切除或内镜下黏膜切除而完全治愈的疾病。但是，虽然随着早期胃癌发现数量的增加和治疗方法的进步胃癌的死亡率在下降，但由于日本的老龄化倾向，其发病率仍很高，因此胃癌仍然位于死亡原因的前列。但是对于胃癌临床病理学的熟知，以及对更加精确的诊断（癌的性质的诊断，癌的范围的诊断）和选择更为恰当的治疗方法的需求却丝毫未变。

1 胃癌的肉眼形态

胃癌的好发年龄为40～60岁，性别上以男性略多。好发部位在幽门前区，其中小弯侧（**图 2-122**）。

发生在各个脏器的癌通常分为若干个肉眼类型，胃癌也不例外。胃癌也有若干个肉眼分型。为什么要进行胃癌的肉眼分型呢？

这是因为肉眼分型有助于X线·内镜的图像诊断，而且也是因为肉眼分型与癌的生物学行为相关。因此肉眼分型是期待有临床病理学意义的分型。

在日本通常采用胃癌学会的《胃癌处理规范》（1962）的肉眼分型。这一分型方法与有无胃癌所属淋巴结转移无关，而是根据癌的胃壁浸润深度，分为限于黏膜下组织的早期癌（early carcinoma）和固有肌层以下的进展期癌（advanced carcinoma）两大类。并且对这2个分型的肉眼分型做了进一步细分。但是因为有不少类似早期的进展期癌，即癌的胃壁浸润深度肉眼上判断为早期癌但组织学上为进展期癌的病例，或相反的进展期样早期癌的存在，所以现在使用的肉眼分型与癌浸润深度无关，而是根据从黏膜面观察到的癌肉眼"形态"，分为0～5型共计6个分型（**表 2-21**）。浅表型（0型）是指从癌的黏膜表面观察，其形态学改变程度轻于通常所见的进展期癌的类型。浅表型进一步分出亚型，早期胃癌的肉眼分型直接采用该亚型。针对0型的肉眼分型亚型，作为附加条件同时记载癌的浸润深度。

关于《胃癌处理规范》中癌的肉眼分型，我们的经验是"形态学改变显著"的1～5型的癌通常较大且癌的浸润深度深，"形态学改变轻度"的0型癌一般较小且浸润深度浅。以此经验为前提，就是要将0型与1～5型区分开来作为一个独立分型。但这不是"形态"

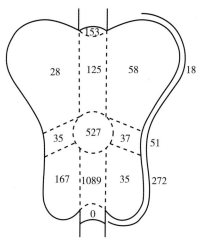

图 2-122 不同部位的胃癌发生率（太田）

表 2-21 胃癌学会《胃癌处理规范》的胃癌肉眼分型

基本分型		
0 型	浅表型	
1 型	肿块型	
2 型	溃疡局限型	
3 型	溃疡浸润型	
4 型	弥漫浸润型	
5 型	不能分型	
0 型的亚型		
Ⅰ型	隆起型（protruded type）	Type Ⅰ
Ⅱ型	表浅型（superficial type）	Type Ⅱ
	Ⅱa 型（表浅隆起型 elevated type）	Type Ⅱa
	Ⅱb 型（表浅平坦型 flat type）	Type Ⅱb
	Ⅱc 型（表浅凹陷型 depressed type）	Type Ⅱc
Ⅲ型	凹陷型（excavated type）	Type Ⅲ

上的肉眼分型，根据"形态学改变显著"这个极其主观的条件，不应该将"形态"分为 0 型和 1~5 型这 2 个分型，为什么呢？"形态"分型的原则是相似原则，分型的时候必须以此为前提。

近距离肉眼观察 0 型癌时感觉其形态学改变显著，远距离观察进展期癌时感觉其形态学改变轻微。2 型癌（溃疡局限型）和 Ⅱc+Ⅱa 型癌，在癌的胃壁浸润深度和大小方面是不同的，但从"形态"上是相同的，也就是说二者是相似的（**图 2-123**）。对于胃癌肉眼分型的这种"形态"分型，2 型癌和 Ⅱc+Ⅱa 型癌属于同一类却归到不同分型（**图 2-124**）。于是，也就又有了类似于 2 型癌的 Ⅱc+Ⅱa 型癌。我们在实际工作中使用肉眼分型对癌症病例进行分型时，与癌的大小无关而是根据分型定义和找出与典型病例的相似性来进行分型的，也就是在无意识中却遵循了相似原则。

说起来，所有的"形态"分型都是以相似原则为前提的，胃癌的肉眼分型也是如此。所谓与癌的大小和胃壁浸润深度无关的"形态相似"，也就是肉眼分型以相似原则为前提必须分出必要的最小限度的若干个类型。

如果说在此要主张什么，就是癌的原发病灶状态要用 3 个要素（肉眼分型，大小和浸润深度）来表示，而肉眼分型却除去了大小和形态学改变程度这种量的要素，也就是说基于相似原则的形态学分型是非常必要的。由此使肉眼分型更加简单化，进而消除因带有主观性经验导致的肉眼分型上的分歧。为了避免肉眼上相同分型的 2 个癌，因大小不同而归到不同的肉眼分型，有必要回到肉眼形态学分型的基础进行再分型。

那么，具体到底应该怎么做呢？在治疗上具有指导意义的"形态"，包括是否为局限性？癌与正常组织之间的边界是否清楚？梶谷从癌的浸润方式角度将胃癌的肉眼分型分

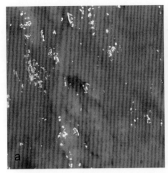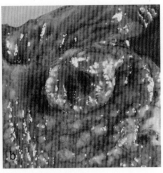

图 2-123 2 型癌和Ⅱc+Ⅱa 型微小癌的肉眼分型比较。a：5mm
大小的Ⅱc+Ⅱa 型微小癌，局限于黏膜内。b：3cm 大小的 2 型
进展期癌，壁浸润深度达浆膜下层。两个癌的大小和壁浸润
深度不同，但肉眼形态上属于同一类型

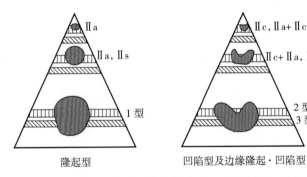

图 2-124 依据相似原则的肉眼分型。2 型癌与Ⅱc+Ⅱa 型癌
相似。此外，Ⅱa 型与Ⅰs 型也相似

为局限型、中间型和弥漫浸润型。癌的生长在肉眼形态为局限型时，与癌的大小和浸润
深度无关，1、2 型可表现为 0 型的亚型。中间型相当于 3 型，弥漫浸润型相当于 4 型。

2 胃癌组织学发生的概观

a. 胃癌发生的背景病变，尤其是胃溃疡癌

直到 1970 年上半年，胃溃疡、息肉和慢性胃炎作为胃癌发生的背景病变才受到人们
的重视，并对这些病变的癌变机制进行了讨论。尤其是胃溃疡作为癌前病变备受关注，
并提出了由溃疡发生的癌，即溃疡癌（ulcer-carcinoma）的组织学诊断标准。该溃疡癌的

组织学诊断标准适用于 Ul–Ⅳ溃疡边缘的癌（Hauser标准），但不适用于 Ul–Ⅱ和 Ul–Ⅲ溃疡。另外，尽管认为存在因溃疡恶变而形成溃疡癌，但仍有少数对溃疡癌的组织学诊断标准持否定的溃疡癌怀疑派。关于溃疡癌的组织学判定标准的真假，在缺少决定性的证明及证据的情况下，溃疡癌假说还是普遍为人们所接受。

在胃癌发生率较高的日本，根据与胃溃疡癌变相关的溃疡边缘黏膜的缺损和再生反复发生在 Ul–Ⅱ、Ul–Ⅲ溃疡，其与 Ul–Ⅳ溃疡是相同的，因此胃溃疡癌的组织学诊断标准扩大了解释范围，将 Ul–Ⅱ和 Ul–Ⅲ溃疡包含在其中（村上，太田）（**表 2-22**，**表 2-23**）。于是，该溃疡癌的组织学诊断标准被大家普遍接受。因此，日本的胃溃疡癌的发生率较其他国家高（**表 2-24**）。作为胃溃疡的三大并发症，包括大出血、穿孔和癌变，最近有很多胃溃疡因癌变而进行手术切除。

到了 20 世经 60 年代后半时期，随着白壁·熊仓·市川等（1956～）的胃 X 线双重造影技术的开发，以及高木等（1964）纤维镜直视下胃活检的普及，早期胃癌的病例逐渐增加。在这个时期，冈部（1965，1968）报道了内镜下观察到胃黏膜内癌相关的溃疡性病变痊愈·复发的反复发作。在此报道前，认为癌的溃疡性病变是不会痊愈的，因此之前的溃疡癌的组织学诊断标准存在问题。

另外，中村等（1966，1967，1968）提出了 2 个问题：①胃溃疡的病理组织学检索结果显示位于溃疡边缘的微小癌极其少见，②尽管从因果关系上溃疡癌是在溃疡基础上发生的癌，但溃疡癌的组织学判定标准中并未包含显示溃疡发生和癌发生的时间先后关系的表现，并针对溃疡和癌的因果关系进行了深入探讨。即，所谓溃疡癌从因果关系上意味着先存在溃疡，之后在溃疡处发生了癌，因此在溃疡癌的组织学判定标准中真假的审核必须采用某种形态作为指标进行分析，这种形态可作为癌症发生后所经过的时间。能够作为癌发生后经过时间的客观指标的形态只有癌的大小。

黏膜内癌的大小可以看作是癌发生后的一个大致经过时间，因此如果溃疡癌的组织学判定标准是真的，那么就产生了"黏膜内癌按其大小来看溃疡癌发生率呈近似值"。为什么呢？因为尽管癌在黏膜内的生长速度快慢有些不一，但认为对于在黏膜内扩展范围大小相同的癌，其癌从发生后的经过时间也大致是相同的。为了证明这一点，对于不同大小黏膜内癌的溃疡癌发生率做了总结，如**表 2-25**，随着癌的增大，溃疡癌或伴溃疡的癌的发生率呈增高趋势。这种表现包括随着癌的增大出现继发性溃疡的黏膜内癌，这并不说明溃疡癌组织学判定标准中的溃疡发生在癌之前，并在此基础上发生癌的这种因果关系。根据该病理组织学得出的溃疡癌结论，与冈部等观察的内镜下表现是一致的。

如上所述，溃疡癌的组织学判定标准对于黏膜内癌的继发性溃疡病灶也是成立的，从而否定了该标准。于是派生了"是否存在溃疡癌？如果存在的话，其组织学表现是什么？以及溃疡癌的发生率是多少？"这些问题。从**表 2-25**可以看出，黏膜内癌越小，越不会发生继发性溃疡，所以溃疡癌的发生率是微小癌阶段的溃疡癌，即溃疡病变和微小癌相重叠病例的发生率。那么，微小癌定义为最大直径在 5mm 以内，其存在的地方即为癌发生的背景，如**表 2-26**所示，大部分微小癌（97%）存在于正常黏膜或萎缩性黏膜，合并有溃疡的所谓溃疡癌的微小癌仅有 3 个（2%）。而且，其中 2 个是位于溃疡边缘黏膜

表 2-22 溃疡癌的组织学诊断标准准
1. 固有肌层的断裂和向上吊起
2. 溃疡底无癌浸润的胼胝
3. 溃疡边缘黏膜肌层和固有肌层的融合
4. 溃疡底的断端神经瘤
5. 掩埋在溃疡底的异物及异物巨细胞
6. 闭塞性动脉内膜炎
7. 癌发生点紧挨着再生性腺腔
8. 垂直于肌层断端的癌浸润

注：1 为基本条件，其余为附加条件，（基本）＋（2 项以上附加条件）为必要要求

表 2-23　良性溃疡的组织学判定标准及溃疡癌和癌溃疡化的鉴别

	Ul-Ⅰ	Ul-Ⅱ	Ul-Ⅲ	Ul-Ⅳ
1. 溃疡边缘串珠状再生黏膜	(+)	(+)	(+)	(+)
2. 黏膜肌层的断裂和再生	(−)	(+)	(+)	(+)
3. 黏膜下组织的纤维化	(−)	(+)	(+)	(+)
4. 黏膜肌层和固有肌层的融合	(−)	(−)	(+)	(+)
5. 固有肌层内层的断裂	(−)	(−)	(+)	(+)
6. 固有肌层外层的断裂	(−)	(−)	(−)	(+)
7. 浆膜下组织的纤维化	(−)	(−)	(−)	(+)

与癌性溃疡所致组织缺损的鉴别：

1. 极其稳固的黏膜肌层与固有肌层内层之间的融合

2. 稳固的黏膜下层纤维化

3. 浅层有癌浸润之处，还有再生黏膜底部残存有再生的特点，尤其是再生腺体

4. 呈特有的串珠状形态的再生黏膜

5. 在肉眼及组织学上证实有皱襞收缩形态

表 2-24　早期胃癌的溃疡癌发生率

报告者	早期胃癌总数	胃溃疡癌总数	不同溃疡深度溃疡癌的发生率		
			Ul-Ⅱ	Ul-Ⅲ	Ul-Ⅳ
长与健夫	322	255 (79%)	76 (30%)	84 (33%)	96 (38%)
佐野量造	170	114 (67%)	56 (49%)	32 (28%)	26 (23%)
金井 环 （1962—1966）	69	40 (58%)	21 (53%)	11 (28%)	8 (20%)
石川浩一 （1960—1965）	71	37 (52%)	14 (38%)	13 (35%)	10 (27%)
村上忠重 （1952—1966）	46	18 (39%)	3 (17%)	6 (33%)	9 (50%)
太田邦夫 （1964—1966）	77	30 (39%)	9 (30%)	12 (40%)	9 (30%)
望月孝规 （1963—1966）	51	19 (37%)	5 (26%)	7 (37%)	7 (37%)
菅野晴夫 （1964—1966）	144	46 (32%)	21 (46%)	17 (37%)	8 (17%)

的微小癌，即 Hauser 溃疡癌（**图 2-125 ~ 图 2-127**）。这种癌在黏膜内癌因继发性溃疡大部分脱落时也会形成，因此究竟是从溃疡边缘发生的溃疡癌，还是黏膜内癌的继发性溃疡，依据癌和溃疡的重叠方式无法判断其为二者中的哪一种。剩下的 1 例微小癌是局限在 Ul-Ⅲ瘢痕溃疡上的再生黏膜内（**图 2-128 ~ 图 2-130**）。这种微小癌在组织学形态上是明确的，即是先有溃疡，在溃疡处发生了癌。这是以溃疡为背景发生的癌，可以称为"溃疡癌（ulcer-cancer）"。这种溃疡癌的发生率极低，占早癌的 1% 以内。由此可以得出这样的结论，溃疡癌的发生率极低，大部分伴有溃疡的黏膜内癌是由癌的继发性溃疡所致的。进一步，由表 2-25 得出与癌组织学发生相关课题："大部分胃癌与良性局限性病变——溃

表 2-25　不同大小黏膜内癌的溃疡与癌重叠的发生率

最大直径 (cm)	黏膜内癌		合计	溃疡 (+) 的发生率
	溃疡 (+)	溃疡 (−)		
0.6 ~ 1.0	6	22	28	21%
~ 2.0	26	37	63	41%
~ 4.0	82	37	119	69%
4.1 ~	66	9	75	88%
合计	180	105	285	63%

表 2-26　微小癌的发生背景病变

发生背景	癌组织类型		合计
	管状腺癌	黏液细胞性腺癌	
异型上皮灶（肠型腺瘤）	2	0	2 (1%)
溃疡，溃疡瘢痕	1	2	3 (2%)
所谓的正常黏膜	120	20	140 (97%)
合计	123	22	145 (100%)

（癌研病理，1969）

疡、息肉无关，而是发生于所谓的正常黏膜或萎缩性黏膜"。

b. 胃癌的组织学发生：由微小癌引出的癌组织学发生

针对胃癌的组织学发生，即对于"从什么样的黏膜上皮，发生什么样的癌"的问题，肿瘤病理组织学的大前提是"肿瘤或多或少模仿其发生的脏器·组织的形态·功能"，因此要通过寻找癌细胞的结构·功能与正常细胞的相似性来得出答案。还有从微小癌所处部位的性状和癌性状的关系中也可以得出癌的组织学发生。此时癌越小，癌及癌近旁黏膜就更好地保留了癌发生时的状态，因此癌的大小必须是微小的。

关于胃癌的组织学发生，Jarvi 和 Lauren（1951）报道了从进展期癌细胞的纹状缘和黏液性状来看，存在发生于胃的肠上皮化生黏膜的癌。此外，村上（1951）针对管状腺癌的发生方面进行了报道。Morson（1955）介绍了位于肠上皮化生黏膜的微小癌 5 例，报道了存在发生于肠上皮化生黏膜的癌。Mulligan 和 Rember（1954）根据进展期癌组织·细胞与正常细胞的形态·功能的相似性将胃癌分为 3 型，如表 2-27 所示。此外，Lauren（1965）及 Jarvi（1974）根据癌细胞的纹状缘和黏液组织化学的所见将其分为两大类，如表 2-27 所示。像这样，针对胃癌的组织学发生，均以进展期癌或浅表癌为对象，仅从癌细胞与正常细胞相似性的角度，推测可能有发生于肠上皮化生黏膜的癌。

如上所述，尽管指出了存在发生于胃的肠上皮化生黏膜的癌，但未提出有发生于所谓正常胃固有黏膜的癌。

从关于溃疡癌的研究以及异型上皮病灶（肠型腺瘤）癌变的研究结论，派生出关于

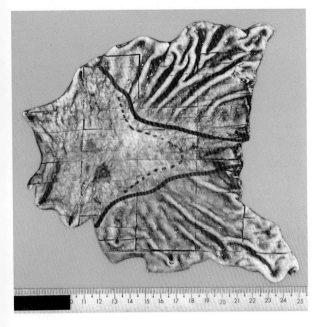

图 2-125　位于溃疡一个边缘的微小癌病例。分型为Ⅲ+Ⅱc 型或Ⅲ型癌

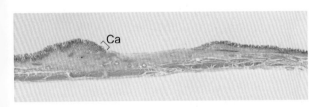

图 2-126　图 2-125 微小癌的切面。局限于溃疡幽门环侧边缘的黏膜内微小癌（Ca）。从该溃疡和微小癌的位置关系来看，无法区别究竟是黏膜内癌因溃疡大部分发生脱落导致癌在溃疡的一个边缘残存的"癌性溃疡"，还是癌发生在溃疡的一个边缘黏膜

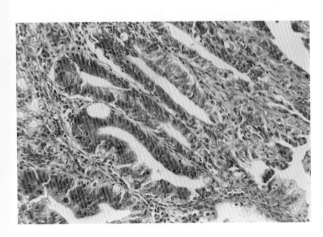

图 2-127　图 2-126 微小癌的放大。管状腺癌

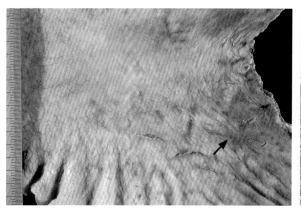

图 2-128 溃疡瘢痕上再生黏膜的微小癌。在胃体下部后壁，可见伴黏膜皱襞集中的溃疡瘢痕（箭头）

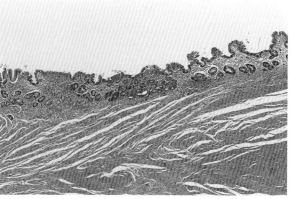

图 2-129 图 2-128 微小癌的切面。在 Ul-Ⅲs 的溃疡瘢痕中，有 3mm 大小的癌，位于黏膜肌层和固有肌层融合的瘢痕上的再生黏膜内。即，说明在时间上溃疡是先于癌之前发生的

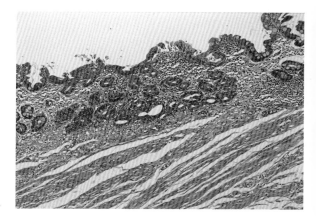

图 2-130 图 2-129 微小癌的放大。管状腺癌

表 2-27 胃癌的组织学分型

Mulligan RM 和 Rember RR（1954）

  1. 肠细胞癌 Intestinal cell carcinoma

  2. 黏液细胞癌 Mucous cell carcinoma

  3. 幽门贲门癌 Pylorocardiac carcinoma

Lauren P（1965）and Jarvi（1974）

  1. 肠型癌 Intestinal-type carcinoma

  2. 弥漫型胃癌 Diffuse gastric carcinoma

  3. 其他 Others

Nakamura K 和 Sugano H（1967，1968，1969）

  1. 分化型癌（肠型）Differentiated carcinoma（Intestinal type）

  2. 未分化型癌（胃型）Undifferentiated carcinoma（Gastric type）

Ming Si-C（1977）

  1. 膨胀性癌 Expanding carcinoma

  2. 浸润性癌 Infiltrative carcinoma

表 2-28 微小癌的组织学类型与其相邻黏膜性状的关系

相邻黏膜的肠上皮化生程度	癌的组织类型		合计
	管状腺癌	黏液细胞性腺癌	
中度~重度	130 （105）	4 （29）	134
无~轻度	23 （48）	38 （13）	61
合计	153	42	195

（ ）：理论期待值

$x^2(1,\ 0.01)=6.635$

$x^2=83.78$

$x^2>x^2(1,\ 0.01)$，$P<0.01$

胃癌组织学发生的课题："大部分胃癌与良性局限性病变——溃疡、息肉无关，而是发生于所谓的正常黏膜或萎缩性黏膜"（参考第 134 页**表 2-26**）。为了证明这一点，有必要以较好地保持着癌发生时间点状态的微小癌为研究对象。针对该项的研究，从肿瘤病理学的大前提出发，只要分析微小癌的癌旁黏膜、癌细胞性状与癌组织类型之间的关系就可以了。

与良性局限性病变——溃疡、息肉不相关，存在于胃黏膜的微小癌的组织类型与其近旁黏膜性状的关系如**表 2-28** 所示，黏膜内形成腺管倾向弱的黏液细胞性腺癌存在于正常或萎缩的固有黏膜（**图 2-131 ~ 图 2-134**），而黏膜内形成腺管的管状腺癌倾向于存在肠上皮化生黏膜（**图 2-135 ~ 图 2-138**）。对癌组织类型与其邻近黏膜性状的两参数进行卡方检验，结果证明有相关性且误差率极低（$P < 0.01$）。

从这些结果可以得出胃癌的组织学发生结论："黏膜内无腺管形成的黏液细胞性腺癌发生在胃的固有黏膜，而有腺管形成的管状腺癌发生在胃的肠上皮化生黏膜"。在此，癌组织学类型根据位于黏膜内的癌组织有无腺管形成这一形态上的一致点出发，将癌组织学类型命名为分化型癌（differentiated carcinoma）和未分化型癌（undifferentiated carcinoma）。所谓形态上的分化与未分化，是因为正常黏膜上皮是形成腺管的，所以以此为基准，形成腺管的癌为形态学上的分化型，而无腺管形成的癌为未分化型。

这一从微小癌得出的胃癌组织学发生观点："未分化型癌发生于胃固有黏膜，而分化型癌发生于胃的肠上皮化生黏膜"，是在癌的大小这一点上，以微小癌这一特殊癌作为研究对象得出的结论。因此有必要探讨癌的组织学发生是否在普通大小的癌中也成立。如果不成立的话，这个假说也就没有意义了。

c. 胃癌组织学发生的研究（1）：普通大小的黏膜内癌

关于黏膜内癌的组织学类型与癌的背景胃黏膜性状的关系，高木（1959）、长与等（1961）报道了黏液细胞性腺癌的胃黏膜肠上皮化生通常为轻度，而管状腺癌者肠上皮化生显著。关于 0.6 ~ 4.0cm 大小的黏膜内癌组织学类型与其存在的胃黏膜肠上皮化生程度的关系如**表 2-29** 所示，分化型癌所在胃黏膜的肠上皮化生显著，与既往的文献报道一致。另外，针对 77 例无 ~ 轻度肠上皮化生为背景的胃癌的癌组织学类型来看，未分化型癌 69 例（90%），远远超过分化型癌 8 例（10%），这一倾向与胃癌的组织学发生不矛盾。此外，从 144 例未分化型癌所在胃黏膜的肠上皮化生程度来看，无 ~ 轻度 69 例，中度 ~ 重度 75 例，两者相近，乍一看这似乎与癌的组织学发生相矛盾。因为从胃癌的组织学发生角度预测，未分化型癌通常发生在无 ~ 轻度肠上皮化生的黏膜上。但这种倾向是理所当然的，并不与癌的组织学发生相矛盾。为什么呢？因为癌随着时间的推移而逐渐增大，癌所在的胃黏膜也逐渐发生变化，即 F 线随时间而移动，随着时间的变化肠上皮化生的程度也逐渐进展（参考第 91 页**图 2-46**）。如果多数未分化型癌存在于轻度肠上皮化生的黏膜上，那么就是 F 线随时间移动或者未分化型癌的组织学发生中的哪一个出错了。但是，癌的组织学类型与胃的肠上皮化生程度的双参数卡方检验显示其差异具有统计学意义（$P < 0.01$），这种表现也支持胃癌的

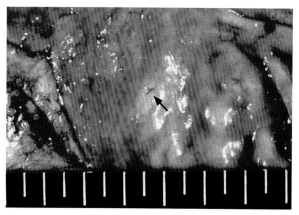

图 2-131 4mm 大小的未分化型微小癌的肉眼形态。可见边界清楚的微小凹陷面。IIc 型微小癌（箭头）

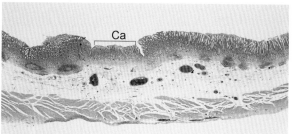

图 2-132 图 2-131 癌的切面。癌局限于无肠上皮化生的幽门腺黏膜浅层 1/2，癌表面凹陷（Ca）

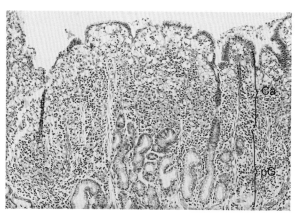

图 2-133 图 2-132 癌的放大。未分化型癌（黏液细胞性腺癌）。在黏膜深层 1/2 可见固有的幽门腺。HE 染色

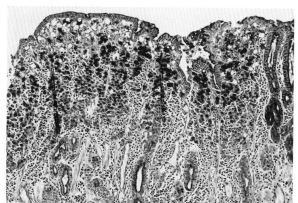

图 2-134 图 2-133 的 PAS 染色。癌细胞及小凹上皮的黏液细胞 PAS 染色呈阳性

组织学发生。

d. 胃癌组织学发生的研究（2）：发生于胃体腺黏膜的癌

　　胃癌的好发部位是幽门前区，作为胃癌组织学发生研究对象的微小癌大部分也是存在于幽门前区的无肠上皮化生或伴有肠上皮化生的幽门腺黏膜中。因此，由微小癌得出的胃癌组织学发生，对于位于胃体部的胃体腺黏膜发生的微小癌应该也是成立的。为什么呢？因为胃体腺黏膜也是胃固有黏膜的一种。也就是说，从微小癌得出的胃癌组织学发生，得出了"存在于无肠上皮化生的胃体腺黏膜区域的癌是未分化型癌"这一观点。

　　要证明这一观点，有 2 种方法。即，一个是尽量多找出位于胃体腺黏膜的微小癌，证明其组织学类型为未分化型癌。这种方法需要花费更多的劳动力和时间去发现微小癌。

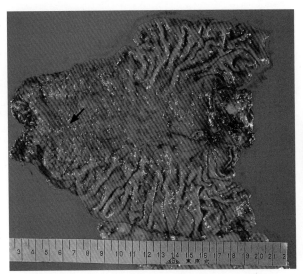

图 2-135 5mm 大小的分化型微小癌的肉眼形态。微小凹陷面的边缘略微隆起（箭头）。IIc 型

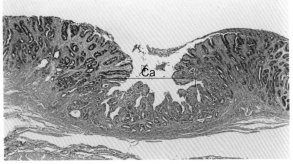

图 2-136 图 2-135 癌的切面。癌表面凹陷（Ca）

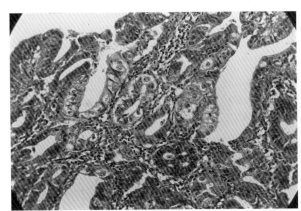

图 2-137 图 2-136 癌的放大。分化型癌（管状腺癌）

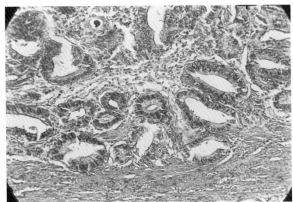

图 2-138 图 2-137 的 PAS 染色。癌性腺体腔面的纹状缘被染成一条红线

　　还有一种方法，是证明与癌的大小和浸润深度无关，癌在黏膜内扩展部被无肠上皮化生的胃体腺黏膜围绕，其他表现有癌位于被 F 线包绕的 F 线内，证明其癌的组织学类型为未分化型癌。为什么呢？因为划分无肠上皮化生的胃体腺黏膜区域边界的 F 线是随着年龄增加发生不可逆性移动的（参考第 91 页**图 2-46**），而在这样的黏膜内存在扩展部被胃体腺黏膜围绕的癌，即可以得出与癌的大小和浸润深度无关"癌发生的时间点及其部位是胃体腺黏膜"。

　　观察位于无肠上皮化生的胃体腺黏膜区域癌的组织学类型，如**表 2-30**、**表 2-31** 所示，几乎都是未分化型癌（99%）（**图 2-139 ~ 图 2-142**）。该表现强烈支持胃癌的组织学

表 2-29　0.6～4.0cm 大小的黏膜内癌：癌组织学类型与癌所在黏膜的肠上皮化生程度

癌所在黏膜的肠上皮化生程度	癌的组织类型		合计
	未分化型癌	分化型癌	
无～轻度	69 (37.8)	8 (39.2)	77
中度～重度	75 (106.2)	141 (109.8)	216
合计	144	149	293

（　）：理论期待值

$x^2 = 68.62$

$x^2(1, 0.01) = 6.635, P < 0.01$

表 2-30　存在于无肠上皮化生胃体腺黏膜的癌组织学类型

未分化型癌	196 例	(99%)
分化型癌	2 例	(1%)
合计	198 例	(100%)

表 2-31　发生于胃体腺黏膜的癌组织学类型

报告者（发表年份）	未分化型癌	分化型癌	合计
岩下明德等（1987）	15 (94%)	1 (6%)	16 (100%)
马场保昌等（1994）	101 (98%)	2 (2%)	103 (100%)
石黑信吾等（1994）	12 (92%)	1 (8%)	13 (100%)
下田忠和等（1994）	443 (96%)	19 (4%)	462 (100%)
合计	571 (96%)	23 (4%)	594 (100%)

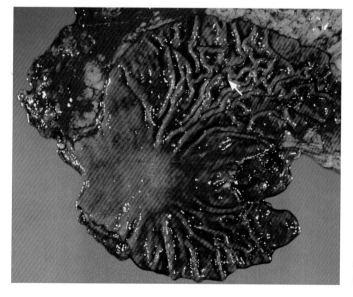

图 2-139　发生于胃体腺黏膜的癌病例（20岁，男性）。胃体部前壁约 1cm 大小的凹陷型病变，位于有黏膜皱襞之处（箭头）

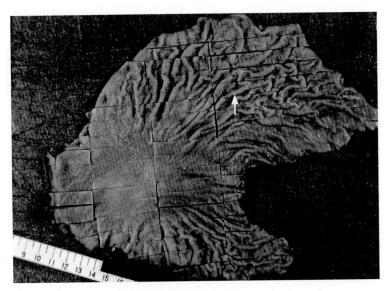

图 2-140 图 2-139 的重构图。癌位于无肠上皮化生的胃体腺黏膜（箭头）

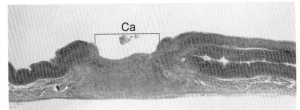

图 2-141 图 2-140 癌的切面。癌表面凹陷（Ca）。癌周围的黏膜是正常范围内的胃体腺黏膜。黏膜下层、固有肌层及浆膜下层可见纤维化，为未分化型癌细胞呈弥漫性浸润的硬癌 scirrhous adenocarcinoma，（por2）部分

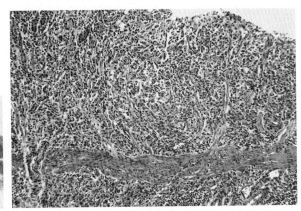

图 2-142 图 2-141 癌的放大。黏膜内在组织学上为含少量黏液的黏液细胞性腺癌或小梁状腺癌。为发生于胃体腺黏膜的未分化型癌

发生观点之一的"未分化型癌发生于胃固有黏膜"。

从发生于胃体腺黏膜的癌的组织学类型的文献来看，其中 96% 为未分化型癌（**表 2-31**）。与生物学事件多为概率性事件相对，这种发生于胃体腺黏膜的癌的组织学类型是未分化型癌也可以说是可靠事件，强烈支持胃癌的组织学发生观点。

另外，从这一位于无肠上皮化生的胃体腺黏膜区域的癌，再次派生了溃疡癌相关的命题。即，尽管该区域良性溃疡的发生极为少见（0.3%）（**表 2-32**），但 70%～90% 发生

表 2-32　良性胃溃疡在组织学上的发生部位

无肠上皮化生的胃体腺黏膜区域（F 线内区域）	2 例(0.3%)
上述区域以外的黏膜区域（F 线外区域）	772 例
合计	774 例

表 2-33　存在于无肠上皮化生胃体腺黏膜区域的癌与溃疡病变
　　　　　重叠的概率

	溃疡病变		合计	溃疡（+）的概率
	(+)	(-)		
早期癌	62	32	94	66.0%
进展期癌	93	11	104	89.4%
合计	155	43	198	78.3%

于胃体腺黏膜的癌伴溃疡病变，大部分癌满足溃疡癌的组织学判定标准（**表 2-33**）。如果溃疡癌的组织学诊断标准可信的话，就产生了命题"极为罕见发生的胃体腺黏膜区域的溃疡的癌变率极高"。尽管发生于幽门腺黏膜溃疡的癌变率很低，但发生于胃体腺黏膜区域的癌变率非常高，在同一个狭窄范围的胃内，存在差异如此大的癌变率，这在实际中有可能吗？这类事情首先是不可能有的。另外，存在于胃体腺黏膜的所有微小癌与溃疡和息肉无关，都存在于正常或萎缩性胃体腺黏膜（**表 2-34**）。也就是说该命题不成立。

e. 由胃癌的组织学发生引出的癌细胞发生

从形态学认识角度来看，癌可以定义为"在细胞分裂时突然产生变异细胞，这种细胞未被机体排除而在体内反复分裂，生长至显微镜下大小可见的细胞团块（肿瘤发生的基本概念），如果置之不理的话会导致宿主的死亡"。另外，胃黏膜上皮因上皮细胞的反复分裂而使其经常逆转幼稚化。细胞分裂的部位即分裂细胞带，在胃的固有黏膜是位于腺颈部，而肠上皮化生腺体则位于腺体的下部 1/2。

这一癌症的定义，即细胞分裂时所产生的突然变异细胞，位于细胞新生的分裂细胞带，以及胃癌的组织学发生"未分化型癌发生于胃固有黏膜。另外，分化型癌发生于胃的肠上皮化生黏膜"，由此 3 点派生出如下命题。即，"癌细胞发生的初期，未分化型癌细胞局限于胃固有腺体的腺颈部附近的黏膜浅层 1/2 处，而分化型癌的癌性腺体主要占据肠上皮化生黏膜的下部 1/2"。

为了证明这个命题，将癌细胞发生的初期状态定义为癌的大小在 2mm 以内（极微小癌），对其癌细胞在黏膜内的所处位置进行分析。为什么将 2mm 以内定义为极微小癌？因为几乎所有极微小癌的表面没有糜烂，因而认为能够更加完好地保存着癌发生时间点的状态。如**表 2-34** 所示，在极微小癌中，大部分未分化型癌细胞局限于黏膜浅层 1/2，

表 2-34　2mm 以内的极微小癌的组织学类型、黏膜性状与黏膜定位

【未分化型癌】

黏膜内癌细胞的定位	胃固有黏膜		合计
	胃体腺黏膜	幽门腺黏膜	
浅层 1/2	14（100%）	4（57%）	18（86%）
浅层 2/3 ～ 全层	0（0%）	3（43%）	3（14%）
合计	14（100%）	7（100%）	21（100%）

【分化型癌】

黏膜内癌性腺体的定位	肠上皮化生黏膜	合计
深层 2/3 ～ 全层	15	15
浅层 1/2	0	0

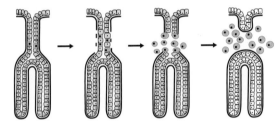

癌细胞发生于
腺颈部

癌细胞在腺颈
部增生。基底
膜形成能力弱

腺颈部的破
坏

癌细胞位于黏
膜固有层

图 2-143　未分化型癌细胞的发生及发生初期的活
体内生长方式

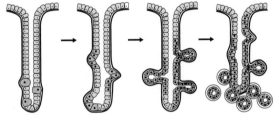

癌细胞的发生

癌性腺管的出芽

腺管新生。有基底
膜形成

图 2-144　分化型癌细胞的发生及发生初期的活体
内生长模式

即腺颈部附近，而分化型癌腺体主要存在于黏膜深层 1/2。由此得出胃癌细胞的发生"未
分化型癌细胞来源于胃固有腺体的腺颈部的分裂细胞带，另外，分化型癌细胞发生于肠
上皮化生腺体下部 1/2 的分裂细胞带"。而且，从这些极微小癌的组织学表现来看，如**图
2-143**、**图 2-144** 所示，得出了胃癌细胞发生初期的癌细胞生长方式。

f. 胃癌组织学发生的总结

作为胃癌发生背景病变的溃疡癌和息肉癌被否定，由此派生了癌的组织学发生命
题"大部分胃癌与局限性良性疾病——溃疡、息肉不相关，而是发生于正常黏膜或萎
缩性黏膜"。为了证明此命题，对认为是较好地保留着癌细胞发生时间点状态的微小
癌进行了分析，针对胃癌组织学发生，得出了"未分化型癌发生于胃固有黏膜，而分

化型癌发生于胃的肠上皮化生黏膜"的结论。这一癌组织学发生结论是基于以癌的大小为"微小"这一特殊癌作为研究对象所得出的。因此，对于普通大小的癌的情况是否成立有必要进行深入的探讨。

于是，对范围在 0.6～4.0cm 的黏膜内癌的组织学类型与癌所在胃黏膜的肠上皮化生程度的关系进行了分析，通常未分化型癌的肠上皮化生程度为无～轻度，分化型癌为中度～重度，这与癌的组织学发生不矛盾。此外，这种倾向也有文献支持。

作为强力支持胃癌组织学发生的表现，是存在于无肠上皮化生胃体腺黏膜区域的癌 99% 为未分化型癌，与其大小无关，文献也有报道 95% 的癌为未分化型癌。这可以说是生物学事件中的必然事件，是基于胃癌的组织·细胞学发生观点，而决不容忽视的事件。

还有，由于癌细胞是在正常细胞分裂时突然变异而发生的，所以在发生初期，未分化型癌细胞局限于上皮细胞不成熟的分裂细胞带附近，即胃固有黏膜的腺颈部附近，而分化型癌细胞局限于肠上皮化生腺体的下部1/2附近，该命题通过对极微小癌的研究也得到了证明。

综上所述，可将胃癌的细胞·组织学发生归纳如下：

【胃癌的细胞·组织学发生】

①大部分胃癌与局限性良性疾病——溃疡、息肉无关，而是发生于所谓正常黏膜或萎缩的黏膜。

②胃癌的细胞学发生："未分化型癌细胞发生于胃固有腺体的腺颈部的分裂细胞带，而分化型癌细胞发生于肠上皮化生腺体的下部1/2。"

③胃癌的组织学发生："未分化型癌发生于胃固有黏膜，而分化型癌发生于胃的肠上皮化生黏膜。"

④癌细胞发生后，癌细胞模仿正常上皮细胞的分化过程。"未分化型癌细胞模仿组成胃固有黏膜上皮的细胞分化过程，而分化型癌细胞模仿组成肠上皮化生黏膜上皮的细胞分化过程。"

3 胃癌的组织学分型

a. 以优势癌组织形态进行的组织学分型

胃癌的组织学形态多种多样，一个癌中存在 2 种以上组织学形态的病例绝对不占少数。有若干个胃癌组织学分型，在采用这些胃癌组织学分型时附加了下面的条件"在一个癌中，以面积占优势的癌组织形态定为此癌的组织学类型"。在日本通常使用胃癌学会的《胃癌诊疗规范》分型，在采用该分型之时也附加了条件，即要以优势癌组织形态来确定癌的组织学类型（**表 2-35**）。根据优势组织形态确定癌组织学类型，作为告知癌的优

表 2-35　胃癌的组织学分型

普通型（common type）

　乳头状腺癌 papillary adenocarcinoma（pap）

　管状腺癌 tubular adenocarcinoma（tub）

　　　高分化型 well differentiated type（tub1）

　　　中分化型 moderately differentiated type（tub2）

　低分化腺癌 poorly differentiated adenocarcinoma（por）

　　　实性型 solid type（por1）

　　　非实性型 non-solid type（por2）

　印戒细胞癌 signet-ring cell carcinoma（sig）

　黏液腺癌 mucinous adenocarcinoma（muc）

特殊型（specific type）

　腺鳞癌 adenosquamous carcinoma

　鳞癌 squamous cell carcinoma

　类癌 carcinoid tumor

　其他癌 miscellaneous carcinomas

势组织形态的标准术语是有意义的，但多数癌的组织学分型并不具有临床病理学意义，而且不同的癌组织学分型其预后也没有显著差异。由此来看，没有必要将胃癌进行组织学分型，仅仅在组织学上诊断为"胃癌"就可以了。

　　而且，癌的组织学分型因附加"以优势癌组织形态为癌的组织学类型"的条件，导致同一个癌可能赋予不同的癌组织学类型名称。胃的活检组织通常是在黏膜内扩展部位钳取的，另外，在进展期癌的手术胃标本中，优势癌组织形态通常是癌的胃壁浸润部分（表 2-36 ~ 图 2-38）。也就是说，根据胃癌的浸润深度不同分为黏膜内癌和其他癌（sm 癌和进展期癌），对它们分别根据各自的优势组织形态进行癌组织学分型，如表 2-36、图 2-38 所示，黏液腺癌、髓样癌、硬癌及腺鳞癌在黏膜内癌中见不到，是仅见于进展期癌的癌组织学类型。再看看这些癌组织学类型的黏膜内扩展部，如表 2-37、图 2-38 所示，只有形成腺管的管状腺癌·乳头状管状腺癌及黏液细胞癌。从胃黏膜内扩展部钳取的活检组织为黏液细胞性腺癌的进展期癌，其手术标本的癌组织学类型约 90% 诊断为硬癌（表 2-38）。

　　也就是说，黏膜内的黏液细胞性腺癌（sig）与浸润部位的硬癌（por2）之间形成了一一对应关系。如果对此不了解的话，可能出现尽管是同一个癌而误以为是 2 种癌，即重复癌。另外，之所以没有视其为问题，是因为认可了即使不做癌的组织学分型实际上也没什么不妥之处，默许了只诊断"胃癌"。既然对胃癌进行组织学分型，希望不是为了分型而分型，而是能够找出具有一定临床病理学意义的分型。

表2-36　黏膜内癌和黏膜内癌以外的癌（sm癌和进展期癌）的组织学类型概率

	黏膜内癌	黏膜内癌以外的癌（sm癌和进展期癌）
乳头状管状腺癌（pap）	40	215
管状腺癌（tub1，tub2）	109	238
黏液细胞性腺癌（sig）	144	116
硬癌（por2）	—	377
黏液腺癌（muc）	—	40
髓样癌（pro1）	—	33
腺鳞癌	—	2

（癌研病理，1970）

表2-37　依据面积优势组织形态分型的黏液腺癌、髓样癌、腺鳞癌的黏膜内扩展部位的癌组织学类型

面积优势的组织学类型	黏膜内扩展部位的癌组织学类型		合计
	未分化型癌	分化型癌	
黏液腺癌	34（61%）	22（39%）	56（100%）
髓样癌	31（34%）	60（66%）	91（100%）
腺鳞癌	1	1	2

表2-38　浸润至黏膜下层的未分化型癌的组织学类型转变

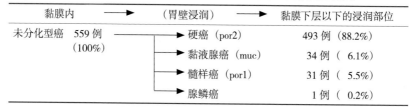

b. 从胃癌组织学发生角度出发的组织学分型

　　从胃癌的细胞·组织学发生观点"未分化型癌发生于胃固有腺体的腺颈部，而分化型癌发生于肠上皮化生腺体的下1/2"出发，可以说根据黏膜内扩展部有无腺管形成，腺管形成倾向极弱的癌为发生于胃固有黏膜的未分化型癌，有腺管形成的癌是发生于肠上皮化生黏膜的分化型癌，胃癌的组织学发生与胃癌的组织学形态之间存在着一一的对应关系（**表2-36~表2-38**）。从发生于胃体腺黏膜的癌组织学类型（参考第140页**表2-30**，**表2-31**）形态来看，这个对应关系符合率达95%。从组织学发生上发生于胃固有黏膜的未分化型癌中约5%在黏膜内形成腺管，如果从肿瘤病理组织学的大前提"肿瘤或多或少模仿其发生的脏器·组织的形态·功能"来考虑，这也是理

表 2-39　黏膜内的癌组织学形态和组织学发生

癌组织学发生	黏膜内的癌组织学形态	
	腺管形成	无腺管形成
胃固有黏膜	少（5%）	大部分（95%）
肠上皮化生黏膜	大部分	少

所当然的。因为构成胃固有黏膜的上皮是形成腺管的，所以发生于此处的癌也并非不形成腺管，只是其特点是腺管形成的倾向性极低（**表 2-39**）。

发生于胃固有黏膜且有腺管形成的癌的发生率很低，其组织学发生上为未分化型癌，而从组织学形态上因有腺管形成则属于分化型癌。下田等（1994）根据与普通大小的癌相比，微小癌发生无腺管形成的未分化型癌的概率很低，而从黏液角度看存在胃型腺体的形成，从而提出存在分化型癌长大后转变成未分化型癌的情况，因此有必要对胃癌的组织学发生进行深入的探讨。但这个观点混淆了癌的组织学形态认识和癌的组织学发生。如果这样的话，就要从肿瘤病理组织学的大前提出发，必须证明胃的肠上皮化生黏膜能重新转变为胃的固有黏膜。此外，微小癌中无腺管形成的未分化型癌的发现较少是因为较低年龄段的胃的组织学检索分析少。

发生于胃固有黏膜的未分化型癌，在黏膜内由浅层向深层，基本表现为印戒细胞癌型、黏液细胞性腺癌型及小梁状腺癌型。这种表现如果是基于胃癌的组织学发生，那么这就是未分化型癌的癌细胞"分化过程的模仿"。针对这种层结构，久保田等（1977）分别定义为 C 型细胞、B 型细胞和 A 型细胞。

根据 Mulligan 和 Rember（1954）及 Lauren（1965），Jarvi（1974）的胃癌组织学发生，以及 Ming（1977）的生物学行为观点得出的胃癌组织学分型，如**表 2-27**（参考第 136 页）所示，分为 2 型或 3 型，以各自的特征命名。中村等（1967，1968）从黏膜内癌细胞是否有腺管形成这一形态学上的一致点出发进行了命名。即这是因为形态学上的分化・未分化是指与正常结构的差异程度。因为正常黏膜形成腺管，所以有腺管形成的癌在组织学形态上与正常腺管更接近，所以属于分化型，而无腺管形成的癌在形态学上与正常腺管相差悬殊，所以属于未分化型。针对这种命名方法，也有人提出因未分化型癌的癌细胞产生黏液应属于分化型癌的异议。但是，分化型癌细胞有纹状缘这一结构，功能不同这两点，即黏膜和纹状缘进行比较的话，不能分出哪个更具有分化性，因此根据单纯的有无腺管形成来进行分型更容易，也更客观。进一步，从胃癌组织学发生的观点来进行癌组织学分型，能够看出这两型癌在临床病理学的生物学行为上存在差异（**表 2-40**）。

4 从胃癌组织学发生角度的癌组织学分型看其临床病理学意义

将胃癌黏膜内的组织学类型分为未分化型癌和分化型癌，观察其生物学行为，在很多点上都存在差异（**表 2-40**）。

a. 癌的生长方式和肉眼类型

胃癌的肉眼类型通常由外观形态（溃疡形成，糜烂），及癌的生长方式（肿瘤形成，平坦样）来体现。黏膜内癌向水平方向的扩展在未分化型癌和分化型癌中是相同的。未分化型癌从其癌的组织学发生角度也可以理解，因其多存在于肠上皮化生轻的部位，由于局部胃酸高有易发生糜烂、溃疡的倾向。因此，当未分化型癌的黏膜内浸润处的黏膜表面发生糜烂，在这个糜烂面内由于癌之间残存的正常上皮再生可见再生黏膜岛。而分化型癌在黏膜内形成糜烂的倾向弱，因此呈隆起型生长，此外，有凹陷时其程度也比较浅，与周边黏膜的高度差通常较未分化型癌小（**图 2-145**）。

当黏膜内癌向黏膜下组织及更深部浸润时，大部分未分化型癌呈浸润性生长（infiltrative growth），肉眼上癌的浸润范围变得不清楚，不形成肿块而是表现为沿胃壁平板样扩展（4 型，3 型）。而分化型癌深达黏膜下组织后通常呈局限性或者膨胀性生长（expansive growth），因此形成与周围正常黏膜界线比较清楚的肿块（2 型，1 型，3 型）。与分化型癌相比，未分化型癌的淋巴道转移倾向更强。

b. 肝转移方式和黄疸

未分化型癌的肝转移，通常是通过淋巴道浸润。即，未分化型癌细胞通过包括门静脉·胆总管在内的肝十二指肠韧带的淋巴道转移，从肝门进入肝内，在 Glisson 纤维鞘呈弥漫性浸润。这种癌浸润很少压迫或破坏肝细胞索，也很少因癌细胞浸润而导致细胆管的闭塞，因此通常黄疸表现轻。

而分化型癌向胃黏膜下组织浸润时，浸润至静脉内经由门静脉到达肝脏，形成多个结节样转移灶。因结节样转移灶的生长逐渐压迫·破坏周围肝细胞索，导致胆汁淤积，黄疸表现严重。

在早癌中，未分化型癌的术后 5 年生存率约为 95%，而分化型癌约为 85%，相对预后较差。其原因在于分化型癌黏膜下组织浸润的血行性肝转移。

c. 腹膜播散和腹水

未分化型癌侵及浆膜时，在腹膜表面形成很多播散灶（dissemination）（**图 2-146**），而且在浆膜下组织的淋巴管中增生，可见腹膜浆膜下淋巴管呈白色网状，形成癌性淋巴管炎（lymphangitis carcinomatosa）。这种状态被称为癌性腹膜炎（peritonitis carcinomatosa）或者腹膜癌（peritoneal carcinomatosis）。由此导致腹腔大量腹水潴留。

另外，分化型癌向腹膜扩散的方式，很少看到未分化型癌时的播散灶、腹膜癌性

表 2-40 未分化型癌和分化型癌的临床病理学差异

<table>
<tr><th colspan="4"></th><th>未分化型癌（胃型）</th><th>分化型癌（肠型）</th></tr>
<tr><td colspan="4">发生背景</td><td>胃固有黏膜</td><td>肠上皮化生黏膜</td></tr>
<tr><td colspan="4">癌组织学类型</td><td>黏液细胞性腺癌，硬癌</td><td>管状腺癌，乳头状管状腺癌</td></tr>
<tr><td colspan="4">癌组织学类型的简单化</td><td>点或线段</td><td>单纯闭合曲线</td></tr>
<tr><td colspan="4">进展方式</td><td>弥漫性</td><td>局限性</td></tr>
<tr><td rowspan="2">肉眼类型</td><td colspan="3">早癌</td><td>凹陷型（Ⅱc，Ⅱc+Ⅲ）</td><td>凹陷型（Ⅱc，Ⅱc+Ⅲ）
隆起型（Ⅱa，Ⅱa+Ⅱc，Ⅰ）</td></tr>
<tr><td colspan="3">进展期癌</td><td>Borrmann4，3
Borrmann2，1 少见</td><td>Borrmann2，1，3
Borrmann4 少见</td></tr>
<tr><td rowspan="4">早癌的肉眼形态</td><td colspan="3">隆起型</td><td>几乎无</td><td>需要与肠型异型上皮灶（腺瘤）鉴别</td></tr>
<tr><td rowspan="3">凹陷型</td><td colspan="2">边缘</td><td>清楚</td><td>不清</td></tr>
<tr><td colspan="2">凹陷深度</td><td>较深</td><td>浅</td></tr>
<tr><td colspan="2">凹陷面</td><td>糜烂样，再生黏膜岛（+）</td><td>平滑，再生黏膜岛（-）</td></tr>
<tr><td colspan="4">肝转移</td><td>概率低
淋巴道
Glisson 纤维鞘内呈弥漫性</td><td>概率高
血行（经门静脉）
结节状</td></tr>
<tr><td colspan="4">肺转移</td><td>淋巴道（由肺门逆行）
在血管·支气管周围淋巴管和胸膜淋巴管呈弥漫性（癌性胸膜炎）
X 线：肺纹理增强</td><td>血行（静脉角淋巴管→上腔静脉→心→肺动脉）
结节状
X 线：结节状的播散灶</td></tr>
<tr><td colspan="4">腹膜播散</td><td>（+）癌性腹膜炎</td><td>（-）后腹膜淋巴结转移</td></tr>
<tr><td colspan="4">腹水</td><td>（+++）癌性腹膜炎所致</td><td>（+）肝转移门静脉高压所致</td></tr>
<tr><td colspan="4">黄疸</td><td>（+）Glisson 纤维鞘内胆管狭窄所致</td><td>（+++）因肝细胞索压迫·破坏所致</td></tr>
<tr><td rowspan="5">术后5年生存率（癌研外科1969）</td><td colspan="3">早癌</td><td>95%</td><td>85%
sm 浸润癌的肝转移所致</td></tr>
<tr><td rowspan="2">进展期癌
（4cm 以内）</td><td colspan="2">深度 mp，ss</td><td>85%</td><td>60%</td></tr>
<tr><td colspan="2">深度 s</td><td>58%</td><td>50%</td></tr>
<tr><td rowspan="2">进展期癌
（4cm 以上）</td><td colspan="2">深度 mp，ss</td><td>78%</td><td>65%</td></tr>
<tr><td colspan="2">深度 s</td><td>27%</td><td>38%</td></tr>
<tr><td colspan="4">年龄</td><td>年轻人居多</td><td>老年人居多</td></tr>
<tr><td colspan="4">性别</td><td>女性居多</td><td>男性居多</td></tr>
<tr><td colspan="4">时代变迁（日本）</td><td>有相对增加的趋势</td><td>有相对减少的趋势</td></tr>
</table>

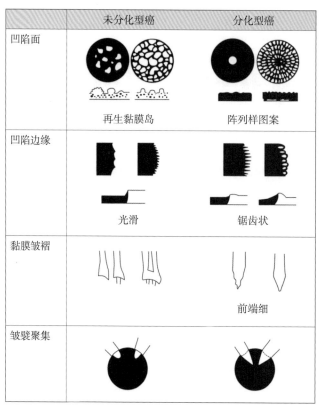

	未分化型癌		分化型癌	
凹陷面				
	再生黏膜岛		阵列样图案	
凹陷边缘				
	光滑		锯齿状	
黏膜皱褶				
			前端细	
皱襞聚集				

图 2-145　Ⅱc 型未分化型癌和Ⅱc 型分化型癌的肉眼形态
差异

（马场保昌，田尻祐二，冈村泰贤：X 线诊断–不要漏诊和误诊。图说临
床【癌】系列 No.14 胃癌 p.48，Medical view 社，1987 年被引用）

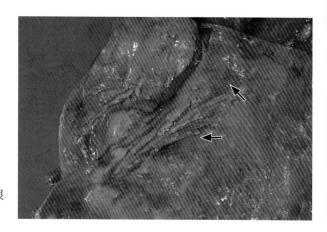

图 2-146　癌性腹膜炎或腹膜癌病。腹膜面可见很
多粟粒大小的白色结节（箭头）。癌播散灶

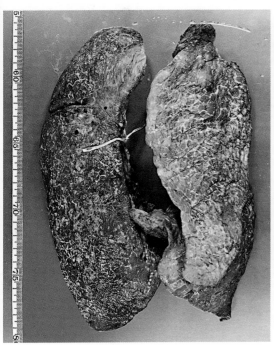
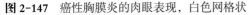

图 2-147　癌性胸膜炎的肉眼表现，白色网格状

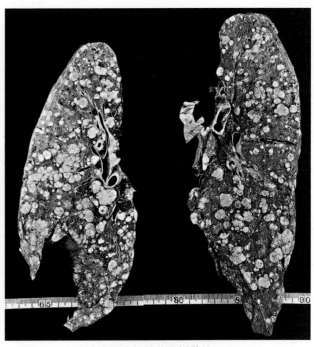

图 2-148　肺转移形成的结节状播散灶

淋巴管炎，而多为逆行性淋巴道性腹膜或腹膜下淋巴结转移。分化型癌形成的腹水潴留也往往比未分化型癌的腹膜播散形成的腹水量少，多是由分化型癌肝转移引起的门静脉高压所致。

d. 肺转移方式和胸水

　　未分化型癌的淋巴道转移是经食管旁·气管旁上行达静脉角淋巴结，进入头臂静脉。另外，由肺门逆行经血管·支气管周围淋巴管扩散至肺内，然后扩散至胸膜下淋巴管形成癌性淋巴管炎，从胸膜表面可见呈白色网状（**图 2-147**），形成所谓的癌性胸膜炎（pleuritis carcinomatosa）或胸膜癌病（pleural carcinomatosis）的状态。为此有大量胸水潴留。X 线显示肺纹理增强。分化型癌由静脉角进入静脉，由心脏经肺静脉在肺内形成多发播散灶（**图 2-148**）。因此，X 线显示多个结节状阴影。

e. 术后 5 年生存率

　　癌浸润深度达黏膜下组织的 sm 浸润癌，达固有肌层的 mp 癌以及达浆膜下层的 ss 癌，与癌的大小无关，未分化型癌的 5 年生存率好于分化型癌，高 10% ~ 20%。这种差异是因为分化型癌较未分化型癌更易发生肝血行转移。

　　另外，癌的浸润深度达浆膜的 s 癌，未分化型癌的术后 5 年生存率较分化型癌差，约低 10%，是由癌性腹膜炎所致。

F 胃癌和上皮性息肉的活检诊断

1 胃内镜下活检和 Group 分类的目的

　　在 20 世经 50 年代前期，随着胃镜、X 线双重造影法和体检的开展，早期胃癌的发现数量逐渐增加，1964 年开始借助于纤维镜直视下胃活检进行早期胃癌的组织学诊断（图 2-149）。与此同时，钳取到是癌还是良性病变诊断困难的由异型上皮构成的活检组织逐渐增多，于是这类组织与癌的组织学鉴别诊断成了问题。另外，早期胃癌的诊断尚未普及，尽管 X 线・内镜认为是早癌，但信息量较少的小的胃活检组织虽为癌却未诊断癌的病例也开始增加起来。像这样，在早期胃癌的诊断・治疗普及之前的过渡期，临床方面强烈要求解决这种异型上皮和早癌的病理组织学鉴别诊断问题，1962 年创建的胃癌研究会（2000 年开始更名为胃癌学会）制订了胃癌活检组织学诊断的标准。

　　胃癌研究会提出的 Group 分类（1971 年），制定的前提是针对信息量较少的胃活检组织切片有时难以做出病变性质的诊断，还有在组织学上只能观察到病变的极少部分的情况。因此，Group 分类不是病变性质诊断的分类，而是依据异型度进行的分类。

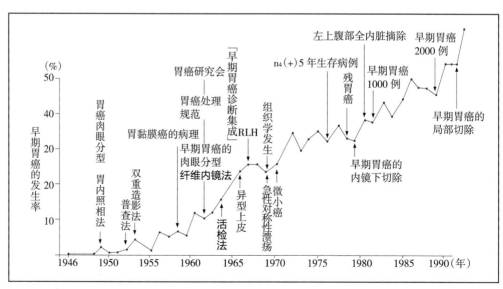

图 2-149　早期胃癌诊断与治疗的变迁

如果无论多小的活检组织切片都能做出性质诊断为前提的话，就不需要 Group 分类了，但不是任何人都能通过信息量缺乏的小活检组织切片做出性质诊断。因此，将活检组织切片所呈现的异型度分为若干个集合，将各自集合的异型度和其所属的病变进行记述分类，即为 Group 分类（**图 2-150**）。由此也有人建议应当在 Group 分类中加入性质诊断，但在规范中并不能强制规定。以上就是提出 Group 分类的时代背景及其分类基础。

在提出 Group 分类时，存在选择 3 分类（良性、良恶交界性、恶性）还是基于 Papanicolaou 分型的 5 分类（正常、良性异型、良恶性交界性、高度可疑恶性、恶性）的问题，因 5 分类更实用，所以形成了现在的 5 分类（**图 2-150**）。1971 年提出的《胃癌诊疗规范》的胃活检组织诊断标准（Group 分类）的序言中载明了 Group 分类的目的，"本分类的目的是在日常临床检查中，对于直视下活检方法钳取的胃黏膜小片的组织学形态力求用简洁的方法表达。这一分类的着眼点在于鉴别是否为癌，以胃癌及呈类似改变的交界区域病变的分群为重点"，该原则至今也未改变。

以区分良恶性为目的的 Group 分类，将定义为良恶性交界区域的 Group Ⅲ 的异型度范围设定得很广，是有必要进行随访观察的病变。Group Ⅲ 也包含视为良性的异型性病变。之所以将 Group Ⅲ 的异型度范围设定得非常宽，其中一个原因是考虑到对于异型度形态认识的差别程度很大。如果良恶性交界区域（Group Ⅲ）的异型度范围不宽，则可能将 Group Ⅲ 的病变诊断成癌而进行手术，相反也有将其诊断为良性病变而置之不理的危险。在性质上虽然是良性的，但归为 Group Ⅲ，也要进行随访观察。这样，Group 分类将 Group Ⅲ 的异型度范围定义得很宽泛，起到确诊的防故障系统（fail-safe system）作用。

目前，Group 分类已经被广泛采用且多无不便之处，而且与提出 Group 分类规范的初期相比，Group 分类的一致率得到了很大的提高，Group Ⅲ 的范围也在缩小。如果

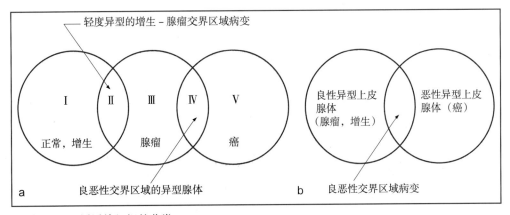

图 2-150 胃活检组织的分类

a：Group 分类；b: 胃活检组织的 2 分类法

说因使用 Group 分类而出现临床混乱或者不方便的话，就是活检组织诊断方对于异型度形态认识上存在的问题。Group 分类应用中所面临的基本问题就是病理组织学诊断中对于异型度形态的认识。

2 Group 分类与异型度形态的识别

Group 分类是利用小的活检组织切片，在组织学上进行良性和恶性区分为目的的分类。由此其分类为 2 分类法。分为良性和恶性（**图 2-150b**）。将胃活检组织切片分为病理组织学上的 2 类是根据其异型度来划分的。异型度分为细胞水平和结构水平，癌的诊断是根据各自水平的异型度综合判断的结果。增生或良性肿瘤也是根据异型度综合来判断的。可见作为炎症性改变的异型上皮，通过其腺体分布和形态（结构异型性）以及炎症细胞浸润表现很容易做出鉴别。即这些病变的性质，即良性肿瘤、恶性肿瘤、增生性上皮以及炎症引起的变性上皮，是依赖于细胞异型和结构异型的异型性来进行判断的。而且，异型度与这些病变的性质存在某种程度的相关性。像这样，将活检组织分为良性和恶性 2 分类时，是以异型为标尺进行划分的。那么"异型"或者"异型性"究竟是什么呢？在此对"异型"的性质加以叙述，以及针对由此产生的若干结论做以分析。

a. 所谓异型性、异型度

异型（异型 aty/ 非典型 atypia 或异型性似乎是一个抽象的概念，但并非如此。以胃黏膜上皮性病变为例，所谓的病理组织学上病变具有"异型性"，是指在显微镜下观察切除的病变组织形态与正常黏膜不同。即，所谓异型就是"在细胞·结构水平方面与正常形态的偏离"，该偏离程度就是"异型度"。某上皮性病变的组织学形态在结构·细胞水平与正常黏膜毫无共同之处时，异型度为"显著""强"或"高"。异型的组织学表现一般分为细胞水平和结构水平，它们在组织学形态的异型性有不同程度的异型度（**表 2-41**）。例如，核大小不一有轻度或重度。

在此对上皮性肿瘤的良恶性组织学诊断的思考过程做一记述。首先，在显微镜下观察肿瘤组织标本时，在观察了切片的显微镜下一个视野组织形态后，在大脑这个黑箱里就要进行如下顺序的思考。即，找出有异型性的若干个组织学形态 i（$i=1$，2，3，$\cdots n$）（**表 2-41**），决定其各自的异型度 x_i。对这些组织学形态的异型度进行加权 a_i，然后将每个组织形态的加权后异型度相加（$a_1x_1+a_2x_2+a_3x_3+\cdots$），根据该综合的异型度来进行良恶性的诊断。

对于这种异型度，即形态学上偏离程度的判断，是根据对每种形态的认识来进行的。这种形态认识是在学习和经验的基础上形成的，这种异型度具有连续性的性质。即，有异型的组织，与正常黏膜比较，在细胞·结构水平上有形态异常，也就是形态紊乱，其紊乱的程度即异型度。显微镜下切片视野的组织学形态，有其固有的异型度。

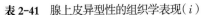

表 2-41 腺上皮异型性的组织学表现（i）

细胞水平	结构水平
核浆比（N/C）	腺体密度增加
核大小不一	腺管大小不一
核排列紊乱	腺体分布不规则
核染色质增加	不规则腺体的出现
核增大·变圆	腺管的异常分支·吻合
⋮	⋮

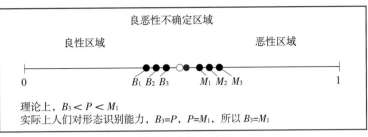

理论上，$B_3 < P < M_1$
实际上人们对形态识别能力，$B_3 = P$，$P = M_1$，所以 $B_3 = M_1$

图 2-151 良恶性交界区域的存在是必然的

而显微镜下稍稍移动组织标本就会看到另外的组织形态，其组织也有其固有的异型度。同一标本绝对不可能存在 2 种以上组织形态，即异型度。如果不断稍微移动组织标本，就能得到无数个视野的组织形态，即得到无数个异型度。像这样就会存在无数个异型度，而同一视野绝对不可能存在 2 个以上的异型度。想象中我们能够对这些无数个异型度按其异型的强度进行排序，那么这些无数个异型度就可以与实线线段的各点一一对应，非常致密（**图 2-151**）。也就是说，异型性具有连续体的性质。

b. 根据有连续性的"异型度尺"进行 Group 分类，由此产生交界区域。

根据异型度区分良性类型和恶性类型的癌组织学诊断，是以连续的异型度线段上的某 1 个 P 点来分割的（**图 2-151**）。但是，在 P 点的附近有无数个点，也就是存在无数个异型度，理论上这些无数个点是可以区分的，但实际上在人类的形态认识能力范围内是无法对这些点进行区分的。

在**图 2-151** 中，异型度线段以 P 点来截断良性和恶性。这样，在良性和恶性组内，分别存在无限个接近于 P 点的无数个点（异型度）B_1，B_2，B_3，…和 M_1，M_2，M_3…。理论上这些点能够被区分开，但实际上是不可能的。理论上根据异型的偏离距离的长短关系，即异型度上是 $B_3 < P < M_1$，但实际上毗邻的异型度是无法进行区分的，只能将它们视为同等异型度。即，$B_3 = P$，$P = M_1$，这是由于人类对形态认识能力有限的缘故。这样的话就会产生 $B_3 = M_1$，同样的情况可以发生于任何一点，最终涉及所有点。这是在实际的体验或认识中产生的连续性。因此，根据"异型度尺"来决定良恶性的时候，必然会存在无法判断的良恶性交界区域。

在此，根据异型度进行良恶性区分时必然会产生良恶性交界区域。即，根据异型度尺划分良性和恶性 2 类病变时，因为它们中间一定会产生具有一定范围的交界区域，所以这就意味着存在良性、良恶性交界区域和恶性 3 类病变。

那么，在 Group 分类标准的制定过程中，如前所述，参照细胞学诊断的 Papanicolaou 型将异型度分为 5 个等级。Group Ⅲ定义为良恶性交界区域。这是目前正在使用的 Group 分类。这样的话，将异型度分为 5 类，因异型度的连续性在各分类之间都会产生交界区域，交界区域的数则为 4 个（参照**图 2-150a**）。其结果就意味着存在 5 个 Group 加上 4 个交界区域，合计 9 个分类。因分类产生的交界区域的数量越少越好。交界数量多的话就会变得复杂，而且包含了实际上没有意义的交界区域——Group Ⅰ和 Group Ⅱ，Group Ⅱ和 Group Ⅲ之间的交界区域。因为 Group 分类的目的在于鉴别肿瘤的良恶性，所以应当分为良性、良恶性交界区域和恶性 3 类。

提出 Group 分类时的 Group Ⅲ，是以异型上皮病灶或 Ⅱa-subtype 为对象的，目前依然如此划分。当时，这些病变与癌变及分化型癌的鉴别诊断是个问题。因为存在这种情况，所以将 Group Ⅲ定义为良恶性交界区域。之后，对异型上皮病灶进行随访观察，发现大部分在 2cm 以内停止生长，癌变率很低。对活检诊断为 Group Ⅲ的病例进行随访观察，有散在的癌变病例报道，但这些病例大部分在最初就是分化型癌。因此，如果执意进行 5 分类的话，目前应该将 Group Ⅲ定为良性肿瘤性病变，而良恶性交界性病变定为 Group Ⅳ（**表 2-42**）。如果这样定义的话，通过良性肿瘤性病变（Group Ⅲ）、良恶性交界性病变（Group Ⅳ）和癌（Group Ⅴ）的 3 分类成为区分良恶性为目的的分类，各 Group 之间的交界区域也简单了。如果给 Group 分类赋予防故障系统的作用，现行的 Group 分类也是可以的，但在经验积累丰富的现今有必要调整交界性的定义（**表 2-42**）。

c. 关于异型度的表达方式

在此有必要对异型度程度的用语进行阐述（**表 2-43**）。作为连续体的异型度整体，通常分为轻度、中度和重度 3 个等级，将异型度程度与病变性质（增生、腺瘤、腺癌）对应起来以体现各种病变。进一步，在各自的病变中，又表述或者分为轻度异型腺瘤（adenoma with mild atypia）、中度异型腺瘤（adenoma with moderate atypia）和重度异型腺瘤（adenoma with severe atypia）。另外，如果将异型度与病变性质合并起来表述的话，癌则分为轻度异型腺癌、中度异型腺癌和重度异型腺癌。但腺癌是用分化程度取代了异型度进行表述，于是其异型度的程度就变成了高分化型（well differentiated）、中分化型（moderately differentiated）和低分化型（poorly differentiated）。此外，有时根据异型程度的高低，表述为低异型度（low grade）、中异型度（moderate grade）和高异型度（high grade）。

所谓异型如前述，是"与正常结构的偏离"，异型度是"在形态上与正常结构的偏离程度"。既然如此，作为与其程度相关的表达方式即不是"偏离程度"的高低，也不是分化的程度。病理组织学形态上的分化，是指所观察的组织在形态上是否与构成黏膜的腺体相似，分为分化或没有分化的未分化。如果，分化程度与异型度在形态上相同，那么，形成比正常小的腺管的癌、未形成腺管而呈小梁状排列的癌以及癌细胞未形成腺管而呈散在分布的癌，可分别诊断为中分化癌或低分化癌。但是，形成较正常大的大型腺管的癌并不是高分化型。无论癌的腺管是大型还是小型，其共同之处在于在形态上都与正常腺管存在偏离，因此形成大型腺管的腺癌不是高分化腺癌，而应当是中分化腺癌或低分化腺癌。

表 2-42　胃活检组织学诊断的 Group 分类：根据病变的性质进行定义

	胃癌处理规范（修订第 12 版）	根据病变的性质进行定义
Group Ⅰ	正常组织及无异型的良性病变	正常，增生性
Group Ⅱ	判断为有异型的良性病变	非肿瘤性与肿瘤性交界
Group Ⅲ	良性和恶性交界区域的病变	良性肿瘤性（腺瘤）
Group Ⅳ	高度可疑癌的病变	良恶性交界区域病变
Group Ⅴ	癌	恶性肿瘤性（癌）

表 2-43　异型度程度和病变的组合

病变的性质	异型度程度		
	轻度	中度	重度
增生	伴轻度异型的增生	——	——
腺瘤	轻度异型的腺瘤	中度异型的腺瘤	重度异型的腺瘤
癌	高分化型癌	中分化型癌	低分化型癌
	低异型度癌	中异型度癌	高异型度癌
	轻度异型的腺瘤	中度异型的腺瘤	重度异型的腺瘤

　　像这样，有腺管形成的癌要进一步进行组织学上的亚分型，通常根据分化程度的不同而表述为高分化、中分化和低分化，但以什么样的标准进行划分还处于不确定状态。异型度"偏离"的程度可能是轻度、中度或者是重度其中之一。

3 异型度形态认识与病变性质和 Group 分类

　　判断某个活检组织的病变性质或者 Group 分类是属于哪一类时，在每个人的大脑潜意识中都会依据"异型度尺"来判断，但该"异型度尺"的尺度因人而异。由此，对于良恶性交界区域的异型度判断就会产生诊断上的不一致，这是必然的。这是因为异型度虽如前所述是一个实体概念，但目前其客观化标准还不够充分。在异型度判断中存在的问题是，异型度尺的尺度存在很大不同，有明确恶性而诊断为良性或者相反的情况存在。此种情况只能通过每个人的不断学习和体验去慢慢修正"异型度尺"的尺度，别无他法。

　　一方面，上皮的局限性增生性病变分为增生、良性肿瘤（腺瘤）和恶性肿瘤（癌）3 类，其共同点就是均为上皮的增生性病变。而这些增生上皮所呈现的异型度和生物学行为各异。如此，病变性质的诊断，即肿瘤性与否，如果是肿瘤性的话是良性还是恶性的组织学诊断，是根据结构异型·细胞异型的程度（异型度）来判断的。因此，各Group分类的病变性质与异型度呈某种程度的相关。换言之，病变的性质可以根据病变所呈现的异型度来进行某种程度的界定（参考第106页**图2-74**）。因此，在处理规范的Group分类说明一栏中详细记载了具体病变。也就是说，Group分类是建立在异型度的观点之上，从癌中排除了其他有异型性的上皮性病变，因此除了Group V以外，其他各Group中包含了各种各样的病变。尽管Group分类是根据异型度来进行分类的，但其背后是考虑了病变的性质。

应用Group分类之时，有必要事先通过适度的体验来了解各种病变所表现的异型度范围。为什么这么说呢？因为对于增生性和肿瘤性病变，如果是肿瘤性病变则对其良性和恶性的异型度不可能进行客观的、完整的记述。关于结构·细胞异型度与病变性质和Group分类的关系，一般如**表2-44**和**表2-45**所示，结构·细胞异型度同时轻度者为增生性的Group II，结构·细胞异型度同时中度者为良性肿瘤性的Group III，以及结构·细胞异型度同时重度者为恶性肿瘤的Group V，如果事先了解了这些就容易多了。

在应用Group分类时存在问题的是Group IV，即如何进行良恶性交界区域病变的组织学诊断。其中包括Group IV的诊断及其再活检的时期问题，以及Group II和Group IV鉴别困惑的活检组织诊断。在此，Group III是作为良性肿瘤性病变，即为腺瘤，为了让大家了解各Group的病变特点下面做以概述。

表2-44　异型度和病变性质的对应

病变性质	异型度的Group分类				
	异型度：无→	轻度→	中度	→	重度
	Group I	Group II	Group III	Group IV	Group V
正常，增生性	←——→				
增生性–肿瘤性交界		←——→			
良性肿瘤性（腺瘤）			←———→		
良性–恶性交界区域病变				←——→	
恶性肿瘤性（癌）				←——→	

根据病变异型度进行病变性质的分类时，会产生异型度的重叠

表2-45　胃癌的结构异型度和细胞异型度组合的Group分类

结构异型度	细胞异型度		
	轻度	中度	重度
轻度	II	III	II或IV
中度	III	III	V
重度	II或IV	V	V

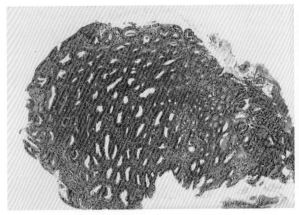

图 2-152 因炎症引起上皮变性的活检组织。Group Ⅱ。黏膜中的腺体大小一致，分布均匀规整。在黏膜固有层内可见轻度的炎症性圆形细胞浸润。腺上皮 HE 深染

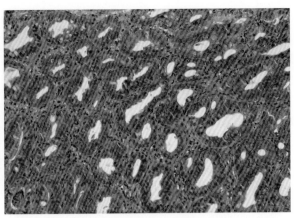

图 2-153 图 2-152 的放大。无核大小不一，可见若干个核排列紊乱。腺体分布均匀规则。未见结构异型，有轻度细胞异型，小凹上皮因炎症变性，为 Group Ⅱ

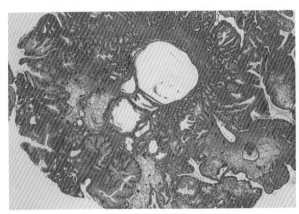

图 2-154 取自息肉的活检组织。Group Ⅱ还是 Group Ⅲ（小凹上皮型）？增生性小凹上皮形成大型腺管。HE 染色细胞略深染。未见核大小不一。细胞异型度为轻度

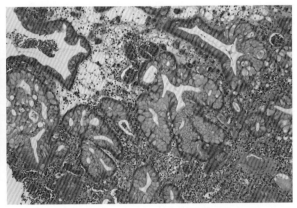

图 2-155 图 2-154 的放大。高柱状黏液细胞形成大型腺管，其小凹上皮内形成腺管的区域，部分腺管呈小的筛状结构。有结构异型表现。上皮细胞 HE 染色呈轻度深染，未见核大小不一。异型度为轻度，需要鉴别该上皮是增生性还是异型度呈轻度的小凹上皮型腺瘤，即属于增生性 - 腺瘤性交界区域的病变

a. Group Ⅱ 的活检诊断

定义为"呈轻度异型而判断为良性病变"的活检组织，多数是因炎症性变化导致上皮变性的黏膜组织（**图 2-152**，**图 2-153**），或伴轻度异型的增生性上皮或小凹上皮型腺瘤（**图 2-154**，**图 2-155**）。与正常上皮相比，细胞 HE 染色呈深染，增生性上皮多呈

轻度异型。一般细胞异型为轻度，未见结构异型，即便有结构异型也是轻度者，属于Group II。

在这些 Group II 的活检组织中，因炎症等干扰导致腺体变性而呈轻度细胞异型时，结合炎症细胞浸润以及腺体分布与正常腺体一样规整，即未见结构异型，能够容易地判断出不是肿瘤（**图 2-153**）。但如果这些活检组织中有结构异型，有时很难判断是 Group II 还是 Group IV，也就是说有 Group II 或IV这样一类形态（参考第 166 页）。

对于由高柱状黏液细胞形成的大型腺管的活检组织，是取自小凹上皮的增生性息肉以及糜烂·溃疡修复的再生性小凹上皮，它们的组织学表现同样在小凹上皮，如果没有内镜下表现作为参考在组织学上是无法区分二者的。因为增生性和再生性小凹上皮在形态上是相似的。增生性或者再生性用语，是根据活检组织钳取的病变形态——息肉还是溃疡边缘而分别使用。此外，这种增生性上皮有轻度异型时，很难鉴别是非肿瘤性还是肿瘤性，即区分是炎症等所致的伴有轻度异型的小凹上皮增生还是具有轻度异型的腺瘤（**图 2-154**，**图 2-155**）是很难的。

不管怎样，属于这类的病变是良性的，是炎症性变化也好，还是具有轻度异型的腺瘤性病变也好，实际上都没有什么大问题，但要注意有时在判断是 Group II 还是 Group IV时存在问题。

b. Group III 的活检诊断

Group III 的腺上皮细胞异型度为中度，病变性质为肿瘤性，属于腺瘤。所谓腺瘤是呈局限性生长的上皮增生，其上皮在组织学上从细胞异型度上不能诊断为癌，是由

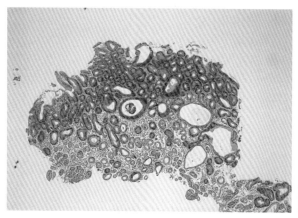

图 2-156 取自胃窦部直径 2cm 的隆起型病变的活检组织。该组织的黏膜浅层 1/2 由异型上皮腺体，深层 1/2 由固有的幽门腺腺体构成。可见数个囊性扩张的腺管。腺管大小轻度不一，腺体分布较规整。结构异型度为轻度

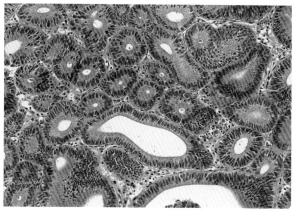

图 2-157 图 2-156 的放大。HE 染色深染的腺体由高柱状细胞组成，核呈梭形，未见核大小不一及核排列紊乱。腺体游离面可见线条状的纹状缘。PAS 染色使该线条清晰可见。细胞异型度为中度，为肠型异型上皮构成的良性病变。即，肠型腺瘤或良性肠型异型上皮灶

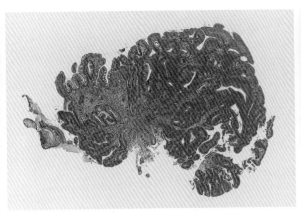

图 2-158 取自约 2cm 大小的扁平隆起性病变的活检组织。HE 染色深染的较大型腺体构成的黏膜，未见固有的腺体。腺体分布较规则

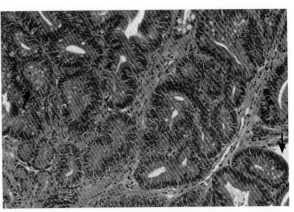

图 2-159 图 2-158 的放大。腺体由高柱状细胞构成，核略大呈杆状，排列在细胞基底侧，无排列紊乱，未见核大小不一。N/C 比轻度增大。可见散在胞浆透亮的杯状细胞（箭头）。Group Ⅲ：肠型腺瘤

中度异型腺体所构成的病变。

　　该腺瘤一般是 2cm 以内的扁平隆起型病变，组织学上异型上皮腺体多数位居黏膜浅层 1/2，其深层 1/2 为固有的幽门腺腺体。该幽门腺腺体的特点是数个腺管呈囊性扩张。这种表现在活检组织切片中也可以见到（**图 2-156**）。异型上皮通常在 HE 染色下呈深染，容易与正常上皮区分。异型上皮形成较大型的腺管，异型腺体分布均匀、规则或整齐。这些异型腺体由柱状细胞构成，核呈梭形、大小不一、排列紊乱，呈轻至中度，核位于细胞基底侧（**图 2-157**）。N/C 轻至中度增大，小于细胞的 1/2。多数情况下，可见上皮游离面的纹状缘呈线状。另外，腺上皮中多散在有杯状细胞（**图 2-158，图 2-159**），有的也散在有 Paneth 细胞。此类病变与胃的肠化生上皮相似，因此为肠型异型上皮病灶（atypical epithelium lesion of intestinal type）或肠型腺瘤（intestinal type adenoma）。活检组织中如果见到这样的病变归为 Group Ⅲ，按照处理规范要进行随访。但其恶变率极低（参考第 91 页）。

　　诊断为 Group Ⅲ 的病变如果肉眼形态超过 2cm 或呈凹陷型，虽然发生率很低，但也有可能是高分化型腺癌，因此有必要进行再次活检确认不是恶性。

c. Group Ⅳ 的活检诊断

　　Group Ⅳ 是高度怀疑癌的病变，归为此类的活检组织有两种情况。一种是可见高度异型的细胞或腺体，虽然从细胞·结构异型度来看诊断癌的概率很高，但因为活检组织量很少而犹豫是否诊断癌的情况（**图 2-160～图 2-163**），另外一种情况就是虽然活检组织的量足够，但在异型度上，也就是性质上高度怀疑癌但不能 100% 确定的情况（**图 2-164～图 2-167**）。即，结构异型度和细胞异型度均为良恶性交界区域的活

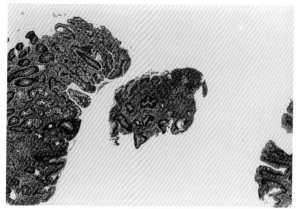

图 2-160 Group Ⅳ的活检组织。取自微小凹陷的活检组织。分离的小块组织上有异型细胞

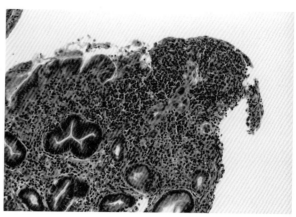

图 2-161 图 2-160 小块组织的放大。在炎症细胞浸润显著的黏膜固有层内可见少量异型上皮细胞。根据异型度来看这些异型上皮细胞应当是癌细胞，但周围炎症细胞浸润显著，其异型性不能完全除外是炎症性改变。作为 Group Ⅳ进行了蜡块的"深切"

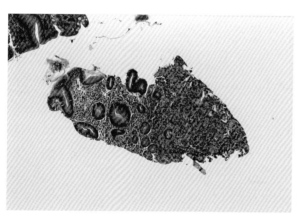

图 2-162 图 2-161 的"深切"组织。图 2-161 中炎症细胞浸润部分的一侧多数为异型上皮细胞，明确是癌。Group Ⅴ

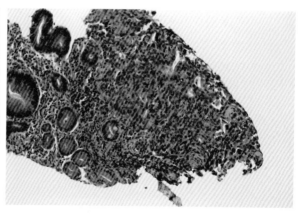

图 2-163 图 2-162 的放大。异型细胞形成小型腺管。是 Group Ⅴ的管状腺癌。该病例为 3mm 大小的微小癌

检组织。

以上两种情况，必须尽早进行再次活检，以增加信息量来确定诊断。

对于高度怀疑癌但组织量少的情况，用蜡块再制作 2~3 张组织切片来增加组织量，也是增加信息量的一种方法（称为蜡块的"深切"）。另外，对于活检组织量足够且从异型表现来看高度怀疑癌的情况，可以重新进行石蜡包埋，制作改变标本切面的切片，此方法也可以增加信息量而有助于诊断。

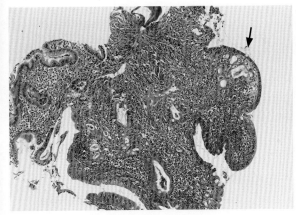

图2-164 Group Ⅳ的活检组织。取自凹陷面的活检组织。在炎症细胞浸润显著的再生性黏膜中可见少量异型腺体（箭头）

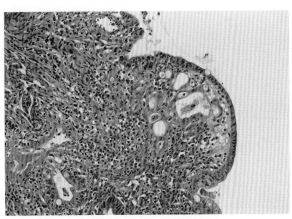

图2-165 图2-164异型腺体的放大。在重度炎症的串珠状再生黏膜的黏膜固有层浅层内可见变性的异型腺体。这样的腺体一般是癌性腺体，但有时是因炎症引起的腺体变性，诊断为Group Ⅳ，为了确诊很快进行了再次活检

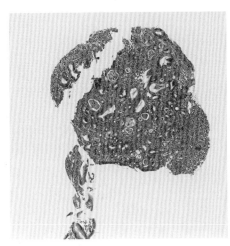

图2-166 图2-165同一病例再次活检的组织。可见很多异型腺体

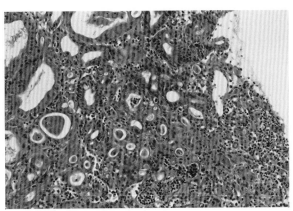

图2-167 图2-166的放大。细胞异型和结构异型均显著的管状腺癌。Group Ⅴ

d. Group Ⅴ的活检诊断

　　为了明确癌的诊断，通常从癌在黏膜内浸润部位钳取活检组织。因此，活检组织内所呈现的癌组织类型的种类有限。即，大部分为黏液细胞性腺癌（sig）（**图2-168**，**图2-169**）、小梁状腺癌（trabecullar adenocarcinoma）（**图2-170**，**图2-171**）以及管状腺癌。

　　黏液腺癌（muc）（**图2-172**，**图2-173**）、硬癌（por2）（**图2-174～图2-176**）、髓

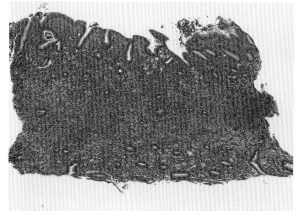

图 2-168 黏液细胞性腺癌的活检组织。黏膜的大部分由癌细胞构成，正常上皮及腺体较少

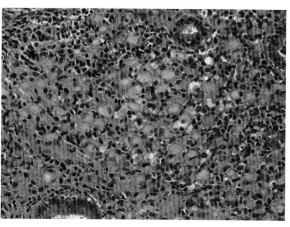

图 2-169 图 2-168 的放大。黏液细胞未形成腺管，呈实性增生

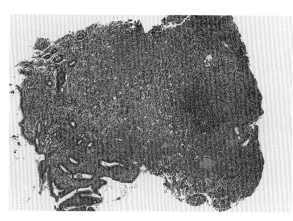

图 2-170 小梁状腺癌的活检组织。黏膜的大部分充满着癌细胞

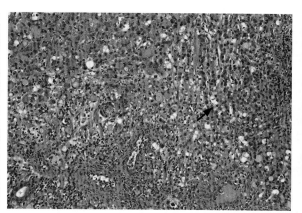

图 2-171 图 2-170 的放大。异型细胞呈小梁状排列（箭头），或者形成小型腺管

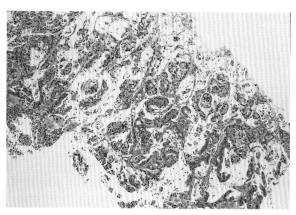

图 2-172 黏液腺癌的活检组织。取自进展期癌的溃疡底部

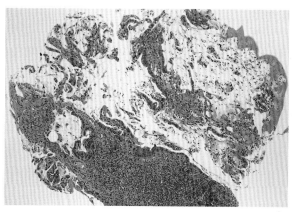

图 2-173 图 2-172 的放大。在黏液团中漂浮着癌性上皮

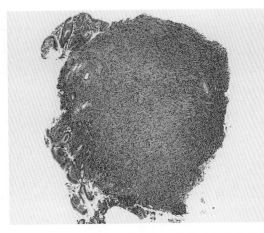

图 2-174 硬癌的活检组织。黏膜下组织纤维化，其中有癌细胞弥漫性浸润

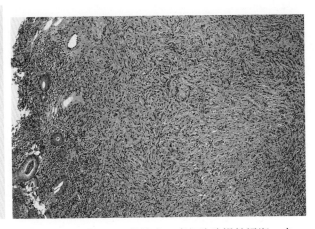

图 2-175 图 2-174 的放大。癌细胞弥漫性浸润，未形成小型腺管

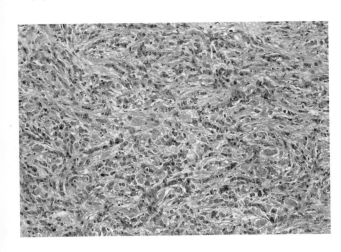

图 2-176 图 2-174 的 PAS 染色。小型癌细胞呈小梁状排列，在纤维性组织内弥漫性浸润。癌细胞胞浆因含有黏液而红染

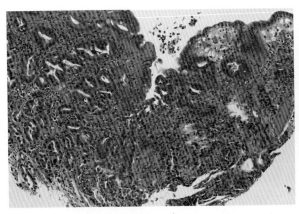

图 2-177 中分化型管状腺癌（tub2）的活检组织

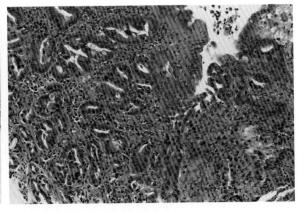

图 2-178 图 2-177 的放大

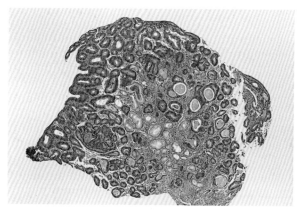

图 2-179　高分化型管状腺癌（tub1）的活检组织

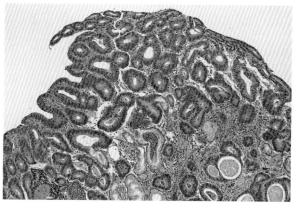

图 2-180　图 2-179 的放大。作为癌其细胞异型度为轻度。可见多个不规则形腺管，腺体分布不规则，所以结构异型度为中度

样癌是癌向黏膜以外的胃壁浸润而表现的癌的继发修饰类型，因此只有在进展期癌的溃疡底部或者黏膜下组织浸润部位钳取的活检组织，才能见到这些组织学类型（参考第 146 页的**表 2-36**）。活检组织黏膜的结构异型度·细胞异型度都很显著时，诊断为 Group V 非常容易（参考第 158 页**表 2-45**）。此时癌的组织学类型大部分为黏液细胞性腺癌、小梁状腺癌及中分化型管状腺癌（tub2）（**图 2-177**，**图 2-178**）。在结构异型度中度·细胞异型度重度，或者异型度的程度相反时为高分化型管状腺癌（tub1）（**图 2-179**，**图 2-180**）（参考第 158 页**表 2-45**）。

e. Group Ⅲ 和 Group Ⅳ 再次活检的时期

在胃癌诊疗规范的 Group 分类说明中，对于 Group Ⅲ 和 Group Ⅳ "必须尽可能通过再次活检等来确定诊断是否准确"。但对于其再次活检的时期并未做记载。为什么在规范中没有记载再次活检的时期呢？因为，当癌被诊断为 Group Ⅲ 时，按照规范规定的时间进行随访，尽管随访的原因是因为诊断为 GroupⅢ，但极有可能也是对规范随访原因的一个探寻。由此，在规范中没有提及再次活检的时期（**图 2-181 ~ 图 2-184**）。

关于 Group Ⅲ 和 Group Ⅳ 的再活检时期，针对 Group Ⅲ，根据文献报道及作者的经验，也考虑到每个人对异型度形态认识程度的不同，认为 6 个月或者 1 年一次随访活检是足够的。因为 Group Ⅲ 的病变大部分为良性，一般只生长到 2cm 以内。

Group Ⅳ 有必要尽早进行再次活检来明确诊断。另外，有必要通过进一步改变蜡块切面方向来制作多张组织切片，或者通过深切增加诊断的信息量（参考第 162 页**图 2-160 ~ 图 2-163**）。通过这两种方法的实施，可以确诊（参考第 163 页**图 2-164 ~ 图 2-167**）。

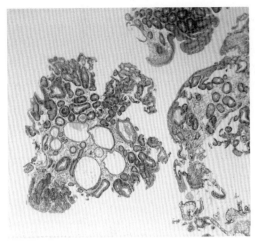

图 2-181　取自隆起型病变的活检组织。诊断为 Group Ⅲ

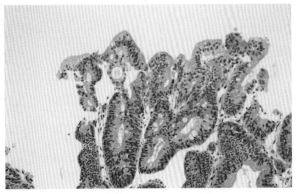

图 2-182　图 2-181 的放大。几乎无核大小不一，但核排列紊乱显著。结构异型上有腺管大小不一、不规则形腺管及异型腺体密度增加，从细胞异型度及结构异型度应当诊断为 Group Ⅴ，作为 Group Ⅳ应当尽早进行再次活检。但因诊断为 Group Ⅲ而进行了随访

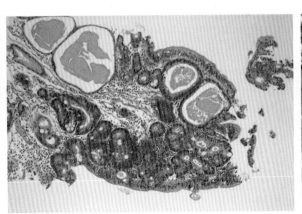

图 2-183　图 2-181 病例 1 年后的活检组织。Group Ⅴ

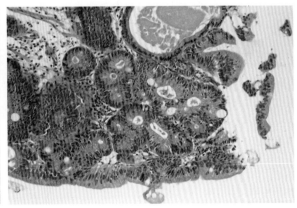

图 2-184　图 2-183 的放大。细胞异型度与 1 年前相比没有什么变化，但可见作为结构异型的筛状结构。根据癌的结构异型度和细胞异型度，诊断为高分化型管状腺癌

4　从不同胃癌组织学发生来看活检诊断和 Group 分类

胃癌的活检组织一般钳取自癌的黏膜内扩展部位，因此我们可以通过活检组织了

表 2-46　根据胃癌组织学发生和优势癌组织像的胃癌组织学分型

癌组织学发生（黏膜内）	优势癌组织像（胃壁浸润部） （胃癌学会分型规范）
未分化型癌	硬性腺癌（scirrhous adenocarcinoma）（por2）
黏液细胞性腺癌	黏液细胞性腺癌（mucocellular adenocarcinoma）（sig）
小梁状腺癌	髓样癌（medullary adenocarcinoma）（por1）
小管状腺癌	小管状腺癌（microtubular adenocarcinoma）（tub2）
	黏液腺癌（mucinous adenocarcinoma）（muc）
	管状腺癌（tubular adenocarcinoma）（tub1）
分化型癌	小管状腺癌（microtubular adenocarcinoma）（tub2）
管状腺癌	髓样癌（medullary adenocarcinoma）（por1）
	黏液腺癌（mucinous adenocarcinoma）（muc）

例）未分化型癌，硬性腺癌型（undifferentiated carcinoma, scirrhous type, por2）
　　未分化型癌，髓样癌型（undifferentiated carcinoma, medullary type, por1）
　　分化型癌，管状腺癌型（differentiated carcinoma, tubular type, tub2）
　　分化型癌，小管状腺癌型（differentiated carcinoma, microtubular type, tub2）

解癌的组织学发生。如果能够了解癌的组织学发生，就能了解癌的生长·进展相关的生物学行为，才有可能获取后续的诊断·治疗最佳策略。因此，就是为了使切除标本的癌组织学类型记述与活检组织诊断相对应，也希望首先观察黏膜内的癌形态，按照组织学发生的分类方法记载为未分化型癌和分化型癌，接下来将浸润部位的优势癌组织学类型作为修饰形态做记载（**表 2-46**）。这样的话，就能够了解癌组织形态的全貌，及其生物学行为和癌组织性质。进而能够避免尽管是同一个胃癌，但根据其组织学类型，即活检组织诊断和术后胃组织学诊断不同而误诊为重复癌的情况。

a. 活检诊断的流程

　　肿瘤的病理组织学诊断是以肿瘤病理组织学的"肿瘤或多或少模仿其发生的脏器·组织的形态·功能"这一大前提为基础的。即，肿瘤组织在结构和功能上追求与其正常组织的类似，据此鉴别其发生背景的脏器·组织，接下来根据肿瘤组织所呈现的细胞·结构异型的程度来进行良恶性诊断。例如非上皮性肿瘤的病理组织学诊断就是个很好的例子。即，某肿瘤组织有血管增生，其异型度如果是轻度，肿瘤为肿瘤性血管的血管瘤（hemangioma），其异型度如果是重度则是血管肉瘤（hemangiosarcoma）。这是针对肿瘤及其相关病变的病理组织学诊断。胃的上皮性肿瘤也不例外（**图 2-185**）。

　　胃的局限性上皮性病变根据异型性及其程度，分为增生（hyperplasia）、腺瘤（adenoma）和癌（carcinoma）三大类。这三类病变的发生率各异，但都追求与胃固有黏膜上皮和肠上皮化生黏膜上皮相似。即，胃的局限性上皮性病变分为胃固有黏膜上皮和肠上皮化生上皮两大系列，这两个系列又根据各自异型度的不同分为增生、腺瘤

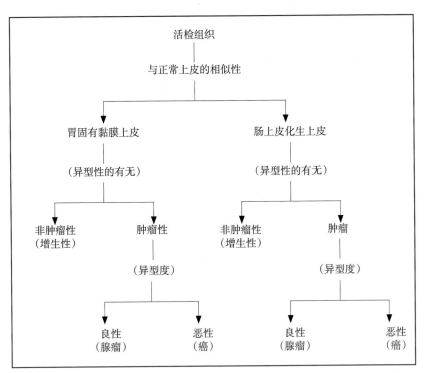

图 2-185 　活检组织诊断流程

和癌（**表 2-47**，**表 2-48**）。

　　胃的黏膜上皮由组成胃固有黏膜的上皮细胞和组成肠上皮化生黏膜的上皮细胞两类上皮细胞所组成（参考第 80 页），从肿瘤病理组织学的前提出发，胃的异型上皮性病变的上皮性质追求着与胃固有黏膜上皮或肠上皮化生上皮的相似，或者应当是追求与这类上皮的相似。因此，在进行活检组织诊断时，首选要判断有异型的活检组织在结构·功能上是与胃固有黏膜上皮相似还是与肠上皮化生上皮相似（**图 2-185**）。这是因为异型病变所归属的黏膜上皮系列不同，对其异型度考虑有所差异，另外病变性质的发生率也不同（**表 2-47**，**表 2-48**）。

　　追求与胃固有黏膜上皮相似的有小凹上皮的黏液细胞和幽门腺细胞，追求与构成胃体腺细胞相似的异型细胞仅有极为少见的壁细胞，几乎见不到主细胞。追求与肠上皮化生黏膜上皮相似时，主要为吸收细胞，细胞间有杯状细胞或 Paneth 细胞。吸收细胞的游离面可见纹状缘（brush border）（参考第 80 页）。

　　以上是上皮性肿瘤性病变的基本分类。

　　判断活检组织上皮是与胃固有黏膜上皮还是与肠上皮化生上皮相似之后，接下来进一步要判断这些上皮在性质上是非肿瘤性还是肿瘤性。这要根据异型性也就是结构异型和细胞异型的有无及其异型度来判断。通常，局限性上皮病变无异型或轻度异型时为增生或再生性，轻度～中度异型为良性肿瘤（腺瘤），重度异型为恶性（癌）或

表 2-47　异型度、Group 分类与病变性质，及其各病变的相对发生率

异型度 （Group 分类）	病变性质	上皮性质	
		胃固有黏膜上皮系列 （小凹上皮型）	肠上皮化生上皮系列 （肠上皮化生上皮型）
无（Group I）	正常	幽门腺黏膜	肠上皮化生黏膜
↓ 轻度（Group II） ↓	增生性息肉 萎缩再生性黏膜 炎症引起的异型腺体 增生 – 腺瘤交界区域病变	发生率高 少	发生率低 少
中度（Group III） ↓（Group IV）	腺瘤和异型上皮灶 腺瘤 – 癌交界区域病变	发生率低 发生率低	发生率高 发生率高
重度（Group V）	癌	未分化型癌	分化型癌

表 2-48　异型度与异型上皮性病变的名称

异型度	胃固有黏膜上皮系列 （小凹上皮型）	肠上皮化生上皮系列 （肠上皮化生上皮型）
无	幽门腺黏膜	肠上皮化生黏膜
↓ 轻度	增生性息肉 小凹上皮型	增生性息肉 肠上皮化生上皮型
中度 ↓	腺瘤，小凹上皮型	腺瘤，肠上皮化生上皮型
重度	未分化型癌	分化型癌

良恶性交界性腺瘤（**图 2-185**）。像这样根据异型性将病变进行分类，在实际运用中几乎没有不适用的。但如前述，只要是根据异型度这种具有连续性的标准进行分类，在增生性与腺瘤之间，以及在腺瘤与癌之间就存在交界性病变，而且这是必然的。

　　另外，除了根据这种连续异型度进行分类的交界部分（增生 – 腺瘤，腺瘤 – 癌）以外，还存在呈轻度异型的癌，其鉴别诊断有时是困难的。即，活检组织存在不明确是 Group II 还是 Group IV 的病变。针对这样的病变，有人提出应当将 Group II 和 Group IV 的中间部分归为 Group III，但这样做是错误的。Group 分类是以癌诊断为目的的，即使结果是 Group II 的良性病变，如果有可疑癌的部分应当作为 Group IV 尽早进行再活检来明确良恶性。针对这样的活检组织，权宜将胃活检组织设定一个类型为 "Group II 或 IV"，即使结果是再生性或变性异型的良性病变，也有必要尽早进行再活检。

通常，针对非肿瘤性和肿瘤性的判断，结构异型要比细胞异型的权重大，肿瘤性病变中良恶性的判断，细胞异型比结构异型的权重大。例如，因炎症引起的再生性或变性黏膜上皮呈轻度异型，此时上皮的细胞异型度为轻度～中度，结构上为正常黏膜或再生性上皮，未见结构异型。

为什么会有多数细胞·结构异型度为轻度的病变是再生性或变性性，而中度的病变为腺瘤这样的根本性问题？这是因为在细胞·结构水平上轻度异型的上皮，类似于糜烂·溃疡修复过程中可见的再生黏膜上皮。此外，细胞·结构异型为轻度～中度，且分布较均匀的异型腺体，与周围正常黏膜界限清楚的肿块，对宿主来说是良性的，定义为腺瘤。因为胃和大肠的腺瘤一般在 2cm 以内，而 2cm 以上的肿瘤多是恶性的，所以即使根据中度异型度判定为良性，而一旦怀疑是恶性就要通过追加制作组织切片、再活检或随访，以期增加组织学诊断所需的信息量。

接下来，针对各系列病变和 Group 分类进行概述。

b. 胃固有黏膜上皮系列的活检诊断和 Group 分类

1）Group Ⅱ

Group Ⅱ的活检组织为非肿瘤性的，属于该 Group 的活检组织大部分是增生性小凹上皮（**图 2-186**～**图 2-188**），或者炎症引起的伴轻度异型的增生性上皮（**图 2-189**，**图 2-190**）。如果以异型度来表现的话，通常细胞异型度为无～轻度，结构异型度为轻度（参考第 158 页**表 2-45**）。所谓的增生性有轻度结构异型，通常是因为腺管较正常腺管大。增生性小凹上皮有轻度细胞异型时，需要鉴别是轻度异型的再生性增生，还是小凹上皮型腺瘤（adenoma with slight atypia, foveolar epithelium type），但在实际诊疗中没有意义。为什么呢？因为这对于机体来说显然是良性的。有时炎症引起的上皮变性会判断为中度～重度异型，这时难以判断是 Group Ⅱ还是 Group Ⅳ（参考第 188 页）。

增生性上皮，大部分是由黏液细胞构成的小凹上皮，组织学上为高柱状细胞形成的大型腺管，间质量多，腺管密度稀疏（**图 2-186**）。这些高柱状细胞的游离面没有纹状缘，胞浆内有黏液（**图 2-187**）。黏液多呈 PAS 阳性·阿尔辛蓝（alcian blue）阴性（**图 2-188**）。具有这种表现的活检组织，多取自糜烂或者溃疡边缘的再生黏膜或小息肉，虽然无细胞异型，但有轻度结构异型，属于 Group Ⅱ（**图 2-186**～**图 2-188**）。无或轻度细胞异型，属于 Group Ⅱ的增生性小凹上皮性息肉，其大小一般在 2cm 以内。

炎症时的上皮在细胞水平上呈轻度异型，即上皮的 HE 染色表现为上皮细胞深染、核轻度大小不一，但此时腺管大小和分布与正常黏膜类似，无腺管大小不一、分布不均以及腺管密度的增加，无结构异型性（**图 2-189**，**图 2-190**）。此外，可见细胞异型的腺体及周围黏膜固有组织内有圆形炎症细胞聚集（**图 2-189**）。呈这种表现的活检组织为 Group Ⅱ。若细胞异型度或多或少有加重，则有的也归为 Group Ⅲ，间隔一段时间在同一部位再次活检多未见异型表现。这是因为该病变是非肿瘤性病变。

2）Group Ⅲ

Group Ⅲ中大部分病变为良性肿瘤性病变，即定义为良性腺瘤。而且呈 Group Ⅲ异

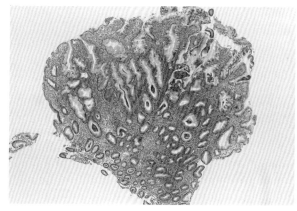

图 2-186 取自黏膜小隆起的活检组织。由大型腺管构成的黏膜

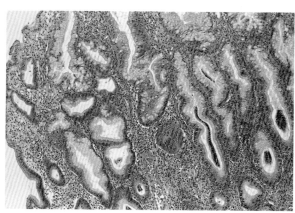

图 2-187 图 2-186 的放大。高柱状细胞形成大型腺管。无核大小不一、排列紊乱。Group Ⅱ

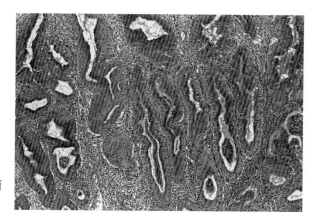

图 2-188 图 2-187 的 PAS 染色。因胞浆内有黏液而呈红染

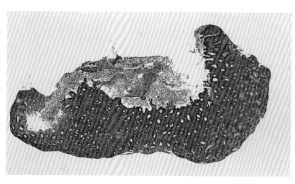

图 2-189 炎症性轻度异型小凹上皮所构成的活检组织。腺体分布与正常黏膜腺体类似，即无结构异型。黏膜固有层内可见中度炎症细胞聚集

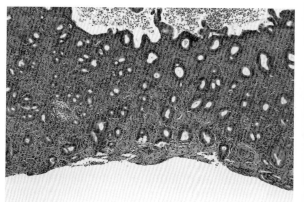

图 2-190 图 2-189 的放大。腺上皮细胞 HE 染色呈深染，可见核稍微大小不一。但由这些细胞所形成的腺管大小及分布与正常腺管相似。Group Ⅱ

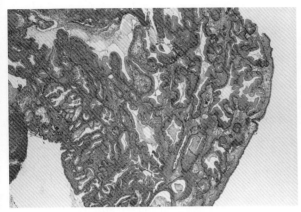

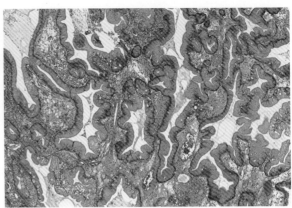

图 2-191 取自隆起型病变的活检组织。HE 染色略微深染的高柱状细胞形成大型腺管。腺体密度略增高。小凹上皮型 Group Ⅲ

图 2-192 图 2-191 的放大。未见核排列紊乱、大小不一。但可见核变圆

型度的活检组织中大部分为肠上皮化生的上皮系列，而胃固有黏膜上皮系列的发生率很低。小凹上皮型腺瘤，肉眼上多是存在于胃体部胃体腺黏膜的息肉，组织学上为高柱状细胞组成的大型腺管，与增生性息肉不同，其腺管密度略高。高柱状细胞 HE 染色深染，胞浆内可见黏液，但量少，未见纹状缘。核大呈圆形（**图 2-191**，**图 2-192**）。

在增生性或再生性小凹上皮中的细胞异型，即 HE 染色呈深染，不产生或产生极微量黏液，而且核变圆和 N/C 比增大时，很难判断究竟是肿瘤性的，还是炎症性改变伴有异型性的增生性病变。即，在病变的性质上，难以判断是增生性 – 肿瘤性交界区域病变，还是伴有轻度异型的小凹上皮型腺瘤（adenoma with slight atypia, foveolar epithelium type）。问题是 Group 分类中是属于 Group Ⅱ还是 Group Ⅲ，在组织学上区分二者是困难的。此时权宜参考肿瘤大小来进行划分也是一种方法。即，肿瘤大小在 2cm 以上的为肿瘤性。因为通常增生性病变生长不会超过 2cm。

如果这种小凹上皮型腺瘤的核变圆、加上核大小不一、排列紊乱，即细胞异型度加重为中度 ~ 重度，鉴别这样的病变是中度 ~ 重度异型度的小凹上皮型腺瘤，还是胃固有黏膜上皮系列的小凹上皮型管状腺癌（tubular adenocarcinoma of foveolar epithelium type）便成了问题。这种情况被归为 Group Ⅳ，是腺瘤 – 癌交界区域病变。

3) Group Ⅳ

由高柱状细胞构成的腺体较密集，核变圆、大小不一、排列紊乱，即呈重度细胞异型度时，很难鉴别这是重度异型的小凹上皮型腺瘤还是腺癌。胃固有黏膜上皮系列的 Group Ⅳ病变的发生率较肠上皮化生上皮系列低，因此通常倾向于诊断腺瘤。如果是癌的话，从组织学发生角度是发生于胃固有黏膜的有腺管形成的癌。这种癌有时局部可见黏液细胞性腺癌，因此如果病变大小在 2cm 左右，即使根据异型度判断为 Group Ⅲ，也必须按照 Group Ⅳ立即进行再次活检（**图 2-193**，**图 2-194**）。

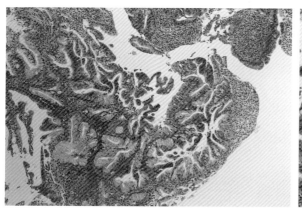

图 2-193 是良性小凹上皮型腺瘤，还是小凹上皮型腺癌？ Group Ⅳ

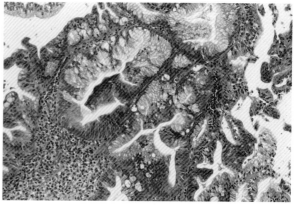

图 2-194 图 2-193 的放大

4）Group V

从胃癌组织学发生的观点来看，发生于胃固有黏膜的癌在黏膜内大部分（约90%）为无腺管形成的印戒细胞癌、黏液细胞性腺癌或小梁状腺癌，统称为未分化型癌。但有一部分（约10%）在黏膜内有腺管形成。未分化型癌在黏膜内通常由浅层至深层呈多少不等的印戒细胞型（signet-ring cell type）、黏液细胞型（mucocellular type）和小梁状型（trabecular type）。这些细胞产生或多或少的 PAS 阳性黏液。浅层印戒细胞型的黏液量多（**图 2-195**），因此癌细胞的胞浆内有大量黏液潴留将核挤压至胞浆一侧，形成新月形。小梁状腺癌的黏液在胞浆内染色呈颗粒状。未分化型癌的黏膜内扩展部分通常以黏液细胞型居多，其中部分混有小梁状型或印戒细胞型。

通过活检组织容易做出印戒细胞癌（**图 2-195**）、黏液细胞性腺癌（**图 2-196**）及小梁状腺癌（**图 2-197**）的组织学诊断。但要注意如果癌细胞的数量较少时有漏诊的风险（**图 2-198 ~ 图 2-202**）。此时，做 PAS 染色，未分化型癌细胞的胞浆呈红色 ~ 粉红色，因此为了确认微量异型细胞为癌细胞可行 PAS 染色（**图 2-200**）。此外，通过深切蜡块制作组织切片可能获取更多的癌组织量（**图 2-201**，**图 2-202**）。

胃癌组织学发生中"未分化型癌发生于胃固有黏膜，分化型癌发生于肠上皮化生黏膜"的未分化型癌，发生于胃固有黏膜的癌在黏膜内大部分为黏液细胞性腺癌，癌细胞散在不形成腺管，因此从组织结构的角度命名为未分化型癌。这仅是将黏膜内的癌形态认识与癌组织学发生间的关系进行简单概率性表述，并不意味着发生于胃固有黏膜的癌无腺管形成。如果发生于胃固有黏膜的癌无腺管形成的话，就与肿瘤病理组织学的大前提相违背了。从这个大前提出发，发生于胃固有黏膜的癌也并不是无腺管形成的，而只是其发生率极低而已。因此，从癌的组织学发生观点出发，发生于胃固有黏膜的癌，存在发生率很低的有腺管形成的癌（**图 2-203**，**图 2-204**）。发生于胃固有黏膜的有腺管形成的癌的组织学形态，为形成小型腺管的中分化型管状腺癌（tub2）

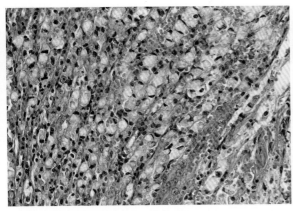

图 2-195 黏膜浅层的未分化型癌。印戒细胞癌

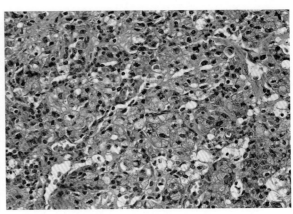

图 2-196 黏膜内的未分化型癌。黏液细胞性腺癌

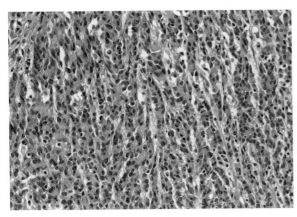

图 2-197 黏膜内的未分化型癌。小梁状腺癌

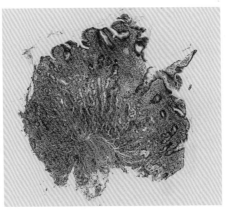

图 2-198 取自内镜下广泛糜烂的活检组织

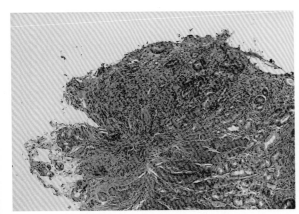

图 2-199 图 2-198 的放大。在部分被挤压组织处可见异型细胞，可疑癌细胞

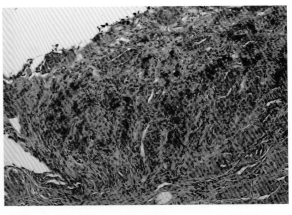

图 2-200 图 2-199 的 PAS 染色。通过 PAS 染色可见较多的黏液细胞性腺癌细胞

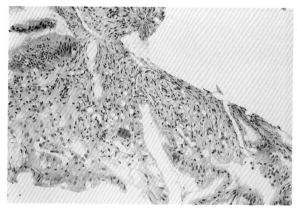

图 2-201 诊断为胃炎的活检组织，因可见少量异型细胞，进行了组织深切

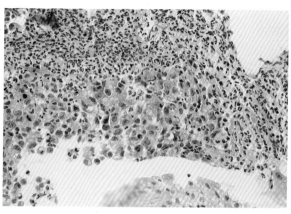

图 2-202 图 2-201 的深切标本。可见较多的黏液细胞性腺癌细胞

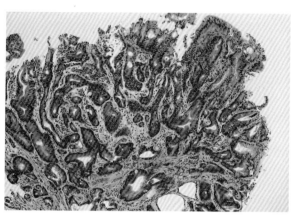

图 2-203 发生于胃固有黏膜的、有腺管形成的癌

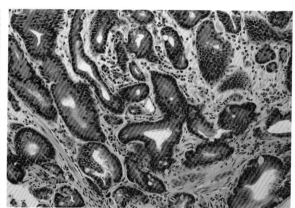

图 2-204 图 2-203 的放大。可见不规则形腺管形成。腺细胞的胞浆较透亮，细胞表面未见纹状缘

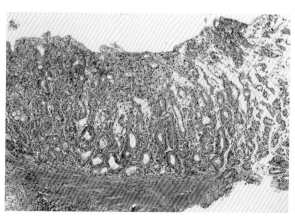

图 2-205 小型腺管的管状腺癌（tub2）。与胃固有黏膜的小凹上皮相似。为发生于胃固有黏膜的癌

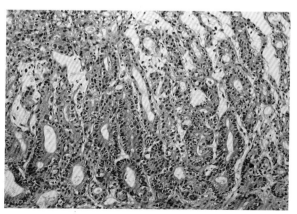

图 2-206 图 2-205 的放大。腺管较小，胞浆较透亮

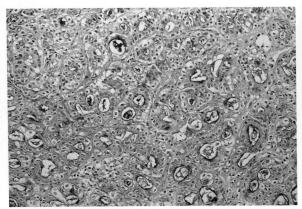

图2-207　图2-205的PAS染色。在小型腺管的腔缘侧胞浆可见黏液

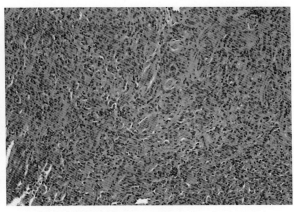

图2-208　胃活检组织。小梁状腺癌。癌细胞多数呈小梁状排列，部分形成小型腺管

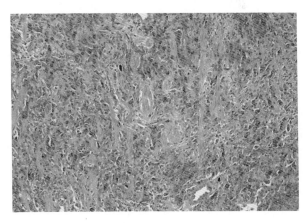

图2-209　图2-208的PAS染色。胞浆内可见呈小颗粒状的黏液滴

（图2-205～图2-207），以及形成大型腺管的被称为小凹上皮型腺癌的乳头状腺癌（pap）和部分高分化型管状腺癌（tub1）。

胃固有黏膜上皮系列的癌中90%在黏膜内为黏液细胞性腺癌型及小梁状腺癌型，约10%为小管状腺癌或中分化型管状腺癌（tub2）。其中小管状腺癌如果浸润至黏膜下层及以下的话，与黏液细胞性腺癌一样大部分表现为硬癌型。

那么，这样的癌就需要与发生于肠上皮化生黏膜的分化型癌进行组织学鉴别。此时的鉴别要点是参考黏膜内扩展部的癌有无黏液和纹状缘。为什么是黏膜内的扩展部呢？因为如果癌变大，或癌向黏膜下层及以下组织浸润，随着癌细胞所处环境的改变，癌的组织学形态以及黏液性质会发生改变。例如，发生于胃固有黏膜的小的未分化型癌细胞的黏液更倾向于胃型黏液，而大的癌，进一步浸润黏膜下层则有肠型黏液的出现。如此，癌细胞的黏液染色表现，不应当作为判断癌组织学发生的绝对指标，如果按照肿瘤病理学的大前提来考虑，该现象应当看作是癌的肠上皮化生。

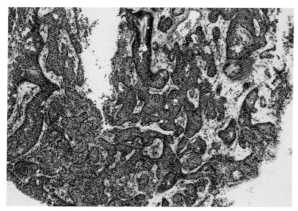

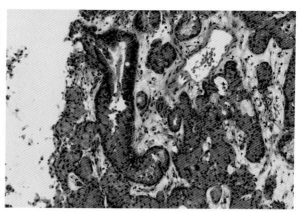

图 2-210　小凹上皮型腺癌

图 2-211　图 2-210 的放大。由黏液细胞构成的癌，形成各种大小的腺管，相互融合呈小梁状

　　小型癌细胞呈小梁状排列的所谓小梁状腺癌这一组织学类型与黏液细胞性腺癌型混合存在。其细胞较黏液细胞性腺癌小且黏液量少（**图 2-208**，**图 2-209**）。

　　虽然发生率很低但未分化型癌也有形成腺管的情况。有的腺管为小型，有的为大型。小型腺管的癌细胞为小立方形细胞，通常结构异型显著，可见小腺管的异常分支·吻合。这种异常分支·吻合是在二维组织切片上可见呈 X、Y 的结构异型，由于产生黏液，胞浆 PAS 染色呈阳性。因为这种癌通常细胞异型度为轻度～中度，所以有时未能诊断为癌而被置之不理。因此，当遇到的组织标本在一定范围内根据细胞异型度不能诊断为癌，而局部结构异型性很明显时，要高度可疑癌（Group Ⅳ），必须立即进行再活检以增加信息量来做出最终的组织学诊断。

　　另外，有时由柱状癌细胞形成大型腺管呈管状乳头状（**图 2-210**）。这种癌通常见于胃体部，倾向呈息肉状生长。癌细胞为高柱状，形成大型腺管，胞浆 PAS 染色阳性。在黏膜内有时癌细胞不形成腺管而散在分布，即可见所谓的黏液细胞性腺癌，在浸润至黏膜下层及以下组织的部位有些表现为硬癌。这种癌是小凹上皮型腺癌，需要与来源于胃固有黏膜的所谓小凹上皮型腺瘤（adenoma of foveolar epithelium type）（gastric type）相鉴别。

　　在黏膜内扩展部形成腺管的癌通常为发生于肠上皮化生黏膜的分化型癌，但如前所述，虽然发生率低，但未分化型癌也有腺管形成的情况。在黏膜内扩展部由小型立方形癌细胞形成小型腺管时，在癌组织学发生上属于未分化型癌（**图 2-211**）。这类癌在浸润至黏膜下层及以下组织的部位表现为硬癌型。

c. 肠上皮化生黏膜上皮系列的活检诊断和 Group 分类

　　在肠上皮化生黏膜上皮系列的活检组织诊断中问题最多的是重度异型的腺瘤与分化较好的管状腺癌的鉴别诊断。

1) Group II

仅由肠上皮化生上皮构成的增生性病变的发生率极低。多数情况是在增生性小凹上皮构成的息肉上部分可见增生性肠上皮化生腺体，或者增生性小凹上皮构成的增生性息肉的腺体中散在有杯状细胞。对于这种增生性小凹上皮内散在的杯状细胞形态，喜纳（1980）称为杯状细胞化生（goblet cell metaplasia）。

2) Group III

Group III根据异型度这一点不能诊断为黏膜内癌，它是由具有异型性的肠上皮化生腺体构成的局限性隆起型病变，问题在于这类病变与分化型癌的鉴别诊断，以及它的癌变。这类病变被称为异型上皮病灶，IIa-subtype，腺瘤样息肉和腺瘤。Group分类的主要目的是对这类病变中钳取的活检组织进行良恶性鉴别。提出Group分类之时，Group III的异型度范围远比现在宽泛。之后随着随访等病例的积累，目前Group III异型度的幅度在变窄。

如果对称为肠型异型上皮病灶，IIa-subtype和腺瘤病变的典型表现进行描述的话，肉眼表现为大小在2cm以内的圆形或椭圆形局限性扁平隆起或者疣状息肉，表面光滑（参考第109页图2-83）。

组织学上异型程度多种多样，较大的腺体分布于黏膜浅层1/2，深层为固有的幽门腺腺体，伴有囊性扩张。即，异型腺体与固有腺体形成双层结构（参考第110页图2-84，图2-85）。异型腺体的大小和分布比较规则。异型腺体的上皮细胞为高柱状，HE染色深染，细胞表面可见纹状缘，与肠的吸收上皮类似。核通常呈梭形～棒状，核大小不一及排列紊乱的程度呈轻度～中度。这些细胞之间散在有杯状细胞或Paneth细胞。

从这些隆起型病变的随访结果来看，生长超过2cm以上的概率很低，此外癌变也很少，肠型腺瘤属于良性病变。从该病变钳取的活检组织垂直于黏膜表面制成切片，如果观察到病变的双层结构，又具有如前所述的结构·细胞异型，则诊断为Group III（图2-212，图2-213）。

尽管是良性的肠型腺瘤，为什么在Group分类中有良恶性交界（Group III）呢？这是因为如前述的异型度的形态认识问题和Group分类中赋予了故障自动防护系统作用。熟知这种典型Group III的活检组织切片表现，便于以此为标准与分化型癌鉴别之需。

在未见双层结构而是由异型腺体构成的活检组织切片中，或者从钳取了部分黏膜肌层的活检组织切片中有异型腺体占据黏膜全层时，根据腺体大小不一和分布不规则性，核变圆和排列紊乱，及N/C比增大这些异型度表现进行良恶性诊断，但从细胞异型度来看有时很难判断是Group III还是Group IV。此时，腺体密度增加及不规则形腺体的出现，这些结构异型可作为参考（图2-214，图2-215）。如果异型上皮构成的腺体中混有杯状细胞或Paneth细胞，会认为已经分化而常常判断为非癌，但这些细胞的存在并不是良恶性鉴别的绝对指标。正如肿瘤病理组织学的大前提，因为癌也模仿正常上皮细胞的分化过程（图2-216）。

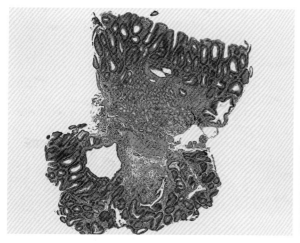

图 2-212　肠型异型上皮灶的活检组织。在异型上皮下方存在固有的幽门腺腺体（2 层结构）。可见囊性扩张的固有幽门腺腺体

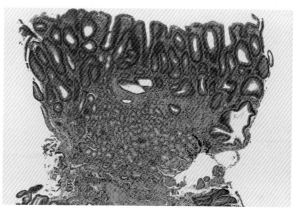

图 2-213　图 2-212 的放大。异型上皮构成的腺体中夹杂有 Paneth 细胞及杯状细胞。异型上皮的异型度为中度

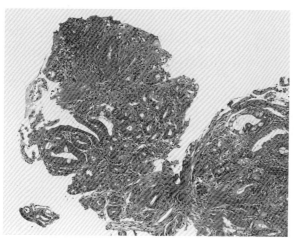

图 2-214　肠型异型上皮灶的活检组织。从细胞异型度很难判断是 Group Ⅲ还是 Group Ⅳ的异型上皮灶

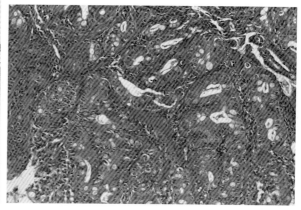

图 2-215　图 2-214 的放大。可见腺体密度增加及不规则腺管出现。分化型癌

3）Group Ⅳ

由立方形～柱状异型细胞构成的腺体，其大小和分布规整，在结构异型上为良性，但受炎症等因素影响导致细胞异型略明显，对这种病变有时会犹豫是否归为 Group Ⅲ（**图 2-217～图 2-220**）。相反，也有因为异型细胞构成的腺体大小不一、分布紊乱，结构异型明显，但在细胞异型上判断为良性腺瘤的病变。像这样，从结构异型和细胞异型 2 个水平进行异型度判断认为与 Group Ⅲ不一样的情况，诊断为高度可

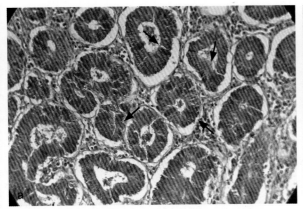

图 2-216a 黏膜内有 Paneth 细胞和杯状细胞的分化型癌。胞浆呈深红色的 Paneth 细胞（箭头）

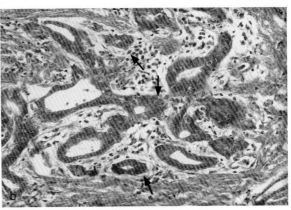

图 2-216b 图 2-216a 浸润至黏膜下组织的癌。癌性腺体内可见 Paneth 细胞（箭头）

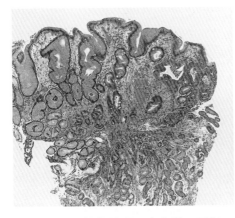

图 2-217 结构异型上为良性，而细胞异型上因伴炎症判定为 Group Ⅲ，是难以确定的病变

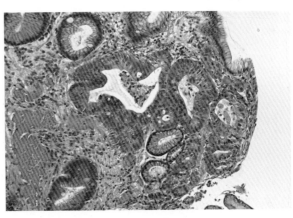

图 2-218 图 2-217 的放大。判定为 Group Ⅳ

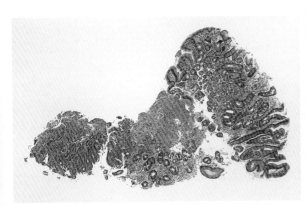

图 2-219 对图 2-217 病例进行再活检。Group V

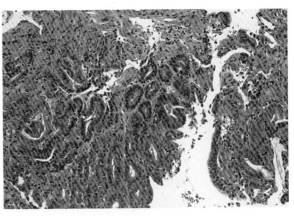

图 2-220 图 2-219 的放大

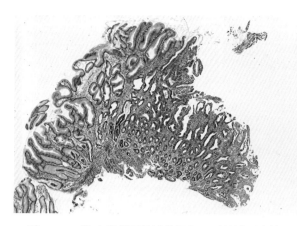 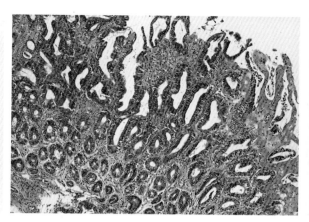

图 2-221 取自糜烂面的活检组织。可见异型腺体，乍一看，像分化型癌

图 2-222 异型腺体的分布均一，与正常腺管分布相似。为炎症引起的异型，属于 Group Ⅱ

疑 Group Ⅳ，必须立即进行再活检而明确诊断。因为有可能是高分化型腺癌。除了进行再活检，也有必要深切蜡块制片以增加信息量。

从糜烂面或溃疡边缘钳取的活检组织有时可见异型腺体（**图 2-221**）。这种异型性是炎症引起的改变，通常细胞异性度为轻度，归于 Group Ⅱ，有时呈中度 ~ 重度者，归为 Group Ⅲ或 Group Ⅳ。此时，结构异型的异型腺体的分布可作为参考。即，异型腺体无分布不均，与正常腺体分布相似（**图 2-222**）。

4) Group Ⅴ

大多数发生于肠上皮化生黏膜的分化型癌，在黏膜内及黏膜以下组织形成腺管。癌性腺管通常较大，由小立方形细胞构成小型腺管的管状腺癌少见。小型腺管构成的癌有时见于未分化型癌，因此这种形成小型腺管的癌在组织学发生上存在问题。此时，根据癌细胞的黏液性质及腺管表面有无纹状缘，来鉴别分化型癌和未分化型癌。另外，在黏膜内形成小型腺管的癌浸润至黏膜下层及以下组织时，假如癌组织在发生上为未分化型癌，有时可见癌细胞零零散散地浸润于黏膜以下的组织，表现为伴有纤维组织增生的硬癌。

从黏膜钳取的分化型癌的活检组织学诊断，是根据其由异型细胞构成的腺体进行诊断的。从肉眼上明确为癌的部位钳取的活检组织，因表现为不规则、不均一、紊乱的组织形态，所以在显微镜下一眼就能诊断为癌。即 HE 染色下深染的异型腺体，作为细胞异型可见核大小不一以及核质比（N/C）明显增大，作为结构异型可见腺体密度增加、腺管大小不一且分布不均（**图 2-223**）。癌性腺体的游离面通过 PAS 染色可见纹状缘（**图 2-224**）。作为结构异型的表现，出现不规则形腺管，比如 X、Y、H 形腺管。但这些表现仅在切面垂直于组织标本黏膜表面时才能视为结构异型的表现，对于不确定组织标本切面方向的活检组织不能作为参考。

有不少结构重度异型但细胞异型度呈中度的分化型癌。即小立方形癌细胞形成小

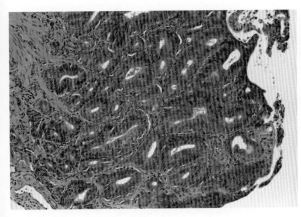

图 2-223 分化型癌的活检组织。可见 HE 染色深染的腺管大小不一且分布不均，以及腺体密度增加

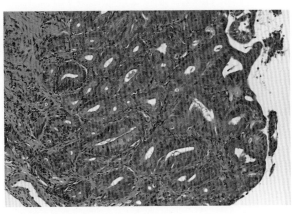

图 2-224 图 2-223 的 PAS 染色。分化型癌的腺体游离面可见纹状缘呈一条红线

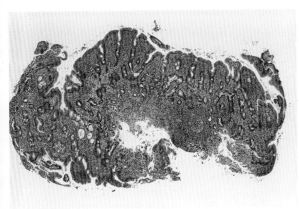

图 2-225 细胞异型度为中度，但结构异型为重度的分化型癌。可见异常分支和吻合

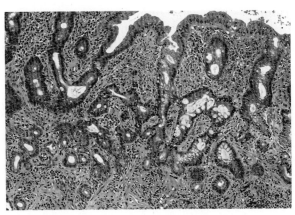

图 2-226 图 2-225 的放大。可见腺体异常吻合。在癌性腺体上皮内夹杂有杯状细胞

型腺管，在癌性腺上皮内散在有杯状细胞。这些腺体与黏膜表面平行横向扩展，呈不规则形腺管，以及腺管形成不规则分支·吻合，即所谓的重度结构异型（**图 2-225，图 2-226**）。这种癌的活检组织学诊断有时会诊断为伴异型腺体的慢性胃炎或异型上皮 Group Ⅲ。在活检组织学诊断时，容易重视细胞异型度而忽视对结构异型的观察，但必须关注结构异型。

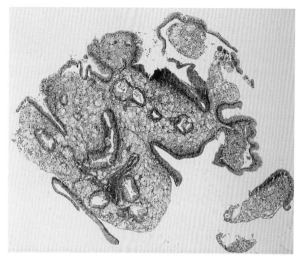
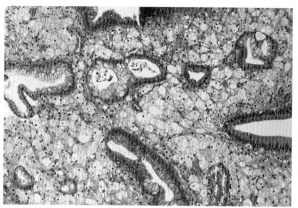

图 2-227　胃活检组织。泡沫细胞（HE 染色）。胞浆透亮的圆形细胞。核小，位于细胞中心

图 2-228　图 2-227 的放大。HE 染色。黏膜固有层内密布着泡沫细胞

5　癌与良性病变容易混淆的活检组织学诊断

a. 泡沫细胞和黏液细胞性腺癌

　　有时在黏膜固有层中可见吞噬脂质的巨噬细胞聚集，这些细胞称为泡沫细胞（xan-thoma cell）。必须注意不要将泡沫细胞与黏液细胞性腺癌细胞相混淆。这些细胞的组织学鉴别要点，当然是泡沫细胞没有核大小不一等的细胞异型（**图 2-227，图 2-228**）。泡沫细胞较黏液细胞性腺癌细胞略大，核呈小圆形，多位于细胞中心，且 PAS 染色为阴性。因此，在制作活检组织的 HE 染色切片时，为了避免少量黏液细胞性腺癌的漏诊，以及便于与泡沫细胞相鉴别，建议同时制作 PAS 染色切片。

b. 位于重度炎症细胞浸润黏膜内的未分化型癌

　　从伴有溃疡的未分化型癌溃疡旁钳取的黏膜组织，有时为黏膜固有组织量多且炎症细胞浸润量大的再生性黏膜（**图 2-229**）。如果此处有未分化型癌细胞浸润的话，因癌细胞与炎症细胞混杂在一起而很难发现癌细胞，有时漏掉癌细胞而诊断为慢性胃炎（**图 2-230**）。在类似情况下，即活检组织中腺体少而黏膜间质量多的黏膜组织，因炎症细胞浸润等原因导致黏膜间质的细胞密度增高时，为了确认有无未分化型癌细胞需要做 PAS 染色。这样就能够容易判断出有无癌细胞（**图 2-231 ~ 图 2-236**）。

c. 位于重度炎症细胞浸润黏膜内的分化型癌

　　当活检黏膜组织的腺体有异型性，同时黏膜间质中有重度炎症细胞浸润时，有时

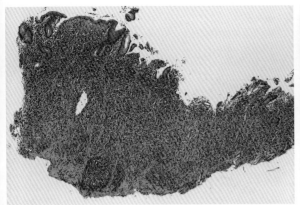

图 2-229 取自溃疡旁的黏膜组织。黏膜固有组织量多以及炎症细胞浸润等导致细胞密度高。黏膜表面的一部分被再生性上皮所覆盖。放大后诊断为重度炎症细胞浸润的再生性黏膜

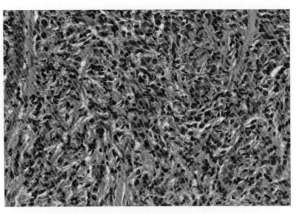

图 2-230 图 2-229 的放大。重度炎症细胞浸润的黏膜固有组织。炎症细胞主要为淋巴细胞，其中混有较淋巴细胞的胞浆量略多的细胞。但从该表现很难诊断为未分化型癌

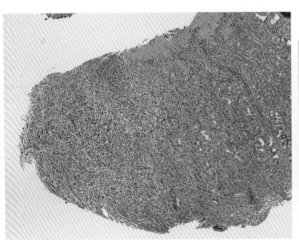

图 2-231 图 2-230 的活检组织 PAS 染色。在重度炎症细胞浸润所致的高细胞密度的黏膜固有层内，可见散在红染的未分化型癌细胞

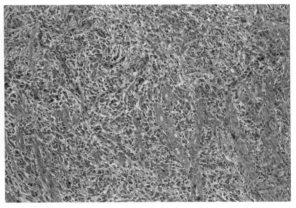

图 2-232 图 2-231 的放大。在重度炎症细胞浸润的黏膜固有层内，可见胞浆红染的未分化型癌细胞

会将这种腺体上皮异型性判断为炎症引起的炎症性变性或者是再生性异型。炎症引起的上皮异型性，通常腺体分布规则，无不规则形腺管出现。也就是说，未见结构异型，细胞异型度为轻度～中度（**图 2-237，图 2-238**）。

与之相对，存在于重度炎症细胞浸润的胃固有黏膜组织中的分化型癌，多数细胞·结构异型性都很明显（**图 2-239 ～ 图 2-241**）。因此，在重度炎症细胞浸润的黏膜内如果有细胞·结构异型度呈重度的腺体，没必要考虑是炎症引起的炎症性改变或者是再生性异型的 Group Ⅱ，而作为 Group Ⅴ 或者 Group Ⅳ 必须立即进行再活检。

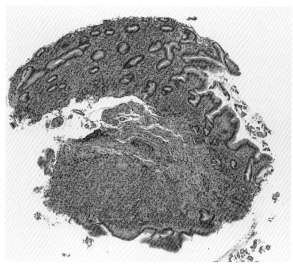

图 2-233 取自胃体部溃疡性病变边缘的活检组织。为重度炎症细胞浸润的胃体腺黏膜

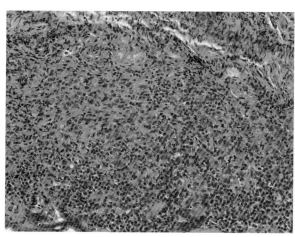

图 2-234 图 2-233 的放大。因重度炎症细胞浸润识别未分化型癌细胞有困难。HE 染色标本上只能诊断为重度炎症的胃体腺黏膜组织。但因为活检组织取自胃体部的胃体腺黏膜区域的溃疡性病变处，所以未分化型癌的可能性很大

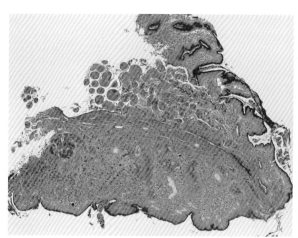

图 2-235 图 2-234 的 PAS 染色。在浸润的炎症细胞中混有较大的 PAS 阳性细胞

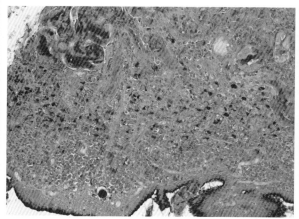

图 2-236 图 2-235 的放大。未分化型癌（黏液细胞性腺癌）

d. 位于炎性肉芽组织或纤维组织内的未分化型癌

内镜·X 线检查诊断为癌，从溃疡底部钳取的由炎性肉芽组织或炎性纤维组织构成的活检组织中的未分化型癌细胞有时与新生毛细血管的血管内皮细胞或巨噬细胞鉴别困难。此时通过 PAS 染色很容易进行鉴别，未分化型癌细胞红染，血管内皮细

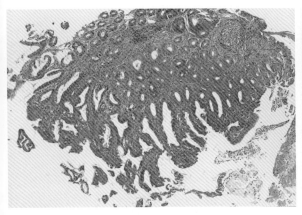

图 2-237 取自凹陷型病变的黏膜组织。黏膜固有层内重度炎症细胞浸润。腺上皮 HE 染色深染。腺体分布规则、无腺管大小不一

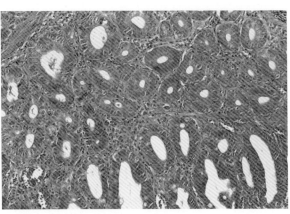

图 2-238 图 2-237 的放大。HE 染色深染的腺体通常核小、无排列紊乱。可见核大小不一，但程度较轻。是炎症引起的上皮改变，属于 Group Ⅱ

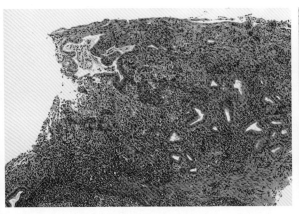

图 2-239 取自凹陷型病变的黏膜组织。黏膜固有层内重度炎症细胞浸润。腺体数量减少，分布不规则。可见异型上皮构成的腺体形态不完整

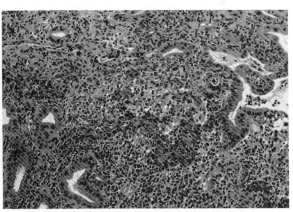

图 2-240 图 2-239 的放大。异型上皮构成的腺管大小不一、形态不规则，结构异型性明显

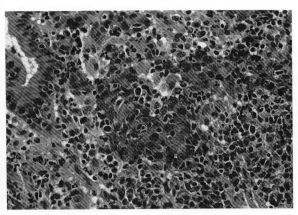

图 2-241 可见异型上皮细胞的核大小不一。细胞异型度为重度。管状腺癌（分化型癌）

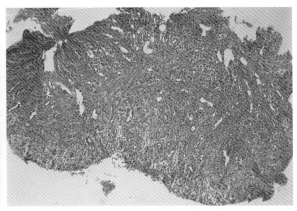

图 2-242 取自溃疡的胃活检组织。炎性肉芽组织（HE）

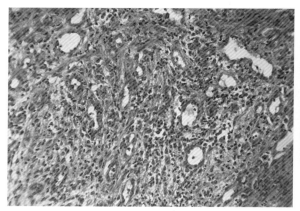 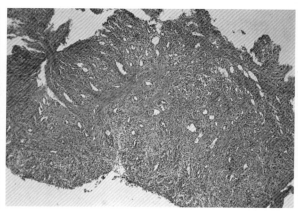

图 2-243 图 2-242 的放大。伴有炎症细胞浸润的肉芽组织中血管内皮细胞增生明显，其中是否存在未分化型癌细胞，HE 染色切片很难识别

图 2-244 图 2-243 炎性肉芽组织的 PAS 染色。毛细血管内皮细胞 PAS 染色阴性，未见 PAS 阳性的未分化型癌细胞

胞·巨噬细胞不着色（**图 2-242 ~ 图 2-244**）。

在溃疡处活检，有时会从溃疡底部钳取到伴炎症细胞浸润的坏死组织团。其中有时混有印戒样细胞，此时不能因为有印戒样细胞就立刻断定是未分化型癌细胞。该印戒样细胞有的是未分化型癌细胞，有的则是从小凹上皮脱落的细胞。无论是哪种其胞浆 PAS 染色均呈阳性，因此通过黏液染色无法进行区分。鉴别要点是，未分化型癌细胞较小凹上皮黏液细胞大，核也大，当然 N/C 比也大。脱落的小凹上皮黏液细胞的核呈小圆形。但是，在胃活检中如果仅仅是在伴炎症细胞浸润的坏死组织团中找到印戒样细胞，为了明确组织学诊断必须进行再次活检。

当组织学诊断的活检组织是钳取自位于有胃黏膜皱襞的胃中·上部溃疡边缘或者溃疡底部时，镜检必须高度疑为未分化型癌。特别是年轻·中年女性患者。为什么呢？因为有黏膜皱襞的部位为胃体腺黏膜区域，该处溃疡是未分化型癌的可能性大（参考第 195 页）。如果活检组织为从溃疡底部钳取的炎性纤维组织，必须进行 PAS 染色来确认有无未分化型癌细胞（**图 2-245 ~ 图 2-248**）。

e. 难以判断是 Group Ⅱ 还是 Group Ⅳ 的活检组织

活检组织从其异型度来看高度可疑癌的 Group Ⅳ 的情况有①活检组织内异型细胞少，以及②活检组织量足够但其细胞·结构异型度均为良恶性交界的肿瘤性病变。这些病变通过再活检为癌的确诊率很高。

与之相对，从结构异型度来看高度可疑癌，但从细胞异型度来看不能完全否定良性的情况也不少见。即，难以判断是 Group Ⅱ 还是 Group Ⅳ 的病变。喜纳·中村提出的这一"Group Ⅱ or Group Ⅳ"类型，与肠上皮化生黏膜上皮系列病变相比，更多属于胃固有黏膜上皮系列病变，为小凹上皮型管状腺癌。

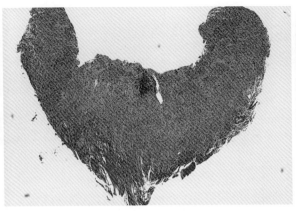

图 2-245 取自胃体部大弯侧的溃疡性病变的活检组织。炎性纤维组织

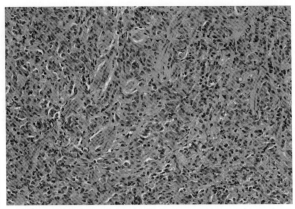

图 2-246 图 2-245 的放大。很难识别出炎性纤维组织中的癌细胞

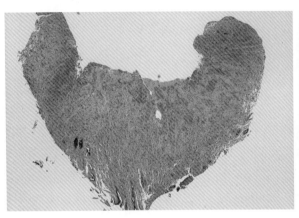

图 2-247 图 2-246 的 PAS 染色。在纤维组织中可见 PAS 阳性细胞

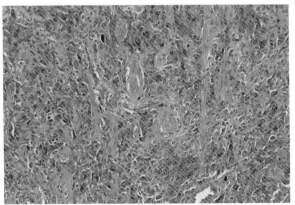

图 2-248 图 2-247 的放大。在炎性纤维组织中可见 PAS 阳性的未分化型癌细胞

　　这种类型，通常是判断为结构异型度呈重度，而细胞异型度相对为轻度的病变。是否为癌的病理组织学诊断需要综合细胞·结构异型度来判断，相对于结构异型度，一般更倾向于重视细胞异型度。大多数癌能够根据细胞异型度确定癌，因此几乎不太关注癌的结构异型。通过细胞异型度不能确定癌时，可以根据结构异型度做出癌的诊断。但多数情况下忽视结构异型度，而诊断为良性病变或良恶性交界区域病变。尤其是在西欧国家这种倾向更常见。

　　从异型的定义来看，结构异型是良恶性组织学诊断上的重要表现。在异型度图像分析中，从概率上区分良恶性的双变量相关系数来看，组织学诊断的结构异型度和细胞异型度的权重比例为 4:6，结构异型度是良恶性组织学诊断中绝对不可忽视的表现。下面我们来看看结构异型度在活检组织学诊断中是何等重要。

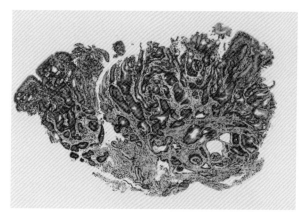
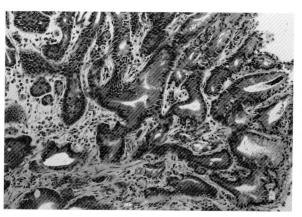

图 2-249 取自凹陷型病变的活检组织。黏膜全层可见小凹上皮形成大小不一的不规则形腺管，可见这些腺管的不规则吻合。腺管密度较高

图 2-250 图 2-249 的放大。由小凹上皮构成的不规则吻合及分支明显，即结构异型度为重度。这些小凹上皮细胞的 N/C 比低、核轻度大小不一，细胞异型度为轻度。但是从癌的组织学发生角度看，发生于胃固有黏膜的腺管形成的癌，小凹上皮型管状腺癌，在癌组织学发生上属于未分化型癌。这类癌多数浸润至黏膜下层以下后则变成硬癌

1) 胃固有黏膜上皮系列的结构重度异型、细胞轻度异型的活检组织

通常结构异型和细胞异型的程度在整体上是一致的，但也存在相差悬殊的情况（参考表 2-45）。这种活检组织，多表现为细胞异型度轻而结构异型度重（**图 2-249 ~ 图 2-252**）。当活检黏膜组织是以黏膜表面为切面进行切片时，有时出现腺管结构的异型性，在组织切片上表现为腺管的异常分支·吻合。当活检组织是以黏膜表面为切面进行切片时，可见黏膜组织的全周为黏膜表面。黏膜组织切片的部分为黏膜表面时，是垂直于黏膜表面的切面，此时的腺管异常分支·吻合是结构异型（**图 2-253 ~ 图 2-256**）。

细胞异型度为重度而结构异型度为轻度时，是判断为 Group Ⅲ 还是 Group Ⅴ 的问题，即为 Group Ⅳ 的问题（参考第 158 页**表 2-45**）。

有时因炎症引起上皮细胞变性，表现为上皮细胞出现异型的情况。这种情况的细胞异型度不如癌那样明显，通常表现为轻度或中度。炎症性活检组织的上皮细胞异型度为重度时属于 Group Ⅴ 或 Group Ⅳ，而不是炎症引起的上皮细胞变性或再生性病变 Group Ⅱ。伴有炎症的黏膜组织切片中如果上皮细胞有细胞异型，常常判断是炎症引起的上皮异型，但炎症引起的细胞异型度几乎是没有重度的（参考**图 2-45**）。这种"Group Ⅱ 或 Group Ⅳ"的情况，必须立即进行再活检来明确其组织学诊断是癌还是良性病变，这是不言而喻的。

2) 肠上皮化生黏膜上皮系列的结构重度异型、细胞轻度异型的活检组织

【病例】65 岁，男性

内镜检查见胃体后壁有 5cm 大小的隆起型病变，表面有糜烂（**图 2-257**），从该处钳

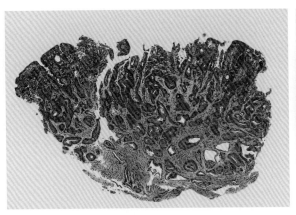

图2-251 图2-249的PAS染色。小凹上皮型癌细胞PAS阳性

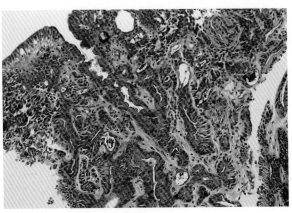

图2-252 图2-251的放大

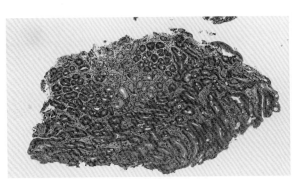

图2-253 取自凹陷型病变的活检组织。大小不一的不规则形腺管可见分支和吻合。因为黏膜边缘的一部分是黏膜表面，这一组织形态说明在切片的制作中并非为近平行于黏膜表面的切片，所以该腺管的分支和吻合是癌本身的结构异型性

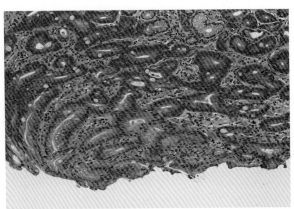

图2-254 图2-253的放大。可见大小不一、不规则形腺管的异常分支和吻合。细胞异型度为轻度～中度，如果结构异型度不是重度的话，根据细胞异型度是不能诊断为癌的。小凹上皮型管状腺癌

取活检组织，病理组织学诊断为"肠上皮化生黏膜"（**图2-258**，**图2-259**）。之后，又做了3次活检，每次病理组织学诊断都是"肠上皮化生黏膜"（**图2-260**，**图2-261**）。因为内镜下高度可疑恶性肿瘤，所以进行了胃壁部分切除（**图2-262**）。另外，患者有肝硬化和食管静脉瘤。

图2-258和**图2-259**是诊断为肠上皮化生黏膜的第一次活检组织。黏膜固有层内可见中度炎症细胞浸润，尽管与正常肠上皮化生黏膜相比腺管略大、腺体密度略高，但通常会判断为肠上皮化生黏膜。**图2-259**是**图2-258**的放大。腺体密度略高，腺管略大，有横向的腺管及异常分支·吻合，结构异型度为中度～重度。上皮细胞呈柱状，胞浆嗜

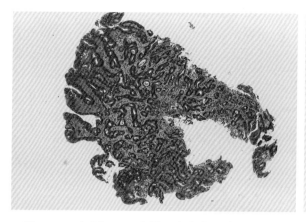

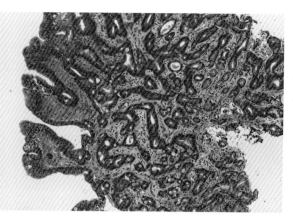

图 2-255　与图 2-253 为同一患者的活检组织。大小不一、不规则形腺管的异常分支和吻合明显。因为黏膜组织的一部分为黏膜表面，非平行黏膜表面的切面，所以该组织形态是癌的结构异型

图 2-256　图 2-255 的放大。不规则形腺管的异常分支和吻合

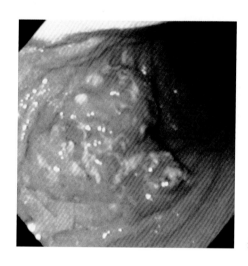

图 2-257　胃体后壁 5cm 大小的隆起型病变。表面有多处糜烂

伊红且未见核排列紊乱。核较大，排列在细胞基底侧。这些细胞形成比较大的腺管。腺体上皮内散在杯状细胞，是肠上皮化生腺体，但与正常腺体相比略大。尽管无核排列紊乱，但可见大型核散在分布。属于结构异型度为重度而细胞异型度为轻度的表现，在分类上属于"Group Ⅱ或 Group Ⅳ"的活检组织。诊断为 Group Ⅳ，必须立即进行再活检。

从该隆起型病变处共计进行了 4 次活检，但其组织学表现与第 1 次活检相同，病理组织学诊断均为肠上皮化生黏膜。**图 2-260** 和**图 2-261** 是第 4 次的活检组织，与第 1 次活检组织表现相同。

内镜下，为 5cm 大小的大型隆起型病变，肿瘤表面呈多发糜烂、污秽，高度可疑恶性肿瘤。还有，活检组织一眼看上去与正常肠上皮化生黏膜类似，容易归为 Group

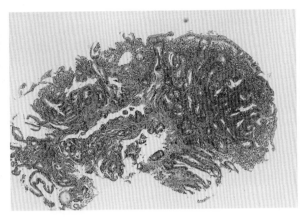

图 2-258 首次活检组织。肠上皮化生黏膜。黏膜固有层内可见中度炎症细胞浸润，与正常肠上皮化生黏膜相比腺管略大且腺体密度略高

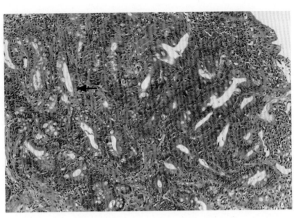

图 2-259 图 2-258 的放大。腺体密度略高，腺管略大，有横行腺管及异常分支和吻合（箭头），结构异型度为中度～重度。无核排列紊乱，但散在可见大型核。结构异型度为重度而细胞异型度为轻度，即分类为"Group Ⅱ或 Group Ⅳ"的活检组织

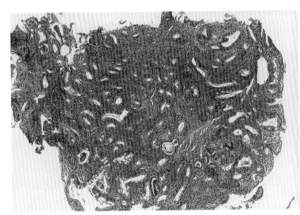

图 2-260 第 4 次活检组织。较正常肠上皮化生腺管大的腺体密集。可见腺管大小不一、腺体分布不规则

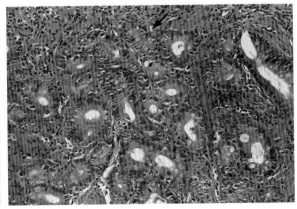

图 2-261 图 2-260 的放大。腺管异常吻合（箭头）。可见异型上皮构成的腺管大小不一、分布不规则

Ⅰ或 Group Ⅱ，但因为结构异型明显，应高度可疑癌诊断为 Group Ⅳ。该病变的活检组织学诊断为 "Group Ⅱ或 Group Ⅳ" 的 Group Ⅳ。

　　图 2-262 是胃壁部分切除的隆起型病变的切面。隆起性生长的癌为分化型癌，浸润至浆膜下层（**图 2-263 ~ 图 2-265**），所属淋巴结有转移（**图 2-266**）。可见黏膜内扩展部的癌向固有肌层逐层连续性浸润（**图 2-263**），这部分形态恰如正常肠上皮化生黏膜（**图 2-264**）。在黏膜内扩展部，较大型的肠上皮化生腺管密集，可见腺管异常分支·吻合，结构异型度为重度而细胞异型度为轻度。在黏膜下组织浸润部分也有不规则形腺

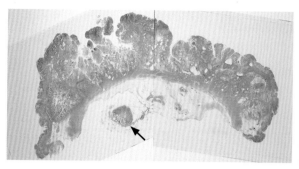

图 2-262 胃壁部分切除的切面。5cm 大小的 1 型癌。癌侵及浆膜下层，可见 1 个所属淋巴结转移（箭头）

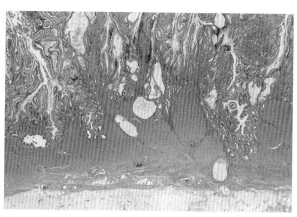

图 2-263 图 2-262 的放大。癌的黏膜内进展部以原有形态逐层浸润至固有肌层内

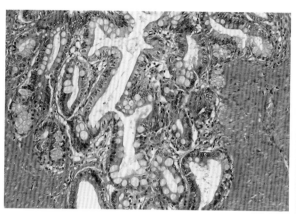

图 2-264 图 2-263 的放大。癌向固有肌层浸润。癌性腺上皮内有较多的杯状细胞，一眼看上去，像肠上皮化生腺体，但可见结构异型

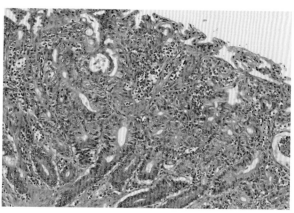

图 2-265 图 2-262 的癌在黏膜内进展部的放大。可见腺管大小不一及腺体密度增加

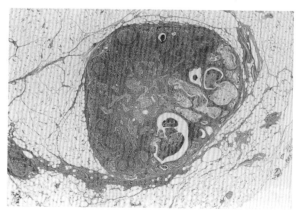

图 2-266 淋巴结转移

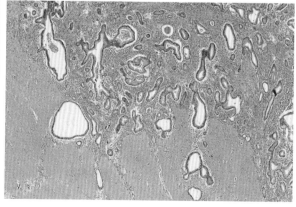

图 2-267 图 2-262 的黏膜下层及固有肌层的癌浸润。可见大小不一及不规则形腺体的浸润

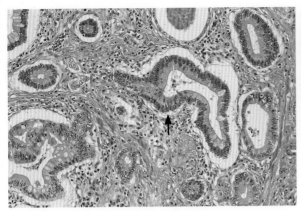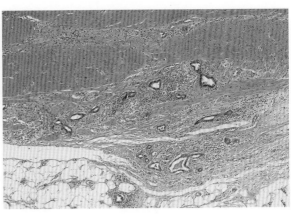

图 2-268 图 2-267 的放大。癌性腺管由高柱状细胞构成，夹杂有杯状细胞和 Paneth 细胞（箭头）。核略大，位于基底侧，排列轻度紊乱

图 2-269 癌浸润至浆膜下层

管，以及上皮内还可见 Paneth 细胞（**图 2-267**，**图 2-268**）。位于浆膜下层的癌组织（**图 2-269**）与作为原发灶的黏膜内癌组织（**图 2-259**，**图 2-260**，**图 2-264**）相比，组织形态差异很大。

　　癌的组织形态随着生长部位不同而发生形态变化。该病例的原发灶是误认为肠上皮化生黏膜的癌，而浸润至浆膜下层的部分则变成明确的癌组织形态。在进行活检组织学诊断时，如果关注内镜表现和活检组织的结构异型的话，就会得出 Group Ⅳ 或者分类为"Group Ⅱ 或 Group Ⅳ"的诊断。

f. 活检组织内异型细胞量少的情况

　　图 2-270、**图 2-271** 的病例是在伴有中度炎症细胞浸润的黏膜组织切片内可见数个异型腺体，虽然高度怀疑黏液细胞性腺癌，但又不能完全否定因炎症引起的腺体变性，因此作为 Group Ⅳ 进行了再活检（**图 2-272**，**图 2-273**）。为了增加信息量，用蜡块制作数张组织切片也是一种方法。通过这些操作来增加异型腺体的量，有时可以确诊。

　　图 2-274、**图 2-275** 的病例是伴肠上皮化生的胃固有黏膜组织切片，在中度炎症细胞浸润部分有数个异型腺体，很难鉴别是炎症引起的变性腺体还是管状腺癌。但由异型细胞构成的腺体内可见结构异型，所以可以诊断为 Group Ⅴ，为慎重起见作为 Group Ⅳ 进行了再次活检，其结果是癌组织量多的 Group Ⅴ（**图 2-276**，**图 2-277**）。

g. 钳取活检组织时被挤压的黏膜组织内的异型细胞

　　在活检组织中，有时可见钳取组织时被钳子挤压的组织。此时，细胞核苏木素染色深染，大小及形态不规则，因细胞异型明显欲诊断为癌（**图 2-278**，**图 2-279**）。但是，这种异型性是人为作用于组织，是组织受挤压的结果，所以不能根据其异型度来进行评价。因此，当受挤压部分组织为癌的可能性大的 Group Ⅳ 时，必须进行再次活

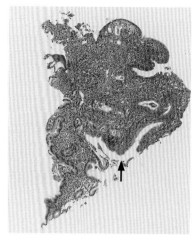

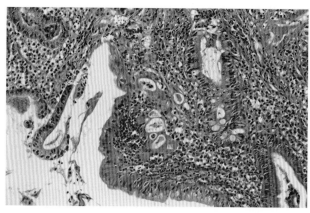

图 2-270　Group IV的活检组织。伴有中度炎症细胞浸润的黏膜内局部可见数个异型腺体

图 2-271　图 2-270 的放大。可见数个异型腺体。很难鉴别这些腺体是炎症引起的变性，还是发生变性的黏液细胞性腺癌。Group IV

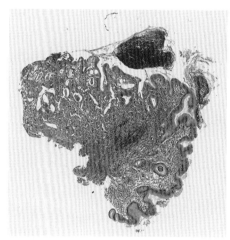

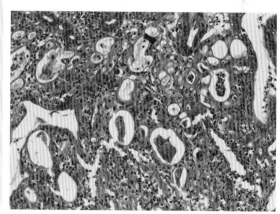

图 2-272　图 2-270 病例的再次活检组织。在中度炎症细胞浸润的黏膜组织内，可见异型腺体。其数量多于首次活检（图 2-270），易做出癌的诊断

图 2-273　图 2-272 的放大。黏液细胞性腺癌细胞散在分布，进一步形成小型腺管。Group V

检来明确其组织学诊断（**图 2-280**）。

h. 从黏膜皱襞区域（无肠上皮化生的胃体腺黏膜区域）的糜烂·溃疡处钳取的活检组织

　　在进行胃的内镜检查时，从胃癌组织学发生角度，一定要确认在胃体部或者有黏膜皱襞的区域有无糜烂或者小溃疡。为什么呢？因为该区域通常认为是被无肠上皮化生的胃体腺黏膜所覆盖，发生于胃体腺黏膜的癌95%是未分化型癌，而且皮革样胃

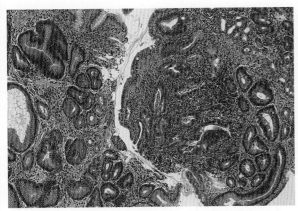

图 2-274　取自贲门轻度隆起部位的活检组织。在伴有肠上皮化生的贲门腺黏膜内，炎症细胞浸润部位可见异型腺体

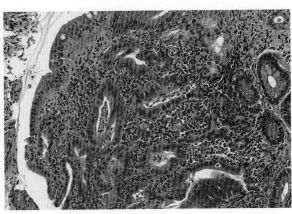

图 2-275　图 2-274 的放大。异型腺体的核变圆、N/C 比增大。因结构异型轻度，不能排除炎症性改变，因此作为 Group Ⅳ进行再次活检

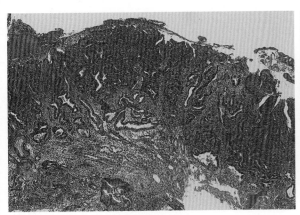

图 2-276　图 2-274 的再次活检组织。异型腺体构成的黏膜组织中腺管的结构异型明显

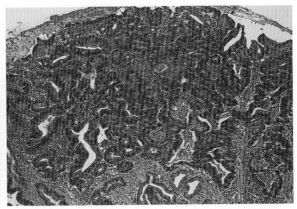

图 2-277　图 2-276 的放大。可见不规则形腺管、腺体分布不规则，核变圆及 N/C 比增大。根据结构及细胞异型度明确为癌

（linitis plastica）癌的原发灶多数为发生于胃体腺黏膜的未分化型癌。诊断为隐匿的或典型的皮革样胃癌的病例中，其原发灶直径大小在 1～2cm 的绝对不占少数。也就是说，这些癌在很小的时候就向黏膜下组织浸润了。而且，隐匿的皮革样胃癌或者胃体部的糜烂缺乏自觉症状，黏膜皱襞多的区域糜烂·小溃疡的检出困难也是早期发现延迟的原因之一。因为未分化型癌在 3mm 以上时其表面通常会出现糜烂，因此在该部位的糜烂·小溃疡处钳取的活检组织中有未分化型癌时，就能早期发现皮革样胃癌或者能早期阻止向皮革样胃癌进展。

另外，未分化型癌在组织学上，是黏膜内的印戒细胞癌（signet-ring cell carcinoma）、黏液细胞性腺癌（mucocellular adenocarcinoma）、小梁状腺癌（trabecular adenocarcinoma）

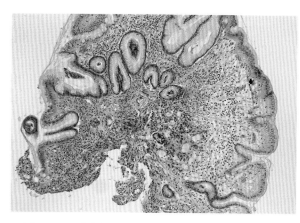

图 2-278　在钳取活检组织时被挤压的组织处可见异型上皮细胞聚集。结构被破坏。深染的核大小不一，而且可见不规则形核

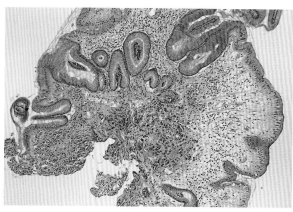

图 2-279　图 2-278 的 PAS 染色。在异型上皮细胞聚集部位可见 PAS 阳性的上皮细胞。无法区分是黏液细胞性腺癌的癌细胞，还是被挤压的小凹上皮的黏液细胞。但是与小凹上皮细胞的核比较异型细胞的核大，因此诊断为高度可疑癌的 Group Ⅳ，进行了再次活检

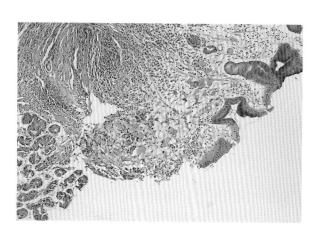

图 2-280　图 2-278、图 2-279 病例的再次活检组织（PAS 染色）。未被挤压组织的黏膜固有层内可见黏液细胞性腺癌

以及小管状腺癌（microtubular adenocarcinoma）的总称。这些癌的组织学类型或多或少混合存在，在组织学发生上是相同的癌。黏膜内呈现这种组织形态的癌，如果浸润至黏膜以下组织会转变成伴纤维组织增生的所谓硬癌（scirrhous adenocarcinoma）的组织形态。

　　发生于胃体腺黏膜的未分化型癌，较发生于幽门腺黏膜的癌更倾向于进展为皮革样胃癌。试着描述从癌发生到典型皮革样胃癌形成的进展过程"走向皮革样胃（linitis plastica）癌的小路——通往皮革样胃（EI caminito a la linitis plastica）——"，则如下。

　　（1）发生于胃体腺黏膜的未分化型癌，其长径在 2cm 左右或以内的Ⅱc 或Ⅱb 型黏膜内癌时，因原发灶的溃疡，位于最深处的癌细胞向黏膜下组织浸润，开始向皮革样胃癌进展。从癌发生到癌细胞浸润至黏膜下组织经历时间为 3 年左右或以内。

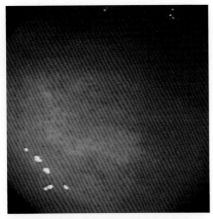

图 2-281　胃体后壁的内镜照片。在胃体后壁可见白斑。从该处钳取了活检组织

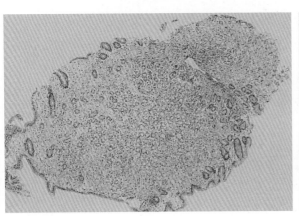

图 2-282　从图 2-281 白斑处钳取的活检组织。胃体腺黏膜

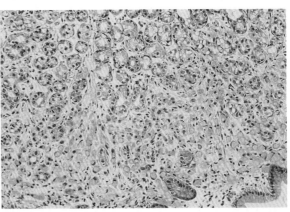

图 2-283　图 2-282 的放大。可见局限于胃体腺黏膜浅层的黏液细胞性腺癌

　　(2) 浸润至黏膜下组织的癌细胞，进一步在黏膜以外的胃壁各层弥漫性浸润。原发灶发生溃疡，位于黏膜下及以下的癌细胞在浸润部位引起纤维组织增生。此时，在临床上表现为Ⅱc 型癌或黏膜皱襞增粗·胃壁部分变形（隐匿的皮革样胃癌）。

　　(3) 随着癌细胞浸润而增生的纤维组织随着时间推移逐渐收缩，整个胃腔变得狭窄。临床上可见胃整体上呈管状狭窄状态或皮革瓶（leather bottle）状态（典型皮革样胃癌）。从癌发生到皮革样胃癌状态出现通常为 6 ~ 8 年或更长。从隐匿的皮革样（linitisplastica）状态到典型的皮革样状态所需时间为 1 ~ 3 年。

　　另外，通过胃癌体检筛查出的由胃体腺黏膜发生的未分化型癌中，表现为微小癌及隐匿性皮革样胃癌的病例，均没有自觉症状。

　　1) **病例**：36 岁，男性

　　胃镜检查可见在胃体后壁有一个 4mm 大小的白斑（**图 2-281**），从该处钳取活检组织（**图 2-282，图 2-283**）。组织学上为位于胃体腺黏膜的黏液细胞性腺癌，即未分

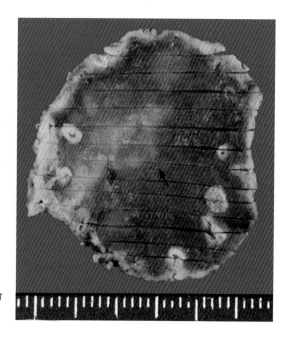

图 2-284 图 2-281 的黏膜切除标本。癌的大小为 4mm×3mm，表面有轻度凹陷（箭头）

图 2-285 图 2-284 癌的切面。胃体腺黏膜腺颈部以浅的黏膜固有层内有癌细胞浸润。由小凹上皮构成的腺管虽然消失，但黏膜深层 1/2 部分充满了胃体腺。癌中心部可见再生上皮，为钳取活检组织的部位（*）。该再生黏膜未见癌细胞

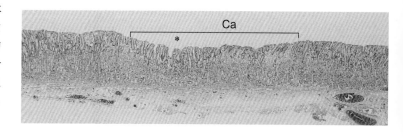

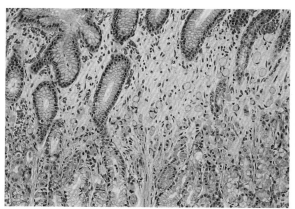

图 2-286 图 2-285 癌的放大。黏液细胞性腺癌

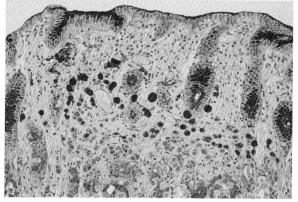

图 2-287 图 2-286 的 PAS 染色。癌细胞及小凹上皮细胞红染

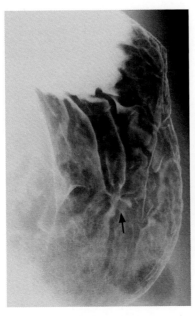

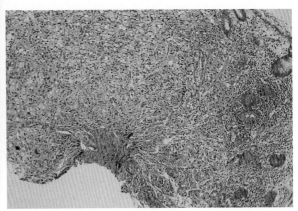

图 2-288　胃直接 X 线照片。胃体后壁小溃疡性病变（箭头）

图 2-289　从图 2-288 取自溃疡性病变的活检组织

化型癌。另外，作为黏膜内癌的内镜表现，未分化型癌表面多呈白色，分化型癌多为红色，因此也分别称为白色癌和红色癌。

该病例为微小癌，因此做了内镜下黏膜切除（**图 2-284**）。内镜下的白色部分为轻度凹陷的Ⅱc 型微小癌。组织学上，癌细胞位于黏膜浅层 1/2 部分的小凹区域的黏膜固有层内（**图 2-285 ~ 图 2-287**）。在浅层 1/2 部分有小凹上皮向胃体腺移行的腺颈部，此处有上皮细胞新生的分裂细胞带，是为上皮细胞更新而不断进行细胞分裂的场所。癌细胞就是在腺颈部突变而产生的，该突变细胞未被人体排出而发生反复分裂增生，最终形成癌。发生于胃体腺黏膜、大小在 2mm 以内的极微小癌的癌细胞，多局限在较腺颈部更浅层的黏膜固有层内。该表现说明癌细胞发生于腺颈部，之后在疏松的黏膜固有层内增生。为什么不在黏膜深层的胃体腺中浸润增生呢？因为胃体腺腺体密集，构成腺体的壁细胞·主细胞寿命长，为 200 ~ 250 天，腺体的萎缩消失较慢。

2）隐匿的皮革样癌病例：46 岁，男性

胃癌筛查的 X 线检查发现在胃体后壁有 1cm 大小的溃疡性病变（**图 2-288**）。从该处钳取活检组织，组织学上为黏液细胞性腺癌（**图 2-289**）。X 线检查可见黏膜皱襞粗大，诊断为隐匿的皮革样胃癌，但患者因无自觉症状而拒绝手术。1 年后再次检查，X 线显示胃部分收缩，隐匿的皮革样胃癌略微进展（**图 2-290**）。做了胃全切除手术（**图 2-291**）。

癌原发灶位于有黏膜皱襞的胃体后壁，可见约 1cm 的溃疡性病变（**图 2-292**）。

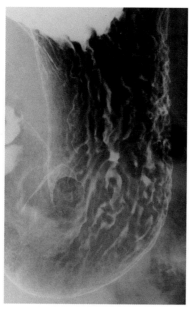

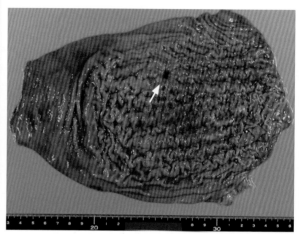

图 2-290 图 2-288 的隐匿性皮革样胃癌约 1 年后的 X 线照片。没有胃整体上的收缩，但可见胃壁部分变形及黏膜皱襞粗大

图 2-291 胃全切的肉眼照片。癌的原发灶位于有黏膜皱襞的胃体后壁，为直径约 1cm 的溃疡性病变（箭头）。可见其周围黏膜皱襞粗大及蛇行

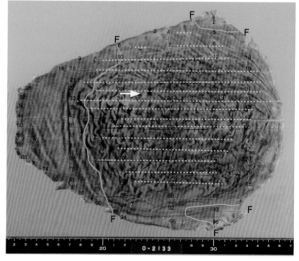

图 2-292 图 2-291 的组织学检查后的重构图。溃疡周围黏膜皱襞粗大和蛇行处除了黏膜层以外在胃壁内弥漫性浸润，其大小约 12cm×12cm。箭头：原发灶；——：黏膜以下的胃壁浸润；----：浆膜下层浸润

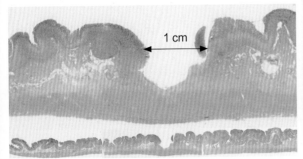

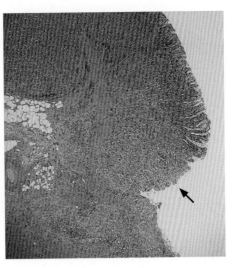

图 2-293 图 2-292 原发灶的切面。黏膜内的癌细胞局限于溃疡周围 1cm 以内，其他黏膜部位未见癌细胞浸润。即，该部位为癌的原发灶。黏膜以外的胃壁因伴有纤维组织增生的癌细胞弥漫性浸润而增厚（图片下方）

图 2-294 图 2-292 癌原发灶的溃疡周围。在溃疡周围可见癌细胞（箭头）

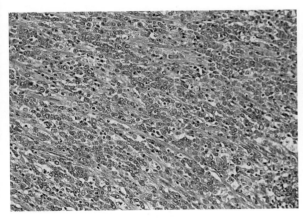

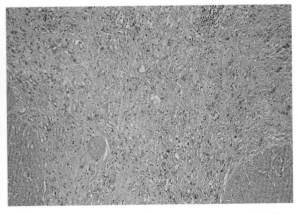

图 2-295 图 2-294 癌的放大。含黏液量少的黏液细胞性腺癌，癌细胞呈小梁状排列

图 2-296 图 2-292 的癌细胞在黏膜下浸润处的放大。病变为伴随着纤维组织增生的癌细胞零零散散地弥漫性增生的硬癌

可见溃疡性病变周围的黏膜皱襞粗大，略呈蛇行状。组织学上癌扩展至黏膜以外的胃壁，大小约 12cm×12cm，癌细胞浸润至伴纤维组织增生的浆膜下层，因此出现胃壁增厚（**图 2-293**）。癌的组织学分型，在黏膜内为黏液细胞性腺癌（**图 2-294，图 2-295**），而黏膜外浸润部位为伴纤维组织增生的硬癌（**图 2-296**）。所属淋巴结未见转移。

G 内分泌细胞来源的肿瘤

是由位于胃体腺或幽门腺的腺泡细胞，或小凹上皮细胞之间散在分布的嗜银（Grimelius）染色阳性的内分泌细胞来源的肿瘤。内分泌细胞来源的肿瘤多为小的良性类癌，也有恶性肿瘤。此外也有少见的非肿瘤性增生。

a. 类癌

肿瘤细胞在黏膜固有层深部，或者黏膜下层增生，因此内镜下或者肉眼上多表现为黏膜下肿瘤样形态。尽管位于黏膜固有层内，但在黏膜下层形成病灶，是因为内分泌细胞分布于黏膜固有层的深部，推测其容易达到黏膜下层。

肿瘤细胞由均一的小圆形细胞组成。多呈髓样增生，也有的呈管状或小梁状，或缎带样排列。细胞异型度通常较低，与周围黏膜组织界线清楚。表现为管状或者小梁状时，需要与低分化腺癌鉴别，嗜银（Grimelius）染色阳性对于鉴别很重要（**图2-297~图2-300**）。此外，电镜下证实直径为150~200nm的神经内分泌颗粒是决定性因素（**图2-301**）。也有的病例免疫染色胃泌素（Gastrin）、嗜铬素A（Chromogranin A），5-羟色胺（serotonin）和突触素（synaptophysin）呈阳性。

类癌（carcinoid tumor）分为合并自身免疫性胃炎或其他内分泌脏器肿瘤的多发性类型和不伴其他疾病的单发性类型。公认内分泌细胞系统肿瘤都是具有恶性潜能（malignant potential）的，但多数被发现时为小型、异型度低、与周围界线清楚、临床上为良性的病变。但是，有时也有恶性度与腺癌相同的肿瘤，也称之为浸润性或内分泌细胞癌（endocrine cell carcinoma）。一般认为如果病变直径超过2cm，肿瘤细胞的异型度就会增加，且会浸润至固有肌层。恶性程度高的类癌，无论是在肉眼上还是在组织学上与普通腺癌没有区别，与腺癌鉴别的要点是通过嗜银（Grimelius）染色来确定嗜银颗粒的有无。但很多时候，在普通腺癌中也有一部分细胞含嗜银（Grimelius）染色阳性的嗜银颗粒，因此当仅见少量嗜银细胞存在时，内分泌细胞癌的诊断必须慎重。

众所周知，同一个胃内有同时存在腺癌和类癌的病例。这种情况分为癌和类癌分别存在的重复癌，癌和类癌相邻存在的冲突癌，以及两者完全混合存在、犹如同一起源细胞向2个方向分化的复合癌3种类型。

b. 小细胞癌

作为胃的内分泌细胞来源的恶性肿瘤，有时会发生与肺或食管同样的小细胞癌（small cell carcinoma）。肿瘤细胞为小圆形，核深染，胞浆少，髓样增生。有时混有梭

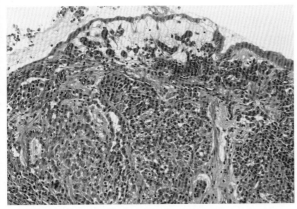

图 2-297 胃类癌活检组织图。黏膜固有层内小圆形肿瘤细胞呈实性增生，部分呈腺管样排列。该病例为合并 A 型胃炎的类癌。可见拇指头大小的 6 个黏膜下病变

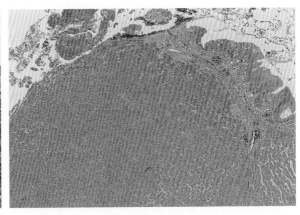

图 2-298 图 2-297 病例的外科切除标本的低倍放大组织图。肿瘤细胞主要在黏膜下层呈结节状增生，肿瘤表面形成溃疡

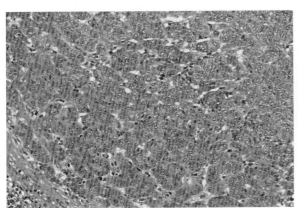

图 2-299 胃类癌的高倍放大像。髓样增生的肿瘤，所有肿瘤细胞呈小梁状排列。肿瘤细胞较大、胞浆呈嗜碱性

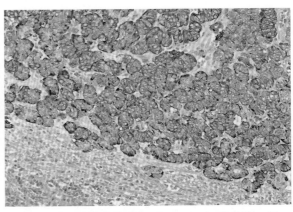

图 2-300 胃类癌的嗜银（Grimelius）染色图。嗜银染色中肿瘤细胞的胞浆呈黑色颗粒状。此黑色颗粒相当于神经内分泌颗粒

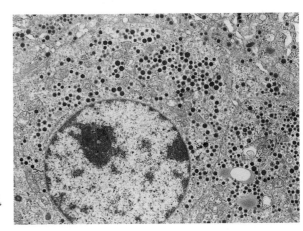

图 2-301 胃类癌的电镜图。肿瘤细胞的胞浆内可见很多被界膜包绕的高电子密度的颗粒

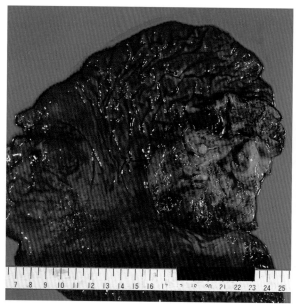

图 2-302　胃小细胞癌的肉眼图。在胃体前壁可见 11cm×8cm 的大型 2 型病变

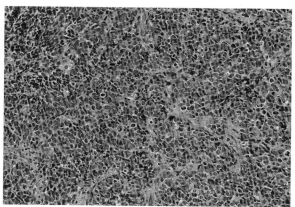

图 2-303　图 2-302 肿瘤的低倍放大组织图。该病例是因诊断为恶性淋巴瘤而介绍来院的。活检组织标本上核深染的圆形细胞呈实性增生，一眼看上去考虑为恶性淋巴瘤

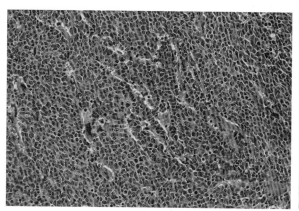

图 2-304　图 2-302 胃小细胞癌的高倍放大组织图。仔细观察可见髓样增生的肿瘤细胞的一部分呈小梁状排列或假腺管样结构

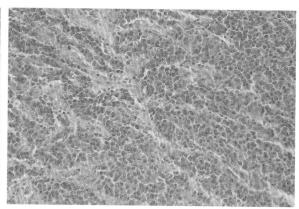

图 2-305　图 2-304 胃小细胞癌的 neuron-specific enolase（NSE）免疫染色。该病例免疫染色大范围肿瘤细胞的胞浆呈 NSE 阳性

　　形细胞，也有的呈小梁状或管状排列。有的嗜银（Grimelius）染色呈阴性，但嗜铬素或神经特异性烯醇（neuron-specific enolase）的免疫染色往往为阳性（**图 2-302 ～ 图 2-305**）。小细胞癌容易发生血行转移，预后不良。活检黏膜中细胞呈小圆形，实性增

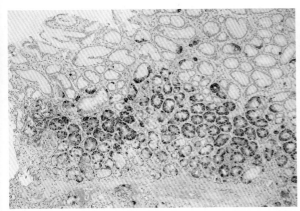
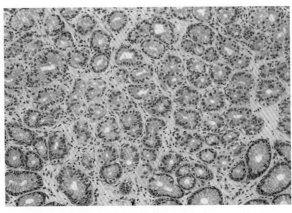

图 2-306 内分泌细胞的增生。*H.pylori* 除菌后的胃黏膜。可见很多嗜铬素 A 染色呈棕褐色的细胞

图 2-307 图 2-306 的 HE 染色。嗜铬素 A 阳性细胞位于小凹或幽门腺的基底膜侧，为胞浆透亮、核圆形的细胞

生，因此需要注意与恶性淋巴瘤相鉴别。

c. 增生

　　众所周知，有原发性和继发性内分泌细胞增生（hyperplasia），但继发性的发生率高。关于原发性增生，有合并多发性内分泌肿瘤综合征的报道。此时多有胃泌素分泌细胞的增生。继发性增生有时合并自身免疫性胃炎（A 型胃炎）。此时，因自身免疫产生的抗壁细胞抗体破坏了胃体腺的壁细胞，导致胃体腺重度萎缩。其解释是：这一结果使具有促进胃体腺细胞增生作用的胃泌素生成细胞代偿性增生，导致血中胃泌素值也升高。胃泌素生成细胞可呈散在性增加，但往往在黏膜固有层深部形成由十几个细胞组成的圆形内分泌细胞巢（endocrine cell nest）（参考第 83 页**图 2-26 ~ 图 2-28**）。此外，有时在 *H.pylori* 除菌后的胃黏膜可见内分泌细胞的增生（**图 2-306**，**图 2-307**）。

H 胃炎

1 胃炎分类

　　胃炎分为普通型胃炎的急性胃炎和慢性胃炎，以及特殊型胃炎（specific gastritis）。急性胃炎是因饮酒、药物、胆汁反流或细菌感染等引起的急性糜烂性胃炎，临床症状也是一过性的。伴严重全身疾病的急性胃黏膜病变（acute gastric mucosal lesion）（AGML）也属于急性胃炎（表2-49）。与之相对，慢性胃炎是因 H.pylori 或胆汁反流、药物、食物、热、酒精等慢性或反复刺激引起的持续性胃炎，症状不明显，临床上相当于表现为非溃疡性消化不良（non-ulcer dyspepsia）的疾病。但是对于急性胃炎和慢性胃炎，在临床症状、内镜下表现或病理组织学上未必有明确的界线。此外，根据慢性胃炎的黏膜形态，分为浅表性胃炎（superficial gastritis），萎缩性胃炎（atrophic gastritis），慢性活动性胃炎（chronic activegastritis），疣状胃炎（verrucous gastritis），肥厚性胃炎（hypertrophic gastritis），胃黏膜萎缩（gastric mucosal atrophy）或萎缩性化生性胃病（atrophic metaplastic gastropathy）（太田）等，它们之间的关系未必是明确的。以往胃炎多数病因不明。近年来，螺旋状的杆菌 H.pylori 作为多数慢性胃炎的病因被大家广泛接受。

　　本章在介绍 H.pylori 性胃炎时，对以往记载的各种胃炎的病理组织学形态进行介绍。

表 2-49　胃炎分类

急性胃炎 acutegastritis	胃黏膜萎缩 gastric mucosal atrophy
急性糜烂性胃炎 acute erosive gastritis	萎缩性化生性胃病 atrophic metaplastic gastropathy
急性胃黏膜病变 acute gastric mucosal lesions	
	特殊型胃炎 specific gastritis
慢性胃炎 chronic gastritis	A 型胃炎（自身免疫性胃炎）
H.pylori 相关性胃炎 H.pylori associated gastritis	type Agastritis（autoimmune gastritis）
浅表性胃炎 superficial gastritis	肉芽肿性胃炎（结核、结节病）
萎缩性胃炎 atrophic gastritis	granulomatous gastritis
化生性胃炎 metaplastic gastritis	胃蜂窝织炎性胃炎 phlegmonous gastritis
滤泡性胃炎 follicular gastritis	肥厚性胃病 ménétrier's disease
疣状胃炎 verrucous gastritis	嗜酸性粒细胞胃炎 eosinophilic gastritis
肥厚性胃炎 hypertrophic gastritis	淋巴细胞性胃炎 lymphocytic gastritis
萎缩·肥厚性胃炎 atrophic hepertrophic gastritis	

另外，特殊型胃炎包含结核或结节病，念珠菌病或者细菌感染·异尖线虫感染引起的蜂窝织炎性胃炎（phlegmonous gastritis）。作为恶性贫血病因的自身免疫性胃炎（autoimmune gastritis），肥厚性胃病（ménétrier's disease），嗜酸粒细胞性胃炎（eosinophilic gastritis）也属于特殊类型胃炎。

2 普通型胃炎

a. *H.pylori* 性胃炎

以往，胃炎的病因不明，与胃炎相关的各种讨论不断。但 1983 年 Marshall BJ & Warren JR 提出幽门螺杆菌 *H.pylori*（当时被称为幽门弯曲菌 Campylobacter pyloridis）是胃炎或胃溃疡的病因菌，1990 年发表的悉尼系统（Sydney System）中（**图 2-308**），80% 的慢性胃炎为 *H.pylori* 相关性胃炎（*H.pylori* associated gastritis），10%～15% 为

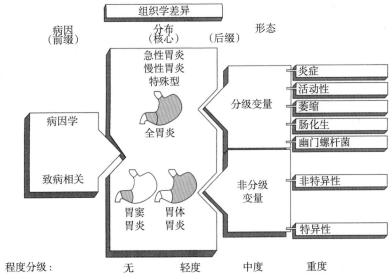

图 2-308 悉尼系统（Sydney System）模式图。Sydney System 病理部门所考虑的要点是根据病因、胃内病变分布及组织形态 3 个要素来理解胃炎。胃炎的病因包括 *H.pylori*、自身免疫、药物、其他感染及特发性，而根据胃内分布分为胃窦胃炎、胃体胃炎及全胃炎。另外，根据组织学记载分为特异性和非特异性炎症两大类，非特异性炎症要观察炎症细胞浸润、中性粒细胞浸润、黏膜萎缩、肠上皮化生和 *H.pylori* 的有无，程度推荐以无（non）、轻度（mild）、中度（moderate）和重度（severe）4 个等级分别记载

表 2-50　慢性胃炎分类（新悉尼系统）

胃炎分类	病因	同义语
非萎缩性	*H.pylori*	浅表性
	其他因子？	弥漫性胃窦炎
		慢性胃窦炎
		间质滤泡性
		B 型
萎缩性	自身免疫	A 型
	H.pylori？	弥漫性体部胃炎
自身免疫性	*H.pylori*	恶性贫血相关性
	环境因子	B 型，AB 型
多灶性萎缩性		环境性
		化生性
		萎缩性全胃肠炎
		进行性肠化生全胃肠炎
特殊型		
化学性	化学刺激	
放射性	放射损伤	
淋巴细胞性	？	
非感染性肉芽肿	？	
嗜酸细胞性	食物过敏	
其他感染性疾病	细菌，病毒，真菌	

此分类的特征是将慢性胃炎分为非萎缩性（nonatrophic）、萎缩性（atrophic）和特殊型（special form）三大类，萎缩性胃炎又进一步分为自身免疫性（autoimmune）和多灶性萎缩性（multifocal atrophic）。非萎缩性（nonatrophic）主要是由 *H.pylori* 感染所致，相当于浅表性胃炎。多灶性萎缩性（multifocal atrophic）是由 *H.pylori* 感染或环境因素引发的全胃炎（pangastritis），与非萎缩性（nonatrophic）的区分并不明确。

（Dixon MF，Genta RM，Yardley JH，et al:Classification and grading of gastritis. The updated Sydney System.Am J Surg Pahtol 20:1161-1181，1996.）

病因不明的特发性胃炎，5% 为自身免疫性的，剩下的是包含胆汁反流性，酒精性或以阿司匹林为代表的非甾体类抗炎药（non-steroidal anti-inflammatory drugs，NSAIDs）等药物性的。现在认为年轻时感染 *H.pylori* 的人，发生慢性活动性炎症，随着黏膜的萎缩，出现胃溃疡或十二指肠溃疡，或者以后易发生胃癌，这一观点被广泛认可。

但是，支持 *H.pylori* 性胃炎·胃溃疡假说的多项研究，并没有得出细菌的分布与临床症状或内镜下表现、病理组织学形态或治疗效果一定完全相关，那么 *H.pylori* 会不会仅是因其他原因导致胃黏膜损伤的继发性感染呢？目前仍存疑问。在病理组织学上，*H.pylori* 的存在与活动性炎症的程度也并不一定一致，另外，胃黏膜的各种病变：发红、凹凸不平、小溃疡、肥厚、萎缩的出现和进展中，*H.pylori* 到底发挥着怎样的作用尚不明确。1995 年对悉尼系统（Sydney Sysem）进行了修订并提出了新悉尼系统（Updated Sydney System）（**表 2-50**，**图 2-309**），将普通型胃炎分为萎缩性胃炎（atrophic gastritis）和非萎缩性胃炎（nonatrophic gastritis）两大类，这种新的分类方法也不一定就实用，今后还有必要对其病理组织学形态进行更为细致的研究。

H.pylori 是长 3μm、宽 0.5μm 的革兰氏阴性杆菌，因呈稍弯曲的螺旋状而得名。

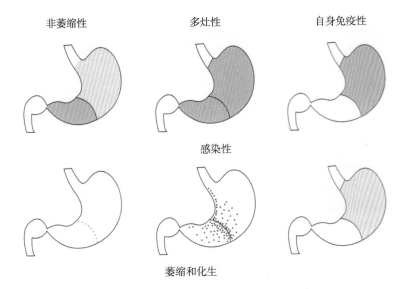

非萎缩性　　　　　多灶性　　　　　自身免疫性

感染性

萎缩和化生

图 2-309　新悉尼系统（Updated Sydney System）的胃炎分布图。表 2-50 所示的 3 种胃炎分型的胃内分布模式图。非萎缩性胃炎局限于胃窦部，自身免疫性胃炎局限于胃体部，与之相对，多灶性萎缩性胃炎以胃角为中心波及全胃

（Dixon MF，Genta RM，Yardley JH，et al:Classification and grading of gastritis. The updated Sydney System.Am J Surg Pahtol 20:1161-1181，1996 年转载）

病理组织学上可在胃黏膜的小凹表面附着的黏液内找到 *H.pylori*。如果细菌量多的话，在 HE 染色下可被识别。但如果细菌量少的话，必须进行吉姆萨（Giemsa），甲苯胺蓝（toluidine blue），W–S 法（Warthin-Starry）等特殊染色或者使用抗 *H.pylori* 抗体进行免疫组织染色（**图 2-310 ~ 图 2-312**）。*H.pylori* 在吉姆萨（Giemsa）或甲苯胺蓝（toluidine blue）染色呈蓝色，W–S 法（Warthin-Starry）染色呈黑色，免疫染色呈棕褐色。因为各种染色的结果基本一致，因此在人手不足的普通医院的病理检查室避免使用复杂的 W–S 法（Warthin-Starry）染色或免疫染色，以采用方法简单的吉姆萨（Giemsa）或甲苯胺蓝（toluidine blue）染色为宜。Sydney System 推荐对细菌量评估为 –，1+，2+，3+，从兼顾治疗的角度有必要这样记载。但在细菌量少时，问题是从同一患者钳取的 10 个黏膜片中仅找到 1 个菌体时是否也确定为 *H.pylori* 阳性，此时还是应当参考细菌培养的结果、血清抗 *H.pylori* 抗体的有无、呼气试验等。

　　H.pylori 性胃炎的病理组织学特征是，局限在小凹深度的黏膜浅层的淋巴细胞浸润，加上轻度中性粒细胞浸润，呈慢性活动性胃炎的形态学表现（**图 2-313**，**图 2-314**）。在小弯线上或者老年患者随着黏膜上皮萎缩或肠上皮化生的进展，淋巴细胞浸润至全层（**图 2-315**，**图 2-316**）。*H.pylori* 侵入表面上皮或小凹上皮的胞浆内，或者侵入小凹深部的分裂细胞带，加上中性粒细胞浸润，常常可见到小凹正在被破坏的形态（**图 2-317**）。此外，中性粒细胞浸润及黏膜改变显著时，还可见到令人感觉是急性炎症的组织学形态（**图 2-318**，**图 2-319**）。

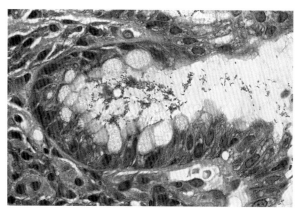

图 2-310 *H.pylori* 的吉姆萨（Giemsa）染色图。*H.pylori* 是长 3μm、宽 0.5μm，呈轻度螺旋状的革兰氏阴性杆菌。吉姆萨（Giemsa）或甲苯胺蓝（tolui-dine blue）染色清晰可见。*H.pylori* 定植在附着于表面上皮的黏液内或小凹腔内，有时看起来似侵入至变性上皮的细胞浆内

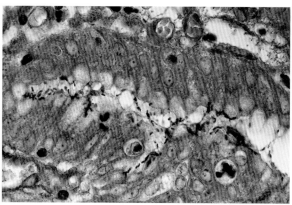

图 2-311 *H.pylori* 的 W-S（Warthin-Starry）染色图。W-S 染色中 *H.pylori* 染成清晰的黑色

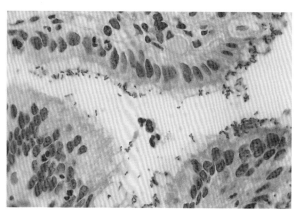

图 2-312 *H.pylori* 的免疫染色。用抗 *H.pylori* 抗体进行免疫染色 *H.pylori* 被染成棕褐色

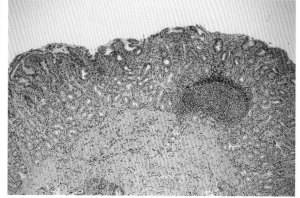

图 2-313 *H.pylori* 性胃炎。胃窦部的低倍放大图。小凹数量减少，主要在浅层间质内有大量炎症细胞浸润。深部接近黏膜肌层处有淋巴滤泡形成

b. 急性糜烂性胃炎

急性糜烂性胃炎（acute erosive gastritis）的内镜特点是伴有发红的浅凹陷，凹陷表面附着炎性渗出物，即白苔（**图 2-320**）。但是，内镜医生多将仅仅是发红就视为糜烂，所以不要深信病理申请书的记载为好。组织学上确诊糜烂性胃炎，必须有黏膜浅层变性·脱落（**图 2-321**）。此外，通常在脱落面的周围或深部有淋巴细胞·浆细胞浸润的同时，有大量中性粒细胞浸润。黏膜的萎缩和肠上皮化生的程度不一。另外，也有内镜下虽然无疑是糜烂性病变，但组织学上未见上皮变性·脱落的情况。我们推测可能是在标本制作

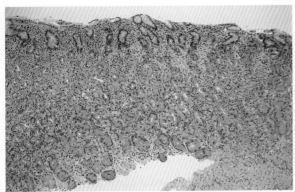

图 2-314 *H.pylori* 性胃炎。胃体部的低倍放大图。胃体部轻度 *H.pylori* 性胃炎，特点是在黏膜浅层炎症细胞层状浸润

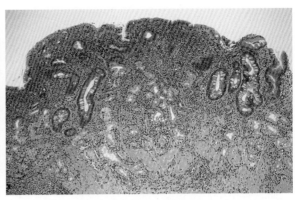

图 2-315 *H.pylori* 性胃炎。胃窦部放大图。小凹减少，可见肠上皮化生。幽门腺萎缩，炎症波及黏膜固有层深部

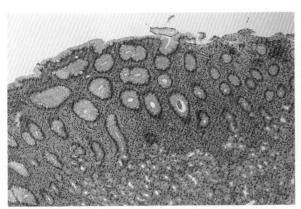

图 2-316 *H.pylori* 性胃炎。胃体部黏膜。浅层的炎症细胞浸润层扩大，与此同时胃体腺也逐渐萎缩

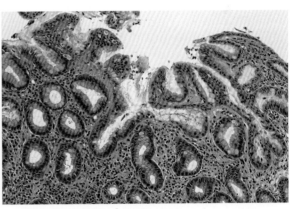

图 2-317 重度炎症的胃窦部黏膜。表面上皮变性。间质内的炎症细胞呈中度浸润

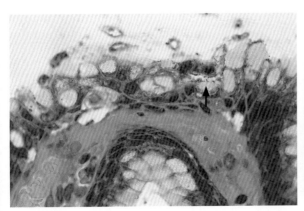

图 2-318 与图 2-317 同一部位的吉姆萨（Giemsa）染色。可见变性的表面上皮细胞内有 *H.pylori* 侵入（箭头）

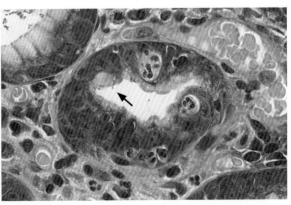

图 2-319 *H.pylori* 侵入小凹深部。吉姆萨（Giemsa）染色常见 *H.pylori* 深达腺峡部的细胞增殖腺体（箭头）。该部位伴有中性粒细胞浸润，可见分裂细胞带细胞的变性

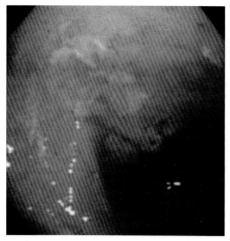

图 2-320　急性糜烂性胃炎的内镜图。沿胃体下部小弯可见若干个附白苔的局限性病变，内镜下呈这种表现的病变诊断为糜烂

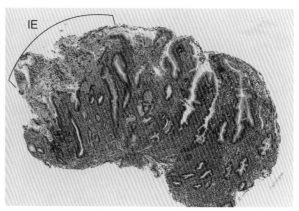

图 2-321　急性糜烂性胃炎的活检组织图。黏膜表面附有炎性渗出物，部分表面上皮变性缺失。以纤维蛋白为主的炎性渗出物相当于内镜下的白苔（IE）。黏膜固有层间质中掺杂有中性粒细胞的重度炎症细胞浸润

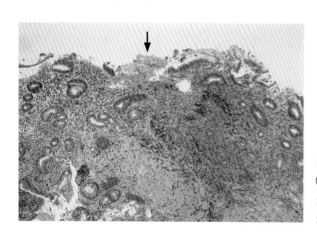

图 2-322　急性胃糜烂的组织图。非甾体类抗炎药（non-steroidal anti-inflammatory drugs，NSAIDs）性胃炎。可见黏膜浅层的组织缺损、纤维蛋白渗出（箭头）。间质中度炎症细胞浸润

时糜烂面与切片上的切面不在一起的缘故。此外，也有的活检组织不是从病变处钳取的。

因药物或化学物质引起的急性糜烂，主要特征是黏膜变性或凝固性坏死，几乎无炎症细胞浸润（**图 2-322**）。

c. 慢性浅表性胃炎

慢性浅表性胃炎（chronic superficial gastritis）是炎症性变化局限于黏膜浅层的慢性胃炎的早期病灶。其内镜下特点是呈斑状（patchy）、点状（petechial）、线状（linear）

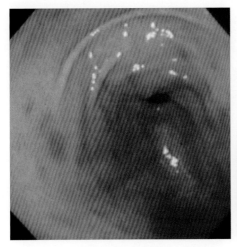

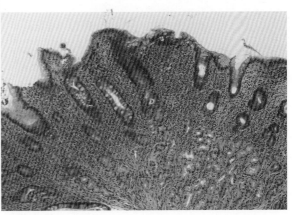

图 2-323　斑状发红的内镜图。胃窦部可见若干大小不等的斑状发红灶。此外，邻近幽门的黏膜呈大范围发红

图 2-324　斑状发红的病理组织图。小凹数量减少，以淋巴细胞和浆细胞为主的炎症细胞浸润。幽门腺萎缩

发红（reddening or redness）（**图 2-323**，**图 2-324**）。但对各种发红进行准确活检并进行病理组织学分析，了解到发红黏膜未必是萎缩或炎症局限于浅层的小凹层，且其程度也并不一定是轻度。即，发红黏膜的萎缩或肠上皮化生的程度各种各样，常常见到胃固有腺体的重度萎缩，重度肠上皮化生。淋巴细胞浸润的程度也各种各样，炎症也多波及黏膜深部。而发红黏膜多是以中性粒细胞浸润为特征的活动性炎症，即伴急性炎症，发红与其说是慢性炎症指标，不如说是强烈提示是活动性炎症的体现。有时也可见到与糜烂相同的黏膜浅层变性·脱落。因此，慢性浅表性胃炎这一名称，用来描述 *H.pylori* 性胃炎初期局限于黏膜浅层的炎症更容易理解。

d. 慢性萎缩性胃炎

慢性萎缩性胃炎（chronic atrophic gastritis）在内镜下可见黏膜萎缩，失去红色，黏膜下可见血管透见形态（**图 2-325**，**图 2-326**）。病理组织学上与内镜下表现相当一致。即，黏膜内可见重度的小凹和胃固有腺体的萎缩，同时有重度淋巴细胞浸润，也可形成淋巴滤泡。肠上皮化生也多为重度，中性粒细胞浸润多为轻度，几乎见不到炎症引起的黏膜变性·脱落表现。因此，萎缩性胃炎作为慢性胃炎的进展阶段并不矛盾。关于小凹或胃固有腺体的萎缩原因有很多争议，推测可能与致敏淋巴细胞的失常或针对上皮细胞的自身抗体相关。

e. 胃黏膜萎缩

胃黏膜萎缩（gastric mucosal atrophy）是指历经浅表性胃炎、萎缩性胃炎至慢性

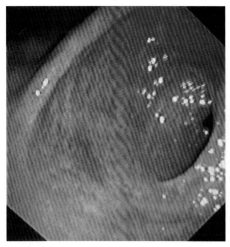

图 2-325 萎缩黏膜的斑状发红的内镜图。在萎缩的胃窦部黏膜可见若干散在性斑状发红灶

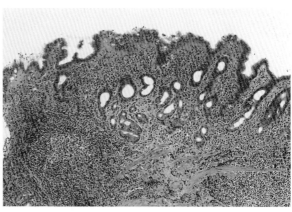

图 2-326 萎缩黏膜处的斑状发红的病理组织图。小凹及幽门腺同时严重萎缩。淋巴细胞和浆细胞重度浸润，淋巴滤泡形成，呈萎缩性胃炎的组织形态

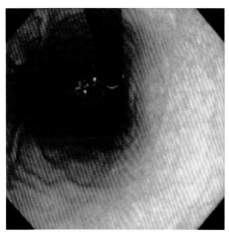

图 2-327 胃黏膜萎缩的内镜图。胃窦黏膜可见散在发白的小扁平隆起

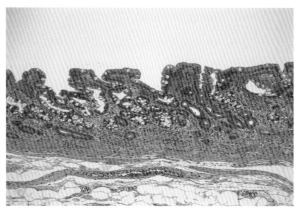

图 2-328 胃黏膜萎缩的组织图。黏膜固有层的所有腺体被含有杯状细胞的完全型肠上皮化生细胞所取代。间质内炎症细胞轻度浸润

胃炎的最终阶段，胃小凹和固有腺体全部消失，完全被肠上皮化生上皮所取代，而且也几乎见不到淋巴细胞或中性粒细胞浸润的状态（**图 2-327，图 2-328**）。总之，我们推测只要有胃小凹或幽门腺、胃体腺存在，胃黏膜就会产生炎症，而肠上皮化生黏膜不受各种刺激，尤其是 *H.pylori* 的影响。

f. 萎缩·肥厚性胃炎

萎缩·肥厚性胃炎（atrophic and hypertrophic gastritis）在病理组织学诊断申请书

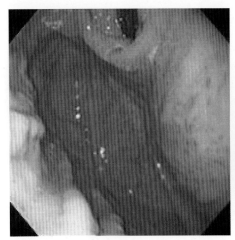

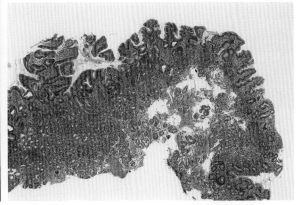

图 2-329　萎缩・肥厚性胃炎（凹凸黏膜）的内镜图。胃体中部大弯呈局限性增厚

图 2-330　萎缩・肥厚性胃炎（凹凸黏膜）的组织图。虽然小凹数量减少，但上皮细胞却呈再生性增生。间质内炎症细胞重度浸润，其中混有大量的中性粒细胞。因此，推测该病变是急性炎症引起的黏膜增厚。不明确是否有慢性炎症引起的黏膜萎缩

的内镜表现一栏中多为局限型黏膜肿大，或者黏膜凹凸不平（**图 2-329**）。病理组织学形态上多为小凹的增生或萎缩、不同程度的肠上皮化生或者水肿或相当程度的淋巴细胞・中性粒细胞等炎症细胞浸润（**图 2-330**）。推测是因黏膜萎缩或与周围相比缺乏改变的平坦部分，与因增生或肠上皮化生而形成的隆起或者炎症性肿大部分混合存在，从而出现这样的镜下表现。

　　而且在肥厚性胃炎的命名下，分为因肠上皮化生引起增厚的化生性、炎症细胞浸润或肉芽组织增生形成的重度增生性以及小凹增生的腺管性 3 个类型。肠上皮化生早期出现高于周围小凹的散在性小隆起，因此推测归入肥厚性胃炎，但肠上皮化生更适于作为萎缩性胃炎的代表性表现。另外，炎症细胞浸润或肉芽组织增生引起的黏膜增厚是一过性的改变，不能作为明确的疾病单元。小凹增生引起的局限性隆起更适用于现有的增生性息肉。因此，曾经称为肥厚性胃炎的病变现在多采用肠上皮化生、重度胃炎、增生性息肉等名称，而肥厚性胃炎这一诊断名词仅用于胃黏膜真正广范围增厚的原因不明的肥厚性胃病（hypertrophic gastropathy）。

g. 章鱼吸盘糜烂

　　表现为章鱼吸盘糜烂（疣状胃炎 verrucous gastritis，隆起性糜烂 elevated erosion）的病变，以胃窦为中心的小隆起型病变，常多发（**图 2-331**，**图 2-332**）。隆起的中心部位凹陷形成糜烂，因像章鱼足的吸盘而得名（参考第 107 页**图 2-79**，**图 2-80**）。病理组织学特征是在增生性小凹上皮或者肠上皮化生上皮的中心部位有糜烂，引起炎症。实

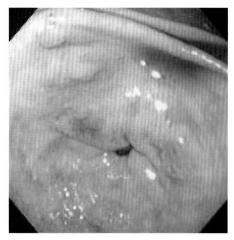

图 2-331 章鱼吸盘糜烂（疣状胃炎）的内镜图。在局限性隆起的黏膜表面中心部形成小糜烂。因为形似章鱼吸盘而被称为章鱼吸盘糜烂

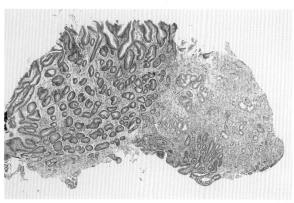

图 2-332 章鱼吸盘糜烂的组织图。章鱼吸盘糜烂的组织形态通常是在糜烂周围形成增生性上皮。炎症细胞浸润多为轻度

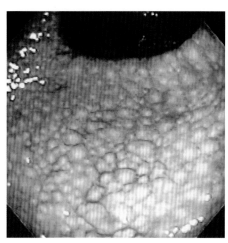

图 2-333 滤泡性胃炎的内镜图 [亚甲蓝（methylene blue）染色]。可见全胃黏膜有散在的白色小隆起

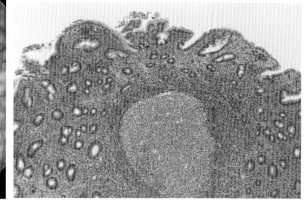

图 2-334 滤泡性胃炎的组织图。可见中度萎缩的胃窦部黏膜内形成大型淋巴滤泡。其周围也可见若干个类似的淋巴滤泡形成，推测相当于内镜下的白色小隆起。该病例的黏膜表面可见少量 *H.pylori*

际上有时不能确认上皮的变性脱落，但多数有大量中性粒细胞浸润。这种增生性小凹或肠上皮化生灶的中心部位活动性炎症持续存在的原因不明，推测也为 *H.pylori* 感染所致。

h. 滤泡性胃炎

滤泡性胃炎（follicular gastritis）是指在胃炎之中有重度淋巴细胞浸润，淋巴滤泡

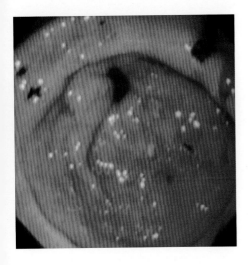

图 2-335 急性胃黏膜病变（AGML）的内镜图。肝癌患者的胃黏膜可见多发出血斑

形成显著的胃炎（**图 2-333，图 2-334**）。内镜下表面为鸡皮样黏膜。表面上皮或小凹萎缩不明显，肠上皮化生或中性粒细胞也都轻。对于淋巴滤泡形成特别显著的病例，需要与反应性淋巴组织增生（reactive lymphoid hyperplasia，RLH）或黏膜相关淋巴组织淋巴瘤（mucosa-associated lymphoid tissue lymphoma，MALToma）进行鉴别。近年来，滤泡性胃炎的病因为 *H.pylori* 感染，人们关注它是否是 RLH 或 MALToma 的基础。

i. 药物性胃炎

以阿司匹林为代表的非甾体类抗炎药（NSAIDs）引起的药物性胃炎（drug-induced gastritis）的病理组织学形态与急性糜烂性胃炎一样。在胃黏膜表面黏液 – 碳酸氢盐屏障（mucus-bicarbonate barrier）形成 pH 梯度，从而保护黏膜。推测阿司匹林通过破坏黏液 – 碳酸氢盐屏障（mucus-bicarbonate barrier），使胃液到达黏膜上皮。

j. 急性胃黏膜病变

对急性上消化道症状进行紧急内镜检查时，可见出血性胃炎、出血性胃糜烂、急性溃疡及这些病变混合存在的情况，统称为急性胃黏膜病变（acute gastric mucosal lesion，AGML）（**图 2-335**）。临床症状包括呕血·便血、严重腹痛及胃内出血，给予 H2 受体阻滞剂、抑酸药、黏膜保护剂后缓解。急性胃黏膜病变是临床的概念，其在病理组织学上与普通的糜烂或溃疡相同。

k. 再生上皮·再生异型·Group Ⅲ

急性糜烂性胃炎或溃疡的恢复期，常常出现有异型性的再生腺体。尽管多表现为核深染、胞浆略未分化，但核大小不一或腺体整体的结构异型为轻度，容易做出再生性异型的诊断。但也有的病例因细胞异型和结构异型同时呈重度，而与癌鉴别困难（**图 2-336，图 2-337**）。针对这种病例，不要勉强诊断而应当要求再次检查。

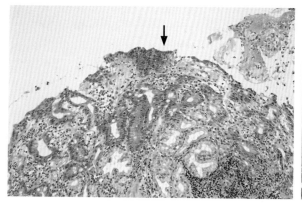 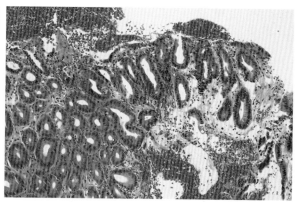

图 2-336 胃再生性异型上皮的组织图。炎症导致小凹形态紊乱，可见结构异型。核深染，一眼看上去考虑为肿瘤性异型上皮。但因为炎症重、细胞异型度为轻度，诊断为再生性异型 Group Ⅱ。表面可见炎性渗出物附着（箭头）

图 2-337 再生性异型。可见提示溃疡的组织损伤。小凹上皮核增大深染，令人想到异型细胞。但腺体分布均匀且无结构异型，所以并非肿瘤性异型腺体，而是再生性异型

I. *H.pylori* 以外的细菌感染

在高酸度的胃液环境下，认为能够在胃内繁殖的细菌非常少。正常状态下通过培养可以检出乳酸杆菌（Lactobacillus）、链球菌（Streptococcus）、酵母菌（yeast form fungi），但没有常驻菌。推测随食物侵入的细菌，不在胃内停留，而很快移行至十二指肠。有时组织学观察可见胃黏膜上有球菌，但通常缺乏炎症反应（**图 2-338**）。作为 *H.pylori* 以外的胃炎病原菌人胃螺旋菌（Gastrospirillum hominis）的形态特征是，3.5～7.5μm，略长，呈高度螺旋状（**图 2-339**）。在日本人中的感染率为 0.3%～0.7%，检出率很低。

3 特殊型胃炎

与日常经常见到的 *H.pylori* 性胃炎或急性糜烂性胃炎、慢性浅表性胃炎、萎缩性胃炎等不同，而是可以作为一个单独的疾病单元存在的胃炎。特殊类型胃炎包括自身免疫性胃炎，嗜酸细胞性胃炎，肥厚性胃病，肉芽肿性胃炎，巨细胞病毒性胃炎，异尖线虫病。

a. A 型胃炎

A 型胃炎（type A gastritis）（自身免疫性胃炎 autoimmune gastritis）是针对胃体腺

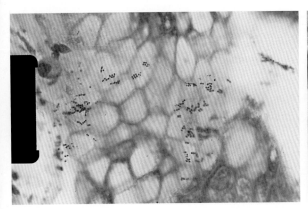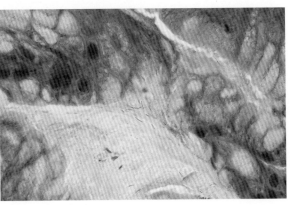

图 2-338　球菌的组织图。周围缺乏炎症反应，推测为胃内一过性存在的细菌

图 2-339　胃螺旋菌（Gastrospirillum hominis）的组织图。较 *H.pylori* 细，呈长螺旋状。见于增生性息肉浅表的小凹内，周围上皮的变性和炎症反应重

壁细胞产生自身抗体而发生的自身免疫性疾病的一种。在北欧整个人群中的发生率为 5%，在 Sydney System 或 Updated Sydney System 中归为慢性胃炎的普通型。但在日本的发病率低，而且已经明确是自身免疫性疾病，因此本书放在特殊类型胃炎章节中进行介绍。

本病常合并有桥本氏病（Hashimoto's thyroiditis），Sjogren 综合征，全身性系统性红斑狼疮（systemic lupus erythematosus，SLE）或 Addison 病。因为除了产生抗壁细胞抗体（anti-parietal cell antibody），还产生抗维生素 B_{12} 内因子抗体（anti-intrinsic factor antibody），所以病程进展出现严重的低胃酸，同时因维生素 B_{12} 缺乏引起恶性贫血（pernicious anemia）。在严重的 A 型胃炎中，胃体腺重度萎缩，而幽门腺数量相对维持着原样（图 2-340）。因此，与幽门腺萎缩而体部腺体保留着的普通型慢性胃炎（B 型胃炎）相比，萎缩情况完全相反，因此又称为逆萎缩性胃炎。

在病理组织学上，胃体腺整体上呈重度萎缩·消失，仅残留少量的主细胞或颈黏液细胞。高倍放大可见残留少量萎缩的壁细胞，淋巴细胞及嗜酸性粒细胞轻度浸润（图 2-341，图 2-342）。胃小凹保持得较好，还可见肠上皮化生。胃窦部一般没有明显变化。另外一个特征性变化是黏膜内的内分泌细胞增生。正常情况下内分泌细胞犹如被排挤而位于幽门腺或胃体腺、小凹基底膜侧，呈散在分布，但在 A 型胃炎中尤其在胃窦部的数量增加，且形成小簇状散在分布于间质内，被称为内分泌细胞巢（endocrine cell nest）（图 2-343，图 2-344）。内分泌细胞巢增大后与类癌无法区分，实际上 A 型胃炎常合并多发性类癌。内分泌细胞分泌胃泌素、嗜铬素、血清素等调节胃内环境的激素，但在 A 型胃炎中推测由于壁细胞减少使得盐酸和胃蛋白酶原数量减少，从而通过负反馈作用导致增生。此外，血清学检查胃泌素增高的病例有很多。

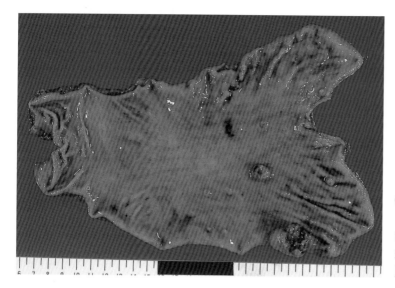

图 2-340　自身免疫性胃炎的肉眼图（与第 205 页的图 2-297 多发性类癌是同一个病例）。胃体部黏膜平坦，黏膜皱襞不明显。与之相对，胃窦部可见若干黏膜皱襞。5～6 个不同大小的黏膜下肿物均为类癌

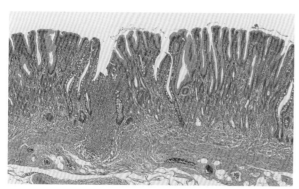

图 2-341　自身免疫性胃炎的低倍放大组织图。尽管是胃体部黏膜但几乎见不到胃体腺。小凹有增生倾向，炎症细胞浸润。可见轻度肠上皮化生及淋巴滤泡形成

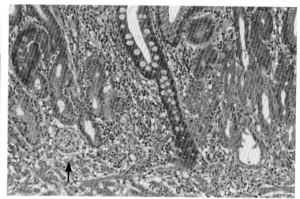

图 2-342　自身免疫性胃炎的高倍放大组织图。放大后可见少量萎缩的胃体腺。炎症细胞浸润，可见部分壁细胞变性。图左侧可见小圆形细胞团，为内分泌细胞巢（endocrine cell nest）（箭头）

b. 嗜酸细胞性胃炎，嗜酸细胞性肉芽肿病

　　嗜酸细胞性胃炎（eosinophilic gastritis）是以嗜酸性粒细胞（eosinophilic leuko-cyte）大量浸润为特征的病因不明的疾病。患者好发于中年～老年男性。虽然临床症状不明显，但多在胃镜或 X 线检查中因胃壁增厚而被发现。嗜酸性粒细胞在黏膜固有层浸润显著，但也可见于黏膜下层或固有肌层。由于所伴随的水肿或纤维化导致胃壁增厚，常常需要与硬癌鉴别（图 2-345～图 2-347）。推测可能是食物过敏引起的，但病原物尚不明确。

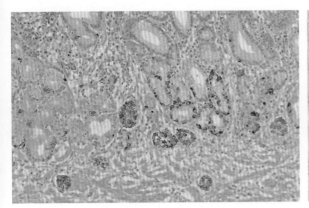
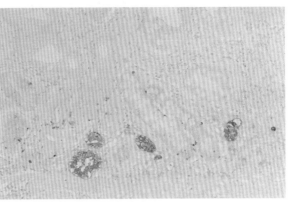

图 2-343　自身免疫性胃炎中的内分泌细胞巢。在萎缩的黏膜深部，尤其是接近黏膜肌层的部位，可见多个由几个至十几个细胞组成的边界清楚的圆形小细胞团。嗜银（Grimelius）染色呈黑色颗粒状，确认为内分泌细胞巢（endocrine cell nest）

图 2-344　内分泌细胞巢的免疫染色。用抗嗜铬素抗体进行免疫染色，内分泌细胞巢被染成棕褐色

嗜酸细胞性肉芽肿病（eosinophilic granlomatosis）也是嗜酸性粒细胞大量浸润的病因不明的疾病。与嗜酸细胞性胃炎不同，肉芽肿是形成局限性病变，表面可见溃疡形成。诊断是根据组织学上有嗜酸性粒细胞浸润的同时有上皮样细胞肉芽肿。

c. 淋巴细胞性胃炎

淋巴细胞性胃炎（lymphocytic gastritis）是在黏膜固有层内有重度淋巴细胞浸润的胃炎，病因不明。有局限性和弥漫性，常常伴黏膜层显著增厚。有的病例需要与部分肥厚性胃炎·胃病或反应性淋巴组织增生或 MALT lymphoma 鉴别。

d. 肥厚性胃炎·胃病

肥厚性胃炎·胃病（hypertrophic gastritis or gastropathy）是很早以前就被大家认识的一种胃黏膜全层增厚，伴血浆蛋白低下的疾病，以 Ménétrier 病或 Zollinger-Ellison 综合征命名。但 Ménétrier 本身在最初报道的肥厚性胃炎中，不仅是表现为弥漫性黏膜增厚的巨大皱襞胃（giant rugae），也包括从局限性增厚到多发性息肉病例，进而到胃癌弥漫性浸润所致的增厚，为多种多样的病变。实际上，对作为肥厚性胃炎或 Ménétrier 病切除的胃病变进行检索，结果呈典型巨大皱襞胃的病例很少，包含着多种多样的病变。

另外，胰腺的产胃泌素肿瘤引起胃黏膜继发性增厚，且伴十二指肠溃疡的 Zollinger-Ellison 综合征可以作为一个独立的疾病。因此，伴蛋白缺失的肥厚性胃炎·胃病这一综合征，可以分为典型的 Ménétrier 病、Zollinger-Ellison 综合征及其他疾病。

1）Ménétrier 病

为表现为巨大皱襞胃及血浆蛋白低下的病因不明的疾病。好发于 50 ~ 70 岁，男

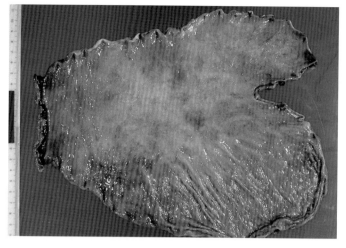

图 2-345　嗜酸细胞性胃炎的肉眼图。整个胃壁变硬增厚，黏膜表面未见溃疡或隆起型病变。该病例尽管活检组织未见癌，但胃壁增厚显著。因不能完全排除硬癌而进行了全胃切除

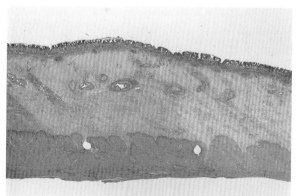

图 2-346　嗜酸细胞性胃炎的低倍放大组织图。黏膜下层明显增厚，可见纤维化及炎症细胞浸润，以及散在的淋巴滤泡。黏膜固有层的炎症性变化较轻，且仅见少量嗜酸性粒细胞浸润，因此活检标本很难诊断为嗜酸细胞性胃炎

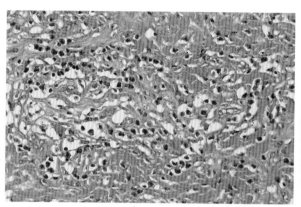

图 2-347　嗜酸细胞性胃炎的高倍放大组织图。增厚的黏膜下层有较多的嗜酸性粒细胞浸润，诊断为嗜酸细胞性胃炎

女比例基本相同。其特征是主要以胃体部为中心呈弥漫性胃壁增厚，胃窦部改变很少（**图 2-348**，**图 2-349**）。通常，全胃增大。组织学上小凹增生，与之相反胃体腺失去正常结构，主细胞或壁细胞减少，且呈囊性扩张，由此整体上增厚（**图 2-350 ~ 图 2-354**）。但也有胃体腺呈弥漫性增厚的病例，这种病例伴胃酸过多症。多数病例可见炎症细胞浸润，多为淋巴细胞·浆细胞浸润，但也有的病例有嗜酸性粒细胞浸润，本病的发生可能与免疫机制或变态反应相关。淋巴细胞重度浸润的病例，需要与淋巴细胞性胃炎鉴别。

2) Zollinger-Ellison 综合征

是胰腺胰岛（Langerhans，islet）的产胃泌素肿瘤，胃泌素瘤导致胃黏膜增生、

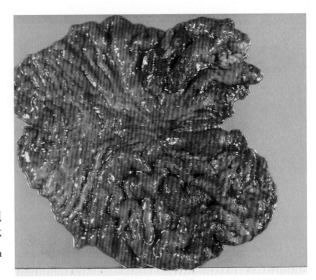

图 2-348 Ménétrier 病的肉眼图，健康体检时发现胃癌，行胃切除。整个胃壁显著增厚，外科医生怀疑是 Borrmann4 型癌。胃癌为胃角后壁 2cm×2cm 大小的 sm 癌

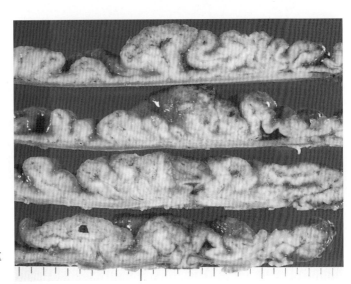

图 2-349 图 2-332 的切面照片。黏膜增厚显著，呈所谓的脑回样胃黏膜

胃酸增多，以及合并十二指肠溃疡的综合征。胃泌素瘤多发生于胰腺，也常发生在十二指肠或胃黏膜。40～60 岁好发，男女比例相同。多为良性肿瘤，偶尔也有恶性病例。另外，多是直径在 2cm 左右的单发性肿瘤，有时也形成多发性小肿瘤。此时，有的合并甲状旁腺或垂体等其他内分泌腺的多发性肿瘤。胃体腺表现为壁细胞增生，因过度分泌的盐酸形成十二指肠溃疡。肿瘤摘除可治愈（**图 2-355～图 2-359**）。

3）其他

胃黏膜的局限性增厚，或者包括所有伴发多发息肉和血浆蛋白低下疾病的胃黏膜局限性增厚，既有胃体腺增生，也有小凹的囊性扩张。另外，息肉有的是增生，也有

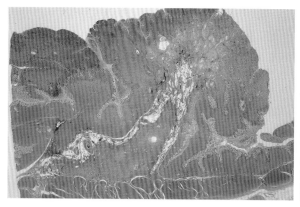

图 2-350 Ménétrier 病的组织图。组织学上增厚的黏膜可见小凹上皮及幽门腺或胃体腺增生，间质水肿及炎症细胞浸润

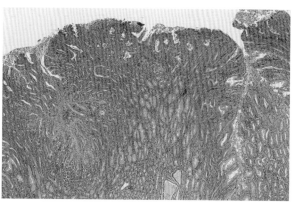

图 2-351 Ménétrier 病胃窦部的组织图。脑回样黏膜皱襞由增生的小凹上皮和幽门腺构成

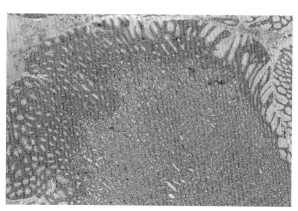

图 2-352 Ménétrier 病的胃体部组织图。胃体部由增生的小凹上皮和胃体腺构成

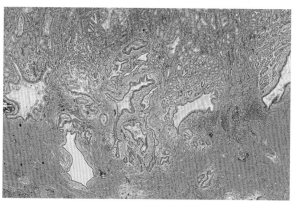

图 2-353 Ménétrier 病的黏膜深部组织图。黏膜固有层深部形成多个扩张的囊腔

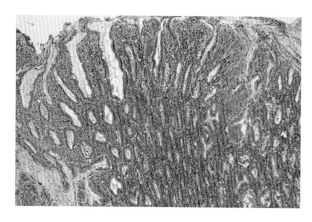

图 2-354 Ménétrier 病的组织图。在增生的小凹上皮、幽门腺或胃体腺之间有淋巴细胞、浆细胞或嗜酸性粒细胞等的重度浸润。该病例 *H.pylori* 阳性

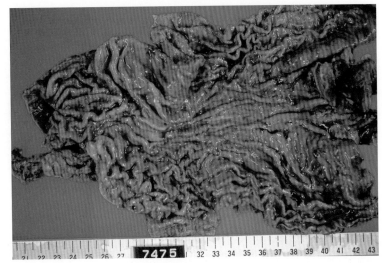

图 2-355 Zollinger-Ellison 综合征的胃肉眼图（尸检病例）。多年来，反复发生十二指肠溃疡，最终因十二指肠和空肠上部溃疡大出血而死亡。黏膜皱襞增厚，且向胃窦部延伸。引人注目的是幽门腺与胃体腺的界线 F 线下降到距幽门环 2～3cm 的位置

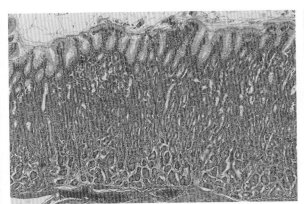

图 2-356 Zollinger-Ellison 综合征的胃的组织图。胃体腺增生。壁细胞数量增加，占含有主细胞和颈黏液细胞的胃体腺组成细胞的 70%～80%

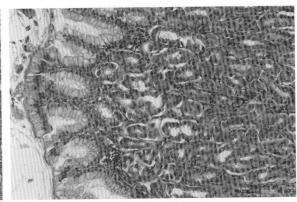

图 2-357 壁细胞增生的放大图。壁细胞占胃体腺细胞的大部分

的是错构瘤。血浆蛋白低下认为主要是蛋白从增生的黏膜漏出所致。生理情况下每天从小凹上皮漏出数克蛋白，但正常人大部分由小肠黏膜再吸收而不会发生血浆蛋白低下。但如果胃黏膜的漏出增加，或者小肠因某种原因而发生吸收障碍时，就会发生血浆蛋白低下（protein losing gastroenteropathy）。

e. 肉芽肿性胃炎：结核，结节病，Crohn 病

肉芽肿性胃炎（granulomatous gastritis）很少单独作为胃病变而发病，通常继发于肺结核，肺·淋巴结的结节病，以及肠道的 Crohn 病。病理组织学上表现为与其他脏器相同的肉芽肿形成。结核性肉芽肿对周围黏膜的破坏严重，而结节病或 Crohn 病

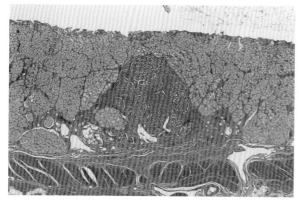

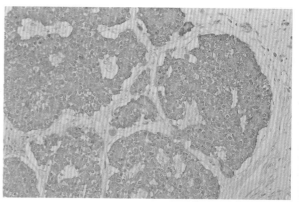

图 2-358 Zollinger-Ellison 综合征的十二指肠肿瘤的组织图。该病例可见在胰腺内 6 个、十二指肠壁内 1 个，共计 7 个直径在 6mm 以内的微小腺瘤。照片为在十二指肠 Brunner 腺中检出的直径 2mm 的内分泌肿瘤。肿瘤细胞呈管状或绶带状排列，异型度低，类似于类癌

图 2-359 Zollinger-Ellison 综合征的十二指肠肿瘤胃泌素染色。十二指肠壁内的微小腺瘤免疫组织学染色为胃泌素阳性。因此认为，微小胃泌素腺瘤分泌的胃泌素促进胃体腺壁细胞增生，由此导致胃酸过多从而形成十二指肠溃疡

的反应轻。但也有其他脏器未见病变，而仅在胃活检时发现肉芽肿性病变（**图 2-360**）。这种情况下疾病的本质不明确，多数经再检查也未发现疾病进展。

f. 巨细胞病毒性（cytomegalovirus）胃炎

cytomegalovirus（CMV）在感染的细胞核内，通常形成核的 2～3 倍大小的苏木素均一深染的巨细胞包涵体（cytomegalic inclusion），因此得名（**图 2-361**）。因为 CMV 是常驻菌，所以人们经常有被感染的机会。因此，在病理解剖标本中，在肾上腺或胰腺，唾液腺等处有时能够检出病毒包涵体（cytomegalic inclusion），因其致病性低一般没有疾病意义。但在 AIDS、抗癌药使用、自身免疫性疾病等免疫功能低下的患者中，往往形成严重的致命性疾病。消化道是 CMV 感染的好发部位，经常形成缺乏炎症反应但坏死严重的穿孔性深溃疡。如果提供了标本是免疫功能不全患者的信息，则容易检出包涵体，如果没有预想到有免疫功能不全或 CMV 时则容易漏诊。包涵体见于病灶内的血管内皮细胞、巨噬细胞或上皮细胞的细胞核内。有时在胞浆内表现为很多的红色小颗粒。

g. 移植物抗宿主病（graft-versus-host disease，GVHD）

因白血病或多发性骨髓瘤（multiple myeloma）等接受骨髓移植的患者，移植后 1 周到 1 个月的时间出现排斥反应。从食管到大肠的消化道黏膜出现急性排斥反应，多数仅表现为黏膜发红（**图 2-362**），无临床症状。但有时反应剧烈而产生黏膜坏死，临床上出现恶心，呕吐，腹痛，腹泻。胃的 GVHD 在病理组织学上，小凹上皮或固有

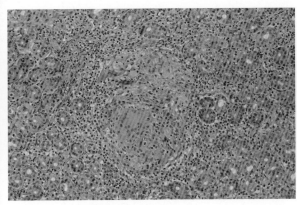

图 2-360 肉芽肿性胃炎的组织图。在胃体腺黏膜内可见由类上皮细胞和多核巨细胞构成的小型肉芽肿。周围轻度淋巴细胞浸润。周围的小凹及胃体腺萎缩轻。内镜下表现为小的发红病变，包括该病灶在内可见 2 处肉芽肿

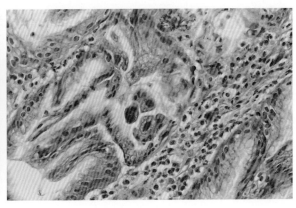

图 2-361 巨细胞病毒性胃炎的组织图。取自 AIDS 患者的糜烂处的胃黏膜。在变性的 3 个上皮细胞内可见大型深染的核内包涵体

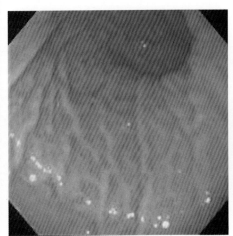

图 2-362 GVHD 的内镜图（慢性骨髓性白血病）。骨髓移植 2 周后的胃黏膜，水肿，多发小红斑

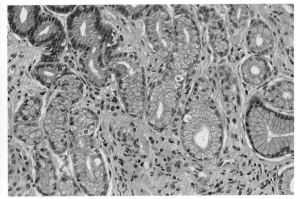

图 2-363 GVHD 的胃黏膜组织图。间质水肿，炎症细胞轻度浸润。放大后，小凹上皮和胃固有腺体细胞内可见凋亡小体（apoptotic body）

腺体的上皮细胞因凋亡发生细胞脱落，由此导致黏膜损伤（**图 2-363**）。

h. 异尖线虫病

异尖线虫病（anisakiasis）是由线形动物异尖线虫（anisakis）引起的急性胃疾病。异尖线虫寄生于鲑鱼·鳕鱼等深海鱼以及鱿鱼、鲭鱼的鱼皮及鱼肉内，生食这些食物时发病。进食后数小时内出现剧烈疼痛，如果内镜下可见钻入胃黏膜的异尖线虫，

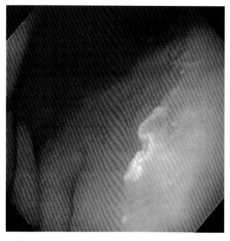

图 2-364 钻入胃黏膜内的异尖线虫。晚餐进食自钓的鲭鱼做的鲭鱼饭，当晚 11 点左右开始出现腹痛。3 天后行内镜检查，在胃黏膜内发现 2 条蛇行的异尖线虫的幼虫

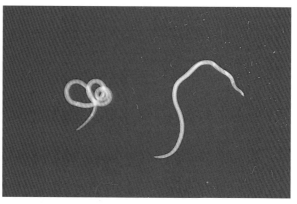

图 2-365 异尖线虫幼虫的肉眼图。异尖线虫为长 2.5cm，粗 0.5cm，白色有光泽的小线虫

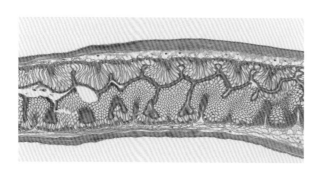

图 2-366 异尖线虫幼虫的组织图。表面被角皮包绕，内部于切面可见大部分为肠管

则容易诊断（图 2-364 ~ 图 2-366）。虫体为高度透明的白色，长 2.0 ~ 3.5cm，粗 0.4 ~ 0.6cm。胃黏膜充血明显，组织学上可见重度嗜酸性粒细胞浸润。异尖线虫不能在人类的消化道繁殖。因此，钻入胃黏膜下组织的异尖线虫不久死去，之后残留肉芽组织而治愈。无后遗症。

i. Stevens-Johnson 综合征

是皮肤多形性渗出性红斑（erythema multiforme）中最急剧类型的中毒性表皮坏死（toxic epidermal necrosis），认为是由抗痉挛药或抗精神药引起的药物性皮肤损害。常常是致死性的。部分病例在口腔或消化道黏膜也合并有与皮肤相同的坏死性炎症（图 2-367 ~ 图 2-369）。发病机制不明确，认为与 HLA-B12 相关，由 TNF-α 等细胞因子诱导所致。

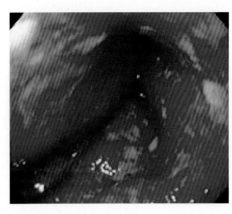

图 2-367 Stevens-Johnson 综合征的内镜图（57 岁男性）。长期服用抗癫痫药。约 2 周前出现以躯干部为中心的重度中毒性表皮坏死，同时有胃痛、食欲不振、呕吐。经治疗后消化道黏膜症状逐渐减轻，但患者最终因大面积皮肤损害而死亡。内镜下胃黏膜重度肿胀、发红、糜烂、坏死。食管及大肠黏膜变化轻

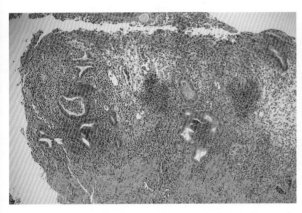

图 2-368 Stevens-Johnson 综合征的胃黏膜组织图。小凹上皮和胃固有腺体几乎全部消失，间质内重度炎症细胞浸润。表面附有痂皮

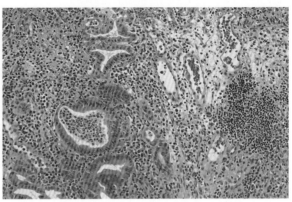

图 2-369 Stevens-Johnson 综合征的胃黏膜高倍放大组织图。扩张的小凹内有中性粒细胞浸润，形成脓肿。小凹上皮变性，未见凋亡细胞（apoptotic cell）。间质内单核细胞浸润显著

I 胃恶性淋巴瘤及其相关疾病

1 胃恶性淋巴瘤的概述

恶性淋巴瘤的发生率差异很大，不仅仅发生于淋巴结，除了淋巴结以外几乎所有的

脏器都可以发生。恶性淋巴瘤根据其原发部位分为两大类，发生于淋巴结的淋巴结性淋巴瘤（nodal lymphoma）和发生于淋巴结以外脏器·组织的结外淋巴瘤（extranodal lymphoma）。

a. 结外淋巴瘤

关于结外淋巴瘤的发生率，根据是否将原发于咽喉部扁桃体组织的咽淋巴环（Waldeyer 环）、胸腺及脾脏的淋巴瘤计算在内，淋巴结性的比率有所差异，但据多数国家和地区报道，占整个淋巴瘤的 20%~40%。结外淋巴瘤的好发部位有消化道、皮肤、唾液腺和眼眶等部位。在消化道中发生于胃黏膜的概率较高。

淋巴结性淋巴瘤晚期存在向胃内浸润的情况（继发性），但如果在发生时未见胃以外部位浸润的病例则定义为胃原发性淋巴瘤（primary gastric lymphoma）。将继发性和原发性合起来，约 50% 的恶性淋巴瘤可见胃浸润。原发性胃恶性淋巴瘤在胃的所有恶性肿瘤中所占比例，在日本为 1%~2%，在美国为 5%。患者的年龄及男女比例与胃癌基本相同。

胃恶性淋巴瘤的特点是，多数为非霍奇金 B 细胞淋巴瘤（non-Hodgkin's B-cell lymphoma），而且以低度恶性的小细胞型（small cell type）居多，很多病例病变长时间局限于胃黏膜内。但高度恶性的弥漫性大细胞型也不少见，另外，尽管比较少，也有 T 细胞型淋巴瘤（T-cell lymphoma）、霍奇金（Hodgkin）病。既往提出的恶性淋巴瘤分类是对淋巴结性淋巴瘤研究后进行的分类，因此用于消化道淋巴瘤时就产生了问题。近年来提出 WHO 分型，将消化道淋巴瘤归为 1 项，而其与其他类型淋巴瘤之间的关系上还存在问题。

b. 黏膜相关淋巴组织淋巴瘤 mucosa associated lymphoid tissue lymphoma（MALT lymphoma，MALToma）的概念

1983 年 IsaacsonPG 提出发生于消化道黏膜的低度恶性的小 B 细胞性淋巴瘤是具有黏膜相关淋巴组织特性，是与淋巴结性淋巴瘤的增生进展方式或生物学特性不同的特殊性淋巴瘤（**表 2-51**）。根据 Isaacson 的提出，黏膜相关淋巴组织是由以回肠末端的集合淋巴小结（Peyer 斑）为典型表现的黏膜固有层内的淋巴小结、上皮内浸润的淋巴细胞、固有层间质浸润的浆细胞，以及肠系膜淋巴结所组成（**图 2-370，图 2-371**）。黏膜内淋巴小结的结构与淋巴结的滤泡不同，由生发中心（germinal center）和套区（mantle zone），加上外侧一层边缘带（marginal zone）所组成（**图 2-372**）。

生发中心由幼稚的生发中心母细胞（centroblast）和略成熟的中心细胞（centrocyte）组成，套区为小型 B 淋巴细胞。与之相对，边缘带由小到中型的中心细胞样细胞（centrocyte-like cell）（CCL-cell）组成。这些细胞都有 B 细胞特性，但其特点与生发中心或套区的 B 细胞不同，CD5 和 CD10（CALLA）为阴性。在淋巴小结附近的黏膜间质或上皮细胞内有很多的 B 淋巴细胞及 T 淋巴细胞浸润，尤其可见 B 细胞对上皮细胞的嗜好性。此外，消化道黏膜的间质内有广泛的浆细胞浸润。而且肠系膜淋巴结与其他部位的淋巴结不同，在淋巴滤泡周围有边缘带。

表 2-51　消化道恶性淋巴瘤的分型

B 细胞
　黏膜相关淋巴组织淋巴瘤
　　低级别
　　高级别伴或不伴低级别组合
　　免疫增生性小肠病
　　　低级别
　　　高级别伴或不伴低级别组
　套细胞（淋巴瘤性息肉病）
　Burkitt 和 Burkitt 样
　其他类型低或高级别淋巴结相关淋巴瘤
T 细胞
　肠病相关 T 细胞淋巴瘤（EATL）
　与肠病不相关的其他类型
罕见类型（包括貌似淋巴瘤的情况）

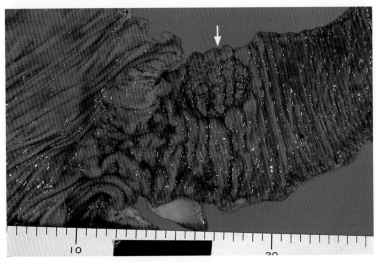

图 2-370　回肠末端肉眼图（58 岁男性）。因升结肠癌行右半结肠切除术。因回肠末端显著增厚，行回肠延长切除。在增厚黏膜的 1 个部位，观察到相当于 Peyer 斑的椭圆形凹陷（箭头）

　　Issacson 在认识了以上黏膜相关淋巴组织特性之后，列举了以下 MALToma 的特征性表现。即，①由与边缘带相似的带有小切迹的小型～中型核的生发中心细胞样细胞 small cleaved centrocyte-like B-cell（小裂中心细胞样 B 细胞）组成，②弥漫性生长，③ CD5 和 CD10 阴性，以及④浸润至上皮细胞形成淋巴上皮病变（lymphoepithelial lesion）。常常向浆细胞分化（plasma cell differentiation），因此很难与淋巴浆细胞性淋巴瘤（免疫细胞瘤）lymphoplasmacytoma（immunocytoma）区分。MALToma 可长期限于胃壁内，很少向淋巴结或骨髓侵犯。胃内也可发生高度恶性的弥漫大 B 细胞性淋巴瘤，但其中不少病例中含有小细胞成分，因此主张胃的大细胞性淋巴瘤多数是由低恶性度的 MALToma 转化而来的。

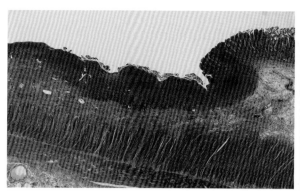

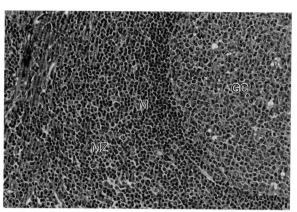

图 2-371　回肠末端的低倍放大组织图。从黏膜固有层到黏膜下层有淋巴小结聚集。淋巴组织表面的小肠绒毛上皮萎缩。淋巴小结可见初级滤泡和次级滤泡，两者周围的黏膜也有重度淋巴细胞浸润

图 2-372　回肠淋巴小结的高倍放大图。可见围绕右侧生发中心（GC）的小淋巴细胞构成的套区（M），在其外侧有一圈大淋巴细胞层为滤泡边缘区（MZ）。构成边缘区的淋巴细胞主要为具有核沟的中型中心细胞样细胞，散在可见大型幼稚的中心母细胞

认为 MALToma 是在 *H.pylori* 感染导致的慢性淋巴细胞性胃炎的基础上发生的。*H.pylori* 慢性感染导致胃黏膜内淋巴组织反应性增生而成为发源地，*H.pylori* 或食物中的致癌物促进 B 淋巴细胞的恶性变。最初仅限于反应性增生区域，随着基因突变的积累逐渐形成真性肿瘤性病变。因此，胃淋巴瘤的发生可以根据增生、低度恶性肿瘤、高度恶变肿瘤这一多阶段癌变学说来进行说明。关于 *H.pylori* 除菌治疗后 MALToma 消失的报道也支持该观点。我们推测早期阶段相当于反应性淋巴组织增生（reactive lymphoid hyperplasia，RLH），但反应性增生和低度恶性淋巴瘤阶段在组织学上难以区分。

c 淋巴瘤分型与 MALToma

近 40 年来，提出了非霍奇金淋巴瘤相关的 Rappaport 分类、Kiel 分类，WorkingFormulation 分类，REAL 分类等多种分类方法。因采用的分类方法不同，加上对术语理解的混乱及必须进行多个细胞标志物检测等原因，导致淋巴结性及结外性淋巴瘤的诊断出现因病理医生的不同而差异很大的现状。为了消除这些弊端近年来提出了 WHO 分类（**表 2-52**）。WHO 分类将消化道恶性淋巴瘤分为结外边缘区 B 细胞性 MALT 淋巴瘤（extranodal marginal zone of B-cell lymphoma of MALT type）、套细胞淋巴瘤（mantle cell lymphoma）、淋巴浆细胞淋巴瘤（lymphoplasmacytoma）、滤泡性淋巴瘤（follicular lymphoma）及弥漫大 B 细胞淋巴瘤（diffuselargeB-celllymphoma）等。

关于胃恶性淋巴瘤的肉眼类型目前没有全世界通用的分型。由于多为边界不清的浅表型病变，因此多数也不适用早癌分型或 Borrmann 分型。一般低度恶性淋巴瘤多形成轻度隆起的浅表型病变，而高度恶性淋巴瘤多形成大溃疡或多发性病变，或者形成黏膜皱襞弥漫性肥厚的病变。

表 2-52　恶性淋巴瘤的 WHO 分型

B 细胞肿瘤
前体 B- 细胞肿瘤
前体 B- 淋巴母细胞性白血病 / 淋巴瘤（前体 B- 细胞急性淋巴母细胞性白血病）
成熟（外周）B 细胞肿瘤
B- 细胞慢性淋巴细胞白血病 / 小淋巴细胞淋巴瘤
B- 细胞幼稚淋巴细胞白血病
淋巴浆细胞性淋巴瘤
脾边缘区 B- 细胞淋巴瘤（+ 绒毛淋巴细胞）
毛细胞性白血病
浆细胞骨髓瘤 / 浆细胞瘤
结外边缘区 B- 细胞淋巴瘤（MALT 型）
淋巴结边缘区 B- 细胞淋巴瘤（+ 单核细胞样 B 细胞）
滤泡性淋巴瘤
套细胞淋巴瘤
弥漫性大 B 细胞淋巴瘤
原发纵隔大 B- 细胞淋巴瘤
原发渗出性淋巴瘤
伯基特淋巴瘤 / 伯基特细胞白血病
T/NK 细胞肿瘤
前体 T- 细胞肿瘤
前体 T- 淋巴母细胞性淋巴瘤 / 白血病（前体 T- 细胞急性淋巴母细胞性白血病）
成熟（外周）T 细胞肿瘤
T- 细胞幼稚淋巴细胞白血病
T- 细胞颗粒淋巴细胞白血病
侵袭性 NK 细胞白血病
成人 T 细胞淋巴瘤 / 白血病（HTLV+）
结外 NK/T 细胞淋巴瘤，鼻型
肠病型 T 细胞淋巴瘤
肝脾 γδT 细胞淋巴瘤
皮下脂膜炎性 T 细胞淋巴瘤
蕈样霉菌病 /Sezary 综合征
间变性大细胞淋巴瘤，T/ 裸细胞，原发皮肤型
外周 T 细胞淋巴瘤，非特指
血管免疫母细胞 T 细胞淋巴瘤
间变大细胞淋巴瘤，T/ 裸细胞，原发系统型
霍奇金淋巴瘤（霍奇金病）

2　胃恶性淋巴瘤各论

a. MALT 型边缘区淋巴瘤，MALT 淋巴瘤（marginal zone lymphoma of MALT type，MALToma）

MALToma 好发于 50 岁以上，男女比例为 1.5:1。肉眼上多形成边界不清的扁平浸

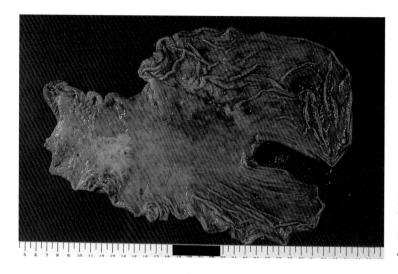

图 2-373 胃 MALToma 的 肉 眼 图。可见胃窦部小弯～后壁 4.5cm×4.0cm 的Ⅱb 样病变，以及胃体中部前壁处 4.5cm×3.0cmⅡa+Ⅱb 病变

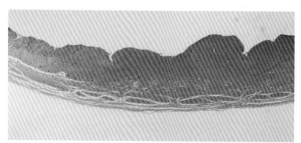

图 2-374 胃 MALToma 的低倍放大组织图。胃体中部前壁的Ⅱa+Ⅱb 部分可见异型淋巴细胞在黏膜固有层和黏膜下层弥漫性增生浸润，累及固有肌层浅层（mp）

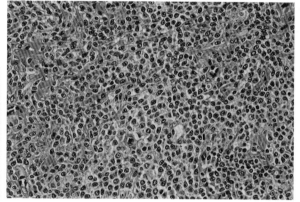

图 2-375 胃 MALToma 的高倍放大图。异型淋巴细胞以中等大小为主，核沟浅，核仁小。细胞异型度低

润性病变，很少形成大的肿瘤或深溃疡（**图 2-373**，**图 2-374**）。另外，常为多发性病变，在远离主病变的黏膜处形成小病灶，因此外科手术切除后常有复发。

在细胞学上，MALToma 由类似于回肠末端的集合淋巴结（Peyer 斑）或广泛分布于其他部位消化道黏膜的孤立性淋巴小结外侧边缘区（marginal zone）细胞的小型或中型淋巴细胞样的肿瘤细胞组成（**图 2-375**）。肿瘤细胞的细胞浆中等度大，可见核切迹（小裂细胞 small cleaved cell），细胞形态上与生发中心细胞类似（centrocyte-like cell，CCL-cell）。常混有胞浆透亮的单核细胞（monocyte）样细胞，也可见到少量大型生发中心母细胞（centroblast）。此外，常见浆细胞分化，如果数量很多时需要与淋

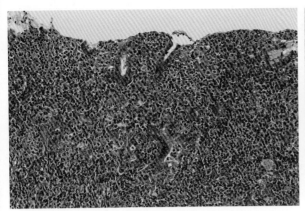

图2-376 MALToma的淋巴上皮病变（lymphoepithe-lial lesion）。淋巴瘤细胞浸润于即将破损的胃小凹。因为肿瘤细胞嗜小凹上皮细胞而形成这种病变，是MALToma的特点

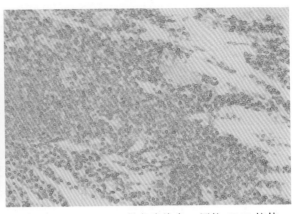

图2-377 MALToma的免疫染色。用抗CD20抗体进行免疫染色肿瘤细胞呈阳性，确认为B-细胞淋巴瘤

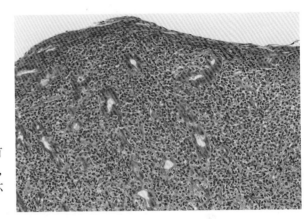

图2-378 MALToma的活检组织图。胃小凹和胃固有腺体明显减少，小圆形细胞弥漫性浸润。细胞均一，异型性轻，但与一般的炎症细胞浸润不同，小凹破坏明显，因此判断为肿瘤性细胞的浸润

巴浆细胞淋巴瘤［lymphoplasmacytoma（免疫细胞瘤immunocytoma）］鉴别。

其特点是肿瘤细胞向原有的黏膜淋巴小结周围的边缘区以及更为外侧的间质弥漫性浸润。早期阶段残留有反应性淋巴小结，但随着肿瘤扩展逐步被取代。此外，向原有的小凹浸润，形成肿瘤细胞团和变形的小凹集一体的淋巴上皮性病变（lymphoepi-tielial lesion），是其特征性表现（**图2-376**）。肿瘤细胞标志物pan-B抗体的CD20阳性（**图2-377**），细胞表面的免疫球蛋白IgM、IgA阳性，通常IgG阴性，且胞浆内免疫球蛋白阴性。但呈浆细胞分化时胞浆内免疫球蛋白阳性。

分子生物学上，免疫球蛋白的基因重排re-arrangement发生率很高，但癌基因 *bcl*-2 的基因重排检出率是低的，另外还有在淋巴结性B细胞淋巴瘤中常表达的CD5或CD10的表达率低等特点。包括MALToma在内的小细胞性淋巴瘤的活检诊断，因为肿瘤细胞的异型度低，因此经常不知道如何诊断（**图2-378**）。

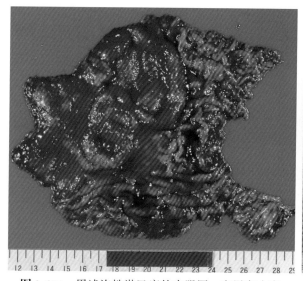

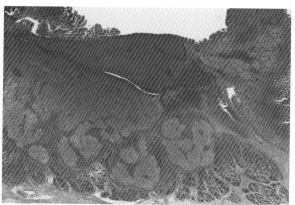

图 2-379　胃滤泡性淋巴瘤的肉眼图。在胃窦小弯和胃体下部前壁处，分别有 3.5cm×2.5cm 和 5.5cm×5.5cm 相邻的 2 个 Borrmann2 型病变

图 2-380　胃滤泡性淋巴瘤的低倍放大组织图。异型淋巴细胞从黏膜浸润至固有肌层。肿瘤细胞在黏膜内呈弥漫性增生浸润，而在深部有清楚的滤泡结构

b. 滤泡性淋巴瘤

　　滤泡性淋巴瘤（follicular lymphoma）是形态上呈类似于反应性次级滤泡的滤泡结构的 B 细胞性淋巴瘤。患者平均年龄 55 岁，男女比例相等。虽然是低度恶性的淋巴瘤，但经过 5～10 年可转化成高度恶性的淋巴瘤（**图 2-379，图 2-380**）。该淋巴瘤在组织学上由小型的小裂细胞［small cleaved（中心细胞 centrocyte）］和大型的大裂细胞 large cleaved/ 非裂细胞［non-cleaved cell（中心母细胞 centroblast）］混合存在。根据在高倍镜下 1 个视野（high power field，HPF）内混有的大型中心母细胞的数量分为 Grade 1，2，3。Grade1 的中心母细胞数量为 0～5/HPF，Grade2 是 6～15/HPF，Grade3 是 16～ /HPF（**图 2-381**）。反应性淋巴滤泡的生发中心被套区包绕，与之相反，因为滤泡性淋巴瘤的滤泡缺乏套区或不发达，所以滤泡之间或是邻近或是融合，滤泡之间间隔狭小为其特点。滤泡之间可见非肿瘤性的淋巴细胞或血管，有时也有少量肿瘤细胞。此外，在滤泡周边常伴肿瘤细胞弥漫性增生，弥漫性增生范围越广预后越不好。肿瘤细胞 pan-B 抗体阳性，细胞表面的免球蛋白阳性，而且分子生物学上多检测出免疫球蛋白基因的重排 re-arrangement，t（14:18）易位 translocation，*bcl*-2 基因重排 gene re-arrangement。免疫染色确认 Bcl-2 蛋白的表达对鉴别反应性生发中心有意义（**图 2-382**）。

c. 套细胞淋巴瘤（mantle cell lymphoma）

　　套细胞淋巴瘤是由类似于反应性次级淋巴滤泡的套区（mantle zone），即生发中心外侧的小淋巴细胞的肿瘤细胞组成，在原有滤泡的外侧呈弥漫性增生（套区型，mantle zone pattern）。肿瘤细胞为小型～中型，以核带切迹的类似于中心细胞（centrocyte）

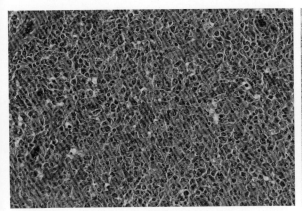

图 2-381　胃滤泡性淋巴瘤的高倍放大组织图。在滤泡形成部位以大型的异型度较高的细胞中心母细胞为主，诊断为 Grade3。弥漫性浸润部分的大多数肿瘤细胞由大型细胞组成

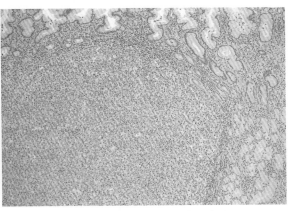

图 2-382　免疫染色可见 Bcl-2 蛋白的表达

的细胞为主。核仁不明显，胞浆少。作为细胞标志物的 pan-B 抗体或细胞表面的免疫球蛋白阳性。此外 CD5 阳性，CD10 阴性，cyclinD1 的表达是诊断的决定性因素。在消化道的黏膜表面常常形成多发性小息肉状突起的淋巴瘤性假息肉病（pseudopolyposis lymphomatosa）或表现为多发性淋巴瘤性息肉病（multiple lymphomatous polyposis）。

d. 淋巴浆细胞样淋巴瘤 lymphoplasmacytoid lymphoma（免疫细胞瘤 immunocytoma）

是向浆细胞分化的小 B 细胞淋巴瘤，没有 MALToma、套细胞淋巴瘤（mantle cell lymphoma）、小淋巴细胞性淋巴瘤（small lymphocytic lymphoma）、单核细胞样 B 细胞淋巴瘤（monocytoid B-cell lymphoma）等的特征性表现。血清学上多表现为 M 蛋白血症和高黏血症（hyperviscosity symptom），这种情况相当于华氏巨球蛋白血症（Waldenstrom's macroglobulinemia）。约 10% 的病例转化成高度恶性的大细胞型。

e. 浆细胞瘤

浆细胞来源的肿瘤通常以发生于骨髓的多发性骨髓瘤为人所知，但也有发生在骨髓以外的情况，这时称为髓外浆细胞瘤（extramedullary plasmacytoma）。多发性骨髓瘤是高度恶性的肿瘤，从发病开始的平均生存期约为 2.5 年，与之相反，髓外浆细胞瘤的恶性度较低，有报道平均生存期为 10 年。

髓外浆细胞瘤的发生部位最常见于上呼吸道，其次为消化道。在消化道，与恶性淋巴瘤一样，浆细胞瘤也会形成边界不清的浅溃疡，或者隆起型病变（图 2-383，图 2-384）。

肿瘤细胞由异型的浆细胞组成，特点是细胞呈椭圆形，胞浆轻度嗜碱性和车辐状偏心核，以及核周透亮的 Golgi 区。常见多核的大细胞（图 2-385）。有时可见核内假包涵体（Dutcher 小体）或胞浆内玻璃样物质（Russell 小体）。骨髓瘤中有幼稚细胞或浆母细胞出现，而浆细胞瘤中肿瘤细胞多由成熟细胞构成。免疫组织学上胞浆内 IgG，

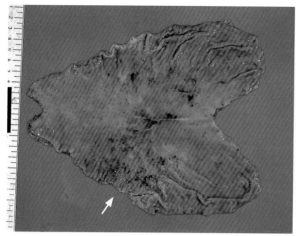

图 2-383 胃浆细胞瘤的切除标本，以胃体下部大弯为中心可见不规则的低隆起型病变（箭头）

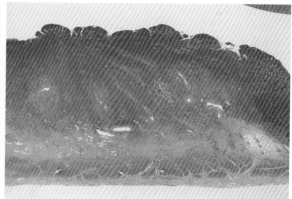

图 2-384 胃浆细胞瘤的低倍放大组织图。从黏膜固有层至黏膜下层有大量圆形细胞增生浸润。可见黏膜下层增厚、纤维化及淋巴滤泡形成

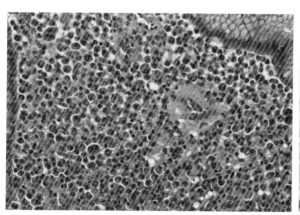

图 2-385 胃浆细胞瘤的高倍放大组织图。圆形细胞为小型、核偏位及胞浆轻度嗜碱性、呈椭圆形的异型浆细胞。其中混有大型细胞和多核细胞

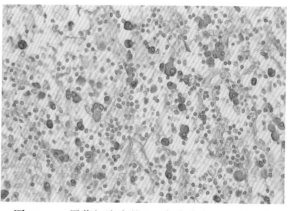

图 2-386 胃浆细胞瘤的 IgG 免疫染色。该病例免疫染色肿瘤细胞 IgG 和轻链 k 阳性。大型肿瘤细胞的胞浆 IgG 抗体染色阳性，呈棕褐色

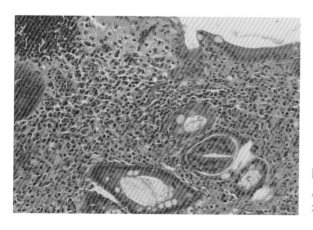

图 2-387 胃浆细胞瘤的活检图。为了确认肿瘤的扩展情况进行了第 2 次活检，所钳取的黏膜多数如图仅有少量肿瘤细胞。很难判定是否为肿瘤性细胞

IgA 多为阳性，另外，可同等程度地检出轻链 k 和 λ（图 2-386）。肿瘤细胞可长时间限于黏膜内，逐渐浸润至黏膜下层和肌层，不久转移至所属淋巴结或远隔脏器。

活检诊断浆细胞瘤，钳取在肿瘤细胞多的部位时容易诊断，但在肿瘤细胞数量少时很难与反应性浆细胞鉴别（图 2-387）。必须结合临床症状和内镜下表现来进行判断。

f. 弥漫性大细胞淋巴瘤

弥漫性大细胞淋巴瘤（diffuse large cell lymphoma）是普通的 B 细胞淋巴瘤，有些病例从开始就是作为大细胞型发病，有些病例是从低度恶性的小细胞淋巴瘤转化而来的（图 2-388，图 2-389）。恶性程度高。大细胞的判断标准为核的大小为小淋巴细胞核的 2 倍以上，或者较巨噬细胞核大（图 2-390，图 2-391）。细胞形态比较多样化，有核裂的细胞和无核裂的细胞（cleaved or non-cleaved cell）混合存在，染色质粗糙，中心有 1~2 个清晰的核仁。混有中型细胞的也很多，另外，常出现多核巨细胞。大型异型淋巴细胞免疫染色仅 B 细胞标志物（B-cellmarker）为阳性时，作为单克隆性（monoclonality）而确定诊断（图 2-392）。

g. T 细胞淋巴瘤（T-cell lymphoma）

虽然发生率低，但胃内可发生 T 细胞淋巴瘤。由中型到大型的异型淋巴细胞组成，常混有核异型明显的大型细胞。WHO 分类分为外周 T 细胞淋巴瘤或成人 T 细胞白血病 / 淋巴瘤，或未分化大细胞淋巴瘤。免疫组织学上 T 细胞标志物 CD45RO 或 CD3 阳性，B 细胞标志物 CD20 阴性。未分化大细胞淋巴瘤的特点是 CD30（Ki-1）抗体阳性。CD30 以往认为是霍奇金病（Hodgkin 病）的 R-S 细胞（Reed-Sternberg cell）所特异的，但现在认为是在活化的 T-cell、B-cell 和组织细胞（histiocyte）中广泛表达的抗原。因此，此型淋巴瘤中包含 T 细胞性、B 细胞性，但多为 T 细胞性。细胞大，异型性明显，而且胞浆宽，因此需要与 Hodgkin 病相鉴别（图 2-393 ~ 图 2-398）。

h. 其他淋巴瘤

虽然罕见，但也有胃原发的蕈样肉芽肿病 mycosis fungoides 或霍奇金病 Hodgkin 病的报道。

蕈样肉芽肿病的诊断，见到有明显核裂的脑回型异型淋巴细胞为决定性依据。对于霍奇金病，见到直径在 25μm 以上的大型的 R-S 细胞或霍奇金细胞为诊断的决定性依据。霍奇金细胞的核呈圆形，或有核裂，多为单核，常见双核或多核。双核在细胞内对称分布，呈著名的镜像排列。霍奇金细胞的数量因病例不同而不同。此外，除了霍奇金细胞以外的浸润细胞有淋巴细胞、浆细胞、嗜酸性粒细胞等，多种多样，且缺乏异型性。

i. 继发性淋巴瘤

淋巴结性淋巴瘤或发生于其他脏器的淋巴瘤在晚期常侵及胃，占所有淋巴瘤病例的 20% ~ 50%。原发病灶有各种类型，但浸润到胃后多表现为弥漫性大细胞淋巴瘤。

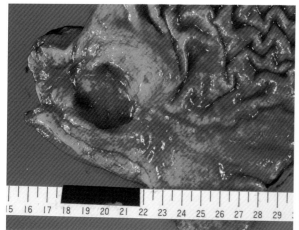

图 2-388 胃恶性淋巴瘤。弥漫性大细胞型。可见胃窦部 6.5cm×5.5cm 的 Borrmann2 型病变

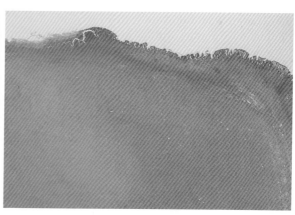

图 2-389 胃恶性淋巴瘤。弥漫性大细胞型的低倍放大组织图。肿瘤细胞自黏膜固有层至黏膜下层呈弥漫性浸润增生，部分累及浆膜下层。未见滤泡结构

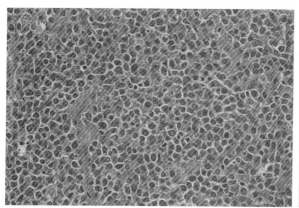

图 2-390 胃恶性淋巴瘤。弥漫性大细胞型的高倍放大组织图。以大型的重度异型的肿瘤细胞为主。核呈卵圆形，有的有核沟，有的没有核沟，有 1~2 个清晰的核仁

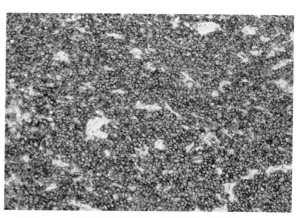

图 2-391 胃恶性淋巴瘤。弥漫性大细胞型。用 CD20 抗体免疫染色，肿瘤细胞呈阳性

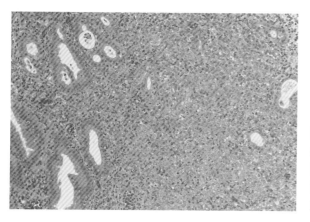

图 2-392 胃恶性淋巴瘤。弥漫性大细胞型的活检组织。通常恶性淋巴瘤的活检胃黏膜多有挤压变形，小凹或胃固有腺体被破坏，重度异型的圆形肿瘤细胞呈实性增生。需要注意与低分化腺癌鉴别。低分化腺癌 PAS 染色呈阳性

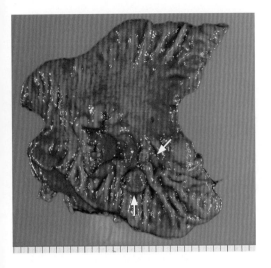

图 2-393　胃 T 细胞淋巴瘤的肉眼图。从胃窦部至胃体下部前壁形成 5.0cm×5.0cm 的 Borrmann3 型病变。在接近主病变的口侧黏膜可见 1.5cm×1.5cm 和 1.5cm×1.0cm 的 2 个子结节（箭头）

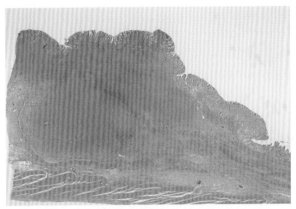

图 2-394　胃 T 细胞淋巴瘤的低倍放大组织图。Borrmann3 型病变边缘隆起部位的组织图。在黏膜固有层和黏膜下层肿瘤细胞呈弥漫性浸润增生

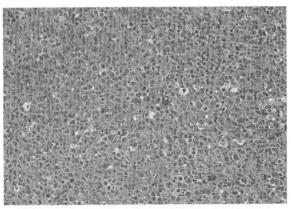

图 2-395　胃 T 细胞淋巴瘤的高倍放大组织图。肿瘤由弥漫性增生的较为均一的中型或大型肿瘤细胞组成，也有非肿瘤性细胞的小淋巴细胞或巨噬细胞浸润

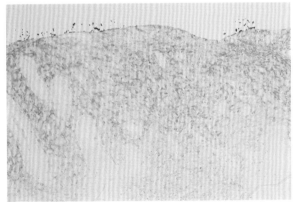

图 2-396　胃 T 细胞淋巴瘤的免疫组织染色。部分肿瘤细胞 T 细胞标志物 CD45RO 为阳性。反应性小淋巴细胞也呈阳性

图 2-397　CD30（Ki-1）免疫染色。肿瘤细胞中大型细胞 CD30（Ki-1 抗原）阳性，明确包含有大间变性 T 细胞淋巴瘤成分

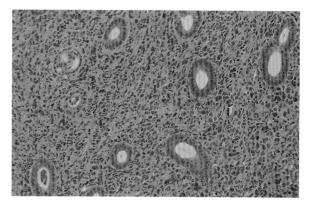

图 2-398 大间变性 T 细胞淋巴瘤的活检图。在减少的小凹之间肿瘤细胞呈弥漫性浸润。引人注目的是细胞核大，核染色质深染

虽然很少，但有关于 Burkitt 淋巴瘤继发侵犯胃的病例报道。

j. 反应性淋巴组织增生

以往将胃的反应性淋巴组织增生 reactive lymphoid hyperplasia（RLH）分为慢性胃溃疡合并的局限性肿瘤样病变和黏膜内弥漫性淋巴细胞浸润 2 个类型。其特点均为伴有滤泡形成的大量淋巴细胞浸润，浸润的淋巴细胞未见异型性。但是随着 MALToma 或小淋巴细胞淋巴瘤（small lymphocytic lymphoma），一级滤泡性淋巴瘤（Grade 1 follicular lymphoma）等概念的建立，以往诊断为反应性淋巴组织增生的病例中，按照现在的标准可能包含恶性淋巴瘤的病变。即，正如上皮性的局限性异型上皮病灶与分化型癌的鉴别诊断问题，非上皮性淋巴细胞系列的局限性良性病变与恶性淋巴瘤之间也存在同样的问题。

在 *H.pylori* 感染的慢性胃炎病例中，非肿瘤性淋巴细胞大量浸润的病变认为是反应性淋巴组织增生的典型病变。无论怎样均需要与低度恶性的恶性淋巴瘤进行鉴别（**图 2-399 ~ 图 2-406**）。

3 胃恶性淋巴瘤的活检诊断

通过胃活检做出恶性淋巴瘤的诊断不一定困难，但靠小的组织做出恶性淋巴瘤类型的诊断却很难。如最新的 WHO 分类所记载的，利用诸多的细胞标志物抗体进行详细分析是很烦琐的，对于普通医院的病理检查室来说很困难。在市面上有很多适用于石蜡切片的抗体出售，因此，应当尽可能利用抗淋巴细胞共同抗原抗体（LCA，CD45 RB），anti-pan-B 抗体（CD20，L26），anti-pan-T 抗体（CD45RO，UCHL1），CD5，CD10，CD30，Bcl-2，cyclinD1 或免疫球蛋白抗体来进行免疫组织化学检测（**表 2-53**）。

淋巴瘤活检诊断时，低级别小淋巴细胞性淋巴瘤与反应性淋巴组织增生，及弥漫性大细胞淋巴瘤与未分化癌常常需要进行鉴别。与低分化腺癌的鉴别，可以通过免疫组织化学确认是否有上皮细胞膜抗原（EMA）的表达。

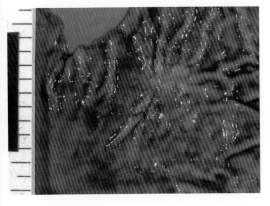

图 2-399 胃反应性淋巴组织增生（reactive lymphoid hyperplasia）。胃体下部后壁可见边界不清的 3.0cm×2.0cm 的浅溃疡

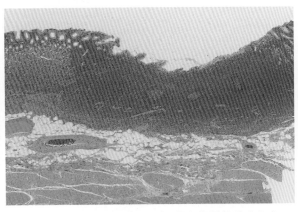

图 2-400 胃反应性淋巴组织增生的低倍放大组织图。从黏膜固有层到黏膜下层可见小淋巴细胞增生。与周围胃黏膜边界较清晰。小淋巴细胞呈弥漫性增生，其中可见残存的淋巴滤泡

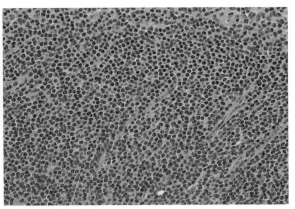

图 2-401 胃反应性淋巴组织增生的高倍放大组织图。增生的细胞较正常小淋巴细胞大一圈，染色质也略幼稚。但是细胞异型并不明确，因而诊断为反应性淋巴组织增生（RLH），其与 MALToma 的鉴别诊断是困难的。该病例未见明确的淋巴上皮病变

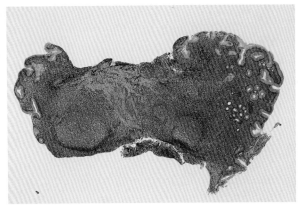

图 2-402 取自内镜下直径 1cm 的小凹陷型病变的胃黏膜活检图。有很多淋巴滤泡形成，滤泡周围的小凹上皮和胃固有腺体萎缩，小淋巴细胞弥漫性浸润

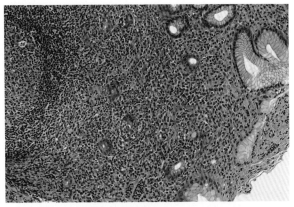

图 2-403 提高放大倍数观察，在小淋巴细胞弥漫性浸润部位可见淋巴上皮病变的腺管破坏

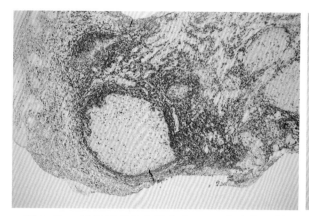

图 2-404 淋巴滤泡的生发中心 Bcl-2 免疫染色阴性，明确为反应性滤泡

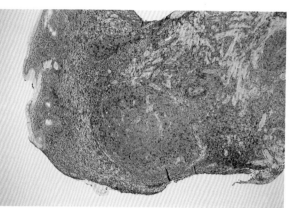

图 2-405 CD45RO 免疫染色，滤泡周围的小淋巴细胞部分为阳性

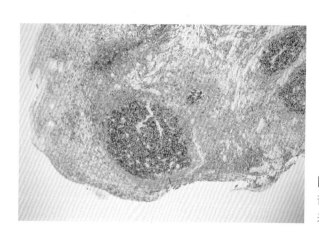

图 2-406 CD20 免疫染色，滤泡周围的小淋巴细胞部分也同样染色，浸润的小淋巴细胞未见单克隆性表现，因此排除了肿瘤性病变

表 2-53 日常诊疗中恶性淋巴瘤的免疫组织学鉴别诊断

LCA，CD45 RB，CD20，L26，CD45 RO，UCHL1，CD5，CD10，CD30，Bcl-2，cyclin D1

1.MALT 型边缘区淋巴瘤，MALToma
2. 滤泡性淋巴瘤
3. 套细胞淋巴瘤
4. 淋巴浆细胞样淋巴瘤
5. 浆细胞瘤
6. 弥漫性大细胞淋巴瘤
7.T 细胞淋巴瘤
8. 霍奇金淋巴瘤
9.Burkitt 淋巴瘤
10. 反应性淋巴组织增生

抗淋巴细胞共同抗原抗体：LCA，CD45 RB
抗 pan-B 抗体：CD20，L26
抗 pan-T 抗体：CD4 5RO，UCHL1，CD5，CD10，CD30，Bcl-2，cyclin D1

J 黏膜下肿瘤及肿瘤样病变

　　胃腺癌或腺瘤发生于黏膜上皮细胞，与之相对，黏膜下肿瘤发生于黏膜肌层以下的间叶组织（mesenchymal tissue）。大多数消化道黏膜下肿瘤是由梭形肿瘤细胞组成，其中大部分来源于固有肌层的平滑肌细胞，部分病例来源于周围神经。但通过电子显微镜检查，以往就提出消化道间叶组织肿瘤的微细结构与平滑肌细胞未必类似。另外，随着免疫染色的普及，发现多数肿瘤的平滑肌细胞特征性的结蛋白（desmin）或 α-肌动蛋白（α-muscle action）为阴性。最近又明确了这些细胞表达幼稚的骨髓细胞标志物 CD34 或在 Cajal 间质细胞中特异性表达的 *c-kit*。因此认为消化道梭形肿瘤是由未分化间叶细胞发生的肿瘤，这一细胞不具有向平滑肌或神经鞘细胞分化能力，由此可理解称之为胃肠道间质瘤（gastrointestinal stromal tumor，GIST）的名称。现在消化道梭形细胞肿瘤中约 80% 为 GIST，既往的平滑肌细胞来源肿瘤为 10%～20%，周围神经来源肿瘤为 5%。

　　除了梭形肿瘤以外，有脂肪瘤（lipoma），血管瘤（hemangioma）及淋巴管瘤（lymphangioma）等良性肿瘤。近年来伴 HIV 感染的胃 Kaposi 肉瘤在逐渐增多。非肿瘤性病变中以黄色瘤（xanthoma）发生率最高，还有异位胃黏膜（heterotopia），异位胰腺［heterotopic（aberrant）pancreas］或者炎性纤维样息肉（inflammatory fibroid polyp）。

a. 胃肠间质瘤（gastrointestinal stromal tumor，GIST）

　　以往作为平滑肌瘤及平滑肌肉瘤的亚型为人所知，细胞呈圆形，胞浆透亮，呈铺路石样排列，又称为平滑肌母细胞瘤 leiomyoblastoma 或上皮样平滑肌瘤 epithelioid lei-omyoma。但通过免疫组织化学对这些肿瘤进行分析，发现有很多病例平滑肌特异的 α-肌动蛋白（α-muscle action）或结蛋白（desmin）为阴性，或周围神经细胞特异的 S-100 蛋白为阳性。对于这样的病例，因为在幼稚间叶细胞中表达的 CD34（髓系祖细胞抗原 myeloid progenitor cell antigen）为阳性，由此推测是既能向平滑肌又能向神经分化的幼稚间叶细胞肿瘤，命名为胃肠间质瘤（gastrointestinal stromal tumor）。之后明确了该肿瘤还表达在消化道管壁内围绕肌间（Auerbach）神经丛周围的 Cajar 间质细胞所特异的 *c-kit*。通过大量病例分析发现，CD34 或 *c-kit* 不仅仅在上皮样肿瘤中表达，在普通的梭形肿瘤细胞中也有广泛表达，现在认为大部分消化道间叶肿瘤是 GIST。与以往的平滑肌瘤一样，有良性和恶性的 GIST（**图 2-407～图 2-412**）。

b. 平滑肌肿瘤

　　由类似于平滑肌细胞的梭形肿瘤细胞所组成，依据免疫染色 α-muscle action 或

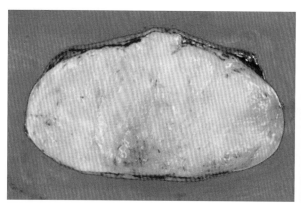

图2-407 胃黏膜下肿瘤。4.5cm×4.0cm×3.0cm。向胃壁外突出的边界清楚的白色实性肿瘤

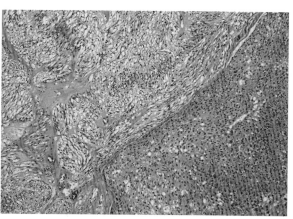

图2-408 胃肠间质瘤（GIST）的组织图。肿瘤由交错排列的梭形细胞或实性增生的圆形细胞组成

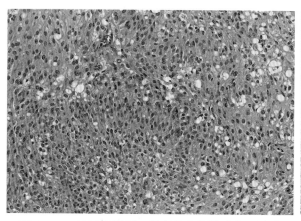

图2-409 GIST组织图。提高放大倍数观察，圆形肿瘤细胞的胞浆丰富，呈铺路石样密集排列，表现为以往称为平滑肌母细胞瘤的形态。核轻度肿大、深染

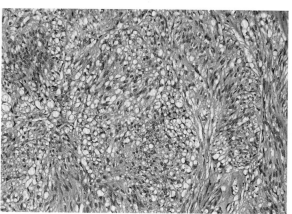

图2-410 GIST组织图。梭形细胞呈旋涡状交错排列。该病例的胞浆为空泡状。几乎见不到核分裂像

desmin阳性与其他梭形细胞肿瘤进行区分。

　　良性平滑肌瘤是边界清楚的白色坚硬的黏膜下肿瘤（**图2-413**）。最近研究表明，平滑肌瘤多发生于黏膜肌层，而发生于固有肌层的多为GIST。组织学上，由异型性轻的梭形肿瘤细胞组成，呈编织状排列或旋涡状走行，有时类似于神经鞘瘤核呈栅栏状排列（palisading pattern）（**图2-414**，**图2-415**）。通过免疫染色 α-muscle action 或 desmin阳性与GIST相区分（**图2-416**，**图2-417**）。间质中胶原纤维增生明显。中心部位多呈液化变性或玻璃样变性。与周围正常的固有肌层、黏膜肌层，或黏膜组织界限清楚。一般细胞密度低，但有些病例尽管细胞异型度低但细胞密度较高，相反，也

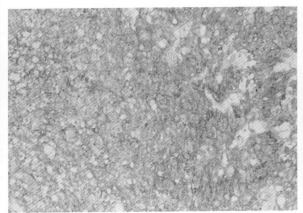

图 2-411 GIST 的 *c-kit* 免疫染色。*c-kit* 基因在成人正常组织中的消化道肌层围绕 Auerbach 神经丛的 Cajar 间质细胞内表达。用抗 *c-kit* 抗体进行免疫染色，部分 GIST 细胞阳性

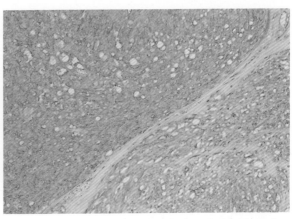

图 2-412 GIST 的 CD34 免疫染色。小叶细胞通过免疫染色呈髓系祖细胞抗原 CD34 阳性。该病例 vimentin 阳性、desmin 部分阳性、S-100 蛋白和 α-muscle actin 阴性

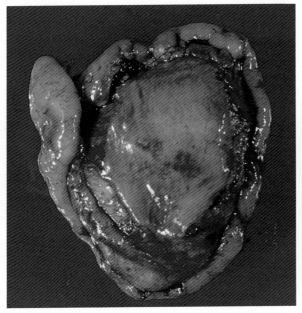

图 2-413 胃平滑肌瘤肉眼图。胃体部黏膜下肿瘤，3.0cm×3.0cm×1.3cm

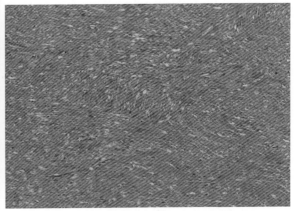

图 2-414 胃平滑肌瘤组织图。肿瘤由类似于平滑肌细胞的梭形细胞交错排列构成，细胞密度和异型度低，未见核分裂像

有细胞异型度较高而细胞密度低的病例，不易与恶性肿瘤鉴别。

平滑肌肉瘤较良性平滑肌瘤大，发现时直径多在 3cm 以上，常常要么在黏膜面形成溃疡，要么向浆膜面突出。比良性平滑肌瘤柔软，切面明显发白，常见坏死或出血

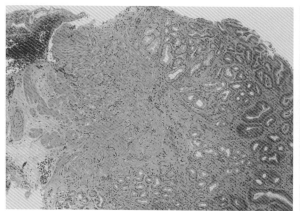

图 2-415 平滑肌瘤的活检组织图。可见平滑肌层较通常黏膜肌层厚。平行于黏膜肌层切片时有时可见平滑肌呈板状，但（该组织）由于不是平行于黏膜层的切片，所以可知平滑肌为肿瘤性的

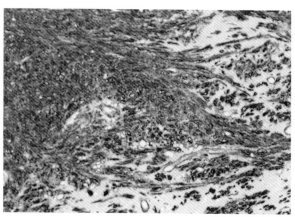

图 2-416 胃平滑肌瘤的 α-muscle actin 免疫染色。肿瘤细胞呈强阳性

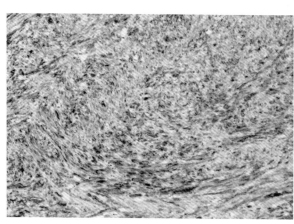

图 2-417 胃平滑肌瘤的 desmin 染色。肿瘤细胞呈强阳性

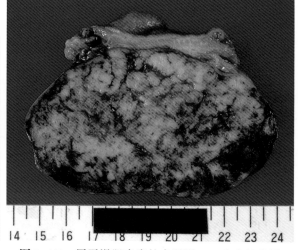

图 2-418 胃平滑肌肉瘤的肉眼图。65 岁女性的胃体部黏膜下肿瘤。9.0cm×8.0cm×7.0cm。向胃壁外形成大突起。边界清，较软，有出血和坏死

（**图 2-418**）。组织学上尽管由类似于平滑肌细胞的梭形细胞组成，但无论是细胞密度、异型性还是多形性均很明显，散见核分裂像。常出现奇形怪状的肿瘤细胞（奇异细胞，bizarre cell）或多核巨细胞（**图 2-419**）。且因浸润性生长，与周围的胃黏膜组织或固有肌层的界限不清。异型程度明显的病变容易与平滑肌瘤鉴别（**图 2-418 ~ 图 2-420**）。异型程度不太明显的病例需要进行良恶性的鉴别。

此外，平滑肌肉瘤病例中有重度异型的病例和中度异型的病例，有报道认为异型

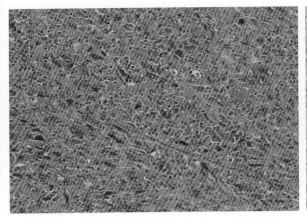

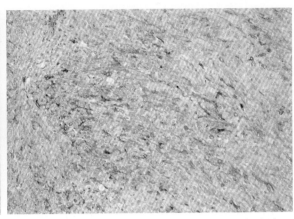

图 2-419 胃平滑肌肉瘤的组织图。肿瘤细胞以梭形细胞为主，异型性和多形性明显，可见较多的巨细胞和核分裂像。肿瘤细胞排列极不规则，旋涡状或交错排列不十分明显

图 2-420 胃平滑肌肉瘤的 α-muscleactin 免疫染色。肿瘤细胞部分阳性

程度与预后相关。关于良恶性鉴别及恶性度的评价，细胞异型度、肿瘤大小、核分裂像的数量、细胞密度以及肿瘤内坏死灶的情况是重要的指标。核分裂像在平滑肌瘤中完全见不到，在低度恶性平滑肌肉瘤中为 1~9 个 /10 个高倍视野，高度恶性平滑肌肉瘤为 10 个以上 /10 个高倍视野，有报道表明核分裂数与预后有相关性。另外，肿瘤的直径与预后也相关，关于 5 年生存率，有报道显示直径在 2.5cm 以内的肿瘤为 85%，2.5~5.0cm 为 71%，5.0~10.00cm 为 0。

c. 周围神经来源的肿瘤

　　周围神经来源的肿瘤周围神经鞘膜瘤（peripheral nerve sheath tumor）是白色实性的黏膜下肿瘤，肉眼形态与 GIST 或平滑肌肿瘤无法区分。组织学上是由编织状排列或旋涡状排列的细长的梭形细胞所组成。肿瘤细胞核的特点是呈横向整齐栅栏状（palisading pattern）排列。根据免疫染色 S-100 protein 阳性，*c-kit*，CD34，α-muscle actin，desmin 阴性可做出诊断。与 GIST 或平滑肌肿瘤一样，根据细胞异型程度、密度、核分裂数等区分良恶性（**图 2-421~图 2-425**）。

d. 黄色瘤，脂肪瘤，神经鞘瘤，血管瘤，淋巴管瘤，血管发育不良

　　胃黏膜黄色瘤（xanthoma）是在黏膜浅层由胞浆透亮呈空泡状的巨噬细胞（foamy macrophage）形成的聚集灶。为直径 5mm 左右的黄色扁平圆形病变，多伴随慢性胃炎发生，临床意义不大（**图 2-426**）。

　　胃黏膜下可见脂肪瘤（lipoma），血管瘤（hemangioma）、淋巴管瘤（lymphangioma）都比较小，临床意义不大。

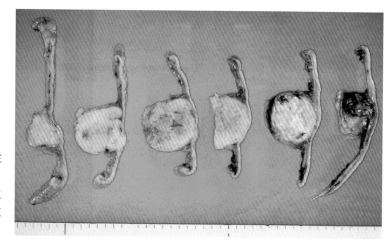

图 2-421　胃周围神经鞘膜瘤（恶性神经鞘瘤）的肉眼图。黏膜下 8cm×6cm×5cm 的肿瘤。白色有光泽，边界清。黏膜面未见溃疡形成。主要位于固有肌层外

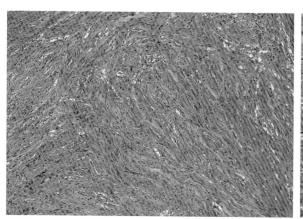

图 2-422　胃周围神经鞘膜瘤的组织图。由交错的梭形细胞组成

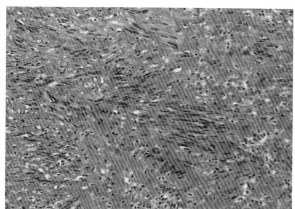

图 2-423　胃周围神经鞘膜瘤的高倍放大组织图。肿瘤细胞较 GIST 或平滑肌瘤更细长，且部分可见明确的栅栏形（palisading pattern）

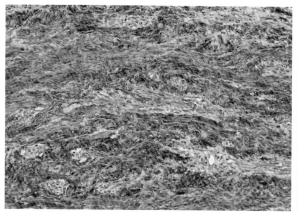

图 2-424　胃周围神经鞘膜瘤的 S-100 蛋白免疫染色。肿瘤细胞呈强阳性

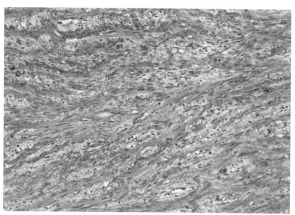

图 2-425　胃周围神经鞘膜瘤的 vimentin 免疫染色。该病例 vimentin 也呈强阳性

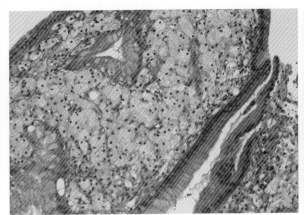

图 2-426　胃黄色瘤的活检组织图。在黏膜固有层浅层可见胞浆呈透亮空泡状的巨噬细胞团。核小，位于细胞中心

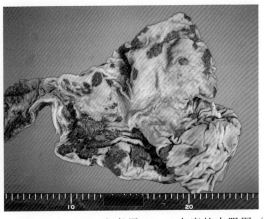

图 2-427　AIDS 患者胃 Kaposi 肉瘤的肉眼图（尸检病例）。在胃、肠、膀胱可见 Kaposi 肉瘤，胃黏膜形成大小不一的多处出血斑。死于脑的弓形虫病

　　内镜下将呈点状出血或点状发红的小病变统称为血管发育不良（angiodysplasia），组织学上是不足以诊断血管瘤的静脉小聚集灶。

e. Kaposi 肉瘤

　　消化道黏膜是与获得性免疫缺陷综合征相关的 Kaposi 肉瘤的好发部位之一。Kaposi 肉瘤是由边界不清的增生毛细血管和梭形细胞组成，早期病变缺乏异型性，无法区分是反应性还是肿瘤性的病变。但是，随着增生和异型性的逐渐增加，显示出恶性肿瘤的特性。

　　内镜下，早期病变仅表现为发红小点，随着生长逐渐表现为多发的大型红斑，出现黏膜表面出血（**图 2-427 ~ 图 2-430**）。

f. 异位胰腺

　　胰腺组织在胃或小肠黏膜下层形成小肿物的情况并不少见，称为异位胰腺（heterotopic pancreas）。是胚胎期的误入。临床意义不大（参考第 267 页**图 3-29**）。

g. 异位腺管

　　常常可见原本存在于黏膜固有层的胃小凹上皮或胃黏膜向黏膜下扩展，形成很多扩张的腺管［异位腺体（heterotopic glands）］。有时也包含幽门腺，但胃体腺少见。内镜下视为黏膜下肿瘤，有时在黏膜下层的范围也相当广。有时可见位于胃癌深部，但认为与癌无关（**图 2-431**）。

　　少见的是，有时因异位黏膜增生和腺管囊性变形成大息肉，组织学上为错构瘤样改变（**图 2-432**，**图 2-433**）。

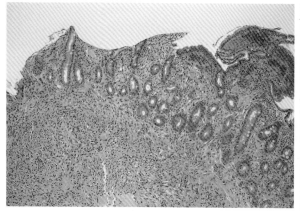

图 2-428 HIV 患者胃 Kaposi 肉瘤活检病例的组织图。在黏膜下层梭形或圆形细胞增生较密集，部分侵及黏膜固有层

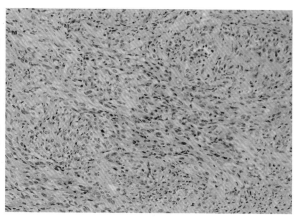

图 2-429 胃 Kaposi 肉瘤的高倍放大组织图。提高放大倍数观察，可见随着成纤维细胞样梭形细胞的增多，毛细血管也增多。梭形细胞可见轻度核异型

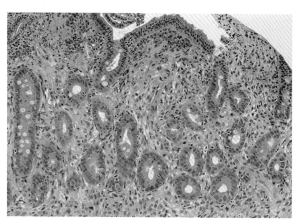

图 2-430 胃 Kaposi 肉瘤的活检组织。黏膜固有层的放大图。梭形细胞增加的同时，毛细血管也增加。特点是在内皮缺乏的裂缝（slit）状空隙中有红细胞潴留

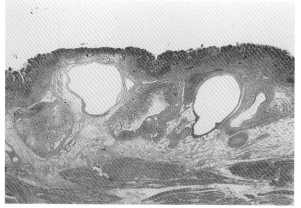

图 2-431 胃异位腺体的低倍放大组织图。在Ⅱa 型乳头状管状腺癌的下方有异位腺管。包含小凹和胃体腺在内的整个黏膜固有层陷入黏膜下层，部分腺管呈囊性扩张

h. 炎性纤维样息肉 inflammatory fibroid polyp

炎性纤维样息肉为病因不明的黏膜下纤维性肿瘤，而且常向腔内呈息肉样突出而得名。通常为直径 1~2cm 的肿物，组织学特点是以无异型性的梭形细胞为主，伴嗜酸性粒细胞、淋巴细胞、浆细胞等炎症细胞浸润。主要成分的梭形细胞免疫组织化学呈 vimentin（+），desmin（–），α-muscleactin（–），为纤维母细胞。表面被覆的黏膜常常可见糜烂形成或重度炎症细胞浸润，但与发生机制的关系不明。肉眼形态和组织形态请参照小肠疾病章节（参考第 274~275 页**图 3-57 ~ 图 3-59**）。

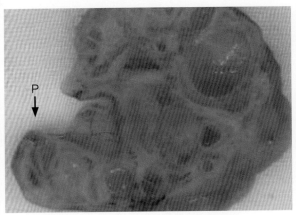

图 2-432 8cm×6cm 大小的有蒂息肉的切面。可见很多囊腔形成。这些囊腔内衬含幽门腺的黏膜。P：息肉的蒂

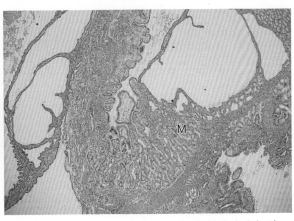

图 2-433 图 2-432 的放大。囊腔内衬为含幽门腺的黏膜（M）

K 淀粉样变性

　　淀粉样变性（amyloidosis）是呈细纤维状结构的特殊蛋白质淀粉样物质沉积在各种脏器的间质内，由此引起各种临床症状的一系列疾病的总称。以往分为原因不明的原发性和合并于各种慢性疾病的继发性两大类，近来根据沉积的蛋白质种类进行分型。目前根据其结构的不同已知有 20 种以上的淀粉样蛋白，具有代表性的有淀粉样蛋白 Aamyloid A protein（AA），淀粉样轻链蛋白 amyloid light chain protein（AL），淀粉样重链蛋白 amyloid heavy chain proten（AH），淀粉样甲状腺素转运蛋白 amyloid transthyretin（ATTR），淀粉样载脂蛋白 amyloid apolipoprotein lowa（AApoA-l），淀粉样 β 蛋白 amyloid β protein（Aβ）等。认为淀粉样蛋白是由其各自的前驱物质：免疫球蛋白轻链、重链、甲状腺素转运蛋白、载脂蛋白等过度合成或基因突变所致的异常蛋白合成的物质。但推测淀粉样蛋白所沉积组织的基质性状改变也与病变的发生相关。

　　根据淀粉样蛋白的沉积方式，分为全身性和局限性。全身性淀粉样变性，进一步分为 AL 或 AH 沉积的免疫细胞性，AA 沉积的反应性，ATTR 沉积的家族性或老年性，以及淀粉样 β2 微球蛋白沉积的透析性。以往的原发性和骨髓瘤伴发的淀粉样变性属于免疫细胞性的。

　　另外，在局限性中以阿尔茨海默病性痴呆为代表的脑淀粉样变性或甲状腺髓样癌

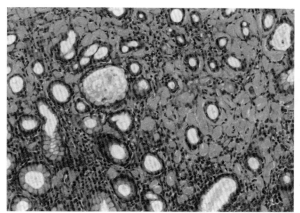

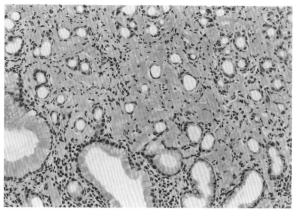

图 2-434 胃淀粉样变性的组织图。黏膜固有层间质内有嗜酸性不定型物质的蓄积，小凹萎缩

图 2-435 胃淀粉样变性的刚果红染色图。刚果红染色淀粉样物质呈淡粉色。确诊需要通过偏振光显微镜确认有黄绿色双折射性

或胰腺胰岛素瘤（insulinoma）等所伴随的内分泌性等的淀粉样变性广为人知，明确了其沉积物质分别为 Aβ，降钙素原 procalcitonin（ACal），胰岛淀粉样多肽 islet amyloid polypeptide（AIAPP）。

消化道是免疫细胞性、反应性及老年性淀粉样变性的淀粉样蛋白沉积的好发部位。淀粉样蛋白沉积于黏膜下层的血管壁或固有肌层，也有的沉积于黏膜固有层间质内（**图 2-434，图 2-435**）。因淀粉样蛋白的大量沉积，出现食欲不振、腹泻等症状，可有胃黏膜增厚、蠕动能力低下、黏膜出血等表现。胃黏膜与直肠黏膜同时活检，有助于本病的诊断。病理组织学上淀粉样蛋白为弱嗜酸性的不定型物质，依据刚果红染色呈淡粉色，进一步在偏振光显微镜下观察呈绿色折光来确定诊断。特殊染色还有甲基紫（methylviolet），硫黄素（T thioflavine T），硫酸阿尔辛蓝（sulphate alcian blue）等，另外，抗细纤维蛋白的特异抗体免疫组织化学检查也有助于诊断。对于微量沉积的情况，根据电子显微镜下确认存在沿一定方向排列的 12～15nm 的细纤维来确定诊断。

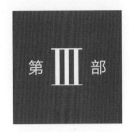

第 **III** 部

十二指肠·小肠·阑尾疾病的病理与活检诊断

在小肠疾病中，通过活检组织确诊的疾病，是内镜下活检钳所能到达的十二指肠和回肠末端的病变。

1 十二指肠的疾病

a. 十二指肠的正常组织结构

十二指肠是延续于胃幽门的长约 20cm 的小肠口侧部分，分为连接幽门的球部（bulbus），沿胰头部下行的降部（descending part），转向左侧横行的水平部（horizontal part），向胃内侧后腹膜腔上行的升部（ascending part）。胆管和胰管开口的十二指肠乳头及副胰管开口的副乳头（accessory papilla）位于降部的中段，另外，升部通过肠系膜间隙的 Treitz 韧带进入腹腔连接于空肠。十二指肠的组织学结构基本上与胃和其他小肠、大肠一样，由黏膜、固有肌层和浆膜组成，黏膜（注：本书提及的黏膜概念包含通常所说的黏膜层和黏膜下层）进一步由黏膜固有层、黏膜肌层及黏膜下层组成，而浆膜由浆膜下层和浆膜组成。但升部因位于后腹膜而无浆膜，被胃和胰腺之间的结缔组织所形成的外膜包绕。

十二指肠黏膜肉眼上有很多环形皱襞（plicae circulares）。组织学上黏膜固有层被小肠绒毛（villi）覆盖。绒毛由单层柱状上皮组成并有乳头状突起，绒毛和绒毛之间的凹陷部分称为隐窝（crypt）。绒毛上皮的吸收功能发达，吸收水分或酒精。此外，维生素 B_{12} 或铁离子也主要在十二指肠被吸收。

从隐窝中部至深部的上皮细胞内多数可见到称为 Paneth 颗粒的红色颗粒，将含有这些颗粒的细胞称为 Paneth 细胞（**图 3-1**，也可参照第 80 页**图 2-18**）。Paneth 颗粒的生理功能并不十分明确，认为有消化吸收及免疫功能。在隐窝深部近黏膜肌层的位置有分裂细胞带。该部位上皮细胞的细胞分裂旺盛，不断进行细胞分裂，我们推测小肠黏膜上皮经 3 ~ 5 天被全部置换。此外，从球部的黏膜固有层深部至黏膜下层的黏液腺极为发达，也称为十二指肠腺（Brunner 腺）（**图 3-2**）。十二指肠腺由胞浆透亮的腺泡细胞组成，其导管开口于黏膜表面的隐窝。十二指肠腺分泌的黏液可以稀释胃液中的盐酸或胃蛋白酶从而发挥保护十二指肠黏膜的作用。但十二指肠降部和升部的黏液腺不发达。

十二指肠的另外一个结构就是十二指肠乳头（Vater's papilla，papilla Vateri）。这是主胰管和胆总管的开口部，位于降部中段的胰头侧，为直径几毫米、高 2 ~ 3mm 的丘状隆起。在十二指肠乳头口附近 1 ~ 2cm 处，有副胰管开口的副乳头。两个乳头的被覆上皮均为普通的十二指肠绒毛上皮，区别与胆总管或胰管的柱状上皮。

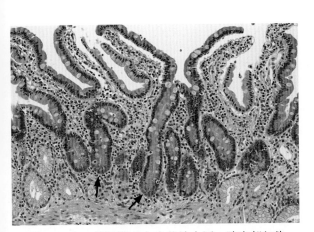

图 3-1 十二指肠绒毛上皮的放大图。腺底部红染的细胞为 Paneth 细胞（箭头）

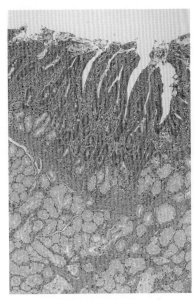

图 3-2 十二指肠球部的黏膜组织图。在十二指肠球部可见浅层的绒毛，中层的隐窝以及深部的从黏膜固有层至黏膜下层非常发达的十二指肠腺（Brunner 腺）。绒毛由单层柱状上皮组成，混有杯状细胞，深部可见 Paneth 细胞。隐窝由较矮的嗜碱性细胞、增殖细胞组成。Brunner 腺为黏液腺，腺泡细胞的胞浆丰富且透亮。内含 PAS 染色呈紫红色的中性黏蛋白

b. 先天性畸形：憩室，囊泡，异位性胃黏膜，异位胰腺

消化道憩室是黏膜从固有肌层的裂隙处向外膨出形成的突起，分为保留固有肌层的真性憩室（true diverticle）和固有肌层因某些疾病受损而黏膜呈膨出外观的假性憩室（false diverticle）。其形成机制包括先天性的黏膜膨出或因肠腔内压导致黏膜从肌层薄弱部位膨出。十二指肠与食管或大肠一样是憩室的好发部位，多为真性憩室。发生于邻近胰腺的降部，多通过 X 线造影检查被发现。开口部的周长可达约 2cm，常无临床症状。

消化道囊泡 enterocyst 是在黏膜固有层深部或黏膜下层由黏膜上皮形成的封闭腔，认为是先天性的黏膜误入所致（**图 3-3**）。憩室是与内腔连续的，与之相对，囊泡是不连续的封闭腔。内镜下作为黏膜下肿瘤被发现，临床意义不大。

在十二指肠黏膜处见到胃体腺，称为异位性胃黏膜（heterotopic gastric mucosa）（**图 3-4**，**图 3-5**）。多发生在近幽门的球部，其本身无临床意义。也有人提出 *H.pylori* 感染十二指肠的异位性胃黏膜处而引起炎症或溃疡的假说。

有时在黏膜下可见异位性胰腺组织，临床意义不大。

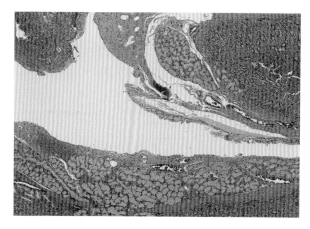

图 3-3　十二指肠囊泡。黏膜固有层内有由单层扁平上皮覆盖的囊泡。囊泡周围可见十二指肠腺

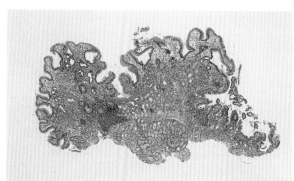

图 3-4　十二指肠的异位性胃黏膜的组织图。图中大部分由胃体腺黏膜构成，右侧为十二指肠绒毛上皮，其深部有 Brunner 腺

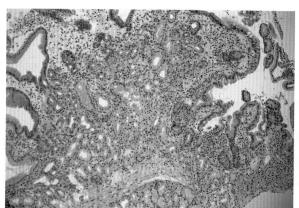

图 3-5　图 3-4 十二指肠异位性胃黏膜的放大。能够找到胃体腺或小凹上皮。

c. 十二指肠溃疡

　　十二指肠溃疡是与胃溃疡相同的慢性消化性溃疡，但两者略有不同。在日本胃溃疡的患病率高，而在欧美国家十二指肠溃疡的患病率高，可能是饮食习惯不同所致。另外，胃溃疡多发生于老年人，而十二指肠溃疡多发生于年轻人。但近年来日本老年人十二指肠溃疡的患者也越来越多了。

　　十二指肠溃疡是在攻击因子和防御因子的平衡中前者占优势时发生的。在胃溃疡以防御因子降低，而在十二指肠溃疡以攻击因子亢进更为重要。实际上，多数报道表明十二指肠溃疡患者的胃酸分泌亢进，且胃体腺壁细胞数量显著增多。但是，十二指肠溃疡患者的 *H.pylori* 阳性率极高，多数研究显示在 90% 以上。存在于胃黏膜的 *H. pylori* 使十二指肠形成溃疡的机制尚不明确，有研究结果表明，在十二指肠黏膜内存在异位性胃黏膜，提示该处有被 *H.pylori* 感染的可能。

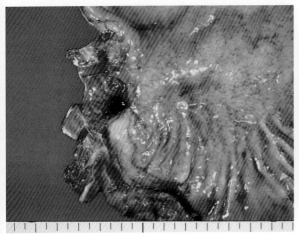

图 3-6 十二指肠溃疡的肉眼图。球部可见穿孔性溃疡

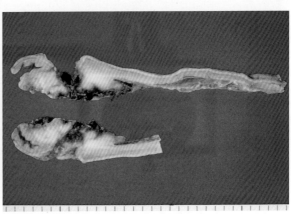

图 3-7 图 3-6 的切面。穿孔性溃疡

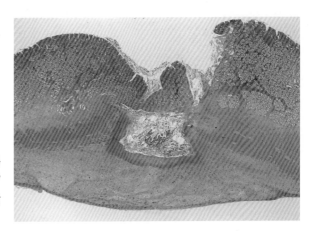

图 3-8 十二指肠溃疡的低倍放大组织图。十二指肠黏膜、Brunner 腺及固有肌层缺失，固有肌层呈 "八" 字形（Ul-Ⅳ）。浆膜下层纤维性增厚。溃疡底与胃溃疡一样，由渗出层、坏死层、肉芽层及瘢痕层构成

　　大部分十二指肠溃疡发生在球部。与前壁相比好发于后壁，不少为多发溃疡。较胃溃疡小，但组织像相同，也适用于胃溃疡的深度分型。十二指肠壁薄，发生穿孔的风险高，另外，多因纤维化而发生球部变形（**图 3-6 ~ 图 3-8**）。

d. 十二指肠的炎症性疾病

　　1）**十二指肠炎**：通常发生在球部，与十二指肠溃疡相关。内镜下呈斑状发红，组织学上可见糜烂的黏膜变性脱落和中性粒细胞浸润。认为其病因与胃溃疡或十二指肠溃疡相同（**图 3-9，图 3-10**）。

　　2）**原虫感染**：粪线虫（Strongyloides stercoralis）感染见于日本的冲绳、奄美大岛和九州［粪线虫病（strongyloidiasis）］。从小肠，尤其是从十二指肠充血·发红的黏

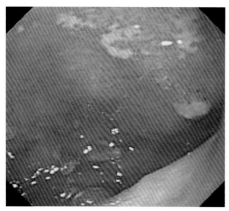

图3-9 十二指肠炎的内镜图。十二指肠球部可见若干个白色糜烂

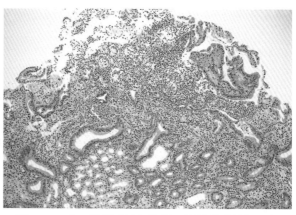

图3-10 十二指肠炎的组织图。浅层黏膜缺损、坏死及炎症细胞浸润

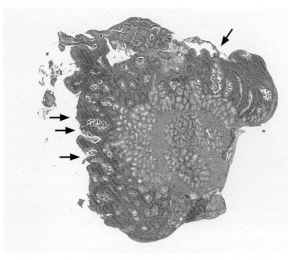

图3-11 十二指肠黏膜的活检组织。隐窝内可见大量粪线虫的幼虫（箭头）

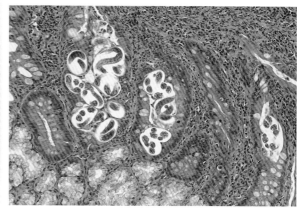

图3-12 图3-11的放大。粪线虫的幼虫

膜处钳取的活检组织的腺体内发现粪线虫的幼虫或卵（**图3-11**，**图3-12**）。

近年来，在获得性免疫缺陷病或使用抗癌药的患者，或者因自身免疫性疾病使用甾体类抗炎药物引起免疫缺陷的患者中，有原生动物蓝氏贾第鞭毛虫（Giardia lamblia, lambliasis）或隐孢子虫（Cryptosporidium parvum）感染的报道。蓝氏贾第鞭毛虫寄生于十二指肠，内镜下形成糜烂。虫体分布于黏液表面，有包括中性粒细胞在内的重度炎症细胞浸润（**图3-13～图3-15**）。另外，隐孢子虫寄生于回肠的黏膜上皮内，在组织学上作为胞浆内包涵体被发现。均以腹痛或腹泻为主要症状。

3）非典型性（非结核性）抗酸菌病：在获得性免疫缺陷病患者中，有时在消化道黏

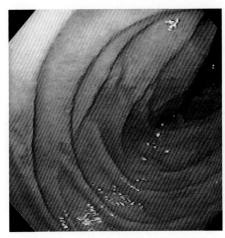

图 3-13 蓝氏贾第鞭毛虫引起的十二指肠炎的内镜图。形成散在的糜烂

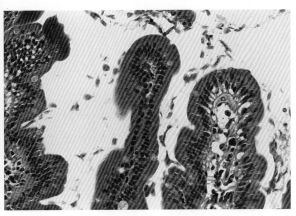

图 3-14 蓝氏贾第鞭毛虫的组织图。在绒毛上皮表面，或者隐窝腔内散在可见前端尖细的星形细胞，与脱落的上皮细胞混合存在

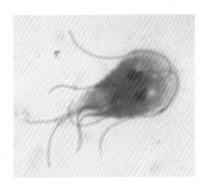

图 3-15 蓝氏贾第鞭毛虫的捺印标本。虫体的长度为 15μm，宽度为 10μm，其特点是前端呈圆形，有 2 个核，尖细的尾端有数根鞭毛

膜有非典型性（非结核性）抗酸菌病病变（**图 3-16**，**图 3-17**）。内镜下为发白的扁平病灶。

e. 十二指肠肿瘤及肿瘤样病变

十二指肠部位可发生腺瘤及腺癌，但发生率低。有时可见到增生性息肉（hyperplastic polyp）（**图 3-18**）。包括绒毛上皮增生和十二指肠腺增生。后者在内镜下呈黏膜下肿瘤样改变，称为布伦纳腺瘤（Brunneroma）（**图 3-19**）。也可见淋巴管瘤（**图 3-20**）或血管瘤、脂肪瘤。

f. Vater 乳头的疾病

发生在十二指肠 Vater 乳头部的疾病较多。有炎症性乳头炎（papillitis）（**图 3-21**）、腺瘤（**图 3-22**）和腺癌。腺瘤的组织学改变与发生在大肠的腺瘤一样，也有低异型度的腺癌发生，因此在进行病理诊断时要注意区分。

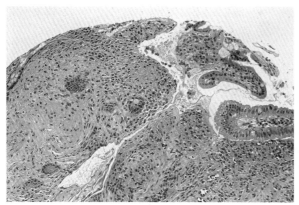

图 3-16 非典型性（非结核性）抗酸菌病的十二指肠黏膜。绒毛减少，黏膜固有层内有泡沫状巨噬细胞（foamy macrophage）团

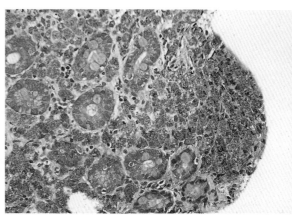

图 3-17 非典型性（非结核性）抗酸菌病的齐尔 - 尼尔森（Ziehl-Neelsen）染色。在泡沫状巨噬细胞的胞体内可见很多被染成紫红色的杆菌

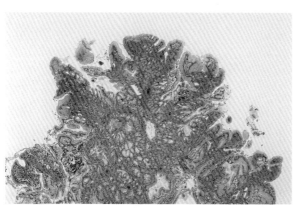

图 3-18 十二指肠增生性息肉的组织图。绒毛上皮增生，形成广基的隆起型病变。绒毛上皮无异型性改变，未见 Brunner 腺增生

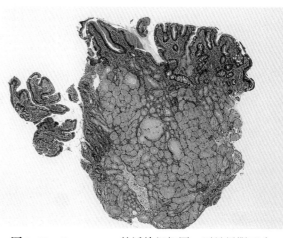

图 3-19 Brunneroma 的活检组织图。可见局限于十二指肠黏膜下层的增生性 Brunner 腺。黏液腺上皮未见细胞异型

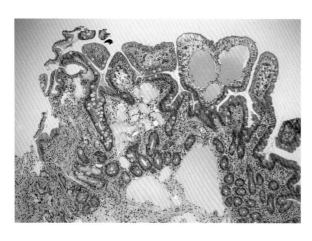

图 3-20 淋巴管瘤的组织图。从十二指肠黏膜固有层至黏膜下层可见若干个扩张的腔。壁薄，内含浆液

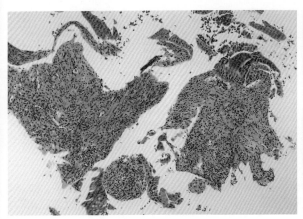

图 3-21　乳头炎的组织图。隐窝萎缩，淋巴细胞浸润及轻度纤维化

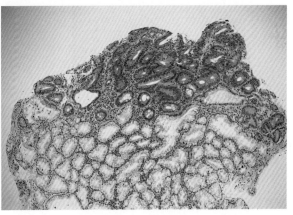

图 3-22　腺瘤的组织图。黏膜浅层有异型腺体。这些腺管上皮为良性的，异型度为中度

　　乳头部活检诊断为腺癌时，很难鉴别是发生于乳头被覆上皮绒毛上皮细胞的十二指肠癌，还是发生于胆管膨大部位的胆管癌，或者是胰头部癌的浸润。十二指肠腺癌多为高分化的乳头状腺癌，其生长进展方式与大肠癌相同（**图 3-23 ~ 图 3-25**）。如累及 Vater 乳头，多以黄疸为首发症状。

2 ｜ 小肠的疾病

a. 小肠的正常组织结构

　　小肠壁也跟其他消化道一样，由黏膜、黏膜下层、固有肌层及浆膜组成，由浆膜延续的肠系膜固定于腹腔背侧壁。肉眼上黏膜有环形皱襞，组织学上与十二指肠一样由绒毛和隐窝组成。上皮细胞呈柱状，吸收功能非常发达，在胃或十二指肠消化的营养成分大部分在小肠被吸收。也可见很多 Paneth 细胞，黏液腺不发达。与胃一样，内分泌细胞（endocrine cell）散在可见，分裂细胞带位于靠近黏膜肌层的深部（**图 3-26，图 3-27**）。

b. 先天性畸形：Meckel 憩室，异位胰腺

　　Meckel 憩室是胎儿期卵黄肠管的残留，多见于距离回盲瓣（ileocecal valve）50 ~ 100cm 的回肠，与其他部位的憩室不同（参考第 373 页**图 4-208 ~ 图 4-210**），Meckel 憩室是黏膜和固有肌层共同突向腹腔侧而形成的盲端。大小和长度不一，有时也形成与管腔不连续的囊泡。一般无临床症状，伴炎症或肿瘤时可行外科切除（**图 3-28**）。憩室黏膜由小肠绒毛和隐窝组成，黏膜下经常有误入的胃体腺或胰腺组织。有胃体腺的憩室，受其分泌的盐酸或胃蛋白酶的影响容易形成溃疡，是穿孔或腹膜炎的病因。

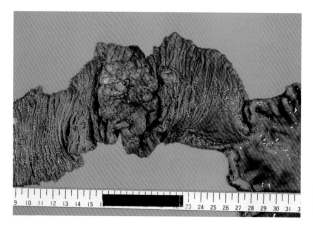

图 3-23　Vater 乳头癌的肉眼图。乳头部可见 6cm×8cm 大型的 Borrmann2 型肿瘤

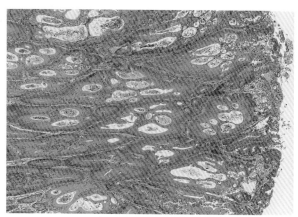

图 3-24　Vater 乳头癌的低倍放大组织图。肿瘤为高分化乳头状管状腺癌，癌的异型度为轻度

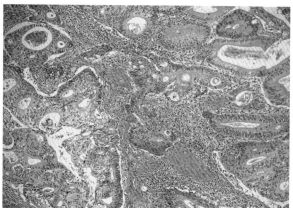

图 3-25　Vater 乳头癌的放大像。深部癌的异型度加重，呈浸润性生长

　　有时在小肠黏膜下形成异位胰腺。可见于小肠的任何部位，临床意义不大（**图 3-29**）。

c. 小肠的炎症性疾病

　　由伤寒杆菌（salmonella typhi），霍乱弧菌（vibrio cholerae），大肠杆菌（escherichia coli）等病原性细菌或念珠菌（candida albicans）等真菌（fungus）引起的小肠炎症。以腹痛或腹泻为主要症状，很少进行活检或手术，因此很少有机会观察到其病理标本。也有关于巨细胞病毒（cytomegalovirus）或轮状病毒（rotavirus）、腺病毒（adenovirus）引起的小肠炎，日本血吸虫或异尖线虫等引起的寄生虫感染性疾病的报道（**图 3-30 ~ 图 3 -32**）。

d. 小肠的溃疡性疾病

　　虽然与胃或十二指肠相比发生率低，但在小肠中也有孤立性或多发性溃疡形成。

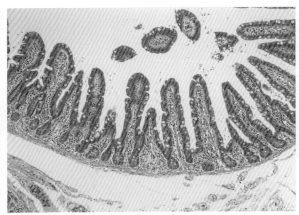

图 3-26 正常空肠的组织图。环形皱襞表面的绒毛是含间质上皮细胞的突起。中上部分由吸收上皮组成，下部可见 Paneth 细胞。绒毛基底部的凹陷部分称为隐窝，增殖细胞位于此处

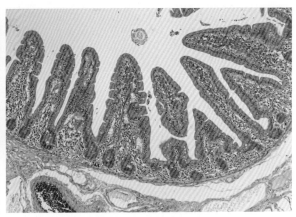

图 3-27 回肠的组织图。回肠黏膜基本上与空肠一样。特点是环状皱襞及其表面的绒毛较空肠粗大

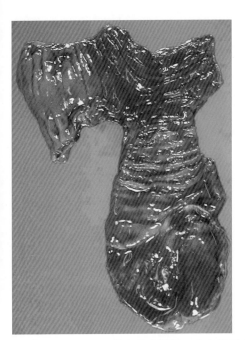

图 3-28 Meckel 憩室的肉眼图。上方横行走向的是回肠，向下延伸的盲腔是憩室。憩室黏膜基本由回肠的正常黏膜组成。未见胃体腺等其他成分

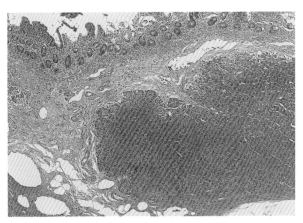

图 3-29 空肠黏膜下的异位胰腺。在空肠黏膜下可见直径约 7mm 的异位胰腺组织。是大肠癌手术切除的标本。在组织学上，胰腺组织完全正常，周围空肠组织也没有显著改变

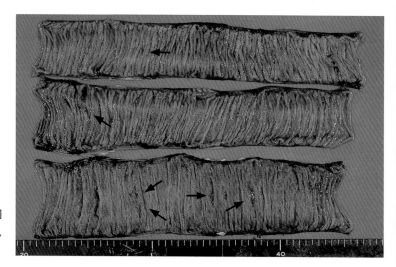

图 3-30 小肠巨细胞病毒感染症的肉眼图。形成多发性小溃疡（箭头），因一处穿孔而行手术切除

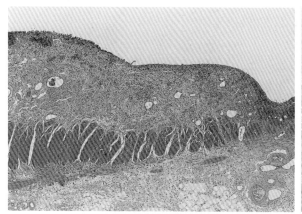

图 3-31 小肠巨细胞病毒感染症的低倍放大组织图。穿孔部位的溃疡边缘可见黏膜变性脱落以及肉芽增生，炎症细胞浸润。纤维化程度较轻

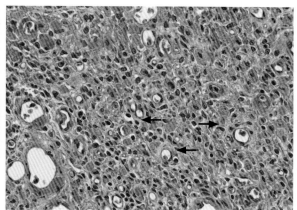

图 3-32 小肠巨细胞病毒感染症的高倍放大组织图。可见肉芽组织内的成纤维细胞、血管内皮细胞或侵入巨细胞核内的巨细胞包涵体（cytomegalic linclusion）（箭头）。数量少的时候，如果不是头脑中预先考虑到巨细胞病毒感染症的话，容易漏诊

　　小肠内有沿肠系膜附着部形成纵行特征性溃疡的 Crohn 病。该病多发生于 10 ~ 30 岁男性，好发于回肠末端，因为在其他小肠部位及大肠形成相同的特征性溃疡，所以以前也称为末端回肠炎（terminal ileitis）或局限性回肠炎（regional enteritis）。正如人们所认识的，Crohn 病不仅仅发生于回肠末端，也侵及大肠或其他消化道，甚至皮肤、关节、眼球等部位。本书考虑到与大肠溃疡型病变的鉴别以及活检组织学诊断问题，将在大肠疾病的章节中对 Crohn 病进行详细描述（参考第 358 页）。

　　有活动性肺结核时，回肠末端的淋巴滤泡 Peyer 斑因结核菌感染而形成带状溃疡。肠结核好发于回肠末端，也可见于大肠。发生在大肠的结核，需要与 Crohn 病及溃疡性大

肠炎鉴别，因此关于肠结核也将在大肠疾病的章节中进行详细描述（参考第 413 页）。

其他，还包括已知的病因不明的单纯性溃疡，伴 Behcet 病的溃疡，多发性溃疡等。

1）单纯性溃疡：与 Crohn 病或溃疡性大肠炎不同的孤立性的小肠或大肠溃疡被命名为单纯性溃疡［simple（solitary）ulcer］。单纯性溃疡包括感染性和肿瘤性，或循环障碍等病因明确的溃疡以外的各种溃疡。多发生在回盲瓣及其附近的回肠或大肠，呈圆形边界清楚的穿孔样溃疡。组织学形态基本与胃或十二指肠溃疡一样，溃疡深度从黏膜下到浆膜，多种多样。

2）Behcet 溃疡：Behcet 溃疡好发于回盲部，组织学上也有关于静脉炎或肉芽肿形成的病例报道。但多数从溃疡的分布、肉眼形态及组织像上与单纯性溃疡无法区分，从葡萄膜炎或角膜溃疡等眼部症状及阴部溃疡的存在，才可能做出 Behcet 病的诊断。

e. 循环障碍·梗塞·缺血性肠炎

以肠系膜动静脉病变为病因引起的肠缺血性疾病（mesenteric vascular ischemic syndrome）分为动脉性和静脉性，闭塞性和非闭塞性，或者广泛性和局限性。

急性广泛性缺血是肠系膜上动脉的血栓形成或栓塞，或者因肠系膜上静脉的血栓栓塞引起闭塞而发病。肠系膜动脉血栓形成多是全身性动脉硬化病的一部分，而栓塞多是心脏内血栓游离引起的。肠系膜静脉的血栓栓塞的病例很少，常继发于慢性心功能不全或胰腺炎，门静脉高压等。此外，因心功能不全或失血，脱水或药物引起非闭塞性肠道广泛缺血性病变时，血管造影常见到肠系膜动脉痉挛。

急性广泛性缺血的肠壁改变，从轻度可逆性到透壁性出血坏死，多种多样。可能是因为在组织细胞坏死基础上发生缺血的缘故，也可能与肠道内细菌、组织内渗透压、浸润的炎症细胞的酶作用等有关系。

另外，局限性缺血性肠疾病是由肠系膜动静脉的分支闭塞引起的，称为急性缺血性结肠炎（ischemic colitis）或缺血性小肠炎［ischemic enteritis（segmental small bowel ischemia）］。肠系膜动静脉主干的慢性缺血性疾病也可引起局限性区域性肠炎。黏膜出血和糜烂，或形成溃疡，重度炎症细胞浸润。多发性糜烂或溃疡。根据黏膜的愈合再生程度，一定程度上可以推测缺血时间。有时愈合后有瘢痕残留。认为是小血管的动脉硬化、血栓形成或栓塞所致，但很少能找到闭塞部位。

与肠系膜血管性缺血性肠疾病不同，绞窄性肠梗阻或疝气嵌顿、肠套叠、肠扭转等因肠系膜动静脉的主干或分支被压迫而迅速闭塞，导致其所支配区域的肠管发生坏死（**图 3-33，图 3-34**）。通常坏死肠道的褐色加深，与非坏死部位边界清楚。从黏膜到肌层、浆膜可见出血，同时黏膜因变性坏死而变脆。组织学上也可见严重的黏膜上皮变性脱落，静脉扩张淤血，以及组织间隙内出血。随着病程迁延，黏膜炎症进展，有时穿孔形成腹膜炎。此外，也有因肠道内容物大量潴留引起的压迫性缺血性疾病或因结节性动脉周围炎（periateritis nodosa）引起的缺血性肠炎。

除了病因明确的缺血性疾病以外，也有不少病因不清的轻度缺血性肠道疾病，尤其常见于老年人。这种情况多数是因动脉硬化病引起的缺血。有血便、腹痛，在 X

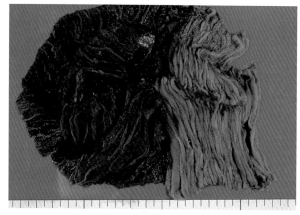

图3-33 小肠出血性梗塞的肉眼图。8个月前行胰头十二指肠切除术。因诊断为绞窄性肠梗阻而行开腹手术。空肠出血性梗塞，与正常肠管管壁边界清楚

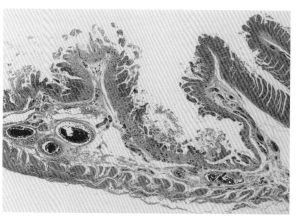

图3-34 小肠出血性梗塞的组织图。黏膜和肌层均发生变性，黏膜下血管扩张和淤血明显。整体上呈轻度出血。右侧残留正常黏膜（箭头）

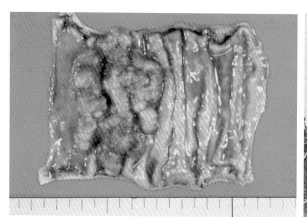

图3-35 小肠癌的肉眼图。91岁男性的回肠处3.5cm×6cm大小的隆起性病变

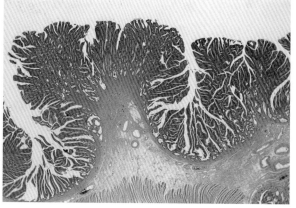

图3-36 图3-35的切面。小肠癌的低倍放大组织图。肿瘤呈绒毛状或管状排列

线·内镜下可见分段的、大范围糜烂面。活检检查见黏膜上皮坏死样形态和少量出血。

f. 小肠肿瘤

在空肠和回肠部位也发生腺瘤、癌（**图3-35~图3-37**）、类癌（**图3-38~图3-41**）、淋巴瘤（**图3-42~图3-50**）、良性间叶系肿瘤（**图3-51~图3-54**）、肉瘤或炎性纤维性息肉（inflammatory fibroid polyp）（**图3-55~图3-57**），但发生率低，而且病变的肉眼形态、组织学改变及生长方式与发生在胃或大肠的病变一样。小肠类癌的特点是分泌5-羟色胺（5-hydroxytryptamine），有腹泻或面部发红，易发生右心的心内膜纤维化等类癌综合征表现。

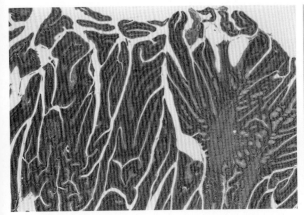

图 3-37 图 3-36 的组织图。可见以致密间质为中心规整排列的异型上皮。腺体排列紧密

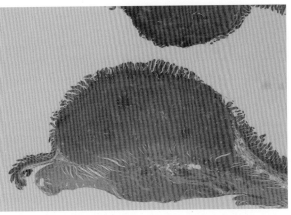

图 3-38 回肠类癌肿瘤。1cm 大小的 IIa 型肿瘤。肿瘤细胞由回肠黏膜浸润至浆膜全层。浆膜下层有血管浸润

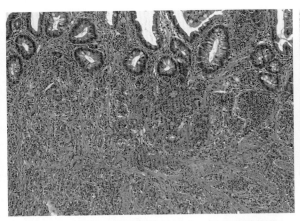

图 3-39 图 3-38 黏膜部位的放大。肿瘤细胞浸润至黏膜及黏膜肌层。肿瘤细胞小，呈小梁状排列，形成小腺体及实性细胞巢

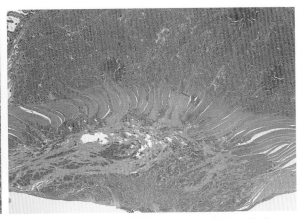

图 3-40 图 3-38 的黏膜下层。固有肌层、浆膜下层浸润的放大

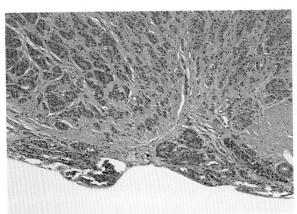

图 3-41 图 3-40 浆膜面的放大。肿瘤细胞的一部分，露出于浆膜表面

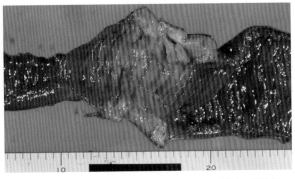

图 3-42 小肠恶性淋巴瘤。MALToma。发生于距离 Treitz 韧带 130cm 小肠肛侧的狭窄性病变，大小为 7cm×5.5cm。全周性肠壁增厚，未见溃疡形成

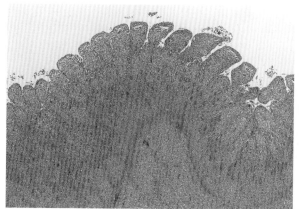

图 3-43　图 3-42 的低倍放大组织图。异型淋巴细胞弥漫性全层性增生。肿瘤细胞由均匀的小细胞组成，在隐窝减少的黏膜内弥漫性浸润

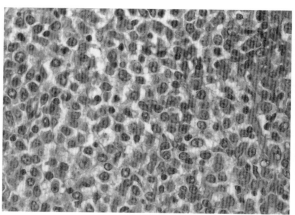

图 3-44　图 3-42 的高倍放大组织图。肿瘤细胞为小型~中型的单核细胞（monocytoid cell），核呈均匀圆形，核切断不明显。有小的核仁，胞浆少。免疫染色 B 细胞标志物 CD20 阳性

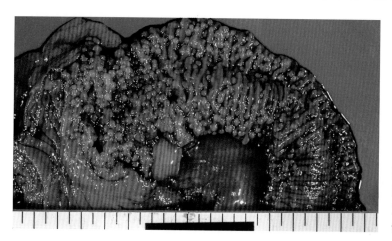

图 3-45　小肠套细胞淋巴瘤的肉眼图。在回肠末端有多个发白的隆起，为典型的淋巴瘤样息肉病（lymphomatous polyposis）改变

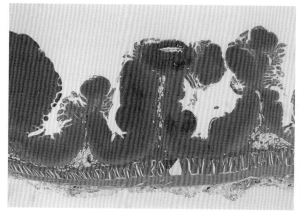

图 3-46　小肠套细胞淋巴瘤的低倍放大组织图。息肉样突起的黏膜内绒毛上皮明显减少，异型淋巴细胞弥漫性增生

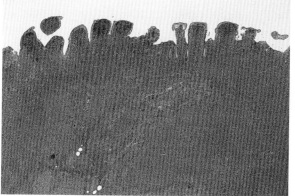

图 3-47　小肠套细胞淋巴瘤（mantle cell lymphoma）的低倍放大组织图。小淋巴细胞呈弥漫性实性增生

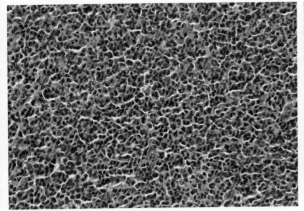

图 3-48 小肠套细胞淋巴瘤的高倍放大组织图。肿瘤细胞有小淋巴细胞、圆形细胞和有裂纹的核裂细胞（cleaved cell）的混合存在。几乎见不到大型细胞

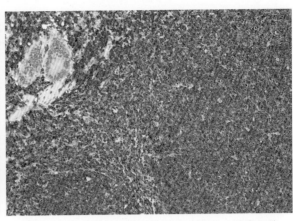

图 3-49 小肠套细胞淋巴瘤的免疫染色。肿瘤细胞的泛 B 细胞标志物 CD20 阳性

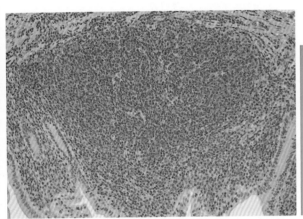

图 3-50 小肠套细胞淋巴瘤的免疫染色。肿瘤细胞为 CD1 阳性

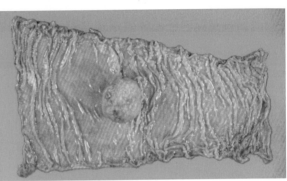

图 3-51 小肠的胃肠道间质瘤 gastrointestinal stromal tumor（GIST）的肉眼图。发生在回肠的 3.2cm×2.5cm×2.5cm 的隆起型病变

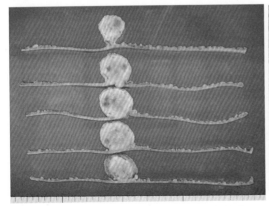

图 3-52 图 3-51 的切面。肿瘤呈球状向腔内突出。白色实性，未见溃疡形成或出血、坏死

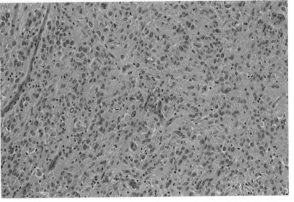

图 3-53 图 3-51 的小肠 GIST 的组织图。圆形肿瘤细胞增生。细胞异型度低。该病例中部分可见梭形细胞

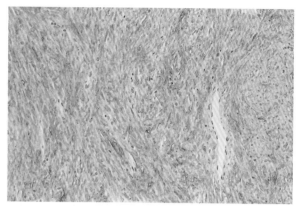

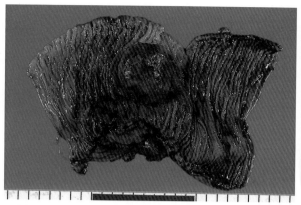

图 3-54 图 3-51 小肠 GIST 的 *c-kit* 免疫染色图。为肿瘤细胞的一部分，可见阳性细胞

图 3-55 回肠炎性纤维性息肉的肉眼图。3 个月前出现腹部膨胀感，因急腹症行开腹手术。回肠末端有肠套叠，行部分切除。黏膜面可见直径约 2.5cm 的圆形隆起性病变

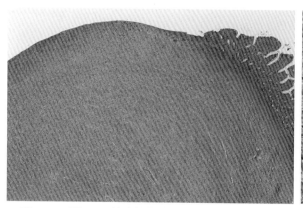

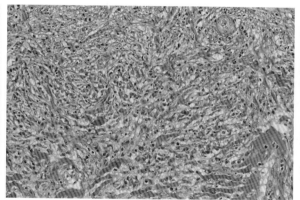

图 3-56 图 3-55 的炎性纤维性息肉的低倍放大组织图。隆起型病变为以黏膜下层至固有肌层为主的纤维性肿瘤。表面糜烂

图 3-57 图 3-56 的炎性纤维性息肉的高倍放大组织图。肿瘤由不规则走行的成纤维细胞样梭形细胞组成，有嗜酸性细胞或淋巴细胞、浆细胞和巨噬细胞等炎症细胞重度浸润

3 阑尾的疾病

a. 阑尾的正常组织结构

　　阑尾（appendix vermiformis）是开口于盲肠下部内侧，长约 10cm，直径为几毫米的管腔样脏器，末端闭锁。结构上与其他消化道一样由黏膜、固有肌层及浆膜组成。黏膜（注：本书中提及的黏膜概念包括黏膜层和黏膜下层）由黏膜固有层、黏膜肌

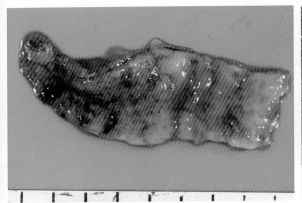

图 3-58　沿阑尾长轴方向切开的黏膜面肉眼图

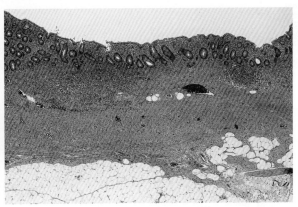

图 3-59　阑尾切面。阑尾黏膜与大肠一样由绒毛和隐窝及间质组成。绒毛或隐窝由柱状上皮细胞组成。间质内淋巴组织非常发达。黏膜下层及浆膜下层有纤维化

层和黏膜下层组成，浆膜由浆膜下层和间皮细胞组成。黏膜固有层与其他肠道一样由绒毛上皮和隐窝及固有层间质组成，淋巴组织发达，多数可见孤立淋巴小结为其特征性表现（**图 3-58**，**图 3-59**）。

b. 阑尾炎

1）**急性阑尾炎**：属于急腹症的代表性疾病。一般认为是盲肠炎累及所致。因阑尾是附着于盲肠的闭锁性管腔脏器，如果发生炎症，多进展为重度化脓性炎症。在发病后短时间内进行阑尾切除的病例，阑尾黏膜仅有轻度发红，而且组织学上仅见到混有中性粒细胞在内的轻度炎症细胞浸润［卡他性阑尾炎（appendicitis catarrhalis）］，有时甚至在组织学上很难确定是否有炎症，称为单纯性急性阑尾炎（acute appendicitis simplex）。

如果炎症持续发展，黏膜出现糜烂和出血，组织学上表现为中性粒细胞弥漫浸润至阑尾壁全层，进展为蜂窝织炎性阑尾炎（phlegmonous appendicitis）。不久黏膜或肌层发生坏死进展为坏疽性阑尾炎（gangrenous appendicitis），最终发生穿孔，炎症累及周围浆膜，进展为化脓性腹膜炎（purulent peritonitis）（**图 3-60 ~ 图 3-63**）。炎症多波及整个阑尾黏膜，也存在呈局限性或不均匀性的情况。

2）**慢性阑尾炎**：阑尾炎因化学治疗等发生不完全性治愈，炎症反复，阑尾肿大的同时壁纤维性增厚（**图 3-64**，**图 3-65**）。而且周围腹膜或后腹膜的脂肪组织发生慢性炎症，这种状态为慢性阑尾炎。阑尾和盲肠周围纤维性增厚，形成像肿瘤一样的结节，统称为盲肠周围炎（perityphlitis）。多见于中老年男性，临床上需要与回盲部结核和腺癌鉴别。

c. 阑尾的肿瘤

在阑尾部位有发生腺瘤或腺癌、类癌、恶性淋巴瘤及其他各种肿瘤的报道，但发

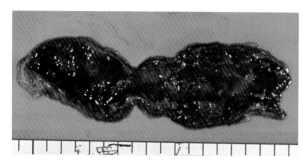

图3-60 急性蜂窝织炎性阑尾炎的肉眼图。阑尾黏膜整体上可见糜烂、溃疡形成及出血

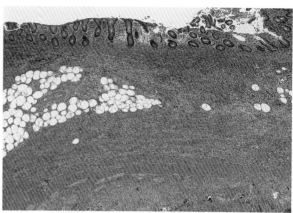

图3-61 急性蜂窝织炎性阑尾炎的组织图。阑尾壁可见弥漫性中性粒细胞浸润，炎症波及浆膜表面

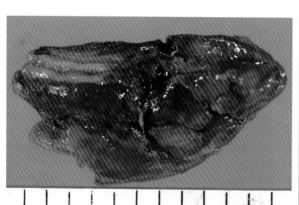

图3-62 急性穿孔性阑尾炎的肉眼图。阑尾中心部位坏死穿孔

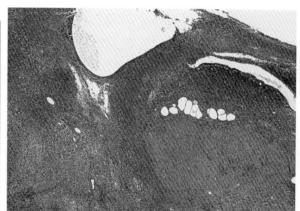

图3-63 急性穿孔性阑尾炎的组织图。组织学上可见壁的坏死性断裂和重度炎症细胞浸润

生率都很低。其中最受关注的是成为腹膜假黏液瘤病因的黏液性腺瘤或腺癌。

在分泌大量黏液的上皮性肿瘤中，阑尾腔因黏液潴留而扩张形成黏液瘤（mucocele）。黏膜整体上为矮的绒毛状肿瘤性上皮扩张。组织学上为呈绒毛状或乳头状管状增生的黏液分泌性肿瘤，常因异型度低而被诊断为腺瘤。尽管从肿瘤上皮的异型度来看是良性的，但多数可见由肌层向浆膜的浸润，而且肿瘤的部分部位呈重度异型，必须诊断为癌。

通常，发生在右半结肠，尤其是盲肠·阑尾的上皮性肿瘤，是由分泌大量黏液的细胞组成，因此多数情况下细胞异型度为轻度~中度。但是，部分可见绒毛状结构或大尺寸腺体密集分布，因其结构异型度为中度~重度，因此癌的可能性大。这样的肿

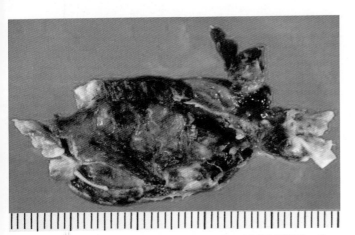

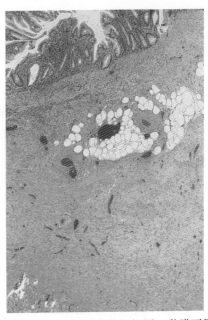

图 3-64　慢性阑尾炎的肉眼图。阑尾壁呈纤维性增厚，黏膜萎缩

图 3-65　慢性阑尾炎的组织图。黏膜下层至浆膜的纤维性增厚。黏膜轻度炎症

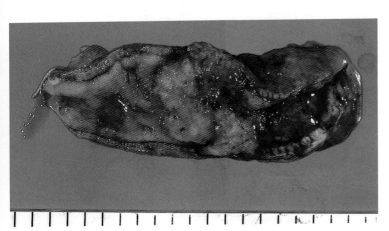

图 3-66　阑尾绒毛性肿瘤的肉眼图（65 岁男性）。作为阑尾炎被切除，在黏膜处可见绒毛状肿瘤

瘤，多年后出现腹腔内黏液潴留，形成所谓的腹膜假性黏液瘤（pseudomyxoma peritonei）。黏液内仅有少量癌细胞。作为腹膜假性黏液瘤的病因最多见的是卵巢黏液性囊性腺癌，其次占第二位的是阑尾原发（**图 3-66～图 3-69**）。

　　阑尾是类癌的好发部位，根据 Saundler 和 Snow（1973）的报道，其发生率在全消化道中最高，其次是按照小肠、大肠的顺序（**图 3-70～图 3-72**）。但是阿部（1971）比较了欧美和日本类癌的发生部位概率，在日本仅次于阑尾发生最多的部位是胃。这种差异是因为人种的不同，还是因为病理组织学检索差异所致尚不明确。

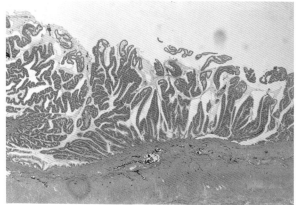

图 3-67　图 3-66 的低倍放大组织图。组织学上可观察到黏膜表面有很多绒毛状突起

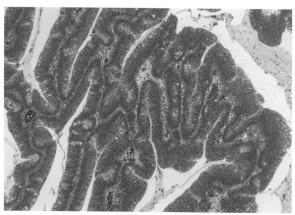

图 3-68　图 3-67 的高倍放大组织图。绒毛状增生的上皮性细胞增殖倾向显著，细胞异型度为中度，呈绒毛状，因此诊断为腺癌。浸润至浆膜下层

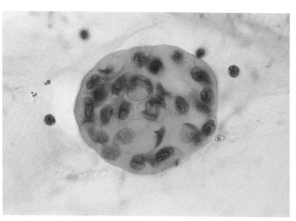

图 3-69　腹膜假性黏液瘤的巴氏（Papanicolaou）染色图。有少量黏液性腹水潴留，细胞学诊断上可见分泌黏液的恶性细胞团

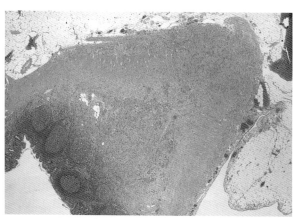

图 3-70　阑尾前端黏膜下层的小类癌。因阑尾炎行外科切除，组织学检查时偶然被发现

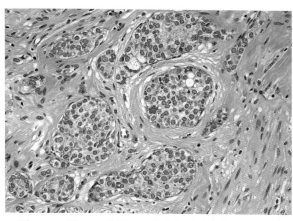

图 3-71　图 3-70 的放大。类癌细胞形成实性细胞巢

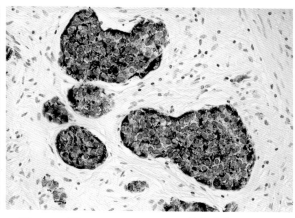

图 3-72　图 3-71Fontana-Masson 染色着色

大肠疾病的病理与活检诊断

A 大肠的正常结构

与小肠黏膜窄的环形皱襞不同，大肠黏膜形成宽的环形皱襞，称为半月皱襞（plicae semilunares）（图4-1，图4-2）。半月皱襞在组织学上由黏膜和黏膜下层组成，向肠腔内突起。大肠黏膜被覆表面上皮，上皮下陷达黏膜深部约1mm，形成隐窝 crypt（图4-3，图4-4）。组织学上，表面上皮和隐窝上皮均为柱状细胞，核规整地排列在细胞基底侧。多数与小肠上皮一样混有杯状细胞，细胞核上方胞浆内含大量黏液。与小肠不同，大肠黏膜内一般没有 Paneth 细胞。同其他消化道黏膜一样，隐窝上皮的基底侧散在可见嗜银染色（Grimelius 染色）着色的神经内分泌细胞。神经内分泌细胞分泌胃泌素和生长抑素，发挥调解肠道黏膜内环境的作用。隐窝上皮的分裂细胞带位于最深层。

黏膜固有层的间质由纤维母细胞及小血管、淋巴管组成。常有少量淋巴细胞、浆细胞及单核细胞，也散在形成孤立性淋巴小结，推测与肠管黏膜的免疫功能相关。

黏膜肌层为数十微米厚的平滑肌层，与黏膜和黏膜下层相区分。黏膜肌层与黏膜的运动相关。淋巴管、血管及末梢神经贯穿黏膜肌层。

黏膜下层为疏松结缔组织，由纤维母细胞、小血管和淋巴管组成。可见少量脂肪细胞。另外，少数可见由神经纤维和神经细胞组成的神经丛（Meissner's plexus）。

平滑肌组成的固有肌层，包含内环肌层和外纵肌层两层。内环肌向肠腔内方向收缩，外纵肌向肠管纵行方向收缩，两者相结合对肠道内容物进行搅拌并向肛门侧推送。内环肌和外纵肌之间有很多神经丛（Auerbach's plexus）。在回肠和盲肠的交界处，黏膜和黏膜下层形成皱襞，一部分固有肌层被卷入形成厚瓣，称为回盲瓣（Bauhin's valve）（图4-5，图4-6）。

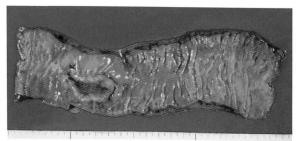

图4-1 乙状结肠癌的切除标本。在左侧肛门侧可见 4cm×3cm 的 2 型肿瘤。口侧的正常大肠黏膜内，有比小肠粗的不规则环形半月皱襞

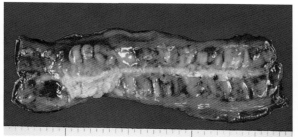

图4-2 大肠带（tenia coli）的肉眼图。与图4-1是同一个病例。为了摘除淋巴结而尽量去除结肠系膜及浆膜下的脂肪组织。左侧可见与 2 型肿瘤粘连的浆膜下脂肪组织。大肠带是沿长轴方向增粗的平滑肌

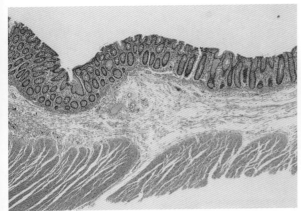

图4-3 大肠壁的组织图。由黏膜固有层、黏膜肌层、黏膜下层和固有肌层组成

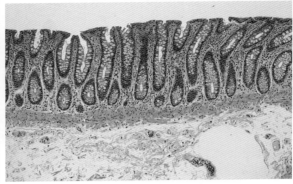

图4-4 大肠黏膜的放大图。大肠黏膜由表面上皮向深部凹陷形成的大量隐窝和被卷入的间质组成。隐窝为深度约1mm的管状凹陷，由柱状隐窝上皮组成。隐窝上皮的分裂细胞带位于最深层，有向表面分化的趋势。紧邻隐窝末端的下方为黏膜肌层

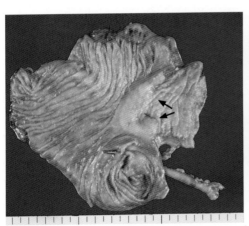

图4-5 回盲部的切除标本。因盲肠隆起性腺癌而行的黏膜切除手术，组织学上有黏膜下层浸润而行追加切除。组织学上未见癌残留。右上方可见回肠末端，与盲肠之间以黄色隆起的回盲瓣为界（箭头）

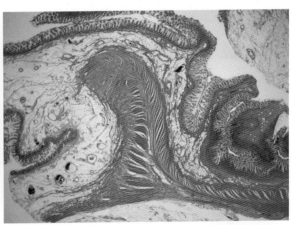

图4-6 回盲瓣的组织图。回盲部黏膜平滑肌突向肠腔

　　大肠外侧表面被浆膜（腹膜）覆盖，浆膜和平滑肌层之间有由疏松结缔组织构成的浆膜下层。大肠由腹膜自后延伸出的大肠系膜（mesocolon）固定。大肠系膜由表面的浆膜和深部的脂肪组织组成，内有肠系膜动静脉支和神经走行。大肠系膜厚，包绕大肠壁后方1/4 ~ 1/3。

　　腹膜返折部以下的直肠壁全部由相当于外膜的脂肪组织包绕。

B 大肠癌的组织学发生及由其来看大肠癌的临床病理

1 有关大肠癌组织学发生的现代史

历史上，作为科学概念改革的一般模式，有基于托马斯·科恩"赋予概念转换特征的一般模式"的科学革命架构（**表 4-1**）。大肠癌的组织学发生学说变迁（**表 4-2**），也沿袭了该模式的发展顺序，因此本章对大肠癌组织学发生学说按照这种一般模式变迁的短暂历史进行介绍。

为什么呢？这是因为在进行大肠癌临床病理描述前，如果说"大肠癌的组织学发

表 4-1 · 具有概念转换特征的一般模式

1. 在普遍被接受的概念中指出无法解释的异常。最初，对于不合常理的现象虚伪地视而不见或为了使其合乎逻辑而放大解释（大肠癌生长的缺环和夜晚灾难）

2. 仅仅通过视而不见或放大解释无法解决的异常数量增加。从而明白不是观察报告，而是概念的错误（假浸润，癌组织学诊断标准）

3. 合乎常理的概念的建立（de novo 癌学说）

4. 新的概念往往受到体制方面的限制，有时也发展到与坚持原概念的顽固派们进行血腥争斗的过渡期

5. 新概念，随后进一步通过观察报告得以证明，得出新的见解而被人们接受（Ⅱc 型癌的诊断）

表 4-2 关于大肠癌组织学发生的时代推移

de novo 癌学说	怀疑	腺瘤癌变学说
1958 Spratt JS，Ackerman LV，Moyer CA		
		1959 Grinnell RS，Lane N
1962 Castleman B，Krickstein HI		
		1963 Lane N，Lev R
		1968 Morson BC
		1972 Morson BC Dawson IMP
		1975 Muto T，Bussey HJR，Morson BC
	1975 Welch CE，Hedberg SE	
1984 西沢 护，中村恭一		1976 Enterline HT
1985 中村恭一		1979 武藤徹一郎
1986 工藤进英		1984 工藤进英

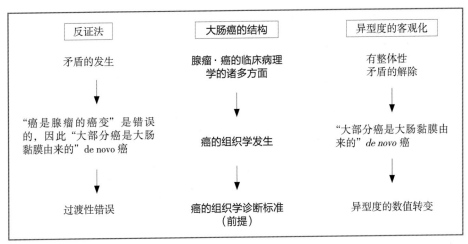

图 4-7 根据 2 种不同方法得出的大肠癌组织学发生

生"存在问题的话，首先是关于大肠癌及腺瘤的临床病理问题，尤其是在不久前人们发现曾在国际上被普遍接受的 Morson 等人提出的大肠癌组织学诊断标准，及大肠癌组织学发生学说之一的 adenoma-carcinoma sequence 学说（腺瘤－癌连续学说）存在明显的错误，因此对大肠癌组织学诊断标准的修订也迫在眉睫，明确这一点之后，才能进一步确定新的大肠癌组织学诊断标准的必要条件。

因此，本书为了介绍大肠癌的组织学诊断，尤其是活检诊断，无论如何都无法绕过大肠癌组织学发生相关学说的变迁。而且，①围绕大肠腺瘤与癌临床病理学的诸多方面，②大肠癌的组织学发生，③大肠癌的组织学诊断标准，三者之间也并不是毫无相关的（**图 4-7**）。这些方面是相互紧密联系的，并形成了大肠腺瘤与癌相关的一个临床病理学架构。而且，其中大肠癌的组织学诊断标准是架构的基础，它是以癌的组织学发生为前提的。如果基础出错的话，作为上层建筑的大肠腺瘤与癌的临床病理学架构就会与实际相差甚远。基础，即大肠癌的组织学诊断标准，是对大肠腺瘤与癌的临床病理学诸多方面的思考方法，进而对诊断和治疗产生很大的影响。

a.adenoma-carcinoma sequence 学说（腺瘤－癌连续学说）鼎盛时期（~1980 年前半期）

关于大肠癌的组织学发生，存在着两大学说的反复争论。一个是"大部分大肠癌直接发生于大肠黏膜"的 *de novo* 癌学说，另一个是"大部分大肠癌发生于腺瘤"的腺瘤癌变学说（**表 4-2**）。在腺瘤癌变学说中极端的学说是由 Morson 等（1968、1972）提出的"几乎所有的大肠癌都是由腺瘤癌变而来的"adenoma-carcinoma sequence 学说（腺瘤－癌连续学说）（**图 4-8**）。20 世纪 70 年代以前，*de novo* 癌学说与腺瘤癌变学说曾反复争论，但始终没有得出结论，最终以"癌组织学诊断标准不同"而结束（**表 4-2**）。20 世纪 70 年代以后，由 Morson 等人提出了 adenoma-carcinoma sequence 学说，并由此提出的癌组织学诊断标准（**表 4-3**），在国际上曾被普遍接受。当然，在尚未从鹿鸣馆思想中解放出来的日本也一样，当时关于大肠癌的论文几乎完全支持 adeno-

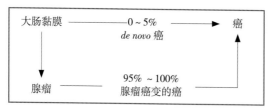

图 4-8 Morson 等提出的大肠癌组织学发生

腺瘤—癌连续学说：大肠黏膜→腺瘤→癌→转移

表 4-3 Morson 大肠癌组织学诊断标准

异型腺管的存在部位	黏膜异型腺管的异型度		
	轻度（mild）	中度（moderate）	重度（severe）
黏膜	轻度异型腺瘤	中度异型腺瘤	重度异型度的腺瘤
黏膜下组织	腺瘤的假浸润	腺瘤的假浸润 *	癌

腺瘤（adenoma）= 异型增生（dysplasia）

* 包含黏液癌

表 4-4 Welch 和 Hedberg 针对大肠癌组织学诊断标准的批判：组织学上诊断为息肉状癌的 57 个病例，10 年后其他病理医生的组织学诊断

良性腺瘤	37 例（65%）	
伴癌的腺瘤	6 例（10%）	
息肉状癌	14 例（25%）	
合计	57 例（100%）	

ma-carcinoma sequence 学说（**表 4-2**），并且毋庸置疑地接受了 Morson 等的癌组织学诊断标准。

但是，针对该学说和癌的组织学诊断标准，毫无批判是不可能的。Welch 和 Hedberg（1975）报道了组织学上曾诊断为息肉状癌的 57 例患者，其中 65% 在 10 年后被其他病理医生诊断为良性腺瘤，对大肠癌的组织学诊断标准提出了批判（**表 4-4**）。但当时并未受到广泛关注，Morson 等的癌组织学诊断标准仍被国际上普遍接受，直到现在也影响着大肠癌的组织学诊断标准（WHO 分型，Vienna 分型）。

关于癌的组织学诊断标准，进一步 WHO（1976）发表了以引出 adenoma-carcinoma sequence 学说为前提的 Morson 等人的癌组织学诊断标准（**表 4-3**）。根据该标准，重度异型度的黏膜内癌即使在其细胞·结构异型度上毫无疑问确诊癌，也被非理性地定义为腺瘤"只要异型腺体局限在黏膜内，就属于重度异型度的腺瘤（异型增生）〔adnoma with severe atypia（severe dysplasia）〕"。为什么说是非理性呢？因为癌在肿瘤病理学总论中被定义为发生于上皮的恶性肿瘤。大肠黏膜也有上皮，因此大肠癌应当发生于黏膜上皮，而且事实上大肠黏膜内也有癌的存在。尽管这是很明确的事情，但该标准还是认为黏膜内存在的癌不是癌。

与此同时，日本大肠癌研究会（1977）提出了《大肠癌处理规范》。该规范与Morson等关于癌的定义不同，认可大肠黏膜内癌的存在。这是因为与欧美各国相比，在日本多数将胃黏膜内癌当作癌症来进行处理，不仅仅是胃，认为大肠内也存在异型度上可诊断黏膜内癌的上皮性肿瘤。但当时日本处于尽管认可大肠黏膜内癌的存在，而另一方面又不加任何批判地接受大肠癌组织学发生的"adenoma-carcinoma sequence学说"的这种非理性状态。

在这个时期，如果日本的大肠癌规范参照Morson癌组织学诊断标准的WHO分型，认为大肠黏膜内癌不是癌的话，就不会有日本现在大肠癌诊断和治疗的显著进步，甚至可能会发展滞后。为什么呢？因为只有认可大肠黏膜内癌的土壤才会萌生 *de novo* 癌学说，如果没有这个土壤，就必须从改良土壤开始而耗费时间。另外，对于概念的转换，也存在一时的"权威胜过理论"、"无理横行，有理难行"的时期。

在20世纪90年代前半期，adenoma-carcinoma sequence学说在国际上被广泛接受，并基于此进行大肠的腺瘤及癌的诊疗。基于"胃溃疡癌变"这一胃溃疡的癌变学说，在20世纪70年代以前曾非常盛行胃溃疡的切除，大肠腺瘤也同胃溃疡的情况一样，从adenoma-carcinoma sequence学说的观点出发，基于"大肠癌发生于腺瘤"或"大肠腺瘤癌变"等理由，直至最近也曾盛行为预防大肠癌而行"大肠息肉切除"。

b. adenoma-carcinoma sequence 学说不能解释的异常

从20世纪80年代前半期开始，有人指出了用adenoma-carcinoma sequence学说不能解释的异常现象。正如托马斯·科恩所说的那样，"不合常规的东西往往虚伪地视而不见，或者貌似符合逻辑地被放大解释"。

1) adenoma-carcinoma sequence 学说中不可思议的现象：从人全身脏器的癌的组织学发生或细胞学发生的观点来分析adenoma-carcinoma sequence学说和以此为前提的癌组织学诊断标准，该学说和标准在理论上存在明显错误，而且该学说与实际之间存在很大的背离。因为存在以下两点。

首先，发生于人全身脏器和组织的恶性肿瘤，是不以良性肿瘤为发生背景的，那么"难道只有大肠癌是以腺瘤为背景而发生的吗？"如果只有大肠癌例外，则与其他恶性肿瘤之间缺乏统一性。

其次，根据adenoma-carcinoma sequence学说，大肠的正常上皮细胞不会直接癌变。癌细胞是上皮细胞分裂时发生突变的细胞，未被机体排出而反复分裂增生的产物。大肠黏膜为了更新上皮在腺体下部不断发生细胞分裂，因此不可避免会产生突变细胞。尽管这样，"为什么大肠的正常黏膜上皮不断进行细胞分裂而不会发生癌呢？"为了认同adenoma-carcinoma sequence学说，对于人恶性肿瘤的发生背景，就不得不明确大肠黏膜这一脏器组织·的特异性。但是用不着对这一特异性进行证明，仅从adenoma-carcinoma sequence学说的立场来看实际中的大肠癌和腺瘤的临床病理学，

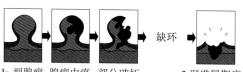

按照 adenoma-carcinoma sequence 学说，大肠癌的发生发展过程中出现了不连续部分（缺环）。

Ip 型腺瘤　腺瘤内癌　部分破坏　缺环　2 型进展期癌

图 4-9 adenoma-carcinoma sequence 学说无法解释的异常（1）："大肠癌生长过程的缺环"之谜

就出现了谜、矛盾和奇妙的现象，也就明白了该学说存在明显错误。

作为谜，尽管大肠癌生长的形态学改变是呈连续性的，但基于 adenoma-carcinoma sequence 学说来看大肠癌生长的肉眼形态学改变，其中存在不连续的部分（**图 4-9**）。即，腺瘤和大部分早癌为 1~2cm 大小的有蒂息肉状（Isp，Ip 型），而进展期癌大部分为 2cm 以上的 Borrmann2 型或者《大肠癌处理规范》的 2 型溃疡型。如果大肠癌的发生是腺瘤的癌变，即基于 adenoma-carcinoma sequence 学说的话，大肠癌生长应当是从有蒂息肉状早癌→溃疡型进展期癌的连续性形态学改变，介于两型的中间类型，即有蒂息肉状癌的部分顶端溃疡化的杯状癌（**图 4-10**），应当与有蒂息肉状早癌和 Borrmann2 型进展期癌的发生率基本相同，这也是我们探讨的基础。但在实际中，为什么极少见到这种中间类型。为此，伴随癌生长的肉眼形态学改变出现了不连续的部分。这点正如人类进化过程的谜"缺环（missing link）"（**表 4-5**）。对此，是否抱有强烈质疑是能否接受 adenoma-carcinoma sequence 学说的关键。

针对这个"缺环"，adenoma-carcinoma sequence 学派进行了姑息性解释。即，"由于从 Ip 型到 Borrmann2 型发生急变，所以日常诊疗中我们见不到这种中间类型"。但是，为了使这种急变符合逻辑性，进而出现了命题为"Ip 型→ Borrmann2 型的急剧形态学改变发生在夜晚"这一奇妙的现象。为什么呢？因为内镜检查、X 线检查通常是在白天进行，但在白天的检查中几乎见不到这种中间类型。这种急剧的形态学改变被称为"灾难（catastrophe）"。大肠癌生长的急剧形态学改变发生在夜晚，也就是在大肠内发生了"大肠癌的夜晚灾难（nocturnal catastrophe of the colorectal cancer）"这一奇妙现象（**图 4-11**）。

如果坚信 adenoma-carcinoma sequence 学说，就必须彻夜进行有蒂息肉状癌的内镜下观察，来证明这一现象（**图 4-12**）。根据腺瘤 - 癌连续学说，由于腺瘤癌变的发生率高，那么这种现象的发生应当也很高。因此应当容易观察到息肉状癌的灾难。但是，腺瘤癌变学说学派中，至今没有任何人进行这种观察，这是为什么呢？

2）adenoma-carcinoma sequence 学说的大肠癌组织学诊断标准的错误：在肿瘤病理组织学总论中所谓的癌瘤是"上皮细胞在进行细胞分裂时因突然变异形成的突变细胞未被机体排出，经不断分裂增生而形成的细胞团块"。在大肠黏膜多数腺体的深层 1/2，不断进行细胞分裂来更新上皮。因此在大肠黏膜腺体的分裂细胞带区域产生突变细胞。有些突变细胞未被机体排出而存活下来，并不断分裂增生。因为这就是癌

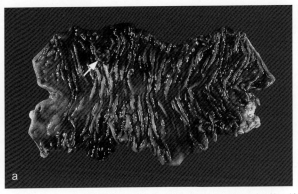
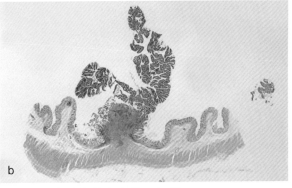

图 4-10 有蒂息肉状癌的顶端部分溃疡呈杯状（箭头）。这种形态的癌少见。如果 adenoma-carcinoma sequence 学说是真实的话，这种早癌的发生率应当与 Ip 型癌和 Borrmann2 型癌相同

表 4-5 大肠癌生长过程中的形态学改变和人类进化过程中的
"缺环"

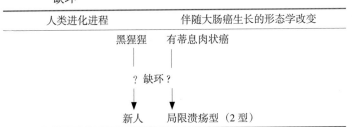

人类进化进程	伴随大肠癌生长的形态学改变
黑猩猩	有蒂息肉状癌
↓	? 缺环 ? ↓
新人	局限溃疡型（2 型）

瘤，所以在黏膜内存在癌细胞也是不言而喻的。尽管如此，在 adenoma-carcinoma se-quence 学说的大肠癌组织学诊断标准（参考第 321 页**表 4-3**）中，认为黏膜内的癌不是癌。以这个癌组织学诊断标准为前提的话，大肠癌的癌变就出现 "重度异型度的腺瘤腺体通过黏膜肌层时瞬间癌变" 这一奇妙现象。此外，根据这个标准，"位于黏膜下层的黏液腺癌也不是癌，而是轻度或中度异型腺瘤的假浸润 *(参考第 327 页的脚注)"。为什么呢？黏液腺癌的黏膜内扩展部分如果按照 Morson 的异型增生的异型度分型，通常为异型度轻度 ~ 中度的异型增生或腺瘤（**图 4-13**）。癌的定义是 "重度异型度的黏膜内腺瘤的黏膜下层浸润"，那么如果把浸润至黏膜下层深部的黏液腺癌看作是癌的话，癌的定义与腺瘤（异型增生）的异型度分型之间是矛盾的（**图 4-13 ~ 图 4-15**）。

关于癌的组织学诊断标准，在日本国内及国际上与 adenoma-carcinoma sequence 学派之间进行了很多次争论，但有意思的是，均以**图 4-16** 所示的会话而结束。于是认为 "如果诊断为癌，即便是黏膜内癌也会实施过度手术"。在进行大肠腺瘤和癌的组织学诊断时，为什么必须加上异型度形态的认识并综合考虑癌的治疗来进行癌的组织学诊断呢？癌的组织学诊断，并不意味着扩大外科手术。所谓恰当的治疗，原则上是在做出正确的性质（良性还是恶性）及其病变范围的诊断之后，选择最恰当的治疗方法。如果大肠癌是局限于黏膜内的小型癌，则可以选择内镜下黏膜切除。只有大肠癌的组织学诊断标准，不是基于科学证据和理论，而是更基于社会病理学的标准

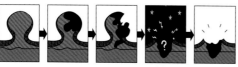

如果认同 adenoma–carcinoma sequence 的话，针对大肠癌的生长进展过程，急剧的形态学改变（灾难）发生在夜晚。

Ip 型腺瘤　腺瘤内癌　部分破坏　夜晚灾难 2 型进展期癌

图 4-11　adenoma–carcinoma sequence 学说无法解释的异常（2）："大肠癌生长过程中的大肠癌夜晚灾难"这一奇妙现象

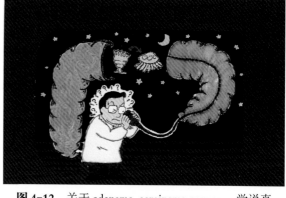

图 4-12　关于 adenoma–carcinoma sequence 学说真假的内镜证明"大肠癌夜晚灾难的观察"

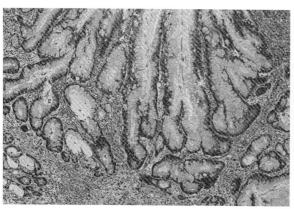

图 4-13　黏膜下层的深层浸润部分为黏液腺癌的黏膜内癌组织图。根据 Morson 异型度分型，为中度异型腺瘤（adenoma with moderate atypia）

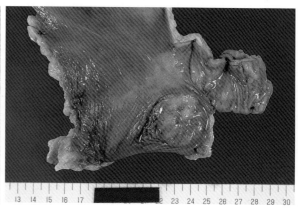

图 4-14　图 4-13 癌的肉眼表现。溃疡局限型（2 型）癌

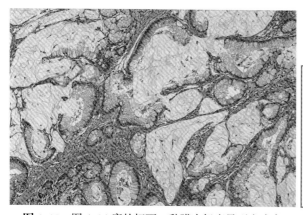

图 4-15　图 4-14 癌的切面。黏膜内轻度异型度或高分化型癌，向黏膜下层深部浸润的部分为黏液腺癌（mucinous adenocarcinoma）。如果认可该黏液腺癌就是癌的话，就与癌的定义及腺瘤的异型度分型产生矛盾，因此必须将该黏液腺癌看作是腺瘤的假浸润

问："癌发生于上皮，大肠黏膜内存在上皮成分。那么在黏膜内应当存在癌，为什么黏膜内癌不是癌呢？"
答："去除黏膜内癌，因其能够被完全治愈而不看作是癌"。
问："如果那样的话，进展期癌手术得以完全治愈的病例，5 年后其组织学诊断是要变更为伴假浸润的重度异型增生吗？"
答：……

图 4-16　与 adenoma–carcinoma sequence 学派间关于癌定义的珍贵问答

sociopathological criteria，这合适吗！？

　　另外，在日本的 adenoma-carcinoma sequence 学派中也有人提出"重度异型增生（severe dysplasia）= 黏膜内癌就可以了"的姑息观点。这样一来大肠癌的组织学发生就成了 de novo 癌学说（**表 4-6**）。进而，也有人提出将癌的组织学诊断标准进行理论 theoretical 和实际的 practical 的区分考虑这种人为使其合乎逻辑的姑息观点。但理论应当是对实际中经常发生的现象经不断推理逐渐得出的结论，用简洁语言来表达的基本主张或概念。以此为前提，对实际中发生的各种现象进行观察时，才能更为形象地理解这些现象。如上，癌的组织学发生绝不应当是与实际毫无相关的，而应是实际现象的本身。与实际直接或间接不相关的学说都是空理论。

　　如上所述，可以明确的是 adenoma-carcinoma sequence 学说与实际有很大偏离，该学说存在很多矛盾。因此，依据逻辑学的反证法，adenoma-carcinoma sequence 学说是明显错误的。进而，引出该学说的癌组织学诊断标准，从逻辑的推移定律得出是明显错误的（参考第 283 页**图 4-7**）。

* 关于"假浸润（pseudoinvasion）"

　　所谓浸润，其含义是细胞或组织从本该存在的地方向其他部位移行的"事件"。那么，由浸润这一"事件"所产生的"事物"，细胞的话就是"浸润细胞"，组织的话就是"浸润组织"。从浸润这个概念或术语来看并不仅限于癌。例如，如果某部位发生炎症，原本不存在的炎症细胞浸润到该部位，称为炎症细胞浸润。此外，胖人的心脏，有时在心肌纤维之间出现脂肪细胞，称为脂肪浸润。子宫内膜症（endometriosis）是在子宫肌层、甚至浆膜下层内有多个巢状分布的子宫内膜组织，这是作为子宫内膜浸润这一"事件"结果的浸润子宫内膜。子宫内膜不仅是浸润，还可以发生淋巴结或结肠转移。如上，浸润和转移并不仅仅是在癌中才有的现象，而且，要铭记也不是只用于癌的术语。这样的话，就没必要重新定义假浸润这一术语了。

　　针对位于消化道黏膜的上皮来看浸润这一"事件"，能观察到正常黏膜、腺瘤及癌。有时在黏膜下层内也可见到正常腺体，这是正常黏膜的一部分因某种原因向黏膜下层移行所致，也就是浸润的结果，称为浸润黏膜·浸润腺体或异位黏膜·腺体（heterotopic mucosa or gland）。有时紧邻腺瘤下的黏膜下层内有腺瘤腺体，这是黏膜腺瘤的一部分移行至黏膜下层的"事件"，也就是浸润结果的浸润腺瘤腺体。当然，黏膜内癌向黏膜下层浸润，也就是黏膜下层浸润癌。像这样，黏膜下层内有腺体的存在是因浸润这一"事件"而引起的，该浸润"事物"的性质是依赖于其上方的黏膜病变性质而定的。通过观察浸润腺体的组织学形态来判定黏膜内病变是否为癌的观点是本末倒置的，毫无逻辑。但只有在大肠中对腺瘤的浸润使用了"假浸润"这一术语，这是因为需要根据其浸润腺体的组织学形态来判断其黏膜内病变的性质。

　　Morson 等的大肠癌组织学诊断标准是将明确为黏膜内癌的病变看作重度异型度的腺瘤，定义为有腺体黏膜下层浸润的癌。那么，大部分黏膜内癌作为中度异型度的腺瘤，将其腺体向黏膜下层浸润的情况定义为假浸润。为什么会有假浸润这一概念，这是因为首先要有黏膜部病变的异型度分型，如果中度异型腺体构成的腺瘤有黏膜下层浸润则为癌，这与异型增生（dysplasia）分

表 4-6　如果重度异型度的腺瘤（severe dysplasia）= 黏膜内癌的话，adenoma-carcinoma sequence 学说就变成了 de novo 癌学说

1. 腺瘤—癌演变学说
   黏膜→腺瘤→癌瘤→转移
2. 因为癌变率高的腺瘤是重度异型度腺瘤
   黏膜→重度异型度腺瘤→癌瘤→转移
3. 因为把重度异型度腺瘤看作是黏膜内癌
   黏膜→黏膜内癌→癌瘤→转移
4. 从癌的定义出发，因为癌瘤是 sm 癌
   黏膜→黏膜内癌→ sm 癌→转移
5. de novo 学说
   黏膜→黏膜内癌→ sm 癌→转移

表 4-7　大肠癌组织学诊断标准的要求

1. 以黏膜内病变的异型度作为对象
2. 客观上，具有再现性
3. 引出"大部分为 de novo 癌"的大肠癌组织学发生的癌组织学诊断标准

型相矛盾。也就是说，因为不得不将中度异型的腺瘤也诊断为癌，通过假浸润使其合乎情理是为了回避 dysplasia 的异型度分型和癌定义之间的矛盾。

c. 合乎常理的概念的建立（20 世纪 80 年代后半期~）

如果 adenoma-carcinoma sequence 学说及其前提癌组织学诊断标准有明显错误，那么大肠癌的组织学发生则存在问题，即腺瘤癌变所致的癌（腺瘤由来的癌）和直接发生于大肠黏膜的癌（de novo 癌）的比例是多少？提及引出大肠癌组织学发生的前提，当然是癌的组织学诊断标准，因此有必要对其进行探讨。

在建立客观的大肠癌组织学诊断标准时，有**表 4-7** 中所示的 3 个要求。其中"要求 3"似乎很奇特，但为了使大肠癌的组织学发生与发生于人类脏器和组织的所有肿瘤具有统一性，就必须采用"大肠癌的发生也与发生于其他脏器和组织的癌组织学发生一样，不是以良性上皮性肿瘤腺瘤为背景的，而多为直接发生于脏器和组织的 de novo 癌"这一引出大肠癌组织学发生的诊断标准。这是因为发生在大肠以外的其他脏器和组织的恶性肿瘤，大部分不是良性肿瘤的恶变，而是直接发生于脏器和组织。

在消化道中，大部分胃癌的发生是不以溃疡或腺瘤为背景的，而是直接发生于胃黏膜，另外，回肠腺瘤非常罕见，因此回肠癌也直接发生于黏膜。关于大肠癌的发生，既然不能解释为"过了 Bauhin 瓣，癌的发生机制突然发生改变"，那就只能是 de novo 癌。相反，也有观点认为大肠是特殊的脏器，如果是这样的话，就必须证明其在人体内的边界，即回盲瓣及其相邻的大肠黏膜的特异性。另外，也有人提出了特异性的家族性大肠腺瘤病癌变，但这属于个体遗传性疾病，在其他组织中的发生率也很高，仅是与大肠癌的发生场所有本质差异。因此，不能用来证明这是一般大肠癌变的特异性。

从以上来看，如果换一个角度来考虑，癌组织学发生的引出可以作为验证癌组织学诊断标准是否妥当的工具。

那么，大肠癌组织学诊断标准需要满足**表 4-7** 所示的条件，但在被国际广泛认可的 Morson 等的标准（**表 4-3**）中是不存在的。难得在大肠癌研究会提出的《大肠癌

表 4-8　大肠腺瘤和大肠癌内的组织学表现异型度

异型的组织学表现（i）	异型度（X_i）	权重（a_i）
细胞水平：		
1. 核质比（N/C）	X_1	a_1
2. 核大小不一	X_2	a_2
3. 核排列紊乱	X_3	a_3
⋮	⋮	⋮
结构水平：		
4. 腺管密度增加	X_4	a_4
5. 腺管大小不一	X_5	a_5
6. 不规则形腺管出现	X_6	a_6
⋮	⋮	⋮
n.	X_n	a_n

处理规范》中认可了大肠黏膜内癌的存在，为什么在日本关于大肠癌组织学发生的论文中，出现因腺瘤癌变而发生癌的概率很高，对于发生于人类脏器的癌的组织学发生，只有大肠是特殊的？

为了摒弃癌组织学发生中大肠这一脏器特殊性，必须重新审视大肠癌的组织学诊断标准，建立新的标准。依靠经验根据半抽象的表现来制定癌组织学诊断标准，终究也只是主观标准。因此，我们知道以此为前提引出癌组织学发生时，也只是癌组织学诊断标准的不同历史重演。因此有必要采用其他方法来制定客观的癌组织学诊断标准。

根据大肠癌组织学诊断标准（**表 4-7**），制定更为客观的癌组织学诊断标准时，要观察肿瘤形成的复杂组织学形态来考虑其组织学诊断，这就是"我们将一眼判断癌的组织学形态进行数值化"（**表 4-8**）。

基于这种考虑，针对代表细胞异型和结构异型表现的核质比（N/C），及腺体密度，如**表 4-9**所示，定义为 2 个变量（ING、ISA），对于正常黏膜、明确良性腺瘤及明确为癌的 3 个分型进行大量 ING、ISA 的测量。于是，根据这些测量值来导出区分良恶性的概率性二元线性判别函数，以及良恶性的判别公式（**表 4-9**，参考第 306 页**图 4-36**）。这两个变量是指在大的腺体组织中，我们一眼就判断为癌的组织学形态。基于这个思路得出的判别公示，并不违背数学逻辑，但也有不少为了反对而反对的情况。但是，依据这种组织学形态测量得到的组织学形态紊乱程度的量化，以及异型度的量化，给予日常的半直观组织学诊断一个具体客观的标准。进一步，通过测量更多的病例，得出集合的判别公式，这是根据切比雪夫（Chebyshev）大数据法则制定的。

良恶性区分的概率性判别公式的前提是大肠癌的组织学发生，如**图 4-17**所示，引出与 adenoma-carcinoma sequence 学说完全相反的 *de novo* 癌学说。进而如**表 4-10**所示，从大肠癌的组织学发生角度，来看大肠癌生长所伴随的肉眼形态学改变以及壁浸润深度，表明 *de novo* 癌与腺瘤癌变的癌有很大不同。但当时的病例数量不足，为

表 4-9 大肠腺瘤和癌概率性区分的二元线性判别函数

良性腺瘤与癌的区分：

$$Fca = 0.08 (ING) + 0.04 (ISA) - 6.59$$
（但，Fca > 0 癌，Fca < 0 腺瘤）

良性腺瘤与轻度异型增生性腺管群的区分：

$$Fad = 0.05 (ING) + 0.07 (ISA) - 6.47$$
（但，Fad > 0 腺瘤，Fad < 0 增生性腺管群）

变量（ING）：每单位面积的腺管群的核质比（N/C）
变量（ISA）：每单位面积的腺管面积（腺管密度）

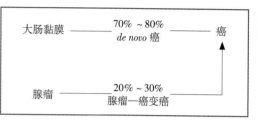

图 4-17 作为概率性良恶性区分判别式的前提，引出的大肠癌组织学发生

表 4-10 根据判别式，不同大肠癌组织学发生的癌发生发展过程的总结

肿瘤大小	*de novo* 癌	腺瘤由来的癌
0	癌发生：Ⅱb、Ⅱc、Ⅱa	腺瘤发生：Ⅱb、Ⅱa、Is
↓	sm 浸润 17%	
5mm	Ⅱa、Ⅱc+Ⅱa	
↓	sm 浸润 16%	
1cm		腺瘤癌变
↓	Is、Ⅱa、Ⅱc+Ⅱa	Ip、Is
↓	sm 浸润 38%	sm 浸润 7%
2cm	Borrmann2、3 型	息肉切除
↓		Borrmann1 型？

了进一步明确其发生发展过程，有必要增加病例数来进行分析。之后，随着病例数的增加再次进行了探讨，得出了相同的结论（参考第 320 ~ 321 页**表 4-21、表 4-22**）。

d. 新旧概念相克的过渡期（20 世纪 80 年代后半期~）

在新的大肠癌组织学诊断标准和癌组织学发生发表后，再次进行了癌组织学诊断标准的讨论。但是，尽管局限于黏膜内的Ⅱc、Ⅱc+Ⅱa、Ⅱa 型微小癌，现在一般作为 *de novo* 癌来看，但当时并不认为是癌。大部分有黏膜下层浸润的微小癌被诊断为伴假浸润的Ⅱa 型腺瘤，而有黏膜下层浸润的凹陷型微小癌也被看作是伴假浸润的凹陷型腺瘤（**图 4-18 ~ 图 4-22**）。

在这个时期，西沢等（1985）报道了很多微小癌。之后，工藤（1986）报道了很多小的Ⅱc、Ⅱc+Ⅱa、Ⅱa 型 *de novo* 癌。开始有了微小Ⅱc 型癌、*de novo* 癌的散发发现和诊断的报道，之后随着这样的病例大量出现（鹤田·丰永，1995），已经不能再否定其存在了。另外，腺瘤 - 癌连续学说顽固派针对这种微小Ⅱc 型 *de novo* 癌，主张"微小腺瘤癌变的癌取代腺瘤"，但并没有取代的证据（参考第 340 页）。当提出某种主张时，"不对其背后的现象加以证明，而仅仅通过想象是不能提出主张的"，这不仅仅是

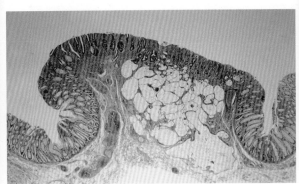

图 4-18 5mm 大小Ⅱa 型病变的切面。根据 Morson 的 dysplasia 分型，为伴假浸润的中度异型腺瘤（moderate dysplasia/adenoma with pseudoinvasion），在日本大部分大肠癌临床医生·病理医生也给出了同样的诊断。这是管状腺癌向黏膜下层浸润，呈黏液腺癌组织类型的微小癌。未见腺瘤腺体。*de novo* 癌

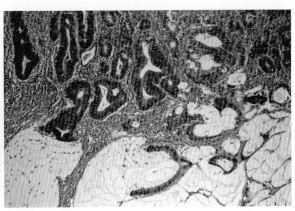

图 4-19 图 4-18 的放大。黏膜部为管状腺癌，黏膜下层的浸润部位为黏液腺癌。即，浸润至黏膜下层的癌细胞产生黏液，未排出管腔而潴留，在黏膜下层形成黏液结节

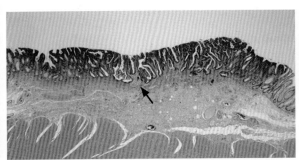

图 4-20 5mm 大小黏膜下层浸润的Ⅱa 型 *de novo* 癌的切面。箭头：黏膜下层浸润。大部分大肠癌临床医生·病理医生将该病例诊断为伴假浸润的重度异型度腺瘤（adenoma with severe dysplasia）

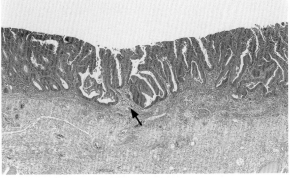

图 4-21 图 4-20 的放大。黏膜肌层被破坏，重度异型度的腺体浸润至黏膜下层的浅层（箭头）

图 4-22 图 4-21 的放大。可见大量不规则形腺管，异型上皮的 N/C 比值增大。判别式 Fca 为 1.5 的正数，是癌。Fca：1.53（ING:58.3；ISA:86.5）

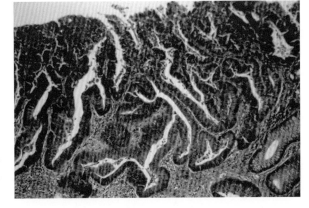

科学历史的教诲*。即，为了提出微小腺瘤的癌变和癌取代腺瘤的主张，有必要证明 2 点：①凹陷型微小腺瘤的癌变（凹陷型微小腺瘤中癌细胞的存在），以及②癌变后癌细胞取代整个微小腺瘤的腺体。

e. 新概念的接受时期（1990 年前半期~）

到了这个时期，在各地逐渐发现了小的表浅型 *de novo* 癌，不久后小的Ⅱc、Ⅱc+Ⅱa、Ⅱa 型 *de novo* 癌病例可谓奔流而至，腺瘤 - 癌连续学说根本无法阻止这一潮流。但是，在欧美国家仍然以 adenoma-carcinoma sequence 学说的顽固派霸占局面。尽管如此，在西方各国也出现了少数黏膜下层浸润的Ⅱc 型微小癌的诊断。

在此，让我们来看一下日本癌组织学诊断标准的时代变迁。**表 4-11** 是大肠癌组织学发生相关学说变迁的概观。第 29 届大肠癌研究会（喜纳 勇，1989）针对大肠癌组织学发生的问卷调查结果显示 *de novo* 癌占 25%、腺瘤的癌变病例占 75%，尽管认可 *de novo* 癌的存在，但以腺瘤由来的癌居多。*de novo* 癌和腺瘤癌变病例的比率为 *de novo* 癌：腺瘤由来的癌 =1:3，腺瘤癌变病例所占比例非常高。但在 5 年后白壁论坛（1996）上的大肠癌组织学发生统计结果显示 *de novo* 癌为 56%、腺瘤由来的癌为 44%，*de novo* 癌和腺瘤由来的癌的比率发生了逆转，结果为 3:2，*de novo* 癌增多了。进一步在其后的第 45 回大肠癌研究会（西沢 护，1996）上针对大肠癌组织学发生的问卷调查结果显示 *de novo* 癌占 75%、腺瘤由来的癌占 21%，其比率约为 3.5:1，*de novo* 癌逐渐增多。这个比率在短短的 6 年内从（1:3）到（3.5:1）发生了大逆转。在 Welch and Hedberg（1975）的组织学诊断标准变化的报道中（参考第 284 页的**表 4-4**），65% 曾诊断为癌的病例变成了腺瘤，在当时的日本发生了与大肠癌组织学发生相关诊断完全相反的现象。

• •

*知道光具有波动的性质，但认为波动不会在真空中传播。由于实际上光会在宇宙空间传播，那么宇宙中一定有能够传播光的介质。将这种不可见的光介质命名为以太（ether）。但是并无法证明以太的存在。1881 年，Michelson 和 Morey 为了证明以太的存在而进行了实验，实验发现光速度对发光体的运动完全没有影响，未检测出作为以太存在证据的光速度差。这个事件就是教诲我们"没有证据，就不能任意想象"的这一有名的历史事件。

为什么在短时间内大肠癌组织学发生会有如此大的改变呢？考虑有以下 3 个方面。即，①在自然界中大肠癌的发生机制以 1990 年左右为界突然发生改变。②被检出的癌的大小变小。③癌组织学诊断标准的改变。作为癌组织学发生比例改变的原因，源自于这 3 条中的哪一个呢？因为癌发生机制不可能以某个时期为界发生急剧改变，那么①被完全否定。另外，癌组织学诊断标准也不会因癌的大小而发生改变，因此②也可被否定。这样的话，作为大肠癌组织学发生的比例出现这种大的改变的原因，不是别的，而是③癌组织学诊断标准的改变（从鹿鸣馆思想中解放出来！？）。

关于癌的组织学诊断，有依据免疫组织学上 *p53* 基因突变等来进行诊断的方法。

表 4-11　大肠癌组织学发生的时代变迁

年份	发表者	病例数	*de novo* 癌	腺瘤由来的癌
1972 年	Morson BC，et al	–	0 ~ 5%	95% ~ 100%
1985 年	中村 恭一，其他	–	70% ~ 80%	20% ~ 30%
1989 年	第 29 届大肠癌研究会 问卷调查：喜纳	1722 例	25%	75%
1995 年	（1cm 以内的癌） 白壁论坛	2561 例	56%	44%
1996 年	（1cm 以内的癌） 第 45 届大肠癌研究会 问卷调查：西沢 护 （表面平坦型、凹陷型	1094 例	75%	21%

但目前仍不能用于实际的日常诊断中。癌的 *p53* 阳性率为 50% 左右，在组织学上一眼就能确诊的癌也存在 *p53* 阴性的情况（**图 4-23 ~ 图 4-25**）。因此，还不能以基因的免疫组织学改变来制定癌的组织学诊断标准。

另外，Vogelstein 等发表了将 adenoma-carcinoma sequence 中的基因改变作为大肠癌发生机制的模型。但这个模型是以 adenoma-carcinoma sequence 学说（大肠黏膜→腺瘤→癌→转移）为前提，其发生过程仅简单地套用了基因改变。容易被误解为在分子水平上证明 adenoma-carcinoma sequence 学说或者对该学说进行补充。关于癌细胞基因改变的研究，在病理组织学上已经从分子水平上证实了癌细胞的发生是基因突变所致，并不支持 adenoma-carcinoma sequence 学说。

细胞分裂时，会不同频率地发生细胞突变，大部分突变细胞被排出体外，但其中有的突变细胞在体内残留并增生形成癌瘤。因为大肠的正常黏膜上皮细胞以及腺瘤性上皮细胞都进行细胞分裂，产生突变也是明确的，其中有的突变细胞在大肠中残留并不断分裂增生，形成癌瘤。存在问题的是来自这些上皮的癌的发生率，也就是癌的组织学发生问题。从微小癌的组织学水平来看大肠癌组织学发生，根据 adenoma-carcinoma sequence 学说判定的癌，即腺瘤癌变癌的发生率很低，因此该大肠癌发生机制模型对于大部分大肠癌是不成立的。

最近，在维也纳召开了关于消化道癌组织学诊断分型的会议，并提出了维也纳分类。该分类只是简单地将连续的异型度进行若干分区，并与病变性质相对应，这与日本采用的 Group 分类大同小异（**表 4-12**）。如果按照这个分类方法对异型度进行判断，终于将日本所谓的一部分黏膜内癌判定为浸润性黏膜内癌（invasive intramucosal carcinoma）。尽管如此，并非包含全部黏膜内癌，并不将形成腺管的高分化型 ~ 中分化型腺癌整体上当作癌。其理由是未见到黏膜内浸润。在这个分类中，按照日本标准所判定的黏膜内癌根据有无黏膜内浸润分为三类，包括非浸润性黏膜内癌（上皮内癌）和浸润性黏膜内癌，以及介于两者之间的可疑浸润癌。但并未描述其浸润表现。即使这种浸润表现不明确，也不能判定是浸润癌或可疑浸润癌，尽管分类术语有所改变，但欧美国家对恶性的异型度形态的认识并未改变。

欧美国家的癌组织学诊断标准，一般更重视细胞异型度，而往往忽视结构异型度。仅仅认可癌细胞在黏膜内不形成腺管而分散分布的黏液细胞性腺癌，以及小型管状腺癌的结构异型。这是日本与欧美国家在良恶性组织学形态认识上的差异。因此，不认可细胞异型度不明显但有腺管大小不一、腺体密度增加以及不规则形腺管出现的这种结构异型，即认为所谓的高分化型管状腺癌（tub1）不是黏膜内癌。

反之，如何认识黏膜内癌的腺体浸润或非浸润的组织学形态呢？一般在鳞状上皮癌内，以上皮基底膜为基准，基底膜未消失者定义为原位癌 carcinoma in situ，而有基底膜破坏或消失者为癌的组织学浸润。但是，因为鳞状上皮癌自身也形成基底膜，所以有无基底膜的存在和破坏不一定就意味着浸润或非浸润。对于发生于消化道黏膜的腺癌，有时以黏膜肌层为基准，局限于黏膜内者为原位癌。如果对应于鳞状上皮癌中癌腺体的浸润或非浸润标准，则不是以黏膜肌层而是以腺体周围的基底膜为基准。在黏液细胞性腺癌中，癌细胞分散分布于黏膜固有组织内，因此容易判断出黏膜内浸润。但是，对于黏膜内高分化型管状腺癌的组织学浸润表现，如果追求观察基底膜的话，这些癌腺体自身也形成基底膜，因此不能根据癌腺体有无基底膜来区分浸润或非浸润。

在此，我们学习一下浸润（infiltration）。"所谓浸润，是指某组织或细胞移行至本不该存在的地方（参考第 327 页脚注）"，浸润不是仅限于癌的现象。浸润这一术语，如炎症细胞浸润、脂肪浸润，也被用于癌以外的现象。在消化道中，黏膜腺体浸润至黏膜下层时，容易识别其浸润腺体的存在。那么，浸润至黏膜下层的腺体如果是正常腺体的话，这就是异位腺体（heterotopic gland）或正常腺体浸润，如果是黏膜内癌的癌腺体存在于黏膜下层时则为癌腺体浸润。关于黏膜内正常腺体、腺瘤腺体以及癌腺体的黏膜下层浸润概率，众所周知，以癌腺体的发生率最高。综上，浸润表现也不应当是癌的绝对表现（**图 4-26 ~ 图 4-28**）。

那么黏膜内非浸润和浸润的组织学表现是什么呢？就是腺体密度增加、不规则形腺管出现等结构异型表现。为什么呢？因为如果癌上皮取代原有腺体即所谓的 in situ 进展，癌腺体与正常腺体结构不同。因此，癌细胞构筑的腺体结构与正常腺体结构不同，即从结构异型来定义浸润的角度出发，黏膜固有组织的癌上皮使原有正常腺体发生结构破坏或结构重建。这种结构破坏或重建的表现，可看作是微观上的癌浸润。

在黏膜内癌中，黏液细胞性腺癌明确为癌的表现是什么呢？如前述，这是细胞异型和腺管形成倾向极弱的极端结构异型，即癌细胞的黏膜固有组织内浸润。正因如此，从细胞异型度上为腺瘤-癌交界区域病变，当结构异型度为重度时，应当诊断为黏膜内癌·高分化型管状腺癌。

2 关于腺瘤·癌的异型度和分化程度

大肠的局限性上皮性病变是否为肿瘤，以及如果是肿瘤的话是良性还是恶性的组织学诊断，是根据异型性（atypia）的程度，也就是异型度（grade of typicality）来进行判

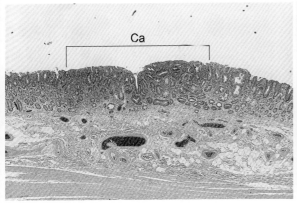

图4-23 微小 *de novo* 癌 的 切 面（Ca）。3mm，Ⅱb～Ⅱa 型。黏膜内癌

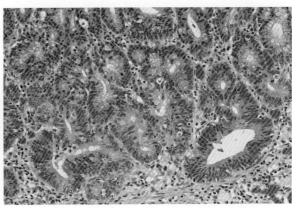

图4-24 图4-23 的放大。可以确定癌的诊断（HE 染色）

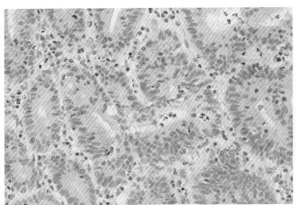

图4-25 图4-23 的 p53 免疫染色。癌细胞为阴性

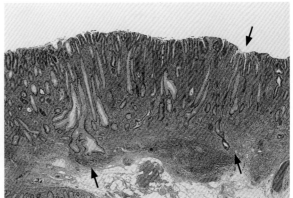

图4-26 在大肠癌边缘黏膜处可见正常腺体的黏膜下层浸润（箭头）

表4-12　胃肠道上皮性肿瘤的维也纳分类：5 类

1. 无肿瘤 / 异型增生	1. 非肿瘤性
2. 无法确定肿瘤 / 异型增生	2. 非肿瘤性·肿瘤性鉴别困难的病变
3. 非浸润性低级别肿瘤 （低级别腺瘤 / 异型增生）	3. 非浸润性低异型度肿瘤 （低异型度腺瘤·异型增生）
4. 非浸润性高级别肿瘤	4. 非浸润高异型度肿瘤
4.1 高级别腺瘤 / 异型增生	4.1 高异型度腺瘤·异型增生
4.2 非浸润性癌（原位癌）	4.2 非浸润性黏膜内癌（原位癌）
4.3 可疑浸润癌	4.3 可疑浸润癌
5. 浸润性肿瘤	5. 浸润性肿瘤
5.1 黏膜内癌	5.1 浸润性黏膜内癌
5.2 黏膜下癌或其他	5.2 黏膜下层的深层浸润癌

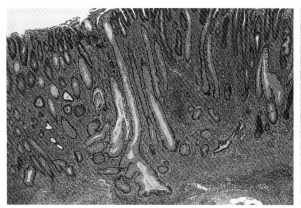

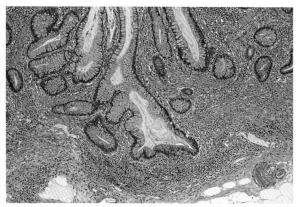

图 4-27 图 4-26 的放大。正常腺体贯穿黏膜肌层浸润至黏膜下层

图 4-28 图 4-26 的正常腺体向黏膜下层浸润。腺上皮为增生性上皮。黏膜部分的腺体因增生形成黏膜下层部分的 2～3 个浸润腺体，称为异位性增生性腺体

断的（**图 4-29**）。该异型性是一个连续性的概念（参考第 126 页**图 2-121**）。因此，只要用"异型度尺"来区分病变的性质，在非肿瘤性和肿瘤性之间，如果是肿瘤性的话在良恶性之间就会产生不确定的区域。即，非肿瘤性 – 肿瘤性交界区域（**图 4-30** 的 Q 点附近），及良性肿瘤 – 恶性肿瘤交界区域（**图 4-30** 的 P 点附近）。为什么呢？如**图 4-30** 所示，根据异型度来区分病变的性质，就是用点 P 和点 Q 将异型度线段进行分割，在分割点 P 和 Q 的附近存在无数个异型度，在理论上我们能够区分这些无数个异型度，但实际上人类对形态的识别是有限度的，因此无法进行区分。这就必然会产生交界区域。

通过"异型度尺"来区分是非肿瘤性还是肿瘤性，如果是肿瘤性的话区分是良性还是恶性，之后针对肿瘤性的情况又可以进一步划分为若干个异型度。通常，将腺瘤和癌的异型度分别分为 3 个阶段（**表 4-13**）。另外，对于整个异型上皮病灶，轻度异型度为增生性，中度异型度为腺瘤，重度异型度为癌（**图 4-30**）。进一步，将整个癌作为一个集合，记载为高分化型癌、中分化型癌和低分化型癌，或低异型度癌、中异型度癌和高异型度癌。但在描述异型程度时，通常省略作为描述对象的集合条件，而仅仅根据异型的程度来进行描述。因为对于轻度异型度癌，"在有异型性的上皮性病变集合中呈重度异型度的判断为癌，而其癌的异型度在癌中为轻度或低异型度"，描述的比较混乱。为了规避这个问题，癌可以不使用异型度，而用分化程度这一术语，但关于异型度和分化程度的定义，及两者之间的异同不清晰。对于异型性、异型度以及分化程度的描述，在大肠的上皮性肿瘤中也面临同样的问题。

a. 广义的异型上皮病灶：增生性病变，腺瘤，癌

有异型性的整个局限性上皮性病变的集合，即广义的异型上皮病灶的组织学诊断，首先根据异型度来区分病变是非肿瘤性（伴轻度异型的增生性上皮、炎症等引起的反应性异型上皮）还是肿瘤性。判断大肠上皮性病变是否为肿瘤的组织学诊断，是

根据异型性，当其异型度超过一定程度，即**图 4-30** 的点 Q 以上，判断为肿瘤性。异型度在其以内时，判断为伴轻度异型的增生性改变，或炎症等引起的反应性异型。对于轻度异型度的异型上皮，存在需要与轻度异型的腺瘤鉴别的增生 – 腺瘤交界区域病变（**图 4-30** 的点 Q 附近）。如上所述，有异型性的局限性上皮性病变的组织学诊断，首先要判定是否为肿瘤性（**图 4-29**）。

其次，当病变为肿瘤性时，根据其异型度进一步区分是良性的还是恶性的，即是腺瘤还是癌。此时，针对手术标本（含内镜下黏膜切除标本）的良恶性区分，除了异型度以外，黏膜下层或更深层的浸润表现可作为参考。如前所述，严谨地说即便有浸润，也不是区分良恶性的绝对表现（参考第 297 ~ 298 页**图 4-26 ~ 图 4-28**，以及第 327 页脚注）。因此，形态学上区分良恶性的基本表现是异型度。

活检标本通常是从黏膜病变部位钳取的标本，很少能观察到浸润表现，所以必须通过黏膜内异型上皮的异型度来进行良恶性的诊断。另外，有形成腺管的高分化型管状腺癌在黏膜内呈浸润性生长，是通常所谓的结构异型，不是浸润。综上，是否为肿瘤性，如果是肿瘤性的话是良性还是恶性，最终还是根据黏膜内异型上皮的异型度来进行判断的（**图 4-29**）。

是否为肿瘤性，如果是肿瘤性的话根据异型度来进一步区分良恶性，所谓的异型性是一个连续体。而且，测量异型度程度的尺子"异型度尺"各不相同。因此，将某异型度设定为良恶性交界点（**图 4-30** 的 P 点），那么在良恶性之间，即在腺瘤和癌交界点 P 附近必然存在良恶性不确定区域。作为良恶性交界区域病变，实际上其范围非常宽。通过不断的学习和经验的积累可以使其范围缩窄。尽管如此，最终还是会残留该区域。

如上所述，包含癌在内的广义异型上皮病灶集合中，轻度异型描述为增生性，中度异型为腺瘤，重度异型为癌（**图 4-30** 的 [1]）。根据异型度在各自病变的分割点（**图 4-30** 的点 P、Q）附近存在交界区域病变，在实际中存在问题的是良恶性交界点 P。

b. 不同异型度的腺瘤亚型

那么，由异型上皮构成的局限性病变，根据其异型度分为腺瘤、癌及中间的良恶性交界区域病变，形成其组织学诊断。那么，病变又进一步根据异型度分为亚型，腺瘤的异型度通常分为轻度（mild），中度（moderate），重度（severe）3 个亚型（**图 4-30[2]**）。在实际的组织学诊断中分为轻度异型腺瘤，中度异型腺瘤和重度异型腺瘤。腺瘤根据异型度进行 3 个亚型的划分，具有什么实际意义呢？

包含良恶性交界区域病变在内的重度异型腺瘤（adenoma with severe atypia），有时是癌，因此该分型有实际意义。但是，轻度异型和中度异型腺瘤均为良性的，生物学行为也是一样的。在曾经完全接受腺瘤 – 癌连续学说（adenoma-carcinoma sequence 学说）的时代，人们的理念受"异型度越重癌变率越高"的影响至今。在当时，从腺瘤 – 癌连续学说的观点出发，腺瘤的异型度分型是有意义的。但是，从微小癌以及更为客观的癌组织学诊断标准引出的"大部分大肠癌发生于所谓的正常黏膜"这一大肠癌组织学发生观点，腺瘤癌变癌的发生率很低，从腺瘤由来的癌的生物学行为（参考第 318 页**表 4-19**，第 320 页**表 4-20**）角度来看，腺瘤的异型度亚型并没有实际意义。

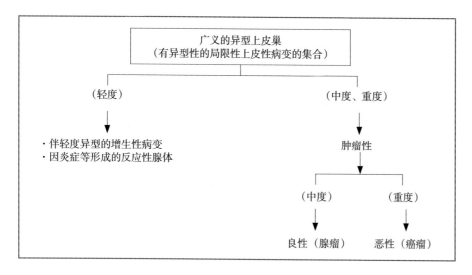

图 4-29 根据异型度的病变性质区分过程

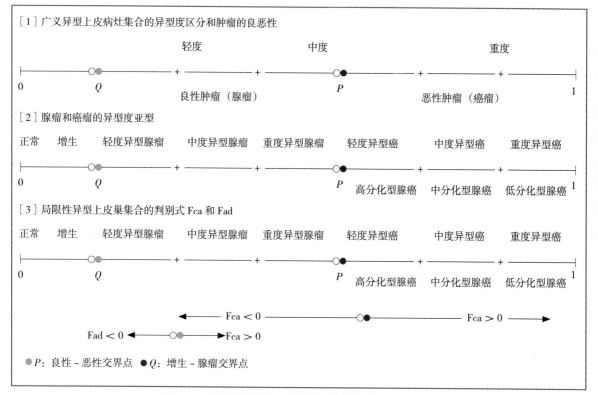

图 4-30 异型度线段上不同异型度的腺瘤和癌的位置

目前，大肠癌组织学诊断标准（**图 4-30** 的点 P），以及癌的组织学形态认识上存在问题。由此，针对大肠癌组织学诊断进行异型度的补充说明并没有实际意义。

c. 不同异型度的癌的亚型

其次，对于癌组织异型度的亚型，根据组织异型度将形成腺管的癌分 3 个亚型。

表 4-13　腺瘤和癌的异型度亚型中所使用的术语

腺瘤	癌瘤	
	异型度	分化度
轻度异型（mild atypia）	低异型度（low grade atypia）	高分化（well differentiated）
中度异型（moderate atypia）	中异型度（moderate atypia）	中分化（moderately differentiated）
重度异型（severe atypia）	高异型度（severe atpia）	低分化（poorly differentiated）

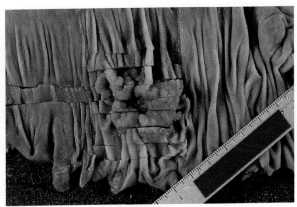

图 4-31　2 型进展期癌的肉眼图

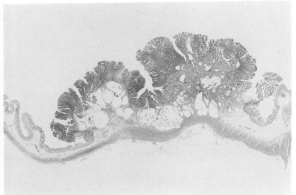

图 4-32　图 4-31 的癌的切面。癌组织为在黏膜内由杯状细胞组成的腺管腺癌型，而在黏膜下层深部的浸润部位是形成黏液结节的黏液腺癌

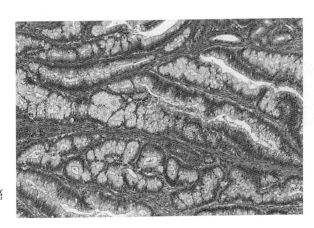

图 4-33　图 4-32 的组织图。为杯状细胞性管状腺癌（高分化型）

但是，其亚型一般不用异型度这一术语，而是采用分化（differentiation）度，即描述为高分化（well differentiated），中分化（moderately differentiated）和低分化（poorly differentiated）。尽管异型度和癌组织的分化程度在意义上不同，但为什么在癌中使用分化度这一术语呢？在此有必要明确一下分化度的定义。

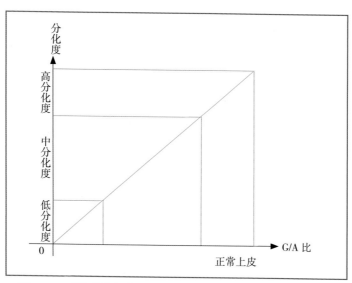

图 4-34 癌腺管的杯状细胞·吸收细胞比值（G/A 比）和癌分化度

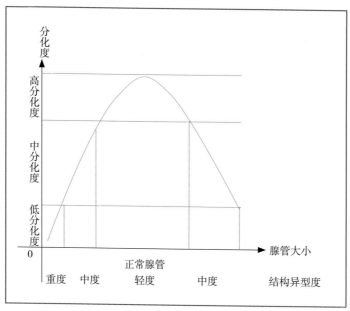

图 4-35 癌腺管的大小与癌分化度

异型度是"在细胞·结构水平上与正常形态的偏离程度"，与之相对，癌组织分化的程度，即分化度是"癌腺体在细胞·结构水平上与正常腺体有多大程度的相似"，原本与细胞·结构异型度无关。正常腺体在细胞水平上由杯状细胞和吸收细胞组成，因此由大量杯状细胞形成腺管的腺癌中，例如杯状细胞性管状腺癌（tubular adeno-carcinoma of goblet cell type）（**图 4-31 ~ 图 4-33**），其癌腺体的大小接近于正常腺体，为高分化型腺癌。另外，无杯状细胞而仅由吸收细胞样癌细胞构成的癌，癌细胞不形成腺管而散在分布，或者形成极小腺管的腺癌，在组成细胞及形态学方面为低分化型腺癌。对于大肠癌的分化度，这两种癌的组织学类型作为两个极端，根据杯状细胞的比例（**图 4-34**）和腺管大小（**图 4-35**）的组合来判断其分化度。在此，不考虑 N/C 比值、核大小不一和不规则形腺管的存在这种细胞·结构异型度。例如，在杯状细胞样癌细胞少的腺癌中，腺管的大小比正常小，或者大的管状腺癌·乳头状管状腺癌在分化度上为中分化型腺癌。

但是，通常习惯根据作为结构异型之一的癌细胞形成的腺管大小，以及作为细胞异型的癌细胞大小（柱状~小立方形）来判断大肠腺癌的组织学分化度。与正常腺管同程度大小的腺癌或者较大的腺癌为高分化型腺癌，形成小腺管的癌为中分化~低分化型腺癌。并不考虑杯状细胞样癌细胞的存在比例。

进而，因为异型度为"在形态学上与正常的偏离程度"，所以在结构水平上，癌腺管小，以及小梁状癌腺体分别为异型度中度、重度。同时，癌腺管比正常腺管大的癌也为异型度中度或重度。在细胞水平上，异型度就是指癌细胞的 N/C 比值、核大小不一及核排列紊乱表现与正常的偏离程度。

如上所述，异型度和分化度在意义上不同。两者在程度上也未必一致。关于异型度，形态学上细胞水平的 N/C 比值对异型度的决定具有很大影响，但在分化度的判断上却不太被考虑。即，异型性包含分化的表现（异型度表现·分化表现），相反则不是。

相反，腺癌通常根据分化度或异型度分为 3 个亚型，在实际中亚型的分类有何意义呢？因为与重度异型度腺瘤鉴别存在问题的高分化型腺癌也有可能是腺瘤，而根据异型度的表现容易做出腺癌的组织学诊断，在这一点上是有意义的。但是，组织学上一眼就能诊断的腺癌，并不明确定义为高分化、中分化和低分化型，而是仅仅通过实际的直觉判断来进行分类，这样的分类就没有意义了。对于进展期癌，根据癌生长部位的不同，癌组织学形态和异型度也有差异，因此各种程度的异型度和组织学形态混合存在。

在黏膜内癌或进展期癌，与黏膜下层深部浸润部分相比，黏膜内扩展部分组织类型的异型度通常为轻度。另外，为了研究癌组织类型和预后的相关性，将癌的异型度进行分类，但癌是根据优势组织类型进行分型的。如果预后与癌组织学分型的癌的量无关，那么就是与异型度最重区域癌的组织类型相关。通常，腺癌预后最主要的影响因素是癌的大小和浸润深度，而癌的组织类型及其分化度、异型度对预后没有影响。因此，大肠癌的组织学分型仅仅是对优势癌组织学形态的单纯描述。

d. 返回到广义异型上皮病灶的区分

因为异型性具有连续性，所以其程度可以用异型度线段上的点来表示。我们将广义异型上皮病灶的性质，根据异型度定义为增生性、腺瘤和癌（**图 4-30** 的 [1]）。对于其中的腺瘤和癌，又进一步根据异型度或分化度的程度分别分为 3 个亚型。不同性质病变的交界区域异型度，即**图 4-30** 的点 P 和 Q，在实际中是有意义的。但是，即使对腺瘤和癌的异型度或分化度进行细化，点 P 和 Q 以外的异型度的边界，例如轻度和中度异型的边界，其异型度区分定义不明确，而且也没有实际意义。关于腺癌的预后或生物学行为，在胃癌中不是根据异型度的差异，而是根据癌的组织学发生不同而不同。同样，在大肠癌中其预后或生物学行为也是因组织学发生不同而不同（参考第318页**表4-19**），与癌的异型度基本无相关性。在组织学发生相同的大肠癌中，影响其预后的主要是癌的大小和壁的浸润深度，异型度对其影响很轻微。癌越大，浸润越深，淋巴结转移率就越高（参考第320页**表4-20**）。

如上，根据异型度将广义异型上皮病灶分为7类（**图4-30**的2），如果考虑到以下3点，即①7个类型形成6个交界点，使分类变得复杂，②点P和Q以外的交界点，没有实际意义，③6个交界点中点P和Q的交界点不甚明确，如何将6个交界点中的点P和Q更加客观和明确化是非常重要的，而其他4个交界点在实际中并非是必要的。只是任性地将其复杂化了。

如果利用"异型度尺"来进行病变的组织学诊断，有必要将异型度的轻度、中度和重度表现与各自的病变（增生、腺瘤和癌）进行对应，并且对**图4-30**的[1]中不同病变的交界点P和Q附近异型度的表现做出更为客观的描述。将对实际毫无意义的主观异型度进行细划分，就是将异型性这一主观抽象的概念变得更加复杂。

为了正确地进行组织学诊断，有必要根据异型度将病变交界点P和Q更加客观明确地呈现出来，但由于异型性是连续性的，无论怎样费尽唇舌，最终也无法脱离其主观性。既然是连续性的，就可以将异型度数值化。这样就可以用数字这一具体语言客观地表达异型度。

在进行异型度数值化时，对于任何多少有点病理组织学诊断经验的人，一眼看上去就能诊断为癌或腺瘤的黏膜内病变，将其组织的异型度进行数值化。异型度数值化后，以此为标准来诊断交界区域的病变。这样，既保证了组织学诊断的客观性，也可以将组织学诊断的偏差范围缩小。如果组织学诊断标准仅仅是使用既往的图片，则组织学诊断仍无法摆脱主观性。

接下来，对异型度数值化的概观进行简单介绍。

3 基于良恶性区分概率性判别公式的大肠癌构造及其概观：组织学诊断标准，组织学发生，生物学行为

截止到20世纪80年代前半时期，关于大肠癌的组织学发生，Morson等（1972）的adenoma-carcinoma sequence学说（腺瘤-癌连续学说）曾在国际上被广泛接受，以此为视角来看腺瘤和癌相关的各种临床病理学观点，浮现出了各种矛盾和奇妙的现象。即，根据逻辑学的反证法，adenoma-carcinoma sequence学说是明显错误的。进一步，作为该学说的前提大肠癌组织学诊断标准，按照推演逻辑也是明显错误的。为什么呢？这是因为大肠癌组织学诊断标准、大肠癌组织学发生以及腺瘤-癌相关的各种临床病理学现象这三者之间并非毫无关系，而是具有很强的关联性（参考第283页**图4-7**）。

像这样，大肠癌的组织学诊断标准，以及由此引出的腺瘤-癌连续学说，用不着进

表 4-14　核腺体系数 ING 和紊乱系数 ISA 的定义

◆ 一定面积的上皮细胞 N/C 比值：

$$核腺管系数（ING，index of nucleus-gland）= \frac{核面积}{腺体面积} \times 100\%$$

◆ 一定面积的腺体面积比例：

$$紊乱系数（ISA：index of structural atypia）= \frac{腺体面积}{腺体面积 + 间质面积} \times 100\%$$

行组织学探讨，从逻辑上就是明显错误的。但是，因为大肠癌的发生背景黏膜有正常黏膜上皮和腺瘤上皮 2 种，大肠癌的组织学发生，即发生于正常黏膜上皮的癌（*de novo* 癌）和发生于腺瘤上皮的癌（腺瘤癌变癌）的比例是临床病理学上的难题。为什么呢？在进行胃的溃疡和癌的因果关系争论时，在溃疡癌变学说占优势的年代，因为溃疡会癌变而盛行胃切除，与之相似，因为随着大肠癌组织学发生观念变迁，治疗策略也逐步改变。要想解决这个问题，就要基于客观的大肠癌组织学诊断标准来引出癌的组织学发生。

　　Morson 等的癌组织学诊断标准及由此引出的腺瘤 – 癌连续学说，在整体的肿瘤病理学总论角度，以及局部的大肠的腺瘤 – 癌临床病理学关系角度，都存在明显的逻辑矛盾（参考第 282 页）。要想解决这些矛盾，就必须从大肠癌的组织学诊断标准和癌的组织学发生相关的根源来考虑。

a. 基于良恶性区分概率性判别公式的大肠癌组织学诊断标准

　　人们对于"异型度"这一复杂的组织学形态类型的认识是有限度的，那么由此得出的标准也不可能是绝对的。因此，就必须对由学习和经验而获得的"异型度尺"标准进行修订。针对大肠癌组织学诊断标准修订的要求如前述有以下 3 点，①将异型表现的异型度客观化，使其容易被掌握，②根据标准（癌异型度）引出大肠癌的组织学发生"大部分大肠癌为 *de novo* 癌"，③有再现性（参考第 290 页表 4-7）。

　　那么，由于异型度是连续性的，为了让大肠癌组织学诊断标准更为客观化，就有必要将在显微镜下一目了然诊断为大肠上皮性肿瘤的组织标本的基本表现进行数值化。这种表现包括异型腺体的核质比（N/C）及腺体密度的增加。将腺体单位的 N/C比值定义为核腺体系数（ING）、将一定单位面积的腺体密度定义为紊乱系数（ISA）（表 4-14），除了良恶性交界区域病变以外，在组织学上将通常见到的（或吸收细胞型）分化型癌和良性腺瘤分为明确癌、明确良性腺瘤和正常腺体 3 个群，分别用计算机图像分析设备对其进行测量。所谓"明确"，就是指被 95% 的病理医生认同的诊断。

　　根据测量得出各群的 ING 值和 ISA 值，结果如下。

　　1）从正常黏膜、明确良性腺瘤到明确癌，其平均值逐渐增大。

　　2）标本呈正态分布，95% 可信区间的范围窄。

　　3）平均值之间的差异具有统计学意义（5% 以下）。

　　4）黏膜内癌与黏膜下层浸润癌的黏膜内扩展部位的平均值基本相同。

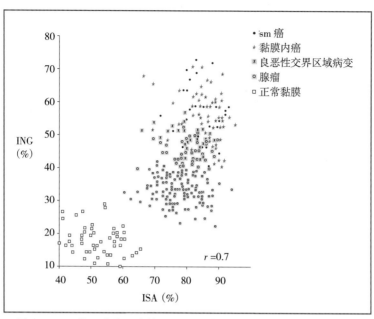

图4-36 正常、腺瘤、癌的 ING–ISA 值分布

表4-15 概率性良恶性区分的判别式

【Ⅰ】概率性腺瘤和癌瘤区分的二元线性判别函数 Fca

Fca=0.08（ING）+0.04（ISA）–6.59

（假设，Fca ＞ 0 为癌，Fca ＜ 0 为腺瘤）

【Ⅱ】轻度异型增生性腺体和腺瘤区分的二元线性判别函数 Fad

Fad=0.05（ING）+0.07（ISA）–6.47

（假设，Fad ＞ 0 为腺瘤，Fad ＜ 0 为增生性腺管群）

5）ING 值和 ISA 值之间呈正相关（r=0.7）（**图 4-36**）。

6）即使测量设备和测量者不同，上述趋势也不变。

因为具有以上趋势，所以利用这些测量值可以得出概率性腺瘤和癌区分二元线性判别函数 Fca，以及区分轻度异型增生性腺体和轻度异型腺瘤的二元线性判别函数 Fad。如**表 4-15** 所示。

b. 基于判别公式的大肠癌组织学诊断标准，以此为基础引出大肠癌组织学发生。

利用概率性良恶性区分判别公式，对 2cm 以内的大肠癌 474 例进行了大肠癌组织学发生的分析，如**表 4-16** 所示，5mm 内的癌 53 例中 96% 为 *de novo* 癌，1cm 以内的癌中 *de novo* 癌占 78%（198/253），随着病变的增大腺瘤癌变的病例数增加，整体上 *de novo* 癌占 72%，腺瘤癌变病例占 28%。1cm 以内的早期癌中 *de novo* 癌占 78%，腺瘤癌变癌占 22%（**图 4-37**）。由此可以得出，大肠癌的组织学发生是"大部分大肠癌

表 4-16　利用判别式得出的 2cm 以内大肠癌的组织学发生

癌组织学发生	大小（cm）			合计
	~ 0.5	0.6 ~ 1.0	1.1 ~ 2.0	
de novo 癌	51	147	143	341
	（96%）	（74%）	（65%）	（72%）
腺瘤癌变	2	53	78	133
	（4%）	（26%）	（35%）	（28%）
合计	53	200	221	474
	（100%）	（100%）	（100%）	（100%）

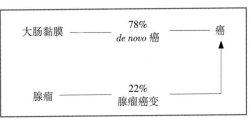

图 4-37　基于判别式的大肠癌组织学诊断标准，以此为基础得出的大肠癌组织学发生：1cm 以内的癌

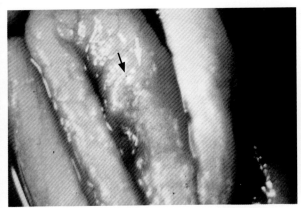

图 4-38　3mm 大小的Ⅱc 型病变的肉眼表现（箭头）

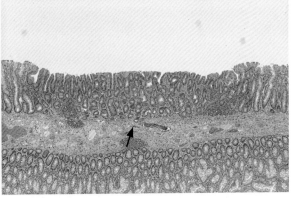

图 4-39　图 4-38 的切面。异型腺体占据黏膜全层。异型腺体密度比周围正常黏膜高。1 个异型腺管贯穿黏膜肌层，通过小血管周围到达黏膜肌层的正下方（箭头）

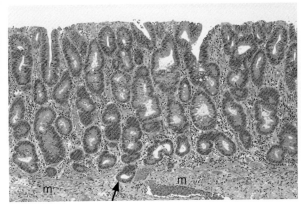

图 4-40　图 4-39 的放大。异型腺体占黏膜全层，腺体密度高。可见腺管大小不一及不规则形腺管形成。判别公式 Fca=1.11（ING：56.8；ISA：78.0）。箭头为贯穿黏膜肌层、通过小血管周围间隙到达黏膜下层的异型腺管。m：黏膜肌层

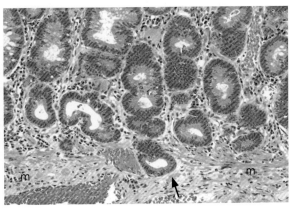

图 4-41　图 4-40 黏膜下层浸润的放大。构成异型腺体的上皮细胞为立方体 ~ 矮圆柱状，核圆形化。异型细胞的 N/C 比值增加。箭头：黏膜下层浸润初期

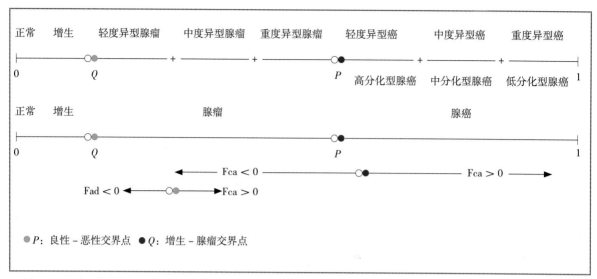

图 4-42　异型度线段上不同异型度的腺瘤和癌的判别公式位置

（70% ~ 80%）是直接发生于大肠黏膜的 *de novo* 癌，而 20% ~ 30% 为腺瘤癌变癌"的结论（参考第 292 页**图 4-17**）。这个基于概率性良恶性区分判别公式的大肠癌组织学诊断，符合大肠癌组织学诊断标准的 3 个要素（参考第 290 页**表 4-7**）。

国际上目前仍使用 Morson 的 dysplasia 分型或癌组织学诊断标准，将多数大肠黏膜内癌诊断为良性。因为如果诊断为癌的话就会导致过度手术。当然，从鹿鸣馆思想中解放出来的日本，在大肠癌组织学诊断标准上也受其不少影响，但最近，终于将异型度为中度 ~ 重度的腺瘤诊断为分化型腺癌（参考第 297 页**表 4-12**）。

接下来，根据病例，将概率性良恶性区分判别公式的结果和异型度进行对比，建立大肠癌组织学诊断的异型度形态的新认识。

c. 以判别公式为基础的良恶性组织学诊断与癌组织学发生的实例

【病例 1】伴假浸润的凹陷型腺瘤病例（**图 4-38** ~ **图 4-41**）

因进展期癌行手术切除的大肠标本，肉眼观察发现，在进展期癌的远隔部位有 3mm 大小的微小凹陷型病变（**图 4-38**）。其表面较周围正常黏膜轻微凹陷，与凹陷部位一致的黏膜在组织学上为异型腺体占据黏膜全层。该异型腺体与周围正常黏膜边界较清楚，异型腺体的腺体密度较正常黏膜高（**图 4-39**）。1 个异型腺管贯穿黏膜肌层，通过小血管周围的间隙达到黏膜下层（**图 4-39** ~ **图 4-41**）。异型腺体中可见到作为结构异型表现的腺管大小不一及不规则形腺管形成。构成异型腺体的细胞核圆形化、大小不一（**图 4-40** ~ **图 4-41**）。判别公式 Fca 值为 1.11，该微小凹陷型病变为高分化型腺癌。即，黏膜下层早期浸润的高分化型腺癌（**图 4-41**）。但是，当提出这个病例时，曾诊断为"伴假浸润的轻度 ~ 中度异型度的凹陷型腺瘤"。该微小癌的异型度在癌集合中属于轻度异型、低异型度或高分化型，在腺瘤和癌的集合中是位于重度异型度腺瘤和轻度异型

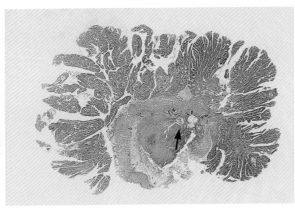

图4-43 2.5cm 大小的有蒂息肉。组织学上，曾诊断为伴假浸润的中度异型绒毛管状腺瘤。在黏膜内扩展部，可见部分异型上皮呈绒毛状生长。黏膜下层内有黏液结节（箭头）

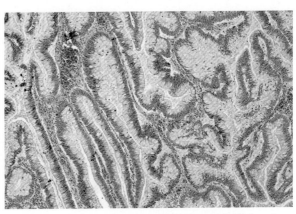

图4-44 图4-43 肿瘤的粘膜内扩展部的放大。大尺寸不规则形腺管增生。这些腺管由透亮的柱状细胞组成，有核大小不一及排列紊乱。根据 Morson 的 dysplasia 分型，曾诊断为中度异型的绒毛管状腺瘤

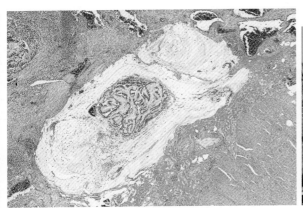

图4-45 图4-43 黏膜下层黏液结节的放大。黏液结节内形成腺体团，这些腺体的上皮与黏膜内增生的异型腺体类似。根据 Morson 的 dysplasia 分型，曾诊断为腺瘤的假浸润

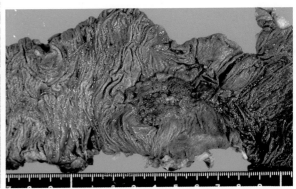

图4-46 图4-43 的息肉切除术后 10 年，在同部位发生 Borrmann3 型癌，大小约 3cm。癌浸润至浆膜下层。该进展期癌是图4-43 病变的再发

度癌之间的腺瘤 – 癌交界区域的类型，即是位于**图4-42** 的点 *P* 旁的紧邻癌的癌。但是，因为异型腺体存在于黏膜下层，所以看作是呈黏膜下层早期浸润的腺癌。

多数消化道癌的黏膜下层的癌腺体早期浸润，都是贯穿黏膜肌层通过小血管周围间隙，也可以说是通过血管周围淋巴间隙到达黏膜下层。

【病例2】息肉切除病例：诊断为伴假浸润的中度异型度绒毛管状腺瘤，10 年后在同一部位再发 Borrmann3 型癌（**图4-43 ～ 图4-50**）

升结肠 2.5cm 大小的有蒂息肉，行息肉切除术（**图4-43**）。根据 Morson 的癌组织

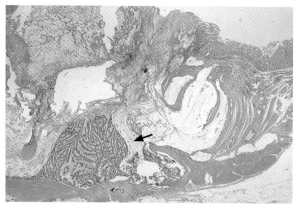

图 4-47 图 4-46 的一个切面。癌的大部分为黏液腺癌，可见部分管状腺癌（箭头）。癌浸润累及浆膜下层

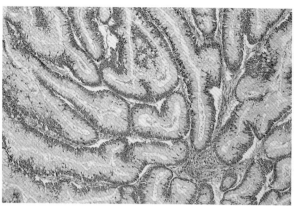

图 4-48 图 4-47 黏液结节内形成的团块状管状腺癌的放大。与息肉切除（图 4-43）的中度异型腺瘤组织（图 4-44）类似，很难区分。也就是说，首次息肉切除的组织就应当诊断为伴黏膜下层浸润的绒毛管状腺癌

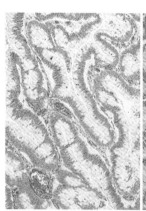 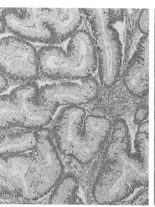

图 4-49 图 4-43 切除息肉的粘膜内扩展部的腺体（左）与图 4-48 黏液结节内癌腺体（右）的比较。两者属于同类癌。息肉切除组织的判别公式 Fca=0.87 为正数，是癌（表 4-17）

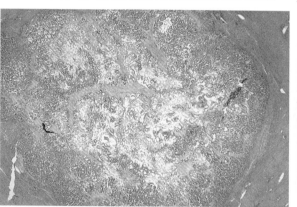

图 4-50 局部再发的黏液腺癌（图 4-46）在外科手术时发现肝转移灶

表 4-17 息肉切除诊断为异型度中度绒毛管状腺瘤组织的 ING、ISA 值和判别公式 Fca 值

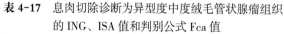

测量部位	ISA 值	ING 值	Fca
1	83.16	58.66	1.43
2	88.04	54.66	1.30
3	91.00	50.32	1.0
4	87.68	31.71	-0.55
5	88.54	51.86	1.10
平均	87.68	49.44	0.87

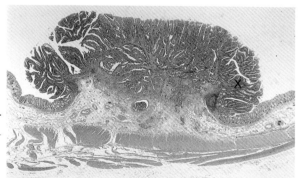

图 4-51 1cm 大小的 IIa 型黏膜下层浸润的管状腺癌。在隆起两侧的黏膜部位可见异型腺体。黏膜内异型腺体（X）诊断为中度异型腺瘤。该隆起性肿瘤曾诊断为腺瘤癌变的黏膜下层浸润癌

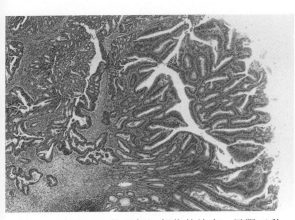 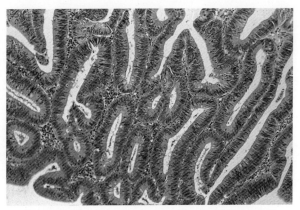

图 4-52　图 4-51 的 X 标记部位的放大。局限于黏膜内的异型腺体密集分布，腺管略大，不规则形腺管形成。黏膜下层浸润的癌组织与黏膜内异型腺体之间的腺体异型度逐渐移行

图 4-53　图 4-52 局限于黏膜内的异型腺体的放大。腺体密集分布。异型腺体由柱状细胞组成，可见核排列紊乱及 N/C 比值增加。判别公式为正数（Fca：1.23；ISA：88.9；ING：53.3）诊断为癌。即，图4-51 的隆起性肿瘤不是腺瘤癌变癌，整体上应当是 *de novo* 癌

学诊断标准，诊断为"伴假浸润的中度异型度绒毛管状腺瘤"（**图 4-44**，**图 4-45**）。

　　但是，息肉切除 10 年后，同一部位发生了 3cm 大小的 Borrmann3 型癌（**图 4-46**）。在组织学上，Borrmann3 型癌是形成很多黏液结节并向浆膜下层及肠系膜浸润的黏液腺癌。在黏液结节内可见管状腺癌成分。其腺癌部分由柱状细胞形成大的腺体，胞浆因分泌黏液而透亮（**图 4-47**）。该腺癌组织与息肉标本的黏膜内组织相似（**图 4-48**），只能认为是相同异型度（**图 4-49**）。另外，肝脏内有转移结节（**图 4-50**）。患者一旦有肝转移就相当于进入鬼门关了。

　　针对诊断为中度异型的绒毛管状腺瘤的息肉黏膜部组织，利用判别公式进行分析，如**表 4-17** 所示，判别公式 Fca 是 0.87，为正数（参考第 292 页**图 4-17**）。该息肉标本应当诊断为伴黏膜下层浸润的绒毛管状腺癌。

　　通常，绒毛状肿瘤的柱状细胞形成绒毛状结构，其上皮细胞因分泌大量黏液而将核挤压在基底侧，N/C 比值减小，核轻度排列紊乱。因此，判断肿瘤的细胞异型度为轻度～中度，更倾向于不考虑绒毛状这一结构异型而诊断为良性的绒毛状腺瘤或绒毛管状腺瘤。也有直径在 5cm 以上的大的绒毛状肿瘤，诊断为良性肿瘤。此外，其中异型度较重的区域诊断为绒毛状腺瘤的癌变。参考文献表明绒毛状肿瘤的癌变率较高，平均50%。但是，所谓 50% 的癌变率，一方面，意味着与"在整个绒毛状肿瘤中从肿瘤发生一开始就是癌、在癌的发生发展过程中出现了被诊断为癌的异型度成分"是相同概率的。即，所谓 50% 癌变率就如同投硬币时出现正反面的概率。从大肠的腺瘤 - 癌关系的整体趋势来看这两个观点时，需要探讨哪一个观点更不具矛盾性（参考第 375 页）。

　　相反，关于绒毛状肿瘤的结构异型，在大肠的正常黏膜中见不到这种绒毛状结构。所谓结构异型度就是"与正常黏膜结构的形态偏离程度"，因此这种绒毛状结构

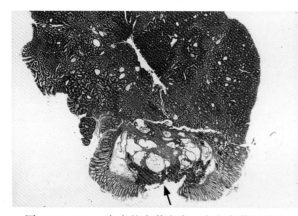

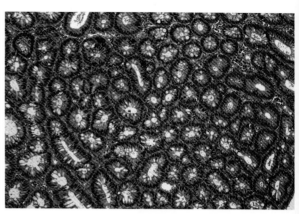

图4-54 13mm大小的有蒂息肉。在息肉蒂部的黏膜下层内可见黏液结节（箭头）。南风病院病例

图4-55 图4-54息肉末端黏膜的异型腺体的放大。异型腺体密集分布，可见腺管大小不一。异型上皮细胞的N/C比值略增加。有核排列紊乱。杯状细胞数量增加。根据Morson的异型度和癌组织学诊断标准，属于伴假浸润的中度异型腺瘤，但从黏膜内异型腺体形态来看应当是高分化型腺癌，向黏膜下层浸润的所谓呈黏液结节性腺癌（图4-56）组织学形态的癌

与正常黏膜结构的偏离程度大，即结构异型度为重度（参考第375页）。

【病例3】中度异型腺瘤癌变的病例（**图4-51～图4-53**）

　　1cm大小的Ⅱa型病变，在组织学上，癌呈团块状向黏膜下层浸润，诊断为中度异型腺瘤癌变癌的病例（**图4-51**）。该病例黏膜下层浸润部位的异型腺体的异型度明显，组织学上容易做出癌的诊断（**图4-51～图4-52**）。但是，隆起型肿瘤的两侧边缘的黏膜内扩展部位的异型腺体，曾作为中度异型腺瘤（**图4-52～图4-53**）。其黏膜内异型腺体形成大型腺体，不规则形腺管散在可见。而且，异型腺体的密度高。局限于黏膜内的异型腺上皮的核呈棍棒状，占胞浆的一半或以上（ING：53.3），排列紊乱。根据这些表现，诊断为重度异型度腺瘤或分化型腺癌，即所谓的良恶性交界区域病变，但根据Morson的异型度分型归为轻度～中度异型的腺瘤 / 异型增生 dysplasia。概率性良恶性区分判别公式 Fca=1.23（ING：53.3；ISA：88.9），为正数，诊断为癌。

　　因此，该隆起型肿瘤没有腺瘤成分而整体上为癌，其组织学发生上是直接发生于大肠黏膜的癌，即 de novo 癌。

　　关于癌组织的异型度，将黏膜内扩展部位的癌组织与黏膜外浸润部位的癌组织进行异型度或分化度的比较，如前述，一般黏膜扩展部位的异型度较黏膜外浸润部位轻。即，原则上癌在不同生长部位其组织像也发生改变或转变，大肠癌也是一样的。最好的例子就是黏液腺癌（**图4-54～图4-56**）。在组织学上，黏液腺癌的癌组织像通常随着癌向黏膜下层深部浸润时逐渐出现。其黏膜内扩展部位是以杯状细胞样癌细胞为主的癌，癌的异型度为轻度～中度，用分化度来表示的话是高分化型。如果仅将黏液腺癌的黏膜内扩展部位放大进行观察，有时其异型度仅为可疑癌的程度（**图**

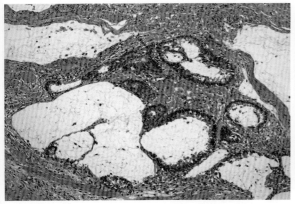

图 4-56 图 4-54 蒂部的放大。诊断为黏液腺癌的区域

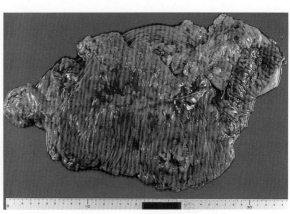

图 4-57 升结肠约 3cm 大小的 2 型癌

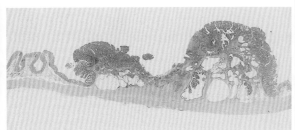

图 4-58 图 4-57 癌的切面。中心部溃疡化凹陷，周边隆起。在隆起部位的黏膜下层和固有肌层内因癌浸润形成很多癌的黏液结节

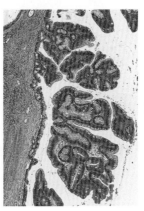

图 4-59 图 4-58 癌的黏液结节部（左）和黏膜内扩展部（右）的放大。黏膜内癌细胞呈柱状，胞浆因产生大量黏液而透亮，形成较大的腺管。腺体密度高，核轻度大小不一及排列紊乱。仅观察其黏膜部位时，犹豫是否诊断癌。但根据黏膜下层及固有肌层内形成的黏液结节判断为癌

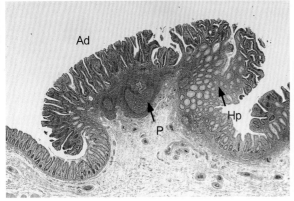

图 4-60 约 7mm 大小的 IIa 型病变。诊断为伴假浸润（p）的中度异型度腺瘤（Ad）。Hp：增生性腺体

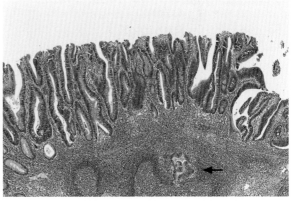

图 4-61 图 4-60 癌的黏膜部和假浸润的黏膜下层浸润（箭头）的放大

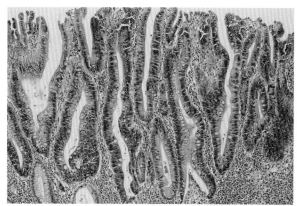

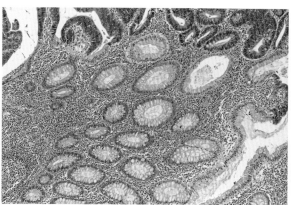

图 4-62　图 4-61 癌的放大。柱状细胞形成较大的腺管，可见不规则形腺管形成及核大小不一。Fca=1.45（ING：58.5；ISA：84.0），为正数，诊断为癌

图 4-63　图 4-60 的轻度异型腺体（Hp）区域的放大。Fad=-0.27（ING：29.0，ISA：67.9），为负数，诊断为增生性腺体

4-57～59）。因为活检组织大部分是从黏膜部位钳取的，所以在进行诊断时，不能以大肠癌黏膜下层深部浸润部位的癌组织所呈现的异型度为标准来评价活检组织（黏膜内扩展部位）中异型腺体的异型度。因为黏膜下层深部浸润部分的癌组织是经过二次修饰的。癌发生在黏膜内，所以局限于黏膜内部分的癌组织像才是癌的原型。对黏膜内癌异型度的掌握，对于活检组织或者黏膜切除组织的组织学诊断非常重要。

【病例 4】诊断为伴假浸润的中度异型腺瘤的病例（**图 4-60～图 4-63**）

约 7mm 大小的 IIa 型隆起型病变，诊断为伴假浸润的中度异型管状腺瘤的病例（**图 4-60**）。隆起部分的上皮大部分为异型腺体（**图 4-61，图 4-62**），其中部分区域可见很难与增生性和轻度异型腺瘤区分的腺体（**图 4-60，图 4-63**）。一般将黏膜内的异型腺体诊断为中度异型腺瘤，而位于黏膜下层的 1 个异型腺管诊断为假浸润（**图 4-61，图 4-62**）。但是，判别公式 Fca=1.45（ING：58.5，ISA：84.0），为正数，该 IIa 型隆起型病变为向黏膜下层早期浸润的黏膜下层浸润癌。隆起中所见到的很难与增生性和腺瘤性区分的腺体的判别公式 Fad=-0.27（ING：29.0，ISA：67.9），不是腺瘤而是增生（**图 4-63**）。因此，该隆起型病变的组织学发生为 *de novo* 癌，癌边缘的增生性腺体为炎症或糜烂引起的反应性改变。

【病例 5】根据黏膜内异型腺体的异型度判断为中度异型的凹陷型腺瘤，呈黏膜下层浸润的微小癌病例（**图 4-64～图 4-68**）

由异型腺体组成的约 3mm 大小的 IIc 型病变（**图 4-64，图 4-65**）。仅从该黏膜内病变的异型表现，一般诊断为中度异型腺瘤。即，在结构异型上，腺管大小不一、腺体密度增加、不规则形腺管出现及腺体分布轻度不规整，在细胞异型上也可见核圆形化和大小不一，但从程度上不能一眼就诊断为癌（**图 4-64～图 4-66**）。但是，在该黏膜内异型腺体下方的黏膜下层内可见很多同样的异型腺体（**图 4-67，图 4-68**）。从这种组织学表现来看，该 IIc 型病变应诊断为呈黏膜下层浸润的高分化型管状腺癌。判

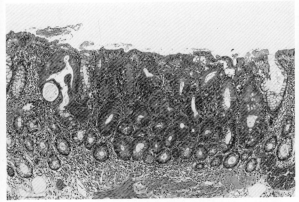

图 4-64 约 3mm 大小的 Ⅱc 型癌的切面。异型腺体轻度大小不一，腺体分布较均匀。不规则形腺管形成少，腺体密度也不太高。通常诊断为中度异型腺瘤

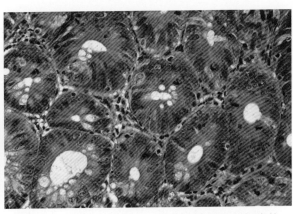

图 4-65 图 4-64 的放大。形成腺管的柱状细胞的细胞核略圆形化，轻度大小不一及排列紊乱。腺上皮混杂有杯状细胞。从这些表现上诊断为中度异型腺瘤

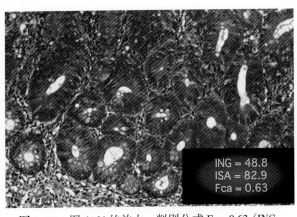

ING = 48.8
ISA = 82.9
Fca = 0.63

图 4-66 图 4-64 的放大。判别公式 Fca=0.63 (ING: 48.8; ISA: 82.9)，为正数，诊断为癌

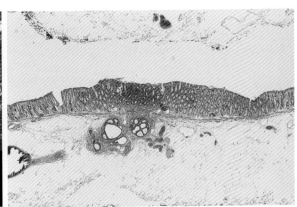

图 4-67 图 4-64 的中度异型微小腺瘤及其正下方黏膜下层的异型腺体。为伴黏膜下层浸润的高分化型腺癌。Dysplasia 分型为黏膜下层的假浸润

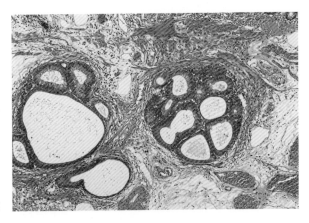

图 4-68 图 4-67 的黏膜下层浸润的放大

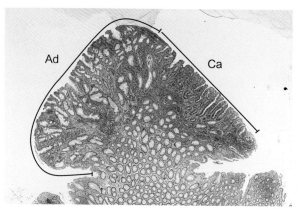

图 4-69 约 5mm 大小的 Isp 型息肉的切面。癌区域（Ca）和腺瘤区域（Ad）的边界清楚

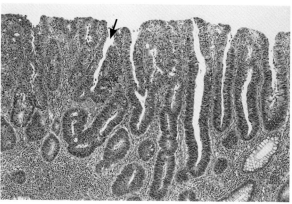

图 4-70 图 4-69 癌的区域的放大。Fca=1.66（ING：60.9；ISA：84.5），可见腺体异常吻合，筛状腺体（箭头）及 N/C 比值增加

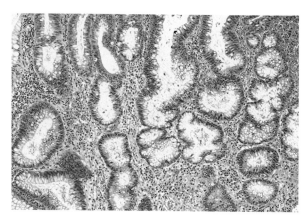

图 4-71 图 4-69 腺瘤部分的放大。Fca=-0.77（ING：32.2；ISA：81.1）。N/C 比值轻度 ~ 中度增加

别公式 Fca=0.63，确诊癌。

根据 Morson 的 dysplasia 分型，该黏膜内病变的异型度为 mild dysplasia 或 moderate dysplasia，黏膜下层的异型腺体为假浸润。相反，如果认为黏膜下层的异型腺体是癌浸润，则根据 dysplasia 分型的黏膜病变为 mild dysplasia 或 moderate dysplasia，与癌的定义 "severe dysplasia 或 adenoma with severe atypia 的黏膜下层浸润" 相矛盾。为了规避这个矛盾，不能将该浸润部认定为癌浸润，而看作是 mild or moderate dysplasia 的假浸润。这就是 Morson 的癌定义与 dysplasia 分型的内在矛盾。

【病例 6】5mm 大小的 Isp 型腺瘤内癌（**图 4-69 ~ 图 4-71**）

在因大肠进展期癌而行手术切除的结肠中，发现约 5mm 大小的亚蒂息肉（**图 4-69**）。该上皮性息肉在组织学上由异型度不同的两部分组成（**图 4-69** 的 Ca 和 Ad）。这两部分边界清楚。癌的部分从细胞异型（N/C 比值增加，核大小不一）及结构异型（腺体异常吻合，筛状腺体）上可明确诊断为癌。判别公式 Fca=1.66，确诊癌。

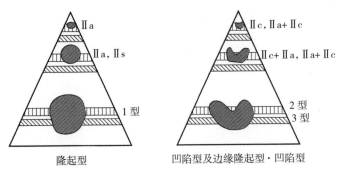

图 4-72　根据相似原则的肉眼类型分型（第 150 页图 2-124 的再现）

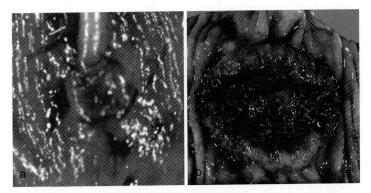

图 4-73　5mm 大小的Ⅱc+Ⅱa 型黏膜内癌（a）和 4cm 大小的 2 型进展期癌（b）的肉眼表现。这两个癌的大小和癌浸润深度不同，但肉眼类型一样，也就是具有相似性

　　另外，腺瘤部分（**图 4-71**）从细胞异型度及结构异型度上不能诊断为癌。判别公式 Fca=-0.77，诊断为腺瘤。

　　如上，该息肉在组织学上由异型度明显不同的两部分组成，这两部分的边界清楚。即，组织学上应当是腺瘤癌变的病例。

d. 从不同大肠癌组织学发生来看大肠癌生物学行为的差异

　　1995 年在白壁论坛上，针对大肠癌组织学发生及由此来看的大肠癌生物学行为进行了探讨。收集了来自 26 个机构、病变直径在 2.0cm 以内的大肠癌约 5000 例，对其进行了统计学分析。另外，针对癌的组织学发生，采用了各个机构的组织学诊断。对于肉眼分类，因各机构的分类标准不一样，为了不丧失分类本质，根据形态学分类基本相似的原则，将其分为 3 类（**图 4-72**）。例如，5mm 以内的Ⅱc+Ⅱa 型微小黏膜内癌和 2.0cm 大小的 2 型进展期癌，尽管癌的大小和浸润深度不同，但形态上相同故属于相似的（**图 4-73**）。

　　从白壁论坛的结论来看直径在 2.0cm 以内的癌组织学发生，直径在 1.0cm 以内的

表 4-18　直径 2cm 以内的大肠癌的组织学发生

癌的组织学发生	大小（cm）			合计
	~ 0.5	0.6-1.0	1.1-2.0	
de novo 癌	459 (77%)	972 (50%)	1272 (53%)	2703 (55%)
腺瘤癌变	140 (23%)	990 (50%)	1126 (47%)	2256 (45%)
合计	599 (100%)	1962 (100%)	2398 (100%)	4959 (100%)

表 4-19　从不同大肠癌组织学发生来看大肠癌的生物学行为差异

【1.0cm 以内的癌】

	de novo 癌		腺瘤癌变癌	
	凹陷·隆起 (389 例)	无蒂隆起 (829 例)	无蒂隆起 (690 例)	有蒂隆起 (423 例)
癌浸润率*	17%	9%	2%	1%
进展期癌的概率	4%	1%	0%	0%
淋巴结转移概率	2%	1%	0%	0%

【1.1 ~ 2.0cm 大小的癌】

	de novo 癌		腺瘤癌变癌	
	凹陷·隆起 (385 例)	无蒂隆起 (606 例)	无蒂隆起 (448 例)	有蒂隆起 (662 例)
癌浸润率*	82%	33%	7%	2%
进展期癌的概率	41%	10%	0%	0%
淋巴结转移概率	17%	6%	0%	0%

＊癌浸润率：不同大小的 sm2 深部癌的频率

癌组织学发生，*de novo* 癌占 56%，直径 1.1 ~ 2.0cm 的癌中 *de novo* 癌占 53%（**表 4-18**）。

　　如**表 4-19** 所示，总结了癌的不同大小、肉眼类型和癌组织学发生来看其壁浸润深度及淋巴结转移率的差异。在肉眼上，*de novo* 癌多为Ⅱc、Ⅱc+Ⅱa 和Ⅱa 型，有蒂息肉状癌少见。腺瘤癌变癌的肉眼类型大部分为Ip、Is 和Ⅱa 型，凹陷型非常少见。虽然也有诊断为凹陷型腺瘤癌变癌的病例，但数量很少。另外，与把这些病例看作是凹陷型腺瘤癌变癌相比，认为更高概率是 *de novo* 癌（参考第 340 页）。如上将肉眼上有凹陷的癌在组织学发生上认为是 *de novo* 癌，而有蒂隆起型癌被看作是腺瘤由来的癌，从而降低了错判率。无蒂隆起型癌中，*de novo* 癌的概率高。

　　让我们来看一下不同癌大小、肉眼类型的癌浸润率、进展期癌的发生率和淋巴结转移率，*de novo* 癌向深部浸润的进展速度有比腺瘤癌变癌更快的趋势。这个进展速度趋势是以凹陷型 *de novo* 癌最快，按照无蒂隆起型 *de novo* 癌、无蒂隆起型腺瘤癌变

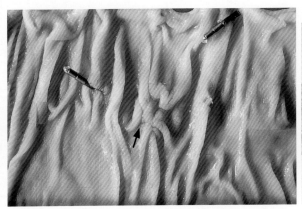

图 4-74 直径为 5mm 大小的Ⅱc+Ⅱa 型癌（箭头）的切除标本

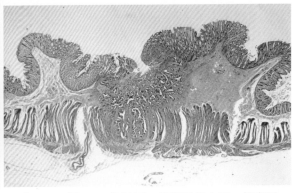

图 4-75 图 4-74 的切面。尽管是微小癌，但癌浸润至浆膜下层

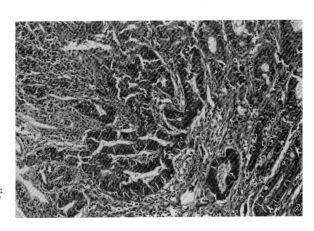

图 4-76 图 4-75 黏膜内的癌的放大。中分化型管状腺癌

以及有蒂隆起型腺瘤癌变癌的顺序逐渐减慢（**表 4-19**）。

　　直径在 2.0cm 以内的凹陷隆起型 *de novo* 癌 778 例中 22%（174/778 例）存在进展期癌，因此凹陷型 *de novo* 癌的生物学行为是对宿主最具有攻击性的（**图 4-74 ~ 图4-76**）。对于所属淋巴结转移的病例，如**表 4-20** 所示，*de novo* 癌为 124 例，腺瘤癌变癌仅有 6 例。这是理所当然的，因为随着癌浸润深度的增加，癌越来越大，其淋巴结转移率也越来越高（**表 4-20**）。

e. 从大肠癌的不同组织学发生来看伴随癌生长的形态学改变和浸润率

　　从不同癌组织学发生来看伴随大肠癌生长的肉眼形态学改变和癌浸润率。**表 4-21**展示了 *de novo* 癌中不同大小的肉眼类型比（有蒂隆起:无蒂隆起:凹陷·隆起）。例如，5mm 以内的癌肉眼类型比为（0:5:5），0.6 ~ 1.0cm 的肉眼类型比（2:6:2）。如**表 4-21**

表 4-20　所属淋巴结转移病例：癌的大小和癌浸润深度

【de novo 癌】

癌浸润深度	大小（cm）			合计
	~ 0.5	0.6 ~ 1.0	1.1 ~ 2.0	
m，sm1	0（0）	1（6%）	3（3%）	4（3%）
sm2，sm3	2（100%）	9（56%）	34（32%）	45（36%）
mp，ss	0（0）	6（38%）	69（65%）	75（61%）
合计	2（100%）	16（100%）	106（100%）	124（100%）

【腺瘤癌变癌】

癌浸润深度	大小（cm）			合计
	~ 0.5	0.6 ~ 1.0	1.1 ~ 2.0	
m，sm1	0	0	1	1
sm2，sm3	0	0	4	4
mp，ss	0	0	1	1
合计	0	0	6	6

表 4-21　通过不同大小的肉眼类型对比，来看癌生长伴随的形态学改变和癌浸润

【de novo 癌】

肉眼类型	大小（cm）			直径在 2.0cm 以内的进展期癌概率
	~ 0.5	0.6 ~ 1.0	1.0 ~ 2.0	
有蒂隆起（506 例）	0 →	（0） → 2 [8%]	（2） → 2 [23%]	0（1 例）
		（2）	（0）	
无蒂隆起（1433 例）	5 [4%] →	（3） → 6 [10%]	（5） → 5 [33%]	5%（65 例）
		（3）	（1）	
凹陷·隆起（774 例）	5 [4%] →	（2） → 2 [34%]	（2） → 3 [82%]	22%（174 例）

（　）：数字为癌生长伴随的形态学改变的比例
[　]：数字为癌浸润率

所示，5mm 以内的癌生长至 0.6 ~ 1.0cm，其肉眼类型比从（0:5:5）→（2:6:2），发生了改变。通过这种比值的改变，我们来推测伴随癌的生长（从 5mm 以内生长到 0.6 ~ 1.0cm）的肉眼形态学改变，5mm 以内的无蒂隆起型比值 5 中有（2）生长成有蒂隆起，剩下的（3）继续作为无蒂隆起型生长。但是，因为 0.6 ~ 1.0cm 的无蒂隆起型比值是 6，所以剩下的（3）是 5mm 以内的凹陷型·隆起型比值（5）中的（3）生长成无蒂隆起，剩下的（2）继续作为凹陷·隆起生长。但伴随癌的生长，按照凹陷·隆起→无蒂隆起→有蒂隆起之间的连续变形而发生肉眼形态学的改变，是罕见未经过无蒂隆起而迅速发生从有蒂隆起→凹陷·隆起的灾难性变形这一前提的根源。

表 4-22 通过不同大小的肉眼类型对比，来看癌发育伴随的形态学变化和癌浸润

【腺瘤癌变癌】

肉眼类型	大小 (cm)					直径 2.0cm 以内的进展期癌概率
	~ 0.5		0.6 ~ 1.0		1.0 ~ 2.0	
有蒂隆起 (506 例)	2	(2) →	4 → [1%] →	(4) →	6 → [2%]	0% (0 例)
		(2) ↗		(2) ↗		
无蒂隆起 (1，433 例)	8 ↗ →	(6)	6 → [3%] →	(4)	4 → [7%]	0% (4 例)
		(0)		(0)		
凹陷·隆起 (32 例)	0	(0)	0	(0)	0	9% (3 例)

( )：数字为癌生长伴随的形态学改变的比例
[ ]：数字为癌浸润率

随着癌的生长（0.6 ~ 1.0cm）→（1.1 ~ 2.0cm），其肉眼形态学改变的比例也一样，如**表 4-21** 所示，推测按照箭头所示方向发生比值改变。

表 4-21 肉眼类型比的数字下方的 [ ] 内为不同大小和肉眼类型的癌浸润率 *。另外，展示了不同肉眼类型的 2.0cm 以内进展期癌的发生率。从不同大小和肉眼类型来看癌的浸润率，随着癌的生长向 sm 深部浸润，无论是哪种肉眼类型都是随着癌增大浸润率增高，在肉眼类型上按照有蒂隆起、无蒂隆起和凹陷·隆起的顺序浸润率逐渐增高。向进展期癌发展的是无蒂隆起型和凹陷·隆起型，2.0cm 以内的凹陷·隆起型中约 20% 为 2 型进展期癌。

同 *de novo* 癌一样，**表 4-22** 展示了伴随腺瘤癌变癌（腺瘤由来的癌）的生长其肉眼形态学的改变和癌浸润率。从**表 4-22** 得知，腺瘤癌变癌有隆起性生长的趋势，因而发展为进展期癌的概率极低。不同大小的凹陷·隆起型癌，与其他肉眼类型相比数量非常少，因此在整体趋势上可以忽略不计。

综上所述，向进展期癌进展的癌为 *de novo* 癌，肉眼上为无蒂隆起型和凹陷·隆起型，其中凹陷·隆起型癌的浸润率高。腺瘤由来的癌，通常呈隆起性生长，癌浸润率低，发展为进展期癌的概率低。因腺瘤活检进行内镜下随访观察，腺瘤在到达一定大小后停止生长，几乎观察不到癌变，从这个角度考虑的话，隆起型病变活检诊断为腺瘤时，"因息肉（腺瘤）癌变而切除息肉"的主张是不成立的。

• •

＊癌浸润率

癌中黏膜下层浸润（向 sm2 深部浸润）癌的比例。sm1 浸润癌与黏膜内癌同等对待的两个理由包括未见所属淋巴结转移，且内镜下黏膜切除极少有残留。

癌浸润率 =[癌整体 –（黏膜内癌和 sm1 浸润癌）]/ 癌整体

1.1 腺瘤（adenoma）
1.1.1 管状腺瘤（tubular adenoma）（**图 4-87～图 4-89**）
1.1.2 管状绒毛腺瘤（tubulovillous asenoma）（**图 4-90**）
1.1.3 绒毛腺瘤（villous adenoma）（**图 4-91**）
2.1 腺癌（adenocarcinoma）
2.1.1 高分化型腺癌（well differentiated adenocarcinoma）（**图 4-77**）
2.1.2 中分化型腺癌（moderately differentiated adenocarcinoma）（**图 4-79**）
2.1.3 低分化型腺癌（poorly differentiated adenocarcinoma）（**图 4-78**）
2.2 黏液腺癌（mucinous adenocarcinoma）（**图 4-80～图 4-83**）
2.3 印戒细胞癌（signet-ring cell carcinoma）（**图 4-84**）
2.4 鳞状上皮癌（squamous cell carcinoma）
2.5 腺鳞癌（adenosquamous carcinoma）（**图 4-85，图 4-86**）
2.6 其他癌（miscellaneous carcinomas）

4 《大肠癌处理规范》的大肠腺瘤和癌的组织学分型

a. 大肠癌组织学分型的问题点

1977 年大肠癌研究会提出《大肠癌处理规范》的大肠腺瘤和癌的组织学分型。根据癌的组织·细胞形态学特点将组织类型分为六大类，根据癌腺体形态的分化程度，将通常所说的管状腺癌或乳头状管状腺癌进一步分为高分化型 well differentiated，中分化型（moderately differentiated）和低分化型（poorly differentiated）3 个亚型（**表 4-23**）。

关于分化的类型，柱状细胞形成大尺寸腺管或乳头状形态的情况定义为高分化型（**图 4-77**），不形成腺管或形成小尺寸腺管的癌为低分化型（**图 4-78**），介于两者之间的为中分化型（**图 4-79**）。如上仅根据结构异型度来判断癌的分化度，但腺管大小是一种连续性变量，因此导致各类型之间的边界不清。而且，即便是同一个癌，其癌的结构异型在肠管壁的不同位置表现也不同，呈多样性，因此与分化度分型的一致性很差。

另外，说起分化（度），因为大肠黏膜上皮是由吸收细胞和杯状细胞组成的，所以谈及癌的分化度要考虑到这些细胞的比例。而且，通常大肠癌的组织像不是均匀一致的，因此在分型时要附加"在组织标本上根据优势癌组织像作为该癌的组织学类型"这一条件。

提出了预后相关性作为癌组织学分型的意义之一。即，通常低分化型腺癌的预后

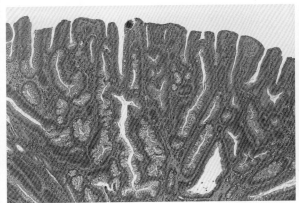

图 4-77　高分化型腺癌

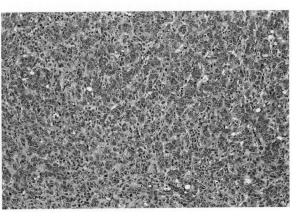

图 4-78　低分化型腺癌

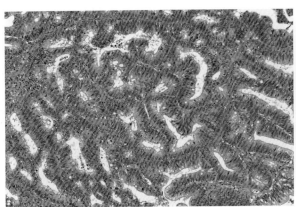

图 4-79　中分化型腺癌

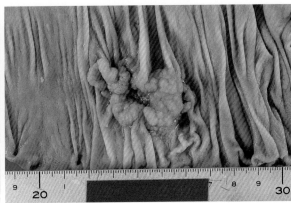

图 4-80　2 型进展期癌的肉眼图

不如高分化型腺癌。那么，在进行癌组织学分型时，与组织量无关而是应当根据分化最低的部分命名，"根据量上占优势的癌组织像作为癌的组织学类型"这一条件，就与癌的组织学分型意义相悖了。

相反，"癌的组织像，即便是同一起源的癌，根据其生长部位的不同，其组织像也呈不同的组织学形态和异型度"这一现象通常成立于发生在任何脏器的癌。大肠癌也不例外，同一个癌，黏膜内扩展部和黏膜下层深部的癌组织学类型和异型度不同。典型病例是黏液腺癌（mucinous carcinoma），在黏膜下层深部肠壁上形成黏液结节。其癌的黏膜组织类型，常为杯状细胞为主的所谓"杯状细胞腺癌（goblet cell adeno-carcinoma）"（**图 4-80 ~ 图 4-83**）。

向黏膜下层深部浸润的大肠癌，其黏膜内扩展部的癌组织像与黏膜下层深部相比，细胞异型度及组成细胞有高分化的趋势，相反的情况较少。因此，按照规范的组织学分型"以面积上占优势的组织像作为其组织学类型"，黏膜内癌及黏膜下层浸润量少的黏膜下层浸润癌的组织学类型，通常以高分化型腺癌居多。与之相对，进展期

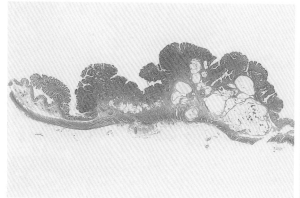

图 4-81 图 4-80 癌的切面。癌的黏膜内扩展部为腺管腺癌型，黏膜下层深部形成黏液结节

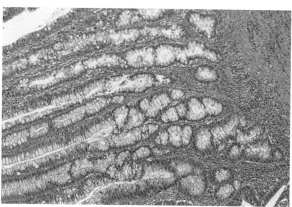

图 4-82 图 4-80 的黏膜内放大。为杯状细胞较多的管状癌，也是应当称为"杯状细胞性管状腺癌"的腺癌

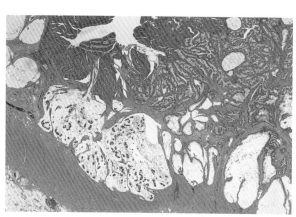

图 4-83 图 4-81 的黏液结节的放大

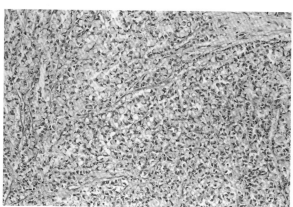

图 4-84 印戒细胞癌

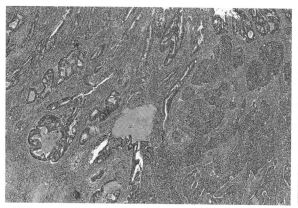

图 4-85 腺鳞癌

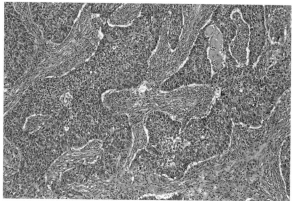

图 4-86 腺鳞癌

癌以中分化型和低分化型管状腺癌居多，于是出现了黏液腺癌、腺鳞癌、低分化型腺癌硬型等的组织学类型称呼（**图 4-84 ~ 图 4-86**）。

b. 大肠腺瘤组织学分型的问题

在《大肠癌处理规范》中，将大肠腺瘤的组织学类型分为管状腺瘤 tubular adenoma 和绒毛状腺瘤 villous adenoma 两大类，加上混合存在的管状绒毛状腺瘤 tubulovillous adenoma 共分为三类（**表 4-23，图 4-87 ~ 图 4-89**）。根据其异型度，又分为 3 个亚型 [轻度异型（mild atypia），中度异型（moderate atypia），重度异型（severe atypia）]，但对于每个异型度并无具体描述，所以根据其形态学的认识来进行良恶性判断是基于经验的主观判断。对于异型度的表现及癌分化度的表现不能进行具体描述，是因为异型度是连续性的。因此，根据重度异型度腺体的黏膜下层浸润来诊断癌，是无视肿瘤病理学大前提（共识）的定义，正如癌的组织学发生论一样，由此产生了诸多矛盾。

对良性肿瘤进行异型度分型，没有什么实际意义。在组织学诊断上重要的是，对位于黏膜内的腺瘤 – 腺癌交界区域的异型腺体，如何进行腺瘤和腺癌的区分这种良恶性的鉴别诊断。

针对腺瘤的异型度判断，在实际中认识腺瘤与癌交界处异型度的表现是非常重要的。但是，因为病变在性质上分为 3 类（增生性病变、腺瘤、癌），所以也有必要明确有轻度异型的增生性和腺瘤性之间的交界。这需要考虑到腺瘤的癌变率，但为什么在多数关于大肠腺瘤癌变率的文献中，对腺瘤和癌交界的异型度进行了主观的定义，而未提及增生和腺瘤交界的异型度呢？

5 基于肿瘤病理组织学大前提的大肠癌组织学分型

现在，为了解决前述关于大肠腺瘤·癌的常用组织学分型的问题点，有必要转变视角来考虑分型。基于肿瘤病理组织学的大前提"肿瘤或多或少模仿其来源脏器·组织的结构及功能"，来看大肠癌的组织学分型。大肠癌也是从癌组织中去除形态学异型性，在结构·细胞水平上追求与大肠正常黏膜组织的相似性。即，大部分大肠癌形成大小各样的腺管，作为癌细胞类型也追求与吸收细胞（absorptiv cell）和杯状细胞（goblet cell）相似。因此，大肠癌也还是基本符合这一大前提，与正常黏膜相似。

相对于正常黏膜的腺体结构规整，癌腺体在形态上存在腺管大小不一、腺体分布不均及不规则腺管形成的结构异型。在细胞水平上，构成癌腺体的癌细胞与吸收细胞和杯状细胞类似，这些细胞的比例各种各样。正常上皮中一般杯状细胞在数量上较吸收细胞占优势，而在癌中，通常杯状细胞少而吸收细胞多。癌的杯状细胞和吸收细胞比例，与癌的分化度相关。形成腺体的癌细胞的核质比（N/C）增大，核大小不一。像这样，癌组织与正常黏膜相似，但与正常黏膜不同的是其形态紊乱。而且，这种形态上的紊乱程度，即癌组织的异型度，从轻度 ~ 重度不等。

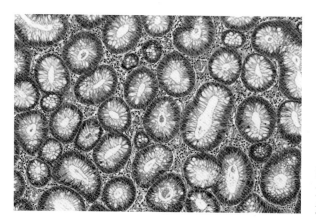

图4-87 管状腺瘤。轻度异型。腺管大小比正常略大，轻度大小不一，腺体分布规整。核位于基底侧，无大小不一

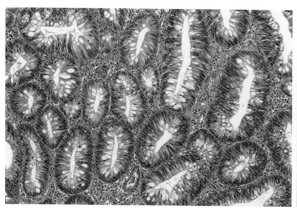

图4-88 管状腺瘤。中度异型。腺管中度大小不一，分布略紊乱。核呈梭形，排列紊乱。混有杯状细胞

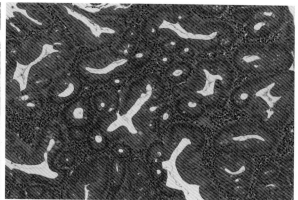

图4-89 管状腺瘤。重度异型

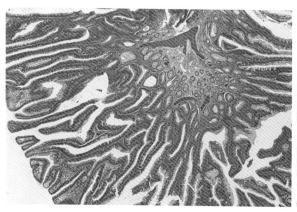

图4-90 管状绒毛状腺瘤

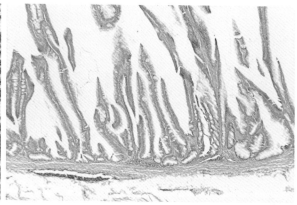

图4-91 绒毛状腺瘤

癌在细胞水平上的异型度，主要是根据细胞的 N/C 比值，以及核大小不一和排列紊乱的程度来判断的。关于癌细胞的性质，癌腺体中一般杯状细胞少而吸收细胞多，也有不少与之完全相反的杯状细胞居多，即杯状细胞性腺癌（goblet cell adenocarcinoma），当局限于黏膜内时需要与良性腺瘤鉴别。

　　大肠癌组织，尽管是同一个癌，但不同的生长部位组织像也不同。这与发生于其他脏器的癌一样，当进行癌的组织学分型时一定要考虑到这种现象的存在。另一方面，在早期大肠癌的组织学诊断标准中存在两个主要问题，甚至对现在仍存在影响。这就是前述的，尽管组织学上明确为癌，但当局限于黏膜内时不被称为癌，而认为是severe dysplasia。另外对于黏膜内癌为 moderate dysplasia 的病变，在黏膜下层见到2～3 个腺管或黏液结节时，看作是 moderate dysplasia 腺体的假浸润，而不认为是癌。尽管癌是发生于黏膜内并向黏膜下层深部浸润的，浸润腺体的性质是根据黏膜内异型腺体的性质来判断的。如上，在讨论癌的组织学分型时，不能回避癌的组织学诊断标准，在制定该标准时，要根据黏膜内肿瘤组织的异型度来进行判断。

a. 癌的组织学诊断标准是如何制定的?

　　进展期癌的浸润表现在肉眼上、组织学上都很容易被识别，尽管在组织学分型上存在一些问题，但癌的组织学诊断毫无疑问。癌组织学诊断存在问题的是，黏膜内癌或有少量癌腺体向黏膜下层浸润的早期癌。

　　说起活检组织学诊断或黏膜内癌的组织学诊断，是以进展期癌浸润部位癌组织的异型表现为标准，作为参考来诊断黏膜部的病变。也就是说，局限于黏膜内的上皮性肿瘤的良恶性组织学诊断，是寻求与进展期癌浸润部位组织的相似表现来判断的。但是，与浸润部位相比，存在于黏膜内的癌组织类型，其异型度通常较轻，因此将局限于黏膜内的轻度异型度或高分化型癌当作腺瘤，而当这种病变的局部区域存在重度异型度腺体时，诊断为腺瘤癌变的腺瘤内癌。而且，现在通用的癌组织学诊断标准，主要是基于不产生黏液的吸收细胞样细胞组成的腺体腺瘤和癌的异型度。

　　大肠中有含大量杯状细胞的上皮性肿瘤，以及由产生黏液的细胞组成的绒毛状肿瘤，其发生率绝对不少。根据通常的腺体腺瘤的癌组织学诊断标准，这两类肿瘤的黏膜内扩展部位的细胞异型度通常为轻度～中度，因此将局限于黏膜内的这种肿瘤常诊断为良性腺瘤（**图 4-92 ～ 图 4-94**）。对于肿瘤的黏膜下层内有数个黏液结节的情况，认为不是癌的黏膜下层浸润，而是腺瘤的假浸润。组织学上黏液腺癌占优势的进展期癌的黏膜内扩展部位，是以杯状细胞居多，或是由产生黏液的细胞组成的癌。其黏膜部的异型度一般表现为轻度～中度，为什么将其诊断为癌呢（**图 4-95，图 4-96**）？因为癌的组织学形态认识上不统一。

　　正因如此，在制定黏膜内癌或早期癌的诊断标准时，当然要以"进展期癌的黏膜内扩展部位腺体的异型度"作为基准（**图 4-95，图 4-96**）。因为癌发生于黏膜内，黏膜内扩展部位的生长场所与发生部位一致，未经过深部浸润的二次修饰，而且活检组织也通常取自癌的黏膜内扩展部位。但是，如果顽固地坚信腺瘤 – 癌连续学说，那么

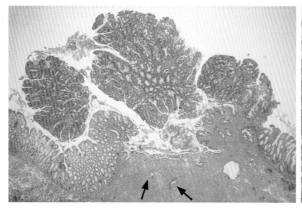

图 4-92 5mm 大小的 IIa 样病变的切面。中心部有浅溃疡。黏膜下层及固有肌层内可见数个异型腺体（箭头）

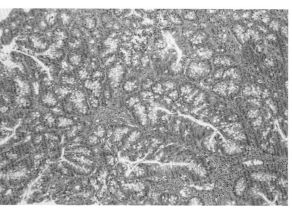

图 4-93 图 4-92 的黏膜内扩展部位的放大。含大量杯状细胞的腺癌，呈筛状结构。杯状细胞形成大的腺管，不规则腺管形成。腺体密度高。细胞异型度为轻度 ~ 中度。杯状细胞多，应当属于称为杯状细胞性腺癌（goblet cell adenocarcinoma）的腺癌

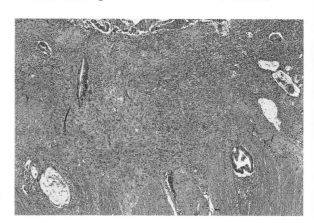

图 4-94 图 4-92 癌的深部浸润。浸润至黏膜下层及固有肌层

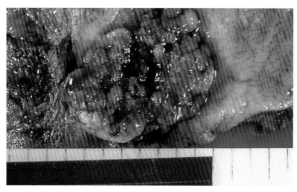

图 4-95 2 型癌的肉眼图。黏膜内由含大量杯状细胞的腺管构成的肿瘤，从异型度来看倾向于中度异型度腺瘤（图 4-96），因有黏膜下层的深部浸润而诊断为癌

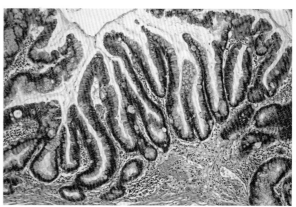

图 4-96 图 4-95 的黏膜内扩展部位的放大。由大量杯状细胞上皮组成的腺癌，部分呈绒毛状。有腺管内腺管形成及锯齿状区域

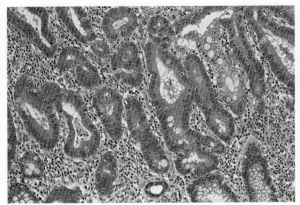

图 4-97　吸收细胞占优势，形成普通腺管的癌

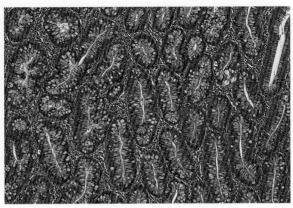

图 4-98　杯状细胞占优势，形成腺管的癌

活检组织的诊断标准就没必要了。为什么呢？因为该学说认为在黏膜内不存在癌腺体。

b. 癌组织学诊断标准的制定

　　那么，大肠的癌组织学诊断标准是如何制定的呢？因为癌的组织学诊断是根据异型性判断的，所以就必须考虑其异型度来进行判断，接下来的问题是如何认识异型度。这就将进展期癌的黏膜内扩展部位的异型度设定为下限。

　　在肿瘤病理组织学上有"肿瘤或多或少模仿其来源脏器·组织的结构及功能"的大前提。大肠癌发生部位黏膜的腺体由吸收细胞和杯状细胞组成。在大肠的腺瘤和癌中，异型吸收细胞和杯状细胞不同比例混合存在。大肠癌在组织学上是以吸收细胞在数量上占优势的肿瘤居多，所以在大脑这个黑匣的潜意识中以癌组织学诊断为目的的各自差异，是因肿瘤的异型度形成的。根据这些异型度差异，杯状细胞占优势的肿瘤的细胞异型度为轻度~中度，而且有功能分化，多为良性腺瘤。尽管存在癌模仿正常上皮分化这一肿瘤病理学大前提。

　　由此，在制定癌组织学诊断标准时，首先要考虑上皮性肿瘤的性质。这是基于常见的以吸收细胞占优势的形成腺管的肿瘤和以杯状细胞占优势的形成腺管的肿瘤的异型性来制定癌组织学诊断标准的（**图 4-97**，**图 4-98**）。在制定时，需要关注进展期癌或黏膜下层浸润癌的黏膜内扩展部位的癌组织异型度。为什么呢？因为进展期癌深部浸润的癌组织像，因浸润而被二次修饰，一般较黏膜内扩展部位癌组织的异型度显著。如果以浸润部位的癌组织异型度作为癌组织学诊断标准，黏膜内扩展部位的癌多属于腺瘤。这样的话，通过活检组织，多数黏膜内癌或黏膜下层浸润癌都无法诊断。因为大部分活检组织取自黏膜内的扩展部位。

　　大肠的正常上皮形成单一管状腺管，多数大肠上皮性肿瘤也形成腺管，大肠有呈绒毛状的肿瘤。绒毛状肿瘤通常产生大量黏液，与杯状细胞为主的癌一样，其细胞异型度为轻度~中度。因此，局限于黏膜内的 2cm 以上的大绒毛状肿瘤，也多被诊断为良性绒毛状腺瘤。绒毛状结构在本质上与管状一样，但与正常黏膜的腺管结构偏离程度大，

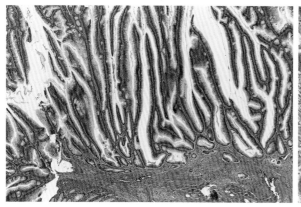

图 4-99　呈绒毛状的癌

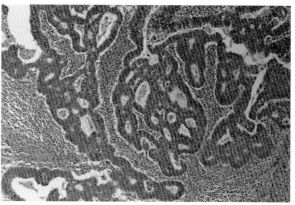

图 4-100　筛状结构。很多腺体彼此连接，形成腺体团。单个筛状结构为腺管内腺管（gland in gland）（参考图 4-106）

　　从异型度的定义"与正常结构的偏离程度"来看，绒毛状结构属于结构异型度重度的范畴。这样的话，尽管细胞异型为轻度~中度，结合其结构异型度，多数绒毛状肿瘤根据细胞异型·结构异型整合的异型度来看应当为重度，为癌可能性大的肿瘤（**图 4-99**）。

　　这样的话，大肠的癌组织学诊断有必要根据以下三大癌组织学诊断标准来进行判断（**表 4-24**）。即，以上皮性肿瘤的黏膜内扩展部位的肿瘤组织为对象，①吸收细胞占优势的形成腺管的普通肿瘤（**图 4-97**），②杯状细胞占优势的形成腺管的肿瘤（**图 4-98**），③绒毛状肿瘤（**图 4-99**）。

c. 3 个癌组织学诊断标准

　　良恶性的组织学诊断，是从复杂的组织学形态中找出细胞·结构异型，并使用"异型度尺"测量其程度。细胞异型的重要表现是核质比（N/C）。黏膜内上皮性肿瘤的结构异型表现包括腺体密度增加，腺管大小不一以及不规则腺体的出现。其中，腺管大小不一包含在腺体密度改变内，因此作为结构异型，提出了腺管密度增加和不规则形腺体的出现［尤其是筛状结构（cribriform figure）；**图 4-100**］这两个主要表现（**图 4-24**）。

　　1）吸收细胞占优势的形成腺管的肿瘤：在数量上 HE 深染的吸收细胞占优势的，所谓形成普通腺管的肿瘤，其癌组织学诊断标准，如前述，存在于黏膜内的腺瘤和癌的细胞异型表现的腺体单位的 N/C（核腺体系数 ING），以及结构异型表现的腺体密度（紊乱系数 ISA），有从这两个异型度来进行良恶性区分的双元线性判别函数。在根据异型度进行良恶性诊断时，利用该函数，根据结构异型度∶细胞异型度 =1∶2 的权重进行诊断。

　　另外，在进展期癌中，存在其黏膜内扩展部位的异型度呈轻度~中度腺瘤样癌的情况。考虑有这种情况的存在，需要建立普通的腺管腺癌相关的癌组织学诊断标准。形成该标准的标尺，是以黏膜下层浸润的微小癌以及小型癌的黏膜内扩展部位的异型度作为参考的。关于细胞异型度，简单地说，就是细胞核呈棍棒状~圆形化肥大，腺

表 4-24　不同癌组织类型的细胞·结构异型

黏膜内扩展部位的癌组织	细胞异型	结构异型
通常的腺管腺癌 （吸收细胞占优势的癌）	重度	腺管密度增加 不规则形腺管出现
杯状细胞占优势的腺癌	轻度~中度 核分裂像增加	腺管密度的增加 筛状结构
绒毛状腺癌	轻度~中度 核分裂像增加	腺管密度的增加 绒毛状结构

体 N/C 比值达 1/2 以上。结构异型是指腺管大小不一和腺体密度增加。

2）**杯状细胞占优势的形成腺管的肿瘤**：在对于杯状细胞占优势的上皮性肿瘤进行良恶性组织学诊断时，因为这类肿瘤的细胞异型度为轻度~中度，倾向于将局限于黏膜内的作为腺瘤，当黏膜下层内有少量浸润时为伴假浸润的腺瘤。另外，对组织学上以黏液腺癌占优势的进展期癌病例的黏膜内扩展部位的表现进行观察，细胞异型度通常为轻度~中度，是杯状细胞量多或产生大量黏液的肿瘤（**图 4-92**，**图 4-93**，**图 4-96**），如果没有黏膜下层深部的浸润表现则认为是腺瘤。因此，当对杯状细胞量多的上皮性肿瘤进行良恶性组织学诊断时，不适合以普通腺管腺癌细胞异型度的癌组织学诊断标准作为参考，因此对于进展期癌，需要在组织学上从黏液腺癌占优势的癌的黏膜内扩展部位找出结构异型表现，并将其异型度作为癌的组织学诊断标准。所谓结构异型，就是腺体密度增加及不规则腺管的出现，即被称为筛状结构或腺管内腺管的组织像。这种组织学表现，是在进展期癌的浸润部位，尤其是在黏液腺癌中常见的表现。因此，在活检组织中如果见到这些表现就要怀疑恶性的可能。

3）**绒毛状肿瘤**：大肠上皮性肿瘤中，有肉眼·组织学上呈绒毛状的绒毛状肿瘤（绒毛状腺瘤和绒毛状腺癌）。绒毛状肿瘤，通常是沿着黏膜的水平方向扩展，为大的扁平隆起型肿瘤，即大型Ⅱa 型或 Is 型。肉眼观察表面呈天鹅绒状（**图 4-101**），组织学上为单层柱状细胞组成的上皮，从黏膜肌层向肠腔呈长毛蓬乱（shaggy）状绒毯样增生（**图 4-102**）。在绒毛状肿瘤中，组织学上或多或少混有通常的呈管状结构的腺管。管状腺管量多时，表现为绒毛管状（villo-tubular）或管状绒毛状（tubulo-villous）（**图 4-103**，**图 4-104**）。进而，绒毛状上皮的表面呈锯齿状（serrated）（**图 4-105**），或在上皮内形成腺管即所谓的上皮内腺管形成（**图 4-106**），可见含大量腺管内腺管集合像的筛状结构（**图 4-107**），多为黏液细胞构成的肿瘤。

绒毛状肿瘤根据细胞异型度分为绒毛状腺瘤和绒毛状腺癌，绒毛状上皮一般由产生大量黏液的柱状细胞组成，其细胞异型度常为中度，因此诊断为中度异型的绒毛状腺瘤。另外，肿瘤虽然为大型的且异型度为重度，但因局限于黏膜内，向黏膜下浸润的倾向弱，多数情况诊断为重度异型度的良性腺瘤。在大的中度异型度绒毛状腺瘤病例中，很多病例局部区域呈重度异型度，这是绒毛状腺瘤的癌变。

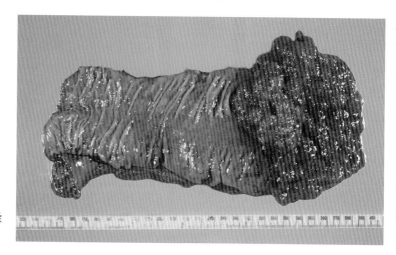

图 4-101　绒毛状肿瘤的肉眼图。隆起的表面呈微细颗粒状

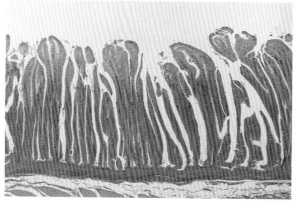

图 4-102　绒毛状肿瘤的切面。呈长毛蓬乱状绒毯样增生。绒毛状腺癌

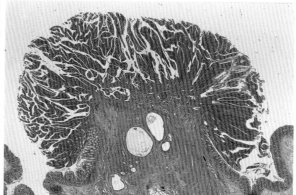

图 4-103　绒毛管状腺癌的切面。可见绒毛状部分和管状部分

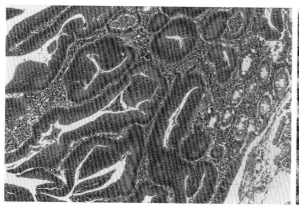

图 4-104　图 4-103 管状部分的放大。腺体密度高，可见大量杯状细胞。核圆形化及大小不一

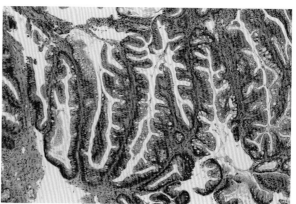

图 4-105　锯齿状腺管构成的息肉，因上皮轻度异型诊断为锯齿状腺瘤

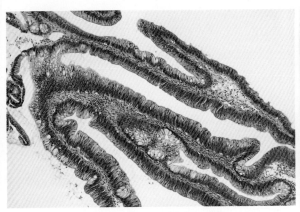

图 4-106 绒毛状肿瘤内形成腺管内腺管

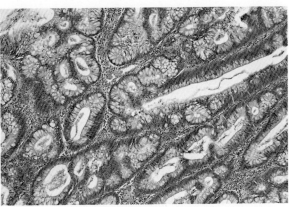

图 4-107 杯状细胞构成的癌的黏膜内扩展部。形成腺管内腺管和筛状结构

表 4-25 文献报道中大肠绒毛状腺瘤的癌变率（1948—1986）

报道者（年份）	癌变率	检索病例数	癌组织学诊断标准
（根据草间等的表格）			
Ferguson（1957）	6.2%	16	
Hines（1958）	8.5%	71	
Freund（1955）	10.0%	20	
Southwood（1962）	11.7%	180	invasive carcinoma
Wheat（1958）	16.0%	50	invasive carcinoma
Swinton（1955）	31.4%	35	
Grinnell（1958）	31.8%	216	invasive carcinoma
武藤（1957）	40.7%	243	invasive carcinoma
Enterline（1962）	55.0%	81	invasive carcinoma
Moran（1957）	56.2%	32	
Sunderland（1948）	68.7%	48	
Fisher（1953）	75.0%	4	invasive carcinoma
（最新文献）			
Olson 等（1969）	35.4%	110	
Quan 等（1971）	58.1%	219	
McCabe 等（1973）	48.0%	169	invasive carcinoma
Jahadi 等（1975）	52.0%	185	
佐佐木等（1982）	89.2%	37	ca in adenoma 29，invasive ca 4
喜纳等（1982）	83.0%	6	
柳沢等（1983）	40.0%	15	
味冈等（1986）	73.8%	50	
广田等（1986）	66.7%	3	
岩下等（1986）	85.7%	21	
长谷川等（1986）	80.0%	15	invasive carcinoma
合计	772	1826	癌变率 42%（癌变率的范围：6.2% ~ 89.2%）

表 4-26　日本文献中大肠绒毛状腺瘤的癌变率

报道者（年份）	癌变率（癌变病例数）	检索病例数	癌组织学诊断标准
武藤（1957）	40.7%（99）	243	invasive carcinoma
佐佐木等（1982）	89.2%（33）	37	ca in adenoma 29，invasive ca 4
喜纳等（1982）	83.3%（5）	6	
柳沢等（1983）	40.0%（6）	15	
广田等（1986）	74.0%（37）	50	
广田等（1986）	66.7%（2）	3	
岩下等（1986）	85.7%（18）	21	
长谷川等（1986）	80.0%（12）	15	invasive carcinoma
合计	54.4%（212）	390	

关于绒毛状腺瘤的癌变率，文献报道约为 50%（**表 4-25，表 4-26**）。另外，绒毛状腺瘤较普通管状腺瘤的癌变率高。"绒毛状腺瘤约半数发生癌变"这一癌变率，考虑到绒毛状肿瘤的良恶性组织学诊断标准不明确，认为"约半数绒毛状腺瘤，从开始就是癌"，与"绒毛状腺瘤约半数发生癌变"是一样的。

岩下等（1986），针对切除标本最终诊断为绒毛状腺癌的活检组织学诊断进行了分析，结果表明其中 2/3 的病例曾诊断成良性（Group3）。为什么绒毛状肿瘤，即便其直径在 5cm 或以上（**图 4-101 ~ 图 4-102**），也诊断为良性绒毛状腺瘤或伴部分区域癌变的绒毛状腺瘤？这是因为，绒毛状肿瘤的细胞异型度与普通管状腺癌的细胞异型度相比为轻度 ~ 中度。因此，即使绒毛状肿瘤的一部分向黏膜下层浸润，该浸润也看作是假浸润，多数情况被诊断为伴假浸润的绒毛状腺瘤。

伴等（2001）对绒毛状肿瘤分化·成熟上皮标志物［cytokeratin 20（CK20）］的免疫染色趋势进行了报道，结果显示在增生细胞少的绒毛浅层部位有 CK20 的表达，而在增生细胞多的绒毛深层部位无 CK20 的表达。该趋势与大肠正常黏膜腺体的增生细胞和分化细胞的分布相似。另外，Ota 等（1993）从糖链表达和增生细胞分布的观点出发，报道了绒毛状肿瘤的器官样分化 organoid differentiation。这些现象，都是"肿瘤或多或少模仿其来源脏器·组织的结构及功能"这一肿瘤病理组织学大前提在细胞功能方面的表现，与绒毛状肿瘤的良恶性认识不是一回事。

绒毛状肿瘤在组织学上有特征性形态。即，在黏膜垂直面的组织标本切面上，由柱状细胞组成的绒毛状突起直接立于黏膜肌层。绒毛密集存在（**图 4-102，图 4-103**）。在接近黏膜水平面的组织标本切面上，可见由柱状细胞组成的上皮围绕黏膜固有组织的绒毛横断面（**图 4-108，图 4-109**），接近黏膜肌层的部位形成管状腺管，周围有固有组织（**图 4-108 ~ 图 4-111**）。而且，腺体密度增高。即，绒毛状肿瘤的结构基本上与管状腺瘤·癌一样，与管状腺瘤·癌不同的是，除管状结构以外，上皮向肠腔内呈绒毛状增生（**图 4-112**）。这种组织结构与空肠一样，在大肠的正常黏膜中见不到。即，从异型度的定义"与正常结构的偏离程度"来看，绒毛结构是结构异型度中度 ~ 重度。

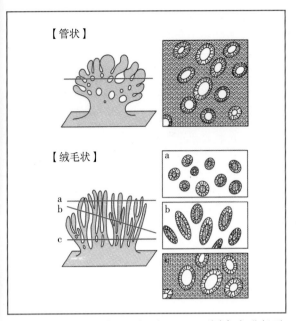

图 4-108 在黏膜肌层切平面，以不同高度进行平行切割时，绒毛状肿瘤所呈现的图像差异

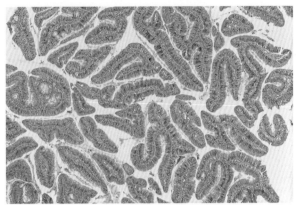

图 4-109 与黏膜肌层切平面平行的一个切面：绒毛状肿瘤浅层的切面。上皮包绕黏膜固有组织

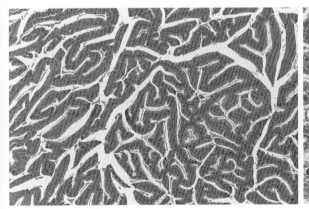

图 4-110 在图 4-109 与图 4-111 中间位置切割的切面

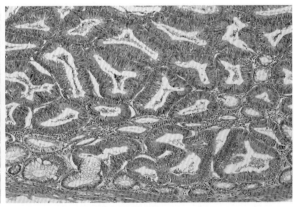

图 4-111 与黏膜肌层切平面平行的一个面：绒毛状肿瘤深层的切面。黏膜固有组织内形成腺管

　　以 "绒毛状肿瘤的结构基本上与管状腺瘤或癌一样" 为前提，伴等（1991）以绒毛状肿瘤的管状部分为研究对象，利用腺瘤和癌的区分判别公式 Fca 对绒毛状肿瘤的良恶性进行了探讨（**图 4-113**）。结果显示，①即便细胞异型度为轻度 ~ 中度，也存在向黏膜下层深部浸润的绒毛状腺癌，②绒毛状结构本身是重度异型度，而且③接近黏膜肌层附近的腺体密度高。这 3 点在组织学诊断中应当被重视。即，因为从用普通管状腺癌得出的判别函数 Fca 和绒毛状肿瘤的异型度系数分布来看，约 70% 的绒毛状肿瘤位于 Fca 的正数区域，即恶性区域。

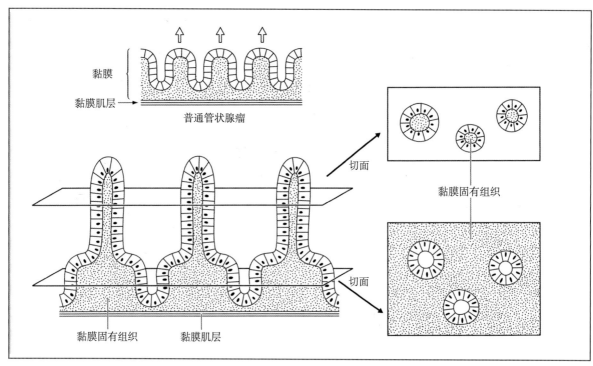

图 4-112 绒毛状肿瘤黏膜内的结构模式图

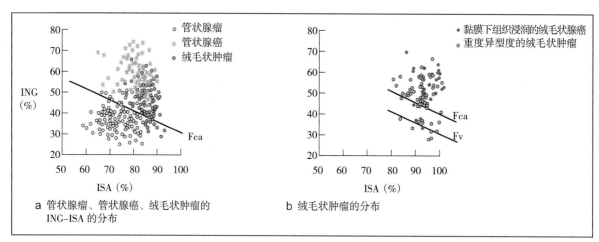

a 管状腺瘤、管状腺癌、绒毛状肿瘤的 ING-ISA 的分布

b 绒毛状肿瘤的分布

图 4-113 用普通管状腺癌得出的判别函数 Fca 与绒毛状肿瘤的异型度系数的分布

  如上，将绒毛结构作为结构异型度重度或高异型度的表现。因此，在活检组织中如果见到绒毛，即使从细胞异型度为轻度~中度判断为良性，也要结合其肿瘤大小和结构异型度，将其作为癌可能性大的病变对待。既往有作为良性病变处理而复发的相关病例报道。

绒毛状肿瘤的绒毛结构，在大肠的正常黏膜中是见不到的，结构异型度为中度～重度，因为在绒毛状肿瘤黏膜肌层附近的腺体密度高，绒毛状肿瘤大部分分布于判别函数 Fca 的恶性区域，而且绒毛管状腺瘤的癌变率较其他腺瘤高，所以绒毛状肿瘤的结构异型度应当归为"重度"。因此，绒毛状腺瘤的癌变，不认为是腺瘤的癌变而是从开始就是癌。多数绒毛状肿瘤，是以向黏膜内进展为特点的腺瘤。

4）**关于锯齿状肿瘤及其上皮性质**：腺腔内锯齿状（serrated）变形，见于黏膜的糜烂再生，或肿瘤性上皮的上皮增生性改变。另外，腺腔内的锯齿状改变不仅仅表现在腺体上皮细胞的高低不平，还包括上皮细胞呈小腺腔样排列。那么，锯齿状改变部位的基底膜，如果变形小的话呈直线状（**图 4-114，图 4-115**），如果变形大的话则出现重叠，有时也有腺管出芽或腺管内腺管形成（**图 4-116**）。另外，与正常大肠腺管为单管状腺体不同，增生性息肉或再生黏膜内常见到腺体分支。因此，锯齿状小凹陷，在形态学上，是多个小腺腔或腺腔形成过程中的极早期像。

锯齿状变形是腺体形成过程中的一个形态学表现。即，锯齿状形态是从锯齿状形，经过腺管内腺管形（**图 4-116，图 4-119**）到筛状形（**图 4-117，图 4-131**），这一系列腺体愈合体形成的连续过程的相（锯齿状上皮→腺管内腺管形成→筛状结构）。这 3 个形态中，腺体数量不同，但形态上属于同一类。表现为这些形态的上皮性质，无论是再生性、腺瘤性还是癌，其共同点都是上皮的增生状态。

锯齿状瘤（serratedtumor）是良性的还是恶性的，要根据其上皮性质，即异型度来判断（**表 4-27**）。如果上皮是再生性（**图 4-114，图 4-115**）或腺瘤性上皮（**图 4-118，图 4-119**），则分别为再生性，或腺瘤性腺体。如果上皮为肿瘤性，细胞异型极强时为癌。另外，有很多锯齿状极端表现的筛状结构，也是形成伴上皮增生腺体明显的表现。因此，这种筛状结构属于重度结构异型，有这种结构的肿瘤恶性可能极高，即癌。所谓的 serrated tumor 是增生性、腺瘤还是癌，要根据其细胞异型度和筛状结构的出现概率来判断。

d. 癌的组织学分型

当进行大肠的癌组织学诊断标准制定时，有必要先说明一下癌的异型度为"寻找进展期癌黏膜内浸润部的腺管异型度"，从肿瘤病理组织学的大前提出发将大肠上皮性肿瘤分为 3 类。基于此，来进行大肠癌的组织学分型。大肠癌的组织类型如前述，包括日本大肠癌研究会的分型和 WHO 分型。这些分型的附加条件都是以进展期组织标本上面积占优势的组织学形态来命名的。但是，因为"癌组织学形态有因癌的生长场所不同而不同的转型特点"，所以需要根据其黏膜内扩展部位的组织类型来进行癌的组织学分型。

这种转型特点最好的例子就是黏液腺癌（mucinous carcinoma）。即，黏膜内的由产生大量黏液的细胞组成的癌或含大量杯状细胞的癌，局限于黏膜内时，癌细胞产生的黏液排入肠腔。但是，如果向黏膜下层深部浸润时，黏液很难排入肠腔，而在肠壁内潴留形成黏液结节。这就是在黏膜内癌中几乎见不到黏液腺癌的原因。也就是说，

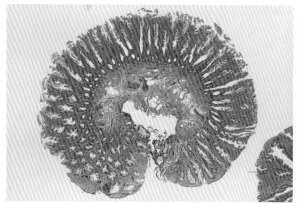

图 4-114 再生性。锯齿状，无或轻度细胞异型度

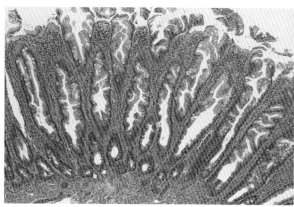

图 4-115 图 4-114 的放大。腺管内面呈锯齿状。无细胞异型度

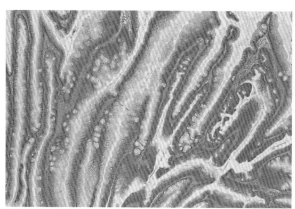

图 4-116 腺管内腺管

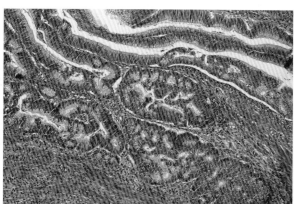

图 4-117 筛状结构

表 4-27 serrated tumor 上皮的特性和良恶性

分支结构		锯齿状	筛状
腺管形成趋势		$(+) \rightarrow (+) \rightarrow (++) \rightarrow (+++)$	
	强	再生性腺管	—
	中	腺瘤	癌
细胞异型度	强	癌	癌

　　黏液腺癌是向黏膜下层深部浸润而出现的二次修饰像。

　　因为癌的发生场所在黏膜，所以局限于黏膜的癌组织学形态是大肠癌组织的基本类型。但如前述，局限于黏膜内的上皮性肿瘤的癌组织学诊断标准存在问题。尽管需要根据黏膜内癌的组织学形态进行组织学分型，但如果癌的组织学诊断标准模糊的话，癌的组织学分型就没有意义了。

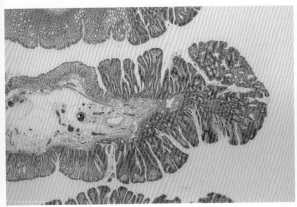

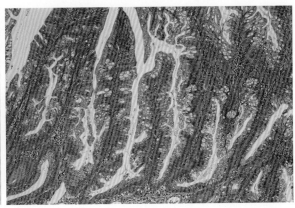

图 4-118　锯齿状腺瘤　　　　　　　　图 4-119　图 4-118 的放大。锯齿状上皮有轻度异型性

表 4-28　从癌上皮的性质和结构来看大肠癌的组织学分型

基本型	修饰型
1. 管状腺癌（tubular adenocarcinoma）	
高分化型（well differentiated type）	
中分化型（moderately differentiated type）	
低分化型（poorly differentiated type）	硬性（scirrhous type）
2. 杯状细胞性腺癌（goblet cell adenocarcinoma）	
腺管形成型（tubular type）	黏液结节性（muconodular type）
印戒细胞型（signet-ring cell type）	
3. 绒毛状腺癌（villous adenocarcinoma）	
吸收细胞型（absorptive cell type）	
黏液产生细胞型（mucus cell type）	黏液结节性（muconodular type）

　　如前所述，癌组织学诊断标准分为 3 个类型，因此癌的组织学分型也据此分为三大类。即，根据癌的上皮性质和特征性结构，将通常吸收细胞为主的癌定义为管状腺癌（包含，乳头状管状腺癌），杯状细胞为主的癌为杯状细胞性腺癌，以及呈绒毛状的癌为绒毛状腺癌（表 4-28）。乳头状腺癌不做单独分型，是因为乳头状这一形态在本质上与管状相同，而且乳头状和管状常混合存在，与管状的区分往往只是主观判断。

　　按照现行的癌组织学分型，管状腺癌分为高分化型、中分化型和低分化型。对于杯状细胞性腺癌，形成腺管的为杯状细胞性管状腺癌（tubular adenocarcinoma of goblet cell type）或杯状细胞性腺癌（goblet cell adenocarcinoma），不形成腺管且一个一个散在分布的癌为印戒细胞癌（signet-ring cell carcinoma）。绒毛状腺癌中，吸收细胞为主的为吸收细胞型（暗细胞型），产生黏液的细胞为主的为黏液产生细胞型（明细胞型）。

　　基于肿瘤的病理组织学大前提，在对大肠癌的组织类型进行分型时，需要依据大

表 4-29 基于肿瘤病理组织学大前提的大肠癌组织学分型：基本型和修饰型

癌腺管的形态	癌细胞的种类	
	吸收细胞型	杯状细胞型
基本型：		
管状	普通管状（乳头管状）腺癌	杯状细胞性腺癌（印戒细胞癌）（**图 4-84**）
	高分化型 （**图 4-77**）	杯状细胞性管状腺癌（腺管形成型）（**图 4-93**）
	中分化型 （**图 4-79**）	
	低分化型 （**图 4-78**）	黏液细胞性腺癌（印戒细胞型）
绒毛状	普通绒毛状腺癌（**图 4-102**）	黏液细胞性绒毛状腺癌
修饰型：黏液癌，腺鳞癌（**图 4-86**）		

肠癌的基本类型。即，以黏膜内扩展部位的癌组织学形态为基础类型，然后进一步根据其异型度划分对于临床病理学有意义的亚型（**表 4-29**）。若浸润出现的二次修饰像对临床病理学上有意义，可以在基本类型的下方做附加标注。如杯状细胞性腺癌，黏液结节型（goblet cell adenocarcinoma，muconodular type）。

6 癌组织学诊断相关的问题

a. 凹陷型癌（Ⅱc，Ⅱc+Ⅱa，Ⅱa+Ⅱc）的组织学诊断

由异型上皮构成的凹陷型病变，在组织学上有不少诊断为凹陷型腺瘤或凹陷型腺瘤癌变癌。对于凹陷型腺瘤癌变的判断，是根据该病变腺瘤腺体的异型度，较诊断为癌的腺体异型度略轻。做出这样诊断的前提是认同腺瘤 – 癌连续学说。但该癌组织学诊断标准是存在问题的。

大仓（1996）对大肠 sm 癌的黏膜内癌细胞异型度与肉眼形态上的差异进行了探讨。即，为了客观评价异型度，对癌细胞的细胞异型表现（核质比值，核排列紊乱，核短径，核短径大小不一）进行量化比较，与不同肉眼类型下的测量差异甚微，因此强调了没必要对肉眼形态上的良恶性判定标准进行修改。

另外，腺瘤肉眼表现几乎都是隆起型，凹陷型极少，在腺瘤癌变的病例中大部分肉眼类型为隆起型。例如，在白壁论坛的集合统计中，约 5000 例 2cm 以内的癌中，诊断为腺瘤癌变的病例为 2255 例，其中凹陷型仅有 32 例（1.4%），大部分［2223 例（98.6%）］为隆起型。

因腺瘤可发生部分癌变（腺瘤内癌），在此将隆起型腺瘤的癌变率定义为 p，凹陷

型腺瘤的癌变率为 q。对于腺瘤的不同肉眼类型频率，隆起型为 m，凹陷型为 n。这样，在腺瘤癌变癌中，隆起型癌的频数为 mp，凹陷型癌的频数为 nq。根据白壁论坛的统计，$mp=2223$，$nq=32$。因为"腺瘤的癌变率与腺瘤的肉眼类型无关（$p=q$）"，所以腺瘤的隆起型和凹陷型的比值为 $m/n=2,223/32=69.5$。即，隆起型：凹陷型 $=70:1$。但实际上并非如此，凹陷型腺瘤较隆起型腺瘤要少很多（$m \gg n$）。

在此，我们假设如果现在常说的"凹陷型腺瘤癌变的癌"这一组织学诊断是正确的，那么凹陷型腺瘤的频率在实际上就要更高。为什么呢？这是因为由于腺瘤的癌变率与肉眼形态无关，凹陷型腺瘤癌变癌的频率为了接近于隆起型腺瘤癌变癌的频率，那么凹陷型腺瘤的频率就要比实际中遇到的频率要高很多，或者凹陷型腺瘤的癌变率 q 必须远远大于隆起型腺瘤的癌变率 p（$q \gg p$）。但是，内镜下发现小的凹陷型病变或糜烂性病变，与发现小的隆起型病变的难易程度几乎是一样的，所以实际中凹陷型腺瘤病变的发生极少。那么，凹陷型腺瘤癌变癌的频率为了接近于隆起型腺瘤癌变癌，不同肉眼类型腺瘤的癌变率 p 和 q 也不相同，凹陷型腺瘤癌变率 q 就必须远远大于隆起型腺瘤癌变率 p（$p \ll q$），而且凹陷型腺瘤癌变率 q 必须无限接近于 1（$q \approx 1$）。

发生在相同大肠黏膜场所的腺瘤，首先其不同肉眼类型的癌变率不可能有太大的差异，这是因主观的模糊的癌组织学诊断标准所导致的。即，"凹陷型腺瘤的癌变率极高"的结论是明显错误的，凹陷型腺瘤癌变的病例，"从最开始就是癌，$de\ novo$ 癌"，或者对于呈良恶性交界区域异型度的病变，在组织学上进行癌与腺瘤的主观判断，而认为应当是癌。

在日常的病理组织学检查中，对于进展期癌，也遇到不少仅通过局部观察而不得不诊断为良性的组织学形态（**图 4-120**，**图 4-121**）。即，对进展期癌的黏膜内扩展部与黏膜下层深部浸润部的癌组织异型度进行比较，黏膜内扩展部的异型度比浸润部轻，仅仅观察黏膜内扩展的局部，常很难与腺瘤鉴别。

那么，由于小的凹陷型癌是 $de\ novo$ 癌的概率高，尽管凹陷型癌的部分腺管的异型度比癌腺管略轻，也不能当作腺瘤成分而诊断为腺瘤癌变的癌，有必要将曾认为是腺瘤成分的腺体诊断为癌。adenoma-caricinoma sequence 学说顽固派，根据超过人类形态认识能力界限的细微异型度差异来进行腺瘤腺体和癌腺体的区分，这只是主观的。因此，与"凹陷型腺瘤癌变的凹陷型腺瘤内癌"这一凭直觉的诊断相比，凹陷型癌是"$de\ novo$ 癌"的可能性更大，或者在理论上诊断为高分化型腺癌更为客观（**图 4-122 ～ 图 4-124**）。

局限在黏膜内的癌腺体异型度比浸润深度超出黏膜层的癌腺体更轻。另外，与正常黏膜相比，局限于黏膜内的癌组织更容易出现糜烂。糜烂的区域由于炎症的影响，使得上皮组织异型度比没有糜烂区域的更高。尤其是在腺瘤中，腺瘤浅层的腺体异型度比腺瘤深层的腺体更明显。因此，尽管整体上为癌，但对其异型度差异进行观察的话，异型度重的糜烂区域判断为癌，无糜烂的区域为腺瘤，而倾向于诊断为凹陷型腺瘤癌变的癌。此时，与通过细微的异型度差异来进行诊断相比，如前述，根据实际所经历的事实来进行整体观察，诊断为凹陷型 $de\ novo$ 癌的错误率更低。要铭

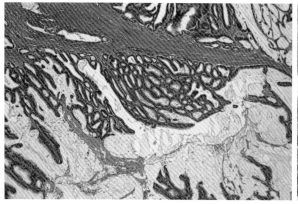

图 4-120 进展期癌的浸润部分切面。低倍放大

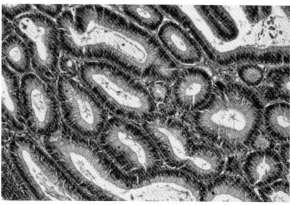

图 4-121 图 4-120 的黏膜下层浸润部分的放大。仅观察该部位，在异型程度上诊断为良性腺瘤

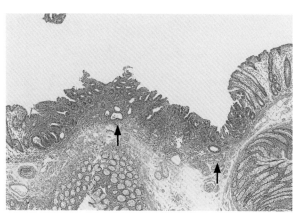

图 4-122 凹陷型Ⅱc 及Ⅱc+Ⅱa 型癌的切面。6mm 大小，有黏膜下层浸润（箭头）

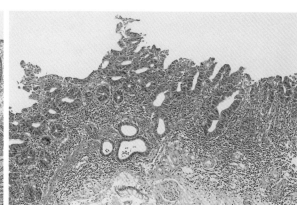

图 4-123 图 4-122 的放大。有黏膜下层浸润的高分化型管状腺癌

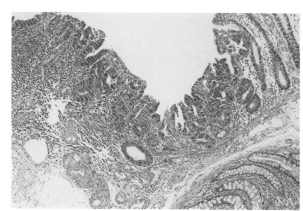

图 4-124 图 4-122 的黏膜下层浸润的放大

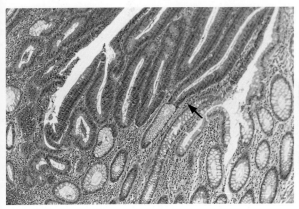

图 4-125 由正常上皮和肿瘤性上皮构成的腺体（箭头）。不同性质的上皮间形成清楚的边界

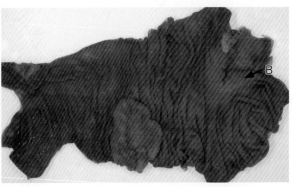

图 4-126 大扁平隆起的上皮性肿瘤的肉眼图。B：Bauhin 瓣

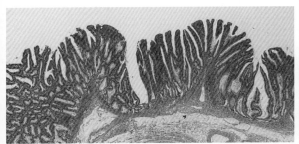

图 4-127 图 4-126 的一个切面。由 IIa 和 Is 聚集而成的肿瘤

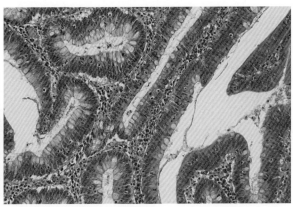

图 4-128 图 4-127 的放大。由大的腺体组成，通常为中度异型腺瘤。但从病变的大小和细胞·结构异型度上判定为恶性

记"人类对于细微异型度差异的判断是主观的"。

对于异型上皮组成的凹陷型病变进行病理组织学诊断时，首先要高度怀疑 *de novo* 癌，其次需要与糜烂引起的再生性或反应性异型上皮病变进行鉴别。通过细胞异型度来进行肿瘤性与否的鉴别诊断是很难的，应关注其结构异型。异型腺体之所以认定为肿瘤性，是因为与周围正常腺体存在质的差异，所以病变整体与正常黏膜之间的边界清楚，且在单个腺体内异型上皮与正常上皮的邻接部分也因细胞异型度的差异而形成清楚的界线也是有必要的（**图 4-125**）。另外，肿瘤性病变也是一种增生过程，因此在组织学形态上，腺管大小与正常情况不同，腺体密度增高。再生性病变的腺体密度通常比较低。

表 4-30　广义的表浅发育型扁平隆起性肿瘤的特征

肉眼形态：表浅发育，扁平隆起，大的Ⅱa 型肿瘤，结节状·颗粒状·绒毛状表面
组织结构：大的腺体，绒毛状（villous），筛状结构（cribriform），腺管内腺管（gland in gland），锯齿状（serrated）
肿瘤细胞：柱状，黏液产生细胞，杯状细胞

表 4-31　用于大的表浅发育型扁平隆起性肿瘤的名称

从肉眼形态特征	从组织学特征
LST（laterally spreading tumor）（工藤，1993）	绒毛状肿瘤（villous tumor）
花坛样隆起	杯状细胞性腺瘤·腺癌
结节聚集样病变	
Ⅱa 聚集样病变	
Creeping tumor（长廻等，1984）	

b. 广泛黏膜内扩展的大型扁平隆起性上皮性肿瘤

　　大肠内有肉眼形态在黏膜内广范围扩展的大型扁平隆起性上皮性肿瘤，有不少直径在 5cm 以上（**图 4-126 ~ 图 4-128**）。根据肉眼分型的相似原则，属于Ⅱa 型、Ⅰs 型或Ⅱa+Ⅰs 混合型。对于这样的肿瘤，根据肉眼或组织学上所捕捉到的特征，有很多称呼（**表 4-30**）。

1）归为一类具有必然性吗？

　　这种大的表浅发育型隆起性肿瘤为什么成为问题呢？因为有以下两点，①尽管肉眼上肿瘤很大，但从其组织·细胞异型度上多诊断为良性腺瘤，②根据异型度，（病变）局部（区域）诊断为癌的情况很常见。也就是说，这种肿瘤的良恶性组织学诊断及癌变率也存在与普通腺瘤一样的问题。这种大型扁平隆起性肿瘤，尽管也是发生在大肠黏膜，但为什么不与普通腺瘤（由吸收细胞组成的 2cm 左右或以内的大腺瘤）同样对待，而被单独提出来呢？

　　有以下 3 个理由。即，①普通的大肠腺瘤大部分直径在 2cm 以内，2cm 以上的大肠癌大部分为溃疡形成型浸润癌，②根据被国际认可的 Morson 等提出的大肠癌组织学诊断标准，大肠不存在黏膜内癌，或者极其罕见，③组织学上应诊断为癌的异型度在病变的局部区域出现概率高。

　　尽管在胃癌中有很多大型的在黏膜内扩展的分化型癌，但是在大肠中不应该有黏膜内癌，而且还是在黏膜内广范围扩展的癌的存在。大的表浅发育型扁平隆起性肿瘤与普通腺瘤一样，发生于大肠上皮，那么对其良恶性组织学诊断标准以及癌变率的问题也没有必要与普通腺瘤区别对待。与隆起型病变的大小无关，有必要且只能采用一元论。即，良恶性交界区域病变异型度的诊断是主观性的，对于这种大型的隆起性病变，有必要找出更为客观的表现。

　　在此，对包含大的表浅发育型扁平隆起性肿瘤在内的特征进行了总结（**表 4-30**），

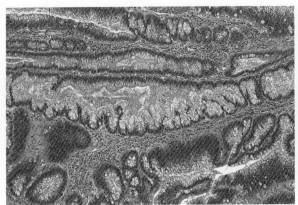

图 4-129 锯齿状腺体

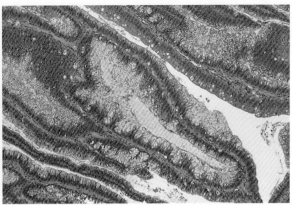

图 4-130 腺管内腺管（gland in gland）形成。锯齿状腺管在间质内的倒置性增生形态

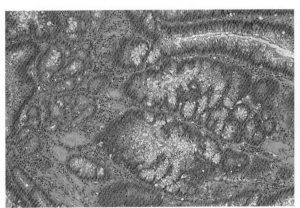

图 4-131 呈筛状结构的腺体。因形成很多腺管内腺管而呈筛状结构

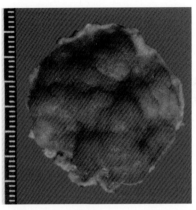

图 4-132 直肠 4cm×4cm 大小的隆起性病变。表面呈粗大结节状

　　肉眼上大型的扁平隆起性病变，在组织学上有柱状细胞上皮形成管状腺管的肿瘤（macrotubular），和呈绒毛状生长的肿瘤这两种极端类型，以及这两种类型按不同比例混合存在的中间类型［绒毛管状（villotubular）］。另外，在这些肿瘤中，如**表 4-31**所示，常混有所谓的锯齿状腺管（serrated tubulus）（**图 4-129**）、腺管内腺管（gland in gland）的形成（**图 4-130**）和筛状腺管（cribriform）的腺体（**图 4-131**）。这 3 种表现为上皮在部分间质内的倒置性（inverted）增生，虽然形态上程度强弱不等，但结构一样。另外，肿瘤多大算是大型的，在这一点上，用大小这一连续变量来规定病变的性质没有意义，在此简单地将直径 5cm 以上的作为 IIa 型、Is 型。

　　以上所说的这一系列上皮性肿瘤，即，大型扁平隆起性肿瘤，如果转变角度来看的话，应当是集合了常见大小的 IIa 型·Is 型上皮性肿瘤的大型扁平隆起性肿瘤，尽管与普通腺瘤的发生场所相同，但根据其肉眼形态和进展模式也没有归为一类的必然性，对于良恶性组织学诊断及癌变也没有必要区别对待。而且正如胃癌中 IIc 型癌集合，将其

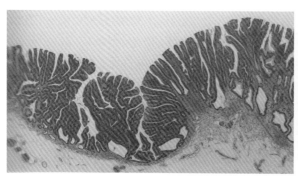

图 4-133　图 4-132 的切面。部分区域呈绒毛状的管状绒毛状肿瘤

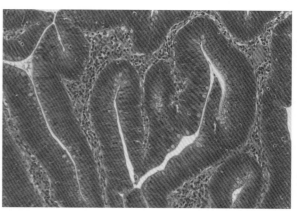

图 4-134　图 4-133 的放大组织。从细胞异型·结构异型上为局限于黏膜内的高分化型管状腺癌

中某大小以上的Ⅱc 型癌提出来，设置了表浅发育型Ⅱc 型癌这一个类型。当然，既往也有表浅发育型Ⅱc 型癌在临床诊断中存在问题的时期，但并未单独归为一类而延续至今。针对这一系列肿瘤所表现的组织异型和异型度的基本观点存在问题。在此，有必要回归到异型概念的根本，由此将这一系列肿瘤纳入普通腺瘤和癌的集合中进行一元化讨论。

2）大型扁平隆起性肿瘤的组织学诊断

表浅发育型扁平隆起性肿瘤（superficialspreading tumor of flat protrusion），主要在大肠黏膜内扩展，肉眼形态呈结节聚集状扁平隆起性肿瘤（**图 4-132，图 4-133**）。在组织学上，大的异型腺体在黏膜内大范围扩展，从其异型上皮的细胞异型度而明确为癌的情况很少，多数情况为细胞异型度中度的腺瘤（**图 4-126 ~ 图 4-128**）。这种肿瘤，如**表 4-30** 所示，根据各自捕捉到的特征而命名。

在组织学上应当称为大管状腺瘤（macrotubular adenoma），或高分化型腺癌（well differentiated adenocarcinoma）的大型扁平肿瘤中，可见绒毛状结构及绒毛状上皮的倒置性增生（锯齿状腺管、腺管内腺管形成、腺体的筛状结构）混合存在。这种大的表浅发育型扁平肿瘤，有时直径可达 10cm。在这样的肿瘤中，存在根据异型度可诊断癌的部分，多为大型腺瘤的癌变。

熊谷等（1995，1996）针对这种肿瘤的组织异型度及其多样性，进行了形态学测量及免疫组织化学方面的研究，结果表明，异型腺体的组织异型度在病变内有非常大的多样性，腺瘤局部区域和明确诊断癌的局部区域多呈马赛克样分布。在组织学上，这些癌与腺瘤的局部区域之间很少有清楚的界线，异型度几乎都呈连续性移行。因此，这个大的表浅发育型扁平肿瘤的组织学表现，不符合腺瘤癌变的组织学条件（**表 4-32**），不能归为腺瘤的部分癌变的病变。而且，如果看作腺瘤癌变的话，随着腺瘤的生长发生频繁癌变，也就是腺瘤的异时性多发性癌变这一奇妙现象。如果普通腺瘤的直径一般在 2cm 以内，那么与其说这是大腺瘤的部分区域癌变，不如将其整体作为癌病变来看待。那么，这种肿瘤中看似良性的异型度，应当属于癌组织相关异型度的多样性之一（**图**

表 4-32 "腺瘤癌变癌"的条件
1. 腺瘤中有癌的存在
2. 腺瘤与癌的异型度之间有明显差异，这些腺体的邻接处有清楚的边界
对于满足以上两个条件的病灶，与腺瘤的大小相比，癌越小，"腺瘤癌变癌"的判定准确性越高

4-132 ~ 图 4-134）。在进展期癌的黏膜外浸润部位，若只关注局部区域的异型度，有不少情况不得不诊断为良性腺瘤（参考第 310 页**图 4-48**，**图 4-49**，第 342 页**图 4-121**）。

在此，面临的问题是什么样的异型度表现可判断为癌。如前述，所谓异型度，就是"与正常腺体在细胞·结构水平形态学上的偏离程度"，对于结构异型，通常将腺管较正常腺管小作为低分化或重度异型度。但基于异型性及异型度的概念，腺管增大与腺管变小同样，也是与正常腺管的偏离增大，所以结构异型度不是轻度而应是中度。因此，大尺寸癌腺体不属于高分化而是中分化。把大尺寸癌腺体看作高分化型或轻度异型度是犯了无视异型度概念的错误。

像这样，基于异型度的"与正常结构的细胞·结构水平上的偏离程度"概念，肉眼上大型表浅发育型扁平隆起性腺瘤的病变，考虑到普通腺瘤的直径在 2cm 以内，因此超过 2cm 的病变属于癌可能性大的病变，或者应当看作是癌。那么，在组织学上可诊断癌的区域与中度异型度大腺管性腺瘤在局部混合存在时，不是腺瘤的癌变而应当整体上诊断为癌。另外，也有不少情况混有筛状腺管形成及绒毛状结构，这种表现也应当考虑为癌结构异型的常见表现。

7 根据大肠上皮性肿瘤异型度的活检组织分型和组织学诊断

根据上皮性病变在黏膜内部分的组织异型度来进行组织学上的良恶性诊断。如前述，即使在同一个癌病变中，其异型度也不尽相同，通常黏膜下层深部浸润部位的异型度较黏膜内区域显著（参考第 312 ~ 313 页**图 4-54 ~ 图 4-56**，第 315 页**图 4-64 ~ 图 4-68**）。因此，通过对大肠癌手术切除标本癌黏膜部的组织像与黏膜下层深部浸润部位的组织像进行对比，来确定黏膜内癌的异型度范围，以此为基础，以期通过从黏膜部钳取活检组织来进行病理组织学诊断。如果只了解浸润部位的癌异型度，那么就可能将从癌黏膜内浸润部位钳取的活检组织诊断为良性腺瘤。

进行活检组织诊断时首先要关注的，当然是异型性的有无。众所周知，异型性分为细胞异型和结构异型，在此分别列举了各自的具体表现（**表 4-33**）。在显微镜下一眼就能诊断癌的活检组织，多可见到细胞·结构异型，其异型度也是重度的，因此容易做出癌的诊断。即，与正常黏膜的形态规整相比，癌的组织学形态紊乱。

表 4-33　腺癌组织学诊断的细胞异型·结构异型的表现

细胞异型

　　N/C 比值在 50% 以上的核增大

　　核大小不一

　　核呈棍棒状、圆形化

结构异型

　　腺体密度增加（腺管背靠背）

　　腺管大小不一

　　不规则腺管的出现（绒毛状结构、筛状结构、腺管内腺管形成）

表 4-34　活检组织的异型度分型

Group1：非肿瘤性无异型的黏膜组织
　　　　正常黏膜及未见异型的炎症性或增生性黏膜

Group2：非肿瘤性有异型的病变
　　　　非肿瘤性有异型的病变，即炎症性或再生性改变及呈轻度异型的病变。即炎症性或再生性改变及呈轻度异型的增生性息肉

Group3：肿瘤性且呈轻度 ~ 中度异型的病变
　　　　呈轻度 ~ 中度异型的腺瘤

Group4：肿瘤性且呈重度异型的病变
　　　　重度异型腺瘤或呈良恶性交界异型的病变。含分化极好的高分化型腺癌

Group5：呈可明确诊断癌的异型的病变
　　　　此时，建议同时记载癌的组织学类型及分化度

　　杯状细胞的有无及其与吸收细胞在数量上的比例，是与良恶性组织学诊断无关的表现，而与分化度相关，即与正常上皮是否相似。

　　在病变性质与异型度相对应的异型度线段上，结合活检组织的异型度分型（**表 4-34**）进行观察，如**图 4-135** 所示。因为腺瘤 – 癌连续学说是错误的，腺瘤癌变率很低，所以在实际的活检组织诊断中存在问题的是，**图 4-135** 中 *P* 点附近有异型的组织。在**图 4-135** 的 *P* 点附近以外的良性区域，为腺瘤性还是增生性，对实际治疗没有影响。

　　在进行活检组织诊断时，首先应当关注其细胞异型度。对于细胞异型度上一眼就可以诊断癌的中度 ~ 重度细胞异型度的组织，如果结构异型度也为中度 ~ 重度，那么其组织学诊断没有问题。存在问题的是根据细胞异型度不能明确诊断癌的情况。那么，进行活检组织诊断时，就要考虑细胞异型度以外的表现，即病变大小和肉眼表现，以及活检组织的结构异型度。

　　对于病变的大小，通常，直径在 2cm 以上就要高度可疑恶性。

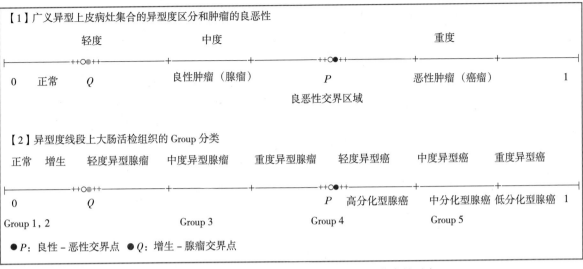

图 4-135 异型度线段上的病变分类与 Group 分类的对应

C 其他大肠病变

a. 特殊的大肠息肉及息肉病

　　大肠多发息肉，称为大肠息肉病（polyposis）。大肠息肉病有很多种类，在此对主要疾病进行简单介绍。

1）家族性大肠腺瘤病及 Gardner 综合征

　　家族性大肠腺瘤病（familial adenomatosis coli）是大肠黏膜多发腺瘤的显性遗传病。该病在 40 岁以前常合并大肠癌。宇都宫（1977）根据息肉数量将家族性大肠腺瘤病分为两个亚型，分别是黏膜表面分布有可以用"无数"来形容的大量息肉的密生型，以及息肉虽达 100 个以上但相对较少地散在分布的非密生型。

　　在大肠腺瘤病的基础上，合并颚的骨瘤、软组织纤维瘤及皮样囊肿的病例称为 Gardner 综合征，因为在同一家族内出现仅有大肠腺瘤病的患者和 Gardner 综合征的患者，以及对仅有大肠腺瘤病的患者进行颚骨 X 线检查时发现骨瘤样改变的情况，所以现在认为两者是同一种疾病。

　　密生型大肠腺瘤病在肉眼上息肉呈小鹅卵石状铺满黏膜表面（**图 4-136**）。息肉的

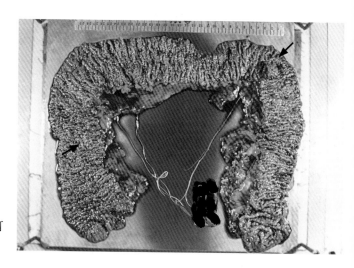

图 4-136 密生型大肠息肉病的肉眼照片。可见 2 个进展期癌（箭头）

直径约 1cm，呈无蒂、亚蒂性的，组织学上为中度异型度腺瘤。有的散在分布大的亚蒂·无蒂息肉，这种有蒂·无蒂息肉在组织学上多数为癌。合并癌时，常多发。

大肠腺瘤病的大肠组织必然发生癌变，因此成了腺瘤 - 癌连续学说的旁证。但是，大肠腺瘤病并发的大肠癌并没有癌发生于腺瘤的组织学证据。狩谷等（1977）报道了家族性大肠腺瘤病并发的局限于黏膜内的 8mm 大小的 IIc 型 *de novo* 癌。大仓等（1987）制作了大肠腺瘤病的大肠全切组织标本并进行了研究，结果未发现想象中的腺瘤内癌，而发现了微小 *de novo* 癌（**图 4-137**，**图 4-138**）。另外，以腺瘤 - 癌连续学说作为前提针对大肠腺瘤病的腺瘤癌变率（0.003% ~ 0.046%）进行分析，预期癌变率与普通人的大肠单发腺瘤的癌变率（0.2% ~ 16.8%）一样，或比这个值更高，但结果与预期值完全相反，甚至更低。

像这样，家族性大肠腺瘤病是发生于全身组织的肿瘤，尤其是提及大肠腺瘤以及癌的话，属于细胞突变发生率高的遗传性疾病。关于该病的大肠癌组织学发生，与正常人没有太大差异。

2）Peutz-Jeghers 息肉

发生于胃·小肠·大肠的以多发性错构瘤性息肉（hamartomatous polyp）及口唇·指的皮肤色素沉着为主要症状的常染色体显性遗传病。其发生部位以小肠略多。组织学上表现为黏膜肌层呈树枝状分支增生，表面被覆增生性黏膜这种特征性增生性改变。这种增生性黏膜是息肉发生处的黏膜。即，增生性黏膜伴树枝状分支增生的黏膜肌层（**图 4-139 ~ 图 4-141**）。该息肉属于错构瘤范畴，但从黏膜来看属于增生性，有人认为与错构瘤不同。与普通腺瘤一样有时发生癌变。

3）幼年性息肉（juvenile polyp）及息肉病（polyposis）

因主要发生于青少年而得名，但成年人也有发生。RothandHelwig（1963）的研究表明，幼年性息肉的发生率有双峰性，一个峰值是 4 岁，另外一个低峰值在 18 岁，60 岁以内的成年人也有发生。发生部位以直肠最多，其次是乙状结肠。幼年性息肉在

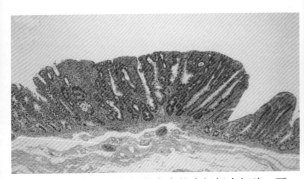

图 4-137 密生型大肠息肉病的全切标本切片，可见微小 *de novo* 癌

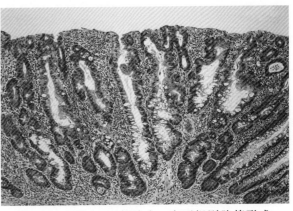

图 4-138 图 4-137 的放大。有不规则腺管形成、腺管大小不一和异常分支。腺癌

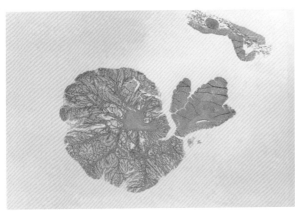

图 4-139 Peutz–Jeghers 息肉的切面。黏膜肌层呈树枝状分支

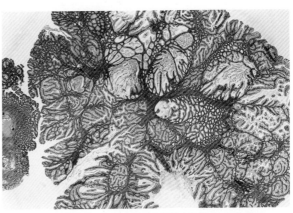

图 4-140 图 4-139 的黏膜肌层树枝状分支的放大

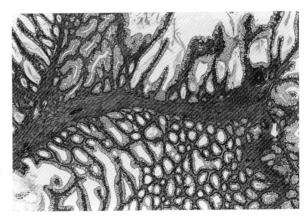

图 4-141 图 4-140 的黏膜部的放大。可见黏膜内腺体增生、数量增加。上皮与其说是增生性，不如说与正常腺管更相似

肉眼形态上大部分为有蒂性的，也有自然脱落的报道。大部分息肉的直径在 2cm 以内，多数小息肉无蒂。息肉表面的特征是呈红色，表面平滑。切除息肉经福尔马林固定后呈黑色。

组织学上，息肉由囊性扩张的非肿瘤性腺管和水肿的间质构成，间质内炎症细胞浸润和血管扩张明显。浅层息肉上皮脱落。

该息肉在性质上是非肿瘤性的，也不转变为腺瘤。关于幼年性息肉的发生，有分泌潴留学说，属于错构瘤一种的学说，以及炎症学说。

4）Cronkhite-Canada 综合征的大肠息肉

是以胃肠道息肉病、指甲萎缩、脱发为主要症状的非遗传性疾病。因息肉病引起蛋白丢失（或漏出）性胃肠病（protein losing gastroenteropathy），常引起低蛋白血症。病因不明。

肉眼上，水肿性息肉多发，从胃到大肠散在可见。组织学上，息肉的间质水肿且量多，囊性腺体散在分布（**图 4-142**，**图 4-143**）。腺上皮为增生性上皮。关于本病的报道，在日本较其他国家多。在日本，28 例中有 5 例合并大肠癌，发现有不少病例合并癌。

b. 大肠的子宫外子宫内膜异位症

子宫内膜异位症，不仅仅在子宫肌层，有时子宫内膜移行至消化道、淋巴结等子宫以外的脏器［子宫外子宫内膜异位症（endometriosis externa）］。子宫内膜移行至大肠黏膜形成出血糜烂（**图 4-144**）。组织学上，表现为在大肠黏膜及黏膜下层的内膜增生，关键的是不要误以为是大肠癌或其他脏器原发的腺癌（**图 4-145**）。与大肠黏膜固有组织不同，子宫内膜异位症的间质致密，有时因反复出血有含铁血黄素沉积，但这种情况较少。

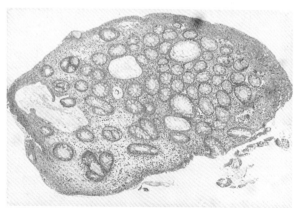

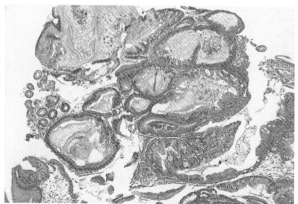

图 4-142 Cronkhite–Canada 综合征的息肉切面。息肉间质水肿，增生性腺体呈囊性扩张

图 4-143 图 4-142 的放大（注：在原著的图 4-142 中并未找到本图放大的区域）

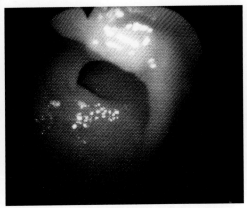

图 4-144　结肠的内镜照片。黏膜有糜烂

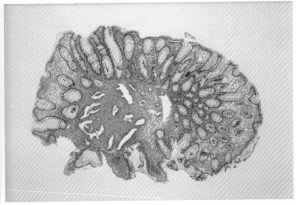

图 4-145　从图 4-144 糜烂面钳取的活检组织。腺体轻度异型，间质致密，与周围的大肠黏膜固有组织不同

D　大肠的炎症性疾病

在大肠的炎症性疾病中，至今溃疡性大肠炎和 Crohn 病仍是病因不明、问题较多的难治性疾病。其他，还有大肠的阿米巴病、结核、巨细胞病毒感染、缺血性肠炎、假膜性肠炎、各种病原微生物引起的非特异性大肠炎等。

1　溃疡性大肠炎

溃疡性大肠炎（ulcerative colitis）的病变主体是黏膜，是包括活动期和非活动期的反复迁延性慢性疾病。其疾病迁延过程中癌变率高，所以属于癌前病变（precancerous disease）之一。

a. 溃疡性大肠炎的临床病理

溃疡性大肠炎的病因不明，可能与感染、饮食、免疫异常、杯状细胞黏液产生低下、精神因素等有关。在欧美国家多发，而在发展中国家相对较少。也认为属于家族性发病。好发于 20~30 岁，以女性为主。

以反复腹痛、腹泻及血便为主要症状。一般好发于直肠，病变逐渐向口侧移行，最终扩展至整个大肠。以多发性出血性浅溃疡为特点，不同部位病变程度也有所差异。而且，从轻度的局限于直肠的病例（ulcerative proctitis）到重度累及整个大肠的病例，不同病例的病变程度千差万别。也可见于盲肠或阑尾。反复发生缓解（慢性期）和恶化（急性期），由于大范围的黏膜萎缩和黏膜下层纤维化，大肠袋 haustra 消失形成橡胶管状。治疗后可以得到长期缓解，但认为 10 年会发生异型增生（dysplasia）、腺癌。

急性期大肠黏膜的肉眼特征为形成大范围的黏膜糜烂·浅溃疡（Ul-Ⅱ）以及黏膜重度淤血，黏膜面呈暗红色，多伴出血（图 4-146~图 4-149）。糜烂·溃疡面和残留黏膜常不规则地混合存在，溃疡间的残留黏膜增生呈息肉状［假息肉（pseudopolyp），炎性息肉（inflammatory polyp）］。另外，因黏膜的大范围糜烂和炎症，加上黏膜下层水肿，黏膜呈铺路石样改变（cobblestone appearance）。严重的病例呈节段性肠腔扩张，巨结肠病（toxic megacolon）。toxic megacolon 的肌层变薄，常发生穿孔。部分病例炎症累及回肠末端（backwash ileitis）。慢性期的肉眼特征是黏膜萎缩和再生上皮不规则分布，再生黏膜多形成细长突起状的炎症性假息肉。

在病理组织学上，急性期有糜烂或溃疡形成，以淤血及中性粒细胞或嗜酸性细胞、巨噬细胞、淋巴细胞、浆细胞等多样的炎症细胞浸润为特点（图 4-150~图 4-153）。在溃疡性大肠炎中，黏膜腺体内有中性粒细胞潴留形成隐窝脓肿（crypt abscess）这一特异性表现，但这种表现并不仅限于溃疡性大肠炎。而且，随着溃疡性大肠炎的病变进展，隐窝脓肿可自行破溃形成溃疡，或者炎症累及黏膜深层。

因为溃疡性大肠炎形成隐窝脓肿的频率高，所以当从大肠钳取的活检组织中见到重度炎症细胞浸润的隐窝脓肿形成时，提示溃疡性大肠炎的可能性很大（图 4-158，图 4-159）。也常常形成淋巴滤泡。IgG 和 IgM 阳性浆细胞的浸润认为与病情的迁延有关。其特点是炎症通常限于黏膜下层以内，未累及固有肌层或浆膜。但在浆膜下层也可见到淋巴细胞轻度浸润的炎症。未见上皮细胞样肉芽肿。

在慢性期，随着糜烂修复，黏膜表面被再生上皮覆盖（图 4-154，图 4-155）。该上皮有时表现为杯状细胞数量减少、出现小肠黏膜样绒毛结构（villiform appearance）或 Paneth 细胞。黏膜固有层或黏膜下层有轻度单核细胞浸润，一般无瘢痕样纤维组织增生。在增生性黏膜或炎性息肉内可见大尺寸腺体或绒毛结构，淋巴细胞、浆细胞或巨噬细胞等单核细胞浸润也比较重（图 4-156，图 4-157）。

与病变程度一样，在急性期或慢性期的不同时期，不同肠管部位的炎症表现也不同。提示急性期的主要表现是多样的炎症细胞浸润，尤其是中性粒细胞浸润或隐窝脓肿形成是活动性炎症（active inflammation）的指标（图 4-158，图 4-159）。发生炎症的黏膜一旦炎症消失，看起来几乎是完全治愈（resolving colitis）（图 4-160，图 4-161）。此外，在反复发生缓解和恶化的黏膜内，隐窝重度萎缩，呈不规整扭曲形态（distortion）。间质内炎症细胞浸润轻，黏膜内中空（empty）（静止期结肠炎 quiescent

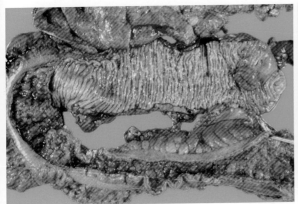

图 4-146 溃疡性大肠炎的肉眼图。类固醇治疗病程在 10 年以上，但因巨细胞病毒感染导致乙状结肠穿孔而行大肠全切。右半结肠改变不明显，左半结肠可见糜烂或铺路石（cobblestones）样改变。图的上半部分为升结肠至横结肠，下半部分为降结肠至乙状结肠

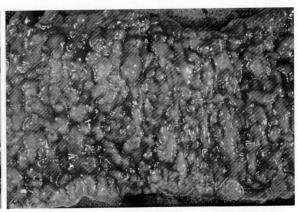

图 4-147 图 4-146 降结肠的放大。是溃疡性大肠炎的 cobblestones 样改变。黏膜因糜烂及再生或增生性黏膜而显著凹凸不平

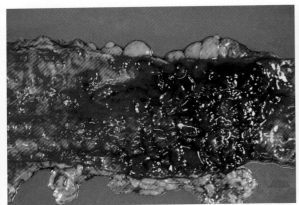

图 4-148 溃疡性大肠炎降结肠的肉眼图像。类固醇治疗抵抗，因持续血便而行大肠全切手术。全大肠的糜烂或溃疡形成、出血及黏膜萎缩

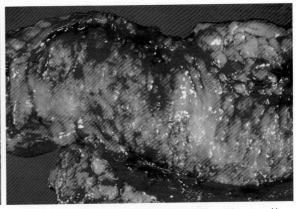

图 4-149 溃疡性大肠炎的肉眼图像。图 4-148 的横结肠。在萎缩性黏膜的背景上有增生性黏膜残留

colitis）。此时，隐窝的最深部位与黏膜肌层之间出现分离（**图 4-162**）。

b. 溃疡性大肠炎的腺癌与异型增生

针对溃疡性大肠炎有很多报道及研究。总结为以下 3 点（喜纳，1980）。

1）发病年龄越年轻癌变率越高，尤其是 15 岁以下的发病者癌变率很高。

2）病程在 10 年以上的癌变率高。

3）大部分发生癌变的病例为全大肠炎症型。

发生于溃疡性大肠炎的癌，不同部位的发生率与普通大肠癌的整体趋势相同，但

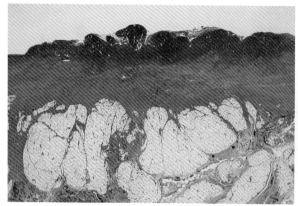

图 4-150 溃疡性大肠炎的组织像。急性期溃疡性大肠炎。急性期溃疡性大肠炎的特征是隐窝的破坏及间质的高度炎症细胞浸润。隐窝萎缩变形，间质内重度炎症细胞浸润。通常炎症限于黏膜下组织层，固有肌层或浆膜下层的改变轻微

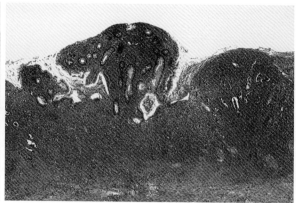

图 4-151 溃疡性大肠炎的组织学放大像。隐窝数量减少，大小不一和排列紊乱显著

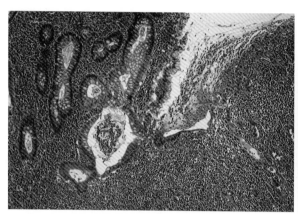

图 4-152 溃疡性大肠炎的组织像，高倍放大。可见浅层上皮的糜烂剥离和隐窝的囊泡状扩张。间质的浸润细胞具有多样性，包括中性粒细胞、嗜酸性粒细胞、淋巴细胞、浆细胞和巨噬细胞等。中性粒细胞也潴留在隐窝内，形成隐窝囊肿（crypt abscess）

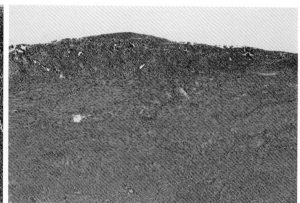

图 4-153 溃疡性大肠炎的组织像。黏膜内发生大范围糜烂，几乎见不到隐窝。间质的炎症细胞浸润明显

在横结肠略高。普通大肠癌多为溃疡局限型（2 型），而溃疡性大肠炎的肉眼类型多为溃疡浸润型（3 型）。这种癌肉眼形态上的差异，可能是癌的生长场所不同所致。即，溃疡性大肠炎的肠壁有弥漫性纤维化。呈慢性病程的溃疡性大肠炎的大肠肠壁，因黏膜下层及肌层的纤维化而形成橡胶管状。

从发病约经过 10 年左右，在溃疡性大肠炎慢性经过的萎缩黏膜上，发生异型增生（dysplasia）或异型上皮病灶（**图 4-163**，**图 4-164**）。在组织学上，与普通大肠腺

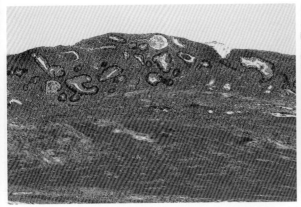

图 4-154 溃疡性大肠炎的组织像。轻度活动性。切除大肠的另外一个部位,尽管炎症细胞浸润持续存在,但中性粒细胞浸润减轻,也只有 1 个地方有隐窝囊肿。隐窝处细胞大小不一显著,核呈再生性深染化,而且杯状细胞数量减少

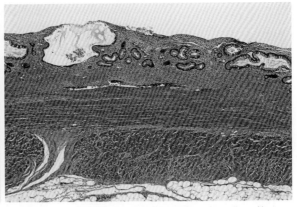

图 4-155 溃疡性大肠炎的组织像。静止期。静止期溃疡性大肠炎的间质内有单核细胞或嗜酸性粒细胞的浸润,但程度轻。隐窝数量减少,呈囊泡状扩张或不规整走行

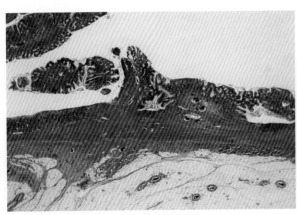

图 4-156 溃疡性大肠炎,炎症性假息肉的组织像。在萎缩性黏膜的背景上可见再生性增生黏膜。增生性黏膜较周围突出。隐窝数量少,但较大型。间质内炎症细胞浸润非常明显

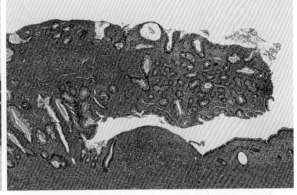

图 4-157 溃疡性大肠炎,炎症性假息肉的组织像。炎症性假息肉是由较大型隐窝和炎症细胞重度浸润的间质组成的黏膜形成的突起

瘤相似,异型增生由异型腺体构成,核肿大、深染(**图 4-165,图 4-166**)。但不同于普通大肠腺瘤形成边界清楚的息肉,溃疡性大肠炎的特点是异性增生的边界不清,形成多发的轻度隆起或扁平病变。这也是因生长的场所不同所致。异型增生随着时间的推移,有时进展为腺癌。

发生于溃疡性大肠炎的癌的患者平均年龄,比发生于普通大肠的情况更年轻,平均 46 岁,无男女差异。

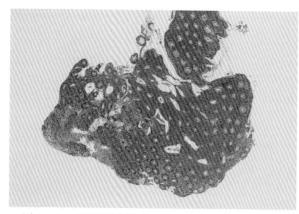

图 4-158 溃疡性大肠炎，活动期的活检组织。溃疡性大肠炎的活检诊断，并没有确定性的表现。只能根据隐窝的数量减少或不规整走行、多样的炎症细胞浸润、隐窝脓肿等整体上看是"与溃疡性大肠炎不矛盾的大肠炎"而诊断

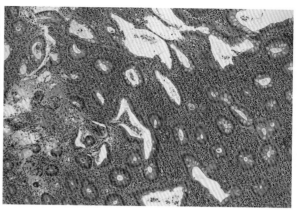

图 4-159 图 4-158 的放大。隐窝数量或杯状细胞的减少。间质增宽及炎症细胞高度浸润，可见隐窝脓肿

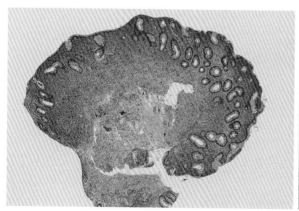

图 4-160 溃疡性大肠炎，慢性期的活检组织。黏膜的隐窝数量减少，间质内可见重度炎症细胞浸润。未见中性粒细胞浸润或隐窝囊肿。相当于慢性期的溃疡性大肠炎

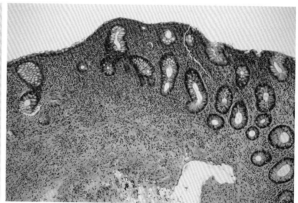

图 4-161 图 4-160 的放大。溃疡性大肠炎，慢性期的活检组织。腺管分布稀疏，黏膜固有组织内可见炎症细胞浸润。为深度糜烂的再生性黏膜

2 Crohn 病

　　1932 年，Crohn 等报道了在回肠末端形成特异性溃疡的炎症性疾病（regional ileitis），因其发生部位的缘故曾被称为回肠末端炎（terminal ileitis）。之后，Ohtani（1955），Lockhart-Mummery 和 Morson（1960）等，明确该病不仅发生在回肠末端，也发生在其他小肠、大肠或胃部。Crohn 病常见于欧美白种人，在日本的发生率低，但以 1970 年为界其诊断数量逐渐增加。

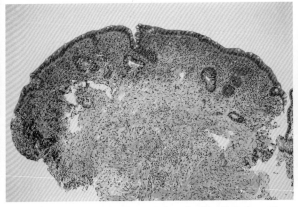

图 4-162　溃疡性大肠炎,静止期的活检组织。隐窝数量减少,间质炎症细胞轻度浸润,未见中性粒细胞。隐窝深部前端与黏膜肌层分离,被稀疏的间质隔开,以上是静止期的特点

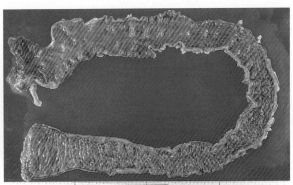

图 4-163　溃疡性大肠炎伴 dysplasia 的肉眼图像。病程在 10 年以上,因 dysplasia 行全切的大肠。从数年前开始活检就为 mild dysplasia、moderate dysplasia 病变。此次因诊断为 severe dysplasia 而行切除术。大肠黏膜整体萎缩,可见数个轻度隆起型病变

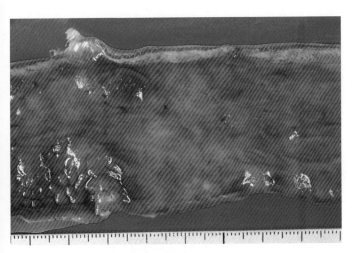

图 4-164　溃疡性大肠炎的肉眼图像。可见萎缩性黏膜上有不规整的隆起。边界不清。在组织学上隆起为不典型增生 (dysplasia)

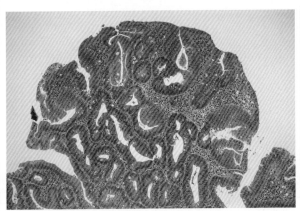

图 4-165　中度不典型增生 (moderate dysplasia)。隐窝上皮呈增生性,可见核深染

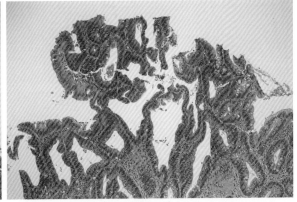

图 4-166　重度不典型增生 (severe dysplasia)。可见重度异型腺管增生。异型腺管较大,核深染。未见浸润像

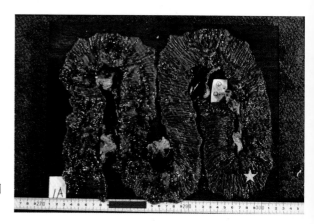

图 4-167　垫脚石样病变。在有溃疡形成的局部之间存在正常黏膜 (★)

Crohn 病是病因不明，呈慢性过程，在小肠·大肠形成特征性溃疡的疾病，尽管组织学上在局部微小区域内可见到溃疡愈合，但病变整体上并没有愈合倾向。在淋巴管·淋巴滤泡旁有上皮样细胞组成的肉芽肿形成，从病变主体来看属于淋巴组织系统疾病。小肠·大肠的病理组织学特征如下：

1) 垫脚石样病变 (skip lesions)：多部位的局限性病变，在病变中间存在正常区域。

2) 纵行溃疡 (longitudinal ulcer)：沿消化道长轴方向形成纵行溃疡，在小肠发生在肠系膜附着部位的黏膜。

3) 裂隙状溃疡 (fissuring ulcer)：在长的纵行溃疡底部可见裂开样裂沟形成 (**图 4-169**)。裂沟加深与其他肠段法发生粘连，肠段之间或肠管与腹壁发生粘连，与皮肤之间形成瘘管。

4) 铺路石样外观 (cobblestone appearane)：纵行溃疡的周围黏膜因炎症性改变 (黏膜下层水肿，黏膜内淋巴滤泡形成，黏膜再生性增生)，呈铺设鹅卵石的道路样外观 (**图 4-170**)。组织学上有黏膜下层水肿，淋巴滤泡形成。

5) 消化道肠壁的全壁性炎症 (transmural inflammation)：消化道炎症，为从黏膜到浆膜下层的全壁性炎症。紧邻固有肌层下方的浆膜下层内常形成串珠样排列的淋巴滤泡 (**图 4-171**)。

6) 上皮细胞样肉芽肿 (epitheloid cell granuloma) 形成：急性期的炎症表现包括从以黏膜下层水肿及混有嗜酸性粒细胞的淋巴细胞为主的炎症细胞浸润，到肠壁纤维化，淋巴滤泡形成，淋巴管扩张及伴朗汉斯 (Langhans) 巨细胞的上皮样细胞肉芽肿的形成 (**图 4-172**)。肉芽肿形成，通常见于炎症的亚急性期，随着病变的慢性化，肠壁纤维化逐渐陈旧致密而见不到肉芽肿。肉芽肿在组织学上为上皮样细胞的粗糙聚集，有时伴 Langhans 巨细胞，但以不伴有巨细胞的肉芽肿居多。Crohn 病的肉芽肿没有结核性肉芽肿中见到的干酪样坏死灶。肠壁处形成肉芽肿，在粗糙的炎症性纤维化部位多形成扩张淋巴管或接近于淋巴滤泡 (**图 4-173 ~ 图 4-175**)。纤维化逐渐陈旧致密后，肉芽肿消失。

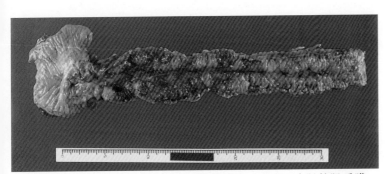

图 4-168 沿消化道长轴方向形成纵行溃疡，发生于小肠的肠系膜附着处黏膜

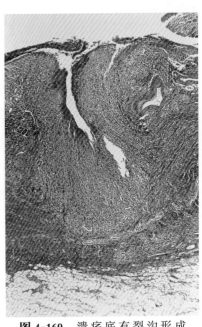

图 4-169 溃疡底有裂沟形成（fissuring ulcer）。裂沟加深的话，与其他肠段粘连形成瘘管，或者与腹壁粘连与皮肤之间形成瘘管

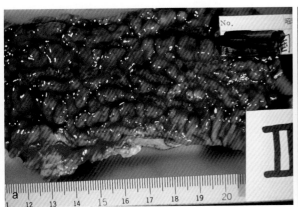

图 4-170a 纵行溃疡的周边黏膜，呈铺满鹅卵石样的外观（cobblestone appearance）

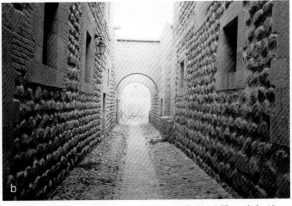

图 4-170b 玻利维亚·波托西后街的风景。犹如从 Bauhin 瓣到升结肠的 Crohn 病的病变

　　7）阿弗他溃疡（aphthoid ulcer）的形成：在踏脚石病变的中间，一眼看上去正常的黏膜上，发生小的浅溃疡（**图 4-176**）。溃疡边缘发红称为阿弗他溃疡。

　　病变慢性迁延，肠壁纤维化，出现肠壁增厚，管腔狭窄，以及肠段间或肠段与腹壁皮肤之间形成瘘管。另外，在肛门·直肠处形成肛瘘，有时从该部位钳取的活检组

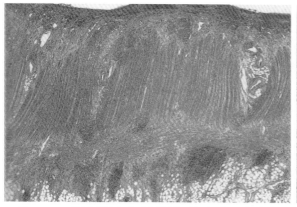

图 4-171 固有肌层正下方浆膜下组织内呈串珠状排列的淋巴滤泡

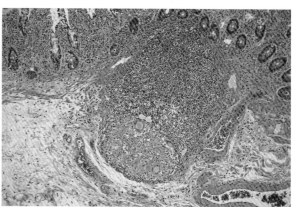

图 4-172 上皮样细胞肉芽肿接近于淋巴滤泡

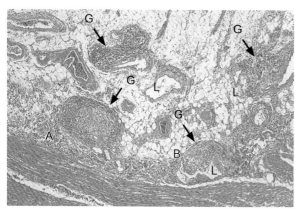

图 4-173 黏膜下组织的肉芽肿（G）。黏膜下组织显著水肿，淋巴管扩张（L）。在淋巴管及淋巴滤泡中可见 3 个上皮样细胞组成的肉芽肿

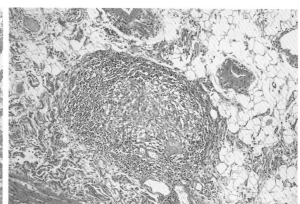

图 4-174 图 4-173 肉芽肿（A）的放大。上皮样细胞粗大，可见 1 个巨细胞。肉芽肿周围淋巴细胞呈层状分布

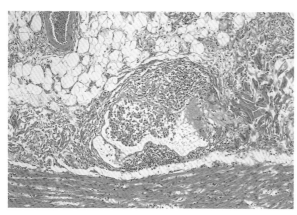

图 4-175 图 4-173 接近肌层正上方淋巴管的肉芽肿的放大

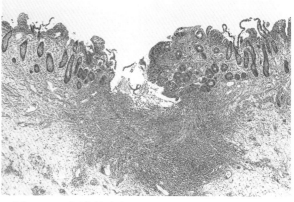

图 4-176 阿弗他溃疡（UI-Ⅱ）

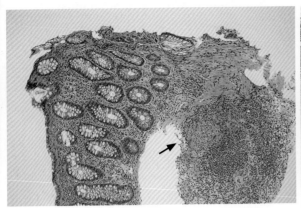

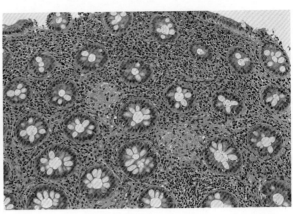

图 4-177　大肠 Crohn 病的活检组织。黏膜下组织内上皮样细胞肉芽肿邻近黏膜下组织的淋巴滤泡

图 4-178　大肠 Crohn 病的活检组织。在大肠黏膜内可见 2 个上皮样细胞肉芽肿

织内可见到上皮细胞样肉芽肿，诊断为 Crohn 病。

也有从回肠或大肠的溃疡性病变钳取的活检组织中发现上皮细胞样肉芽肿而被确诊的情况，但发生率较低（**图 4-177**，**图 4-178**）。Crohn 病的诊断主要是通过 X 线·内镜检查证明有特征性的纵行溃疡和垫脚石样改变。

3 　肠结核

近年来，日本的肺结核有减少的趋势。多数肠道结核是继发于肺结核的，因此肠结核的发生率也随之减少。但另一方面，肠结核需要与作为肠道炎症性疾病的一种 Crohn 病相鉴别。尤其是，既往无肺结核病史的首发肠结核，或者既往史不清的肠结核与 Crohn 病的鉴别很重要。

对于肠结核的诊断，毋庸赘述是综合 X 线·内镜表现及活检来进行判断的，但每种检查方法都有一定的限度。例如，利用活检组织进行诊断时，如果钳取的组织片内包含结核肉芽肿的话首次就能诊断肠结核，但一般活检钳取到含结核肉芽肿的组织片的概率很低（**图 4-179**，**图 4-180**）。

肠结核好发于回肠末端，也发生于大肠（**图 4-181 ~ 图 4-184**）。肺结核患者咽下痰中的结核菌，感染回肠末端的 Peyer 板，在该处形成结核肉芽肿。结核肉芽肿增大后自发破溃，在回肠处形成溃疡，进一步结核菌随淋巴流动向肠系膜附着处扩散，形成肠管卷曲的带状溃疡（**图 4-185 ~ 图 4-187**）。与 Crohn 病的小肠溃疡为肠系膜附着侧的纵行溃疡对比，是 Crohn 病和肠结核的重要 X 线·肉眼鉴别点。

利用活检组织片进行肠结核诊断，是依据有结核的典型肉芽肿，即中心部有干酪性坏死，伴 Langhans 巨细胞的上皮样细胞层构成的周围卷曲的肉芽肿（参考**图**

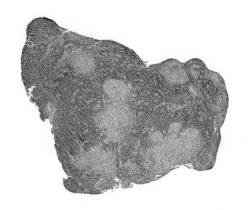

图 4-179 从大肠溃疡性病变处钳取的活检组织片。重度淋巴细胞浸润的组织内可见很多粟粒大小的肉芽肿

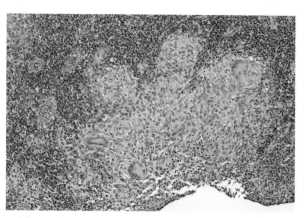

图 4-180 图 4-179 愈合肉芽肿的放大。由上皮样细胞组成的肉芽肿，未见干酪样坏死。可见 Langhans 巨细胞

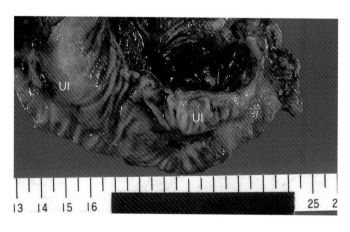

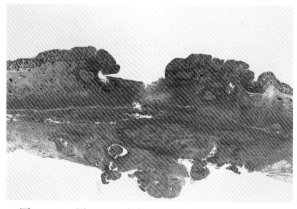

图 4-182 图 4-181 溃疡的切面。在溃疡周围的黏膜或浆膜下层可见上皮样细胞肉芽肿。肉芽肿为大型的，有很多 Langhans 巨细胞

图 4-181 横结肠的结核病。横结肠有 2 处形成溃疡（U1）

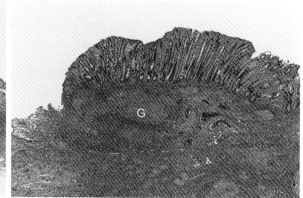

图 4-183 图 4-182 溃疡边缘的肉芽肿的放大（G）

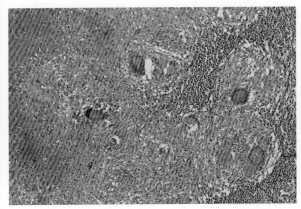

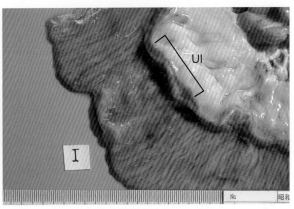

图 4-184　图 4-183 的放大。伴 Langhans 巨细胞的多个肉芽肿融合。在肉芽肿周围形成淋巴细胞层

图 4-185　回肠末端结核病的肉芽图像。小肠卷曲的带状溃疡（U1）

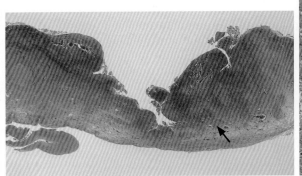

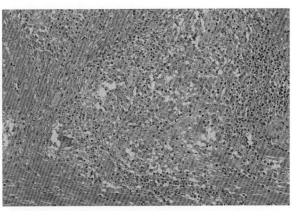

图 4-186　回肠结核溃疡的切面。溃疡周边肠壁全层可见重度炎症细胞浸润。在黏膜下组织及固有肌层内有多个结核肉芽肿融合（箭头）

图 4-187　图 4-186 的结核肉芽肿。在固有肌层内形成的上皮样细胞肉芽肿，也可见 Langhans 巨细胞。周围有淋巴细胞浸润

4-179，图 4-180）。但，这种结核肉芽肿一般为大型的，活检极少能完全钳取到一整个肉芽肿。一般只取到小型肉芽肿，这种肉芽肿多数没有中心部的干酪性坏死，即使有坏死灶也很小，而非典型的干酪化。这时，在组织学诊断上很难判断是结核、Crohn 病还是结节病的肉芽肿。

通常，对于无干酪性坏死灶的伴 Langhans 巨细胞的肉芽肿，在结节病中表现为上皮样细胞多而致密，与周围组织边界较清楚。而 Crohn 病中的肉芽肿，形成肉芽肿的上皮样细胞或组织细胞数量少而粗，与周围组织边界不清（参考第 362～363 页）。结核肉芽肿介于两者之间。但是，这些肉芽肿类型相互移行，决不仅仅是只可见到单一的肉芽肿。例如，经结核化学治疗后的肠结核，仅钳取肉芽肿组织，有时很难与 Crohn 病的肉芽肿区别。因此，在活检组织片中见到肉芽肿时，要综合 X 线（肉眼）

表 4-35　大肠的溃疡形成性炎症性疾病的肉眼诊断和组织学诊断的对比（丸山，白壁）。

组织学诊断	肉眼诊断				合计
	Crohn 病	结核	溃疡性大肠炎	不能诊断	
Crohn 病	14+（4）	1+（1）	1	0	21（27%）
结核	1	28+（4）	0	14	47（59%）
溃疡性大肠炎	0	0	9	0	9（11%）
不能诊断	0	0	0	（2）	2（3%）
合计	15+（4）	29+（5）	10	14+（2）	70（100%）

（　）：小肠病变

表现对该肉芽肿进行评价。因为肠结核的肉眼表现多与 Crohn 病不同。

很少见，但有时候存在肉眼上为 Crohn 病，而肠壁的组织学表现并不支持 Crohn 病，通过其所属淋巴结伴大型干酪性坏死灶而证明为结核肉芽肿的病例（**表 4-35**）。

在 X 线·肉眼上，大肠病变部位呈大范围黏膜萎缩带，有的病例局部伴溃疡或溃疡瘢痕及散在的息肉。呈"肠管卷曲的黏膜萎缩带，因局部小糜烂或溃疡瘢痕形成黏膜牵拉"（丸山，白壁），呈这种肉眼表现的病例，多数切除标本上仅仅为非特异性炎症改变，当然在肠壁上也没有结核性肉芽肿（**图 4-188 ~ 图 4-190**）。但有时其所属淋巴结证实有结核肉芽肿（**图 4-191**）。即，大肠结核在痊愈中，或已经痊愈的状态。

肠结核的肉眼表现一般为多发的溃疡形成，溃疡的深度为 Ul-Ⅱ或 Ul-Ⅲ。这些溃疡（带状）倾向于垂直于肠壁的长轴方向。对肠结核的局部观察，分为 3 类，①多发的不规则溃疡，②垂直于肠管长轴方向的线状溃疡或溃疡瘢痕（溃疡形成波及全周的带状溃疡·瘢痕），③伴溃疡瘢痕的黏膜的大范围萎缩带。结核肉芽肿中常见的肠道肉眼表现为不规则溃疡形成，发现结核肉芽肿的概率按照①②③的顺序减少。因此，有必要从发现结核肉芽肿的高概率部位，即不规则浅溃疡的边缘处钳取组织。

4 其他炎症性大肠病变

a. 阿米巴病

痢疾阿米巴（Entamoeba histolytia）或热带热阿米巴经口感染，在大肠形成多个糜烂·溃疡（**图 4-192**）。阿米巴经血行性传播在肝脏和脑形成脓肿。感染后数天内以严重腹泻和便血发病。大肠黏膜形成很多黄白色痂皮覆盖的小的浅溃疡（阿弗他），进展后形成大溃疡（**图 4-193**）。

组织学上表现为黏膜坏死和溃疡底肉芽组织增生，以及以中性粒细胞为主的重度

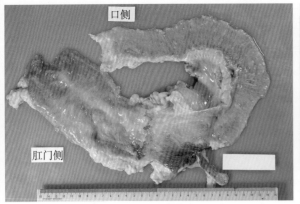

图 4-188 肉眼表现"肠管卷曲的黏膜萎缩带，该处因小糜烂或溃疡瘢痕出现黏膜牵拉"

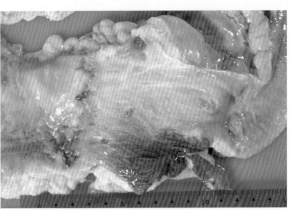

图 4-189 图 4-188 的放大

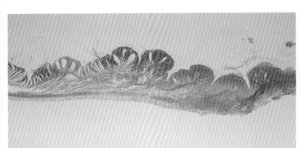

图 4-190 图 4-189 的黏膜萎缩带的切面。再生黏膜覆盖

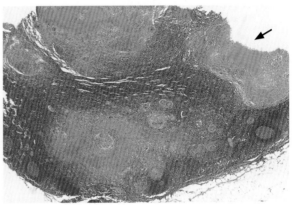

图 4-191 图 4-188 的所属淋巴结。淋巴结内可见很多结核肉芽肿。肉芽肿中心部干酪化、无结构（箭头）

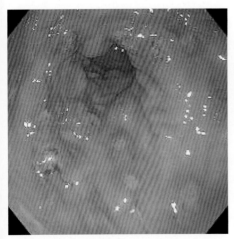

图 4-192 直肠阿米巴病的内镜图像。直肠黏膜可见很多阿弗他样小糜烂

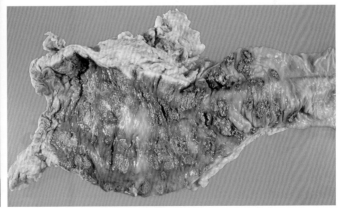

图 4-193 大肠阿米巴病的肉眼图像（尸检病例）。因阿米巴直肠炎和肝脓肿死亡。从直肠到乙状结肠可见很多污秽糜烂·溃疡

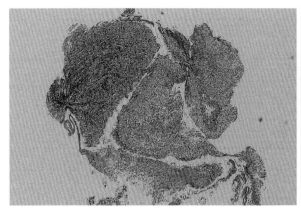

图 4-194　溃疡底的活检组织。炎性纤维性组织表面可见大量渗出物。其中可见阿米巴滋养体

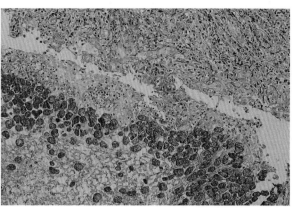

图 4-195　图 4-194 的 PAS 染色。在黏膜表面的渗出物中，可见 PAS 染色阳性的阿米巴滋养体

炎症细胞浸润。在附着于溃疡面的坏死物或炎性渗出物中检出阿米巴滋养体（**图 4-194，图 4-195**）。因此，为了提高溃疡活检的阿米巴滋养体的检出率，需要从溃疡底钳取坏死组织。这与癌组织活检需要从溃疡边缘黏膜处钳取有很大的差异。滋养体为直径 20μm 的圆形无结构物质，无核，为吞噬红细胞的阿米巴（**图 4-196**）。滋养体乍一看与组织细胞类似，但体积更大，PAS 染色呈强阳性（**图 4-195，图 4-197**）。

b. 假膜性肠炎

抗生素的使用使正常的肠内菌群失调，厌氧菌艰难梭菌（clostridium difficile）增殖，发生伴大肠黏膜糜烂和污秽炎性渗出物（假膜）附着的严重肠炎。在初期，围绕残存的正常黏膜，形成直径约 1.5cm 的多发黄白色隆起型假膜，病灶之间残存正常黏膜（**图 4-198**）。随着病程进展假膜融合扩大，逐渐覆盖大范围的结肠黏膜（**图 4-199**）。组织学上，黏膜表面附着的假膜由组织坏死物和黏液，及纤维蛋白组成，混杂有大量炎症细胞（**图 4-200**）。假膜下的结肠黏膜有隐窝的破坏和间质的炎症细胞浸润。

c. 黏膜脱垂综合征

黏膜脱垂综合征是直肠脱垂、直肠单纯溃疡、深部囊性直肠炎（proctitis cystica profunda）、炎性结肠息肉（inflammatory cloachogenic polyp）等不同疾病的总称。相互之间重复存在。直肠脱垂是排便时直肠下部，尤其是前壁黏膜突出并从肛门脱出的状态（**图 4-201～图 4-203**）。脱出黏膜的组织形态包括隐窝上皮增生，向黏膜肌层上方伸出，间质纤维化，统称为纤维肌性增生（**图 4-203**）。黏膜表面常形成糜烂或浅溃疡（solitary ulcer），隐窝上皮增生。对于高度增生并呈再生异型的病例的活检标本，有时也误诊为大肠腺瘤。此外有的在黏膜深层形成有黏液潴留的囊性腺体 [深部囊性直肠炎（proctitis cystica profunda）]。

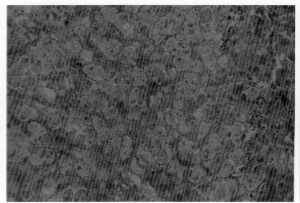

图 4-196 图 4-194 的溃疡底的放大。在溃疡底的炎性纤维性组织表面可见大量阿米巴，吞噬红细胞。阿米巴较组织细胞大

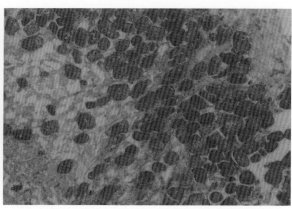

图 4-197 图 4-195 的放大。与组织细胞类似的大型细胞 PAS 染色阳性。组织细胞的 PAS 染色阴性

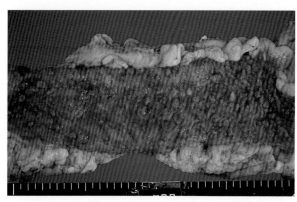

图 4-198 急性白血病尸检病例的假膜性肠炎的肉眼图像。在假膜性肠炎初期形成污秽的多发小隆起。周围残存正常黏膜。小隆起逐渐融合，形成大范围的污秽病变

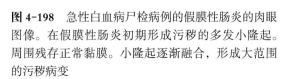

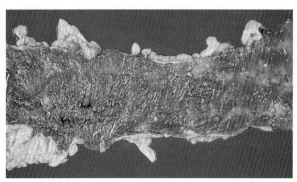

图 4-199 假膜性肠炎的肉眼图像（尸检病例）。因肺小细胞癌接受抗癌药物和放射线联合治疗的病例，死亡前约 1 个月开始持续腹泻。整个大肠附着有黄褐色污秽假膜。假膜间残存少量粉红色正常黏膜

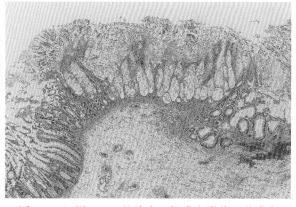

图 4-200 图 4-199 的放大。假膜由附着于黏膜表面的炎性渗出物和组织坏死物混合而成。假膜在表层糜烂的黏膜连续移行。因变性导致黏膜的染色差

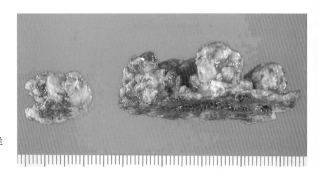

图 4-201　黏膜脱垂综合征的肉眼图像。直肠息肉样病变 2 个，3cm×1.5cm×1cm，1.5cm×1.5cm×1cm

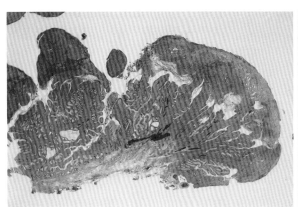

图 4-202　黏膜脱垂综合征的组织像。隐窝上皮增生，表面呈糜烂状

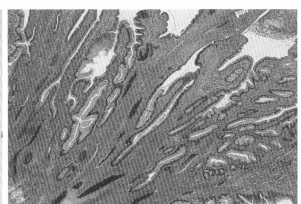

图 4-203　黏膜脱垂综合征的组织像。在延伸的隐窝上皮之间，可见从纤维组织和黏膜肌层延伸出的平滑肌细胞，称为纤维肌性增生（fibromuscular proliferation）

d. 非特异性大肠炎

是由大肠杆菌、沙门氏菌等感染引起的大肠炎的总称。通常检测不出病原菌。以腹痛、腹泻和发热为主诉。是经口摄入病原菌而发生的黏膜炎症，可见不同程度的糜烂、炎症细胞浸润。

e. 单纯溃疡

单纯溃疡［simple ulcer（solitary ulcer）］通常为单发性的溃疡。认为与 Behcet 病相关，病因不明。形成达浆膜下的全层性溃疡。病理组织学上与胃或十二指肠溃疡相同，分为坏死层、渗出层、肉芽层和纤维组织层。一般无血管炎。

f. 化脓性大肠炎、真菌性大肠炎

由化脓性菌或真菌引起的大肠炎，发生率低。通常发生在重症患者或免疫功能低下患者的终末期（图 4-204 ～图 4-207）。

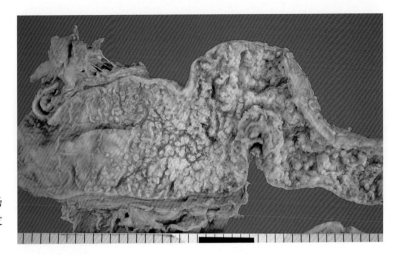

图 4-204 MRSA 引起的化脓性大肠炎。肠道内腔脓潴留，黏膜形成多发的黄白色隆起型病变

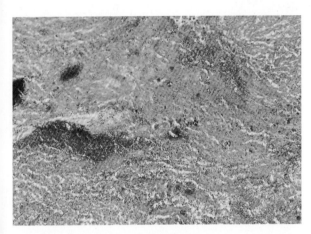

图 4-205 图 4-204 的放大（Gram 染色）。在组织学上大肠黏膜坏死显著，中性粒细胞浸润。可见 Gram 染色阳性球菌

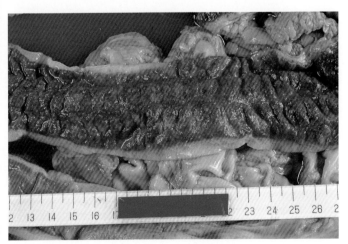

图 4-206 念珠菌引起的大肠炎。黏膜呈大范围糜烂

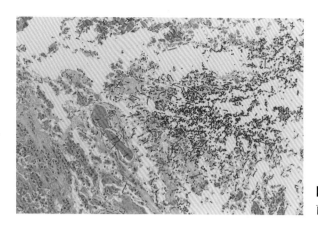

图 4-207 图 4-206 的放大。黏膜表面可见大量念珠菌菌丝

E 大肠的发育异常·畸形·机械性障碍及循环障碍

除了憩室以外，大肠的发育异常发生率很低，临床诊断上也很少有问题。除了憩室还有旋转异常、囊性或重复肠管（duplication）、锁肛等先天性疾病，也有作为机械性障碍的肠套叠、肠扭转。

a. 憩室

大肠憩室，是黏膜从固有肌层间隙向浆膜下层脱出的现象，相当于假性憩室（**图4-208~图4-210**）。多数为直径 1.5cm 左右，深度在 1cm 以内。中年以后频发。尸检病例检索结果显示 40 岁以上憩室发现率为 50% 以上。多发生在升结肠和乙状结肠。病因认为是先天性的，或慢性炎症的结果，推测为黏膜从脆化的平滑肌层裂隙脱出。多数无症状，10% ~25% 发生憩室炎。如果憩室炎严重的话，大肠的浆膜下层及外膜发生炎性纤维化，导致大肠狭窄［结肠周围炎（peri-colitis）］。另外，憩室穿孔发生腹膜炎。

b. 先天性巨结肠 Hirschsprung 症［神经节细胞缺乏症（aganglionosis）］

因肠道固有肌层的 Auerbach 神经丛的神经细胞缺损，导致大肠扩张的先天性疾病。其发生比例报道为每 20 000 ~30 000 的出生人口中有 1 例，男孩:女孩 =6 ~ 9:1。患儿从幼年开始就出现便秘和腹部膨胀。常发生伴肠闭塞症的大肠炎，也有不少发生穿孔。

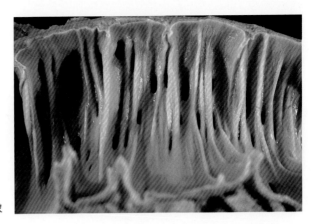

图 4-208　大肠憩室的肉眼图像

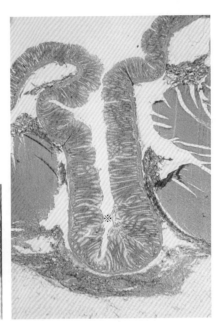

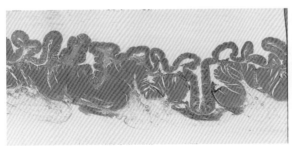

图 4-209　乙状结肠壁的断面。尤其在最上部的切片上可见到很多向肌层伸出的黏膜凹陷。组织学上，黏膜从固有肌层裂隙脱出。因固有肌层阙如而成，相当于假性憩室

图 4-210　大肠憩室的组织像。图 4-209 箭头处憩室的放大。贯穿固有肌层达浆膜下组织（※）

神经细胞缺如的肠壁狭窄，其口侧肠管扩张。直肠多正常，而乙状结肠以上扩张。

组织学特征是 Auerbach 神经丛内的神经细胞数量减少。多表现为神经纤维增生。黏膜下神经丛的神经细胞多保留完好，也有部分病例发生缺损或减少。黏膜固有层内的神经纤维增加是活检诊断的决定性要素。

c. 巨结肠症，成人型巨结肠（megacolon）

相对于 Hirschsprung 症为儿童疾病，将成人的大肠扩张症称为巨结肠症。分为整

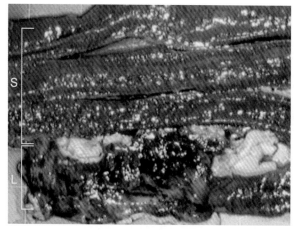

图 4-211 因肠系膜动脉闭塞引起的从小肠到升结肠口侧中段的大范围肠管缺血性坏死的手术标本。从盲肠到升结肠口侧中段的黏膜表面可见伴显著出血的坏死性改变（L）。小肠黏膜有淤血和很多糜烂（S）

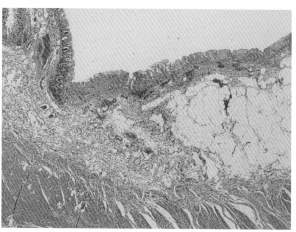

图 4-212 图 4-211 升结肠出血性坏死部分的放大。肠壁水肿增厚。黏膜出血・坏死

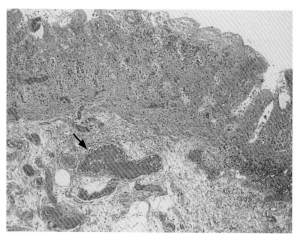

图 4-213 图 4-212 黏膜部位的放大。上皮坏死消失。黏膜下组织的静脉内可见血栓形成（箭头）

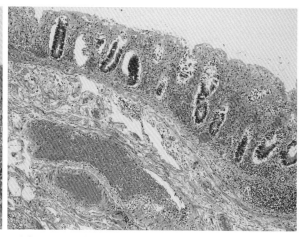

图 4-214 图 4-211 肛侧的升结肠黏膜。黏膜出血，上皮轻度坏死。因淤血肠壁坏死进展，黏膜上皮最早出现纤维化，接着黏膜下组织因炎症出现纤维化，逐渐进展至固有肌层坏死

体型和局部型。表现为狭窄部位的口侧扩张，空气过度潴留，重度便秘等，病因多种多样。另外，也有因在日本见不到的原虫的锥虫亚种感染的南美锥虫病［South American trypanosomiasis（Chagas'disease）］引发的巨结肠症、心肌病和巨食管症。

d. 肠套叠

肠套叠（intussusception）是一段肠管套入肛门侧肠腔内的现象，多发于儿童或

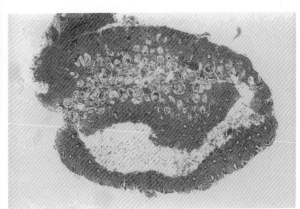

图 4-215　缺血性结肠炎的活检组织。上皮及固有组织完全变性·坏死

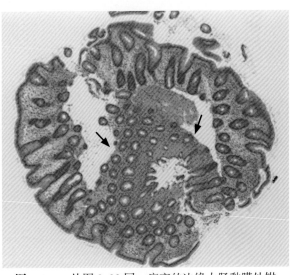

图 4-216　从图 3-33 同一病变的边缘大肠黏膜处钳取的活检组织。是正常大肠黏膜的一部分，腺管和黏膜固有组织变性（箭头）

老年人。在儿童，套入的肠管绝大多数为回盲部。在老年人中，发生于肠管的良性肿瘤或者癌等为套入前端，周围的肠管被卷入而成。多可自然修复，但如果置之不理可能发生缺血性肠炎，甚至穿孔进展为腹膜炎。

e. 肠扭转

肠扭转（volvulus）是肠管以肠系膜为轴发生扭转的现象。大肠、盲肠和乙状结肠容易发生扭转。扭转形成肠襻，肠管两端闭塞，出现血运障碍。因此，扭转形成的绞窄部位之间的肠襻呈暗红色～黑色，腔内气体潴留，襻扩张增粗，肠壁变薄甚至穿孔。组织学上可见肠壁淤血和水肿明显。如果该状态持续存在的话，肠壁出现呈缺血性改变的变性、坏死。其程度与缺血状态的程度及其持续时间相关。轻症表现为黏膜点状出血和上皮变性·坏死，这是在动脉硬化所致局限性缺血性结肠炎（ischemic colitis）中常见到的表现。重度缺血性改变是因扭转而发生的肠壁全层淤血坏死。

f. 缺血性肠炎和出血性梗死

循环障碍，主要是以缺血引起的黏膜上皮变性、糜烂·溃疡和出血为特征。老年人主要见于脾曲到降结肠（图 4-211 ～图 4-214）。该部位多发生循环障碍，推测是因为该部位是肠系膜上下动脉支配区域的交界处。每个肠系膜动脉支的支配区域形成节段状，或者容易发生在肠系膜附着部位对侧血流的下游。活检组织学诊断是根据腺上皮的变性·萎缩、腺体数量减少及淤血·出血来进行判断。这些黏膜表现，因循环障碍的程度不同而不同。如果障碍迁延的话，病变部位黏膜可见含铁血黄素沉积（图 4-215，图 4-216）。

另外，因为肠系膜动脉闭塞，有的发生从升结肠到横结肠的大范围梗死。此时常合并小肠梗死。

肛管疾病的病理
与活检诊断

1 肛管的正常结构

将直肠下段和肛门统称为肛管（anal canal）（**图 5-1**）。关于肛管的定义未必一致，但通常包括耻骨直肠肌附着部位上缘以下的直肠下段，含齿状线在内的移行带，肛门及肛门附近皮肤。所谓齿状线是淡红色的直肠腺上皮黏膜和白色的肛门鳞状上皮黏膜之间的交界，该界线像其名称一样为肛管卷曲形成锯齿状。齿状线附近的黏膜下有肛门黏液腺（**图 5-2**）。

肛管的特点是在黏膜肌层和固有肌层之间的黏膜下层内另有 1 层肛门黏膜下肌层。黏膜肌层和肛门黏膜下肌层在肛门和皮肤交界处附近逐渐消失。

直肠平滑肌层在肛管部位增厚，移行为肛门内括约肌。肛门内括约肌也在肛门与皮肤交界处附近的皮下组织内逐渐消失。肛门内括约肌的外侧，由横纹肌纤维组成的肛门外括约肌将肛门卷起。

2 肛管的疾病

a. 肛瘘

肛管的肛瘘（anal fistula）形成是开始于肛门窝的炎症，炎症累及开口于此处的肛门腺 anal duct，在肛管周围组织内形成脓肿或者肛周皮肤炎症形成肛瘘。大多数肛瘘属于非特异性化脓性炎症，但在大肠结核、Crohn 病、溃疡性大肠炎的肛管处也可见肛瘘、溃疡，因此当见到肛瘘时也要考虑是否有其他大肠疾病。Morson 记载了 75%Crohn 病可见肛管病变，肛瘘常为多发性。另外，溃疡性大肠炎伴肛管病变的发生率在 25% 以下，比 Crohn 病少。

组织学上，瘘管内有上皮样细胞组成的肉芽肿时，根据肉芽肿有无干酪样坏死来鉴别是结核性还是 Crohn 病，尽管肛瘘是非特异性化脓性炎症，有时也有异物巨细胞的出现，因此也要引起注意。

b. 痔疮

痔疮（hemorrhoid）是肛管周围痔静脉丛（hemorrhoidal plexus）淤血向肛管腔内形成的息肉状突起。组织学上痔疮是由含静脉的纤维结缔组织组成的，其表面覆盖肛管黏膜鳞状上皮。痔疮息肉内的静脉含量各种各样。痔疮发生炎症时有静脉血栓形成，表面糜烂。痔疮形成淤血的病因也有肝硬化、子宫肌瘤、直肠癌，因此需要注意这些疾病的存在。

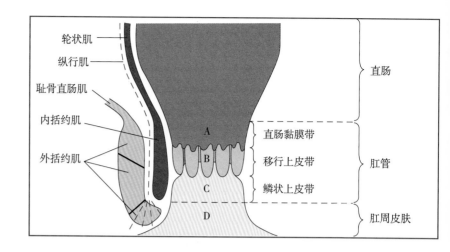

图 5-1　肛管示意图

图中标注：
- 轮状肌
- 纵行肌
- 耻骨直肠肌
- 内括约肌
- 外括约肌
- A
- B
- C
- D
- 直肠黏膜带
- 移行上皮带
- 鳞状上皮带
- 直肠
- 肛管
- 肛周皮肤

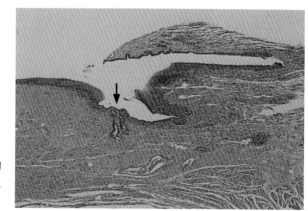

图 5-2　直肠肛门部齿状线区域的切面。凹陷部位的左侧为鳞状上皮，右侧覆盖未见角化的类鳞状上皮。凹陷部位可见含单管状腺体的肛门腺（箭头）

c. 恶性肿瘤

　　发生于肛管的恶性肿瘤大部分为鳞状上皮癌。另外，有作为鳞状上皮癌的一种发生于肛管移行带上皮 [transitional epithelium (cloacogenic epithelium)] 的基底细胞样癌 (basaloid carcinoma)，肛门腺来源的腺癌，恶性黑色素瘤，发生于肛门皮肤附属器的腺癌呈特异性扩展的乳腺外 Paget 病 (extramammary Paget's disease)。

　　发生于肛管的鳞状上皮癌，组织学上与发生于其他脏器的一样，容易做出活检组织学诊断。

　　基底细胞样癌，组织学特点为圆形或短梭形细胞形成实性癌巢，在癌巢周边，癌细胞像鳞状上皮的基底细胞一样呈单排分布。癌的角化弱。基底细胞样癌的组织学发生认为是源自肛管移行带上皮 (cloacogenic epithelium)，也被称为移行性—穴肛原癌 (transitional cloacogenic carcinoma)。但 Fisher (1969) 报道了基底细胞样癌在电镜下类似于皮肤的基底细胞癌。现在一般认为肛管的基底细胞样癌是鳞状上皮癌的一个亚型，相当于皮肤的基底细胞癌（basal cell carcinoma）（中田、喜纳等，1978）。Pangand Morson（1967）认为基底细胞样癌比鳞状上皮癌的预后好。

　　肛门腺来源的腺癌（anal duct carcinoma）是发生于肛管的腺癌。但有的直肠黏膜来源的腺癌也主要生长在肛管，因此在进行诊断时，需要与直肠黏膜来源的腺癌鉴别。肛门腺来源的腺癌是根据肿瘤未累及直肠黏膜来判断的。此外，尽管肿瘤的部分累及直肠，但其累及范围主要在肛管周围组织，也可以判定为肛门腺来源（**图 5-3**，**图 5-4**）。

　　合并肛瘘的腺癌（anal fistula carcinoma），肛瘘既往长期存在于患者的直肠肛门部，罕见。癌的组织学类型为腺癌或黏液腺癌。对于合并肛瘘的腺癌诊断，包括长期的肛瘘既往史，组织学上存在与癌同部位的肛瘘。

　　合并肛瘘的癌为黏液腺癌时，一般很难从黏液腺癌组织片的形态特点做出诊断。癌的上皮组织散乱并混杂有黏液，癌细胞的胞浆内产生大量黏液，细胞异型性低，乍一看像是良性的，有时很难区分是癌的本来结构，还是钳取正常大肠上皮时所致的人为的组织破坏。对于这样的活检组织片，在标本上寻找黏液结节是很重要的。

　　对于从肛管钳取的活检组织，在产生大量黏液的肿瘤中，除了黏液腺癌以外，还有直肠绒毛上皮癌（**图 5-5 ~ 图 5-9**）。如在大肠绒毛状肿瘤章节中所述，这样的肿瘤尽管根据细胞异型度中度判断为良性，但因其结构异型度为重度（绒毛结构），而须诊断为绒毛状腺癌或良恶性交界区域病变。

　　Paget 病是发生于乳腺或皮肤附属器大汗腺的腺癌，在皮肤鳞状上皮内进展，引起皮肤糜烂。这种癌也见于肛门周围皮肤，称为乳腺外 Paget 病（extramammary Paget's disease）。肛管的 extramammary Paget's disease，包括来源于肛周皮肤大汗腺的腺癌和发生在直肠下段并浸润至肛管鳞状上皮内的直肠癌（**图 5-10**，**图 5-11**）。组织学上，均表现为含黏液的圆形癌细胞在鳞状上皮内散在分布。太田（邦）将直肠癌来源的腺癌在鳞状上皮内的浸润称为 Paget 扩散（Pagetoid spread）。

　　发生在齿状线附近肛管的恶性黑色素瘤。肉眼上呈广基息肉样生长，多为黑色。可见数个这种息肉样隆起。组织学上与发生于皮肤的恶性黑色素瘤相同。

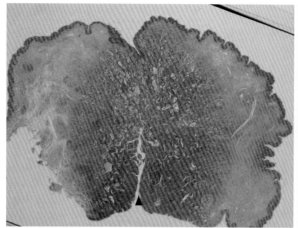

图 5-3 发生于肛管肛瘘（箭头）的腺癌的切面。癌表面覆盖鳞状上皮，癌以肛瘘为中心向外生长

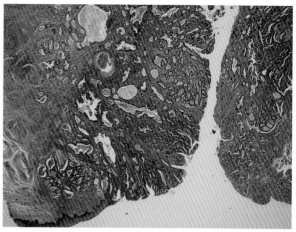

图 5-4 图 5-3 肛瘘（癌）部位的放大。以瘘管为中心增生的腺癌

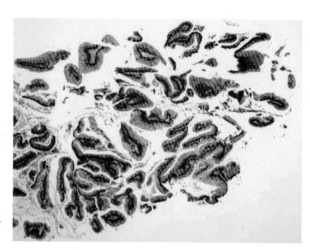

图 5-5 从肛管内钳取的活检组织。由绒毛状上皮组成的肿瘤

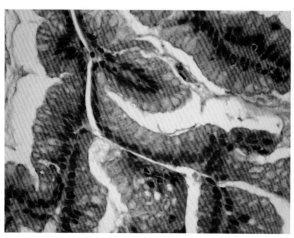

图 5-6 图 5-5 的放大。含大量杯状细胞的绒毛状肿瘤，细胞异型度为中度。根据这种表现，一般诊断为腺瘤

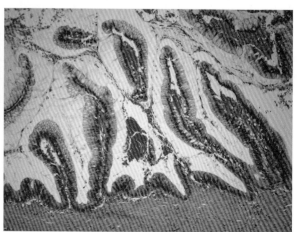

图 5-7 图 5-5 手术标本的放大。绒毛状腺癌

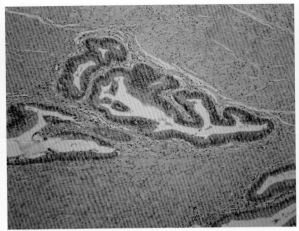

图 5-8 图 5-5 手术标本的放大。肌层内有癌腺体浸润

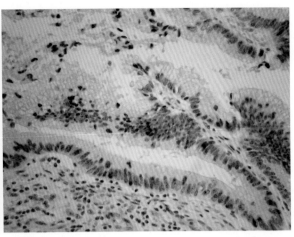

图 5-9 图 5-7 的 p53 免疫染色。多数癌细胞呈阳性

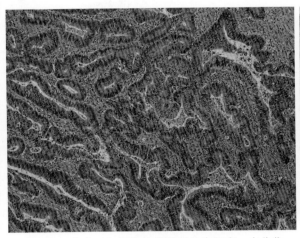

图 5-10 发生于肛管齿状线附近的直肠癌。中分化型腺癌

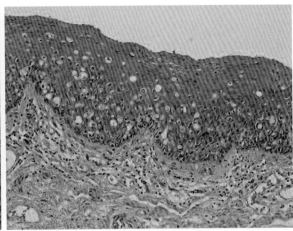

图 5-11 图 5-10 直肠管状腺癌的鳞状上皮内进展（Pagetoid spread）。产生黏液的癌细胞在鳞状上皮内呈弥漫性扩展（癌细胞为白色圆形细胞）

Authorized translation from the Japanese Journal, entitled
消化管の病理と生検診断
ISBN: 978-4-260-00600-2
著：中村 恭一/大倉 康男/斉藤 澄
Published by Igaku-Shoin LTD., Tokyo Copyright © 2010

Simplified Chinese Characters published by Liaoning Science and Technology Publishing House, Copyright © 2022.

© 2022辽宁科学技术出版社
著作权合同登记号：第06-2020-15号。

图书在版编目（CIP）数据

消化道病理及活检诊断图谱／（日）中村恭一，（日）大仓康男，（日）齐藤澄著；宫健，刘石，胡光荣主译. 一沈阳：辽宁科学技术出版社，2022.9

ISBN 978-7-5591-2350-3

Ⅰ．①消…　Ⅱ．①中…　②大…　③齐…　④宫…　⑤刘…　⑥胡…　Ⅲ．①消化系统疾病—活体组织检查—影像诊断—图谱　Ⅳ．①R570.4-64

中国版本图书馆CIP数据核字（2021）第242705号

出版发行：辽宁科学技术出版社
　　　　　（地址：沈阳市和平区十一纬路25号　邮编：110003）
印 刷 者：辽宁新华印务有限公司
经 销 者：各地新华书店
幅面尺寸：185 mm × 260 mm
印　　张：24.5
插　　页：4
字　　数：570千字
出版时间：2022年9月第1版
印刷时间：2022年9月第1次印刷
责任编辑：郭敬斌
封面设计：顾　娜
版式设计：袁　舒
责任校对：闻　洋

书　　号：ISBN 978-7-5591-2350-3
定　　价：328.00元

编辑电话：024-23284363　13840404767
E-mail: guojingbin@126.com
邮购热线：024-23284502
http://www.lnkj.com.cn